カプラン
精神科薬物ハンドブック
エビデンスに基づく向精神薬療法
第5版

監修　**神庭重信**　九州大学大学院医学研究院精神病態医学 教授

監訳　**山田和男**　東京女子医科大学東医療センター精神科 教授
　　　黒木俊秀　九州大学大学院人間環境学研究院人間科学 教授

Kaplan & Sadock's
Pocket Handbook of Psychiatric Drug Treatment
Sixth Edition

Benjamin J. Sadock, M.D.
Menas S. Gregory Professor of Psychiatry
Department of Psychiatry, New York University School of Medicine
Attending Psychiatrist, Tisch Hospital
Attending Psychiatrist, Bellevue Hospital Center
Honorary Consultant Psychiatrist, Lenox Hill Hospital
New York, New York

Virginia A. Sadock, M.D.
Professor of Psychiatry, Department of Psychiatry
New York University School of Medicine
Attending Psychiatrist, Tisch Hospital
Attending Psychiatrist, Bellevue Hospital Center
New York, New York

Norman Sussman, M.D.
Professor of Psychiatry, Department of Psychiatry
Associate Dean of Postgraduate Programs
New York University School of Medicine
New York, New York

Consulting Editor
Samoon Ahmad, M.D.
Associate Professor and Attending Physician
Department of Psychiatry
NYU School of Medicine
New York, New York

メディカル・サイエンス・インターナショナル

精神を病む人々のケアに携わる
すべての方に捧げる

Authorized translation of the original English edition,
Kaplan & Sadock's Pocket Handbook of Psychiatric Drug Treatment, Sixth Edition
by Benjamin J. Sadock, Virginia A. Sadock and Norman Sussman

Copyright © 2014 by Lippincott Williams & Wilkins, a Wolters Kluwer business
All rights reserved.

This translation is published by arrangement with Lippincott Williams & Wilkins/Wolters Kluwer Health Inc., Two Commerce Square 2001 Market Street Philadelphia, PA 19103 U. S. A.

Lippincott Williams & Wilkins/Wolters Kluwer Health did not participtate in the translation of this title.

ⒸFifth Japanese Edition 2015 by Medical Sciences International, Ltd., Tokyo

Printed and Bound in Japan

監修者序文

　本書は，"Kaplan & Sadock's Pocket Handbook of Psychiatric Drug Treatment"の第6版（2014年）の翻訳書である．原著第1版は1993年に出版され，以来20年以上にわたるロングセラーとなり，改訂を繰り返しながら，そのつど最新の情報を正確かつ過不足なく読者に伝えてきた．翻訳書も，1994年に発刊されて以来，好評を得て今日に至っている．大きな改訂が加わらなかった原著第5版（2010年）は訳出を見あわせたので，今回の日本語版は第5版となる．

　本書の特徴は，精神疾患の治療に用いられる薬物を，類似する薬理学的作用に基づいて分類していることである．そして，各クラスに共通する特徴を解説しつつ，個々の薬物のもつ特徴も紹介している．つまり，抗精神病薬，抗うつ薬という従来の分類ではなく，ドパミン受容体拮抗薬，選択的セロトニン再取り込み阻害薬（SSRI）などとして分類し，リチウムなどのクラス分類に当てはまらない薬物には独立した章を立てている．この分類法は初版から一貫して採用されているものである．本書が作用機序に依拠した分類を選んだことは，適切な方針であったといえる．それは，たとえばSSRIが抗うつ薬であるだけでなく後に不安症やPTSDにも効果が示されたり，あるいは一部の抗精神病薬が双極性障害にも有効であることが確認されるなど，向精神薬は疾患特異性が高くないと明らかになっているからである．

　各章は，各クラスの薬物の主たる薬理学的作用，治療適応，使用上の注意点と有害作用，薬物相互作用，投与量と投与法から構成されている．なかでも，有害作用と薬物相互作用の記載が充実している点は特筆したい．これも第1版から変わらない特徴である．得てして医師は作用機序に関心を向けがちであるが，薬物療法を学ぶにあたり，まず知っておくべきことはその有害作用であり，相互作用である．

　1990年代に入ると，新薬の開発が相次ぎ，それらの治療効果が期待されるなか，製薬企業による大規模な宣伝とも相まって，我が国においても（それが一部であるとしても）薬物一辺倒な治療や過剰な投薬が広まったことは否めない．そのなかで，治験では予測できなかった副作用が次々に報告され，その正否をめぐり国際的な論争がわき上がった．また専門家による講演や論文における利益相反が問題視されるようになり，ついには，特定の薬剤に有利なようにデータを捏造した事件が相次いで発覚した．このような流れの中において，精神疾患の薬物療法も一時期混乱の中にあったといえよう．しかしながら本書は，一貫して科学的に事実と向き合い，薬物療法のメリットとデメリットとを公正に記述する姿勢を貫いてきた．

　私たちが本書を訳し続けるのも，本書には，国や人種の違いを超えて，よりよい薬物療法を行おうとする者にとっての必須の知識，普遍的な向精神薬の性質が正確かつ分かりや

監修者序文

すく整理されて紹介されており，この点において本書が他に類をみない精神薬理学書であるからである．"Pocket Handbook"と名づけられていながら，収載されている情報量が多いのではないかと思われるかもしれない．しかし，薬物を安全かつ効果的に処方するために，身につけておかなければならない知識は決して少なくはないはずである．

2015年5月

監訳者，訳者を代表して
神庭重信

序文

　精神科治療における最近の多くの進歩のなかで，最も劇的に変化したのは精神薬理学である．薬物療法単独，または精神療法との組み合わせによる精神疾患患者の治療は，おそらく以前よりは現在のほうがはるかに効果的で，向上している．
　『カプラン精神科薬物ハンドブック』（Kaplan & Sadock's Pocket Handbook of Psychiatric Drug Treatment）の最新版では，精神科薬物療法における最近の傾向を反映した．現在，薬物療法で最も多く処方される薬剤は，精神疾患の治療に使用される薬剤であることは注目に値する．米国疾病管理予防センター（Centers for Disease Control and Prevention）の最近の報告によると，12歳以上の米国人のおよそ10%が抗うつ薬による治療中であり，彼らは米国において最も薬剤を投与されている世代である．多くの新薬は，上市の際に治療可能であると考えられていた疾患の枠を超えて臨床効果をもち，精神疾患の治療薬として米国食品医薬品局（Food and Drug Administration：FDA）により承認されてきており，治療できる疾患の範囲が広がっている．これらの発展は，複雑な薬物相互作用の偉大な知見と相まって，薬剤の選択と使用に関する最新の情報を知ることの重要性を強調している．
　本書は，精神科の日常診療で用いられる薬物療法の全領域をカバーしている．今回の改訂では，すべての章を刷新した．さらに新たな章を加え，最新の薬剤をすべて掲載した．本書は，成人ならびに小児の精神疾患の治療に用いられる薬剤の使用法に関し，最新情報を必要としている精神科医や精神科研修医，医学生のために執筆されたものである．一般臨床医，特に向精神薬の処方機会が増加しているプライマリ・ケアの専門家にとっても有用であろう．看護師，臨床心理士，ソーシャルワーカーを含むその他の精神保健の専門家にとっても，患者に処方された薬剤についての情報を得るのに役立つ本となるであろう．

本書の使用法

　各薬剤はアルファベット順に掲載した．それぞれの薬剤の記述では，以下の情報について，詳細に解説した．すなわち，(1)薬剤名，(2)剤形と投与量，(3)薬物動態学と薬力学を含む薬理学的作用，(4)治療適応と臨床応用，(5)小児，高齢者，妊産婦への使用，(6)有害作用およびアレルギー反応，(7)薬物相互作用，である．
　本書の冒頭に，薬剤一覧と，それぞれの薬剤について論じている章を記載した．

分類

　可能な限り，薬理学的作用と作用機序に基づいて，薬剤を分類した．抗うつ薬，抗躁薬，抗精神病薬，抗不安薬，気分安定薬などの分類を用いるより，この分類のほうが実際の臨

床に近いと考えられる．実際に，ほとんどの薬剤は適応症が1つではないので，どのような広域の分類にも適合しない．たとえば，いわゆる抗うつ薬の多くは不安症の治療に用いられるし，いくつかの抗不安薬は精神病やうつ病，双極性障害の治療に使用されている．また，身体疾患や神経疾患に使用される薬剤は，多様な精神疾患の治療にも有効である．本書における分類は，薬理学の主要な教科書の分類に従うものであり，精神薬理学にも適用できるであろう．

薬剤写真[*]

本書と他の"Kaplan & Sadock"の著書の特徴は，精神科領域で使用される主たる薬剤と，その商業的に利用可能な剤形や投与量をカラー図で示していることである．これらの情報は，臨床医が薬剤を認識し処方する際に役立つであろう．また，治療を行う医療者にとって，患者が服用している薬剤を識別する際の一助となるだろう．

栄養補助食品

本書には，向精神作用をもつ栄養補助食品，ハーブ，植物医薬に関する章がある．これらの化合物は，多くの人々に自己治療のために用いられてきている．そのうちのいくつかには効果があると考えられるが，米国国立補完代替医療センター（National Center for Complementary and Alternative Medicine：NCCAM）の主導のもと，臨床的な評価が開始されているにもかかわらず，使用基準は定まっていない．臨床医は，ハーブと処方される向精神薬との相互作用や，起こりうる有害作用に注意を怠らないようにしなければならない．また今回の版では，肥満を制御し，向精神薬の服用に関係した体重増加を抑制する薬剤に関する章を設けた．

抗肥満薬

今回の版は，肥満を治療する薬剤も含めた．これには以下の2つの理由がある．(1) 多くの向精神薬は，代謝に影響を及ぼし，有害作用として臨床医が気づかざるをえないほどの体重減少を起こす．(2) 肥満（現在，米国医師会によって，疾病として分類されている）は精神疾患に随伴して起こる．そして，精神科医は，その管理にいくばくかの責任を負うべきである．

---

[*]訳注：薬剤写真は欧米の製剤であるため，本書では割愛した．

謝　辞

　本書の執筆の過程で援助してくださった方々に謝意を表したい．Nitza Jones-Sepulveda は，本書ならびに "Kaplan & Sadock" と表題のついた他の多くの書籍の企画編集者として尽力していただき，特に感謝したい．Hayley Weinberg には，共同企画編集者として，熱心かつ迅速に重要な責務を果たしてしていただいた．また，成人救急医である James Sadock 医師と小児科医である Victoria Gregg 医師は，豊富な知識を提供してくださり，深謝する．Rebecca Sussman と Zachary Sussman にも，多大なお力添えをいただき，感謝の意を表したい．Samoon Ahmad 医師は，本書の顧問編集者としてご活躍いただいた．彼の精神薬理学における貴重な専門知識は，本書の制作に大きな助けとなった．心より感謝申しあげる．

　最後に，私達の学問的業績を支援し激励してくださった New York University (NYU) School of Medicine の精神医学部門教授の Charles Marmor 医師に対して，深く御礼申しあげる．

訳者一覧（翻訳順）

井上由美子　井之頭病院
序文，表A，編著者紹介

黒木　俊秀　九州大学大学院人間環境学研究院人間科学教授
第1章

本村　啓介　九州大学大学院医学研究院精神病態医学診療講師
第2, 18, 20, 28章

宮田　量治　山梨県立北病院副院長
第3, 4, 6章

井口　博登　神経科浜松病院
第5, 17章

山田　和男　東京女子医科大学東医療センター精神科教授
第7～11, 22, 31～33章

森脇　久視　神奈川県立精神医療センター
第12, 21, 27, 29, 30章

織部　直弥　独立行政法人国立病院機構肥前精神医療センター
九州大学大学院医学研究院精神病態医学
第13, 15, 23, 25章

稲垣　中　青山学院大学国際政治経済学部教授
青山学院大学保健管理センター副所長
第14, 16章

三浦　智史　九州大学大学院医学研究院精神病態医学診療講師
第19, 34章

木村　充　国立病院機構久里浜医療センター精神科診療部長
第24, 26章

目次

表A　薬物一覧（アルファベット順）　xiii

1　精神薬理学の原理　1
2　α_2アドレナリン受容体作動薬，α_1アドレナリン受容体拮抗薬：クロニジン，グアンファシン，プラゾシン，ヨヒンビン　26
3　βアドレナリン受容体拮抗薬　35
4　抗コリン薬　41
5　抗けいれん薬　45
6　抗ヒスタミン薬　55
7　バルビツレートと類似作動薬　60
8　ベンゾジアゼピン系薬剤とGABA受容体作動薬　68
9　ブプロピオン　81
10　ブスピロン　86
11　カルシウムチャンネル阻害薬　89
12　カルバマゼピンとオクスカルバゼピン　93
13　コリンエステラーゼ阻害薬とメマンチン　102
14　ジスルフィラムとアカンプロサート　109
15　ドパミン受容体作動薬とその前駆体　114
16　ドパミン受容体拮抗薬（第1世代抗精神病薬）　121
17　ラモトリギン　142
18　リチウム　146
19　メラトニン作動薬：ラメルテオン，メラトニン　162
20　ミルタザピン　166
21　モノアミン酸化酵素阻害薬　169
22　ネファゾドンとトラゾドン　176
23　オピオイド受容体作動薬　182
24　オピオイド受容体拮抗薬：ナルトレキソン，ナルメフェン，ナロキソン　190
25　ホスホジエステラーゼ-5阻害薬　198
26　選択的セロトニン・ノルアドレナリン再取り込み阻害薬　203
27　選択的セロトニン再取り込み阻害薬　209

28 セロトニン・ドパミン拮抗薬と類似作動薬（第2世代あるいは非定型抗精神病薬） 228
29 精神刺激薬とアトモキセチン 250
30 甲状腺ホルモン 261
31 三環系ならびに四環系抗うつ薬 264
32 バルプロ酸 275
33 栄養補助食品と医療用食品 283
34 抗肥満薬 301

索引 309
原著者紹介 339
監修・監訳者紹介 343

注意

　本書に記載した情報に関しては，正確を期し，一般臨床で広く受け入れられている方法を記載するよう注意を払った．しかしながら，著者(監修者，監訳者，訳者)ならびに出版社は，本書の情報を用いた結果生じたいかなる不都合に対しても責任を負うものではない．本書の内容の特定な状況への適用に関しての責任は，医師各自のうちにある．

　著者(監修者，監訳者，訳者)ならびに出版社は，本書に記載した薬剤の選択，投与量については，出版時の最新の推奨，および臨床状況に基づいていることを確認するよう努力を払っている．しかし，医学は日進月歩で進んでおり，政府の規制は変わり，薬物療法や薬物反応に関する情報は常に変化している．読者は，薬剤の使用に当たっては個々の薬剤の添付文書を参照し，適応，投与量，付加された注意・警告に関する変化を常に確認することを怠ってはならない．これは，推奨された薬剤が新しいものであったり，汎用されるものではない場合に，特に重要である．

> 向精神薬の適応，投与量，投与法，剤形などは各国で異なるので，本書の情報をそのまま日本人の患者に当てはめることはできない．実際の薬物療法に当たっては，本邦の添付文書を参照のうえ，個人差を考慮して，処方を決定することが望ましい．

訳注

1. 本書では，薬剤名はカナ表記を原則とした．本邦で承認されている薬剤については，独立行政法人医薬品医療機器総合機構の医療用医薬品の添付文書情報(http://www.info.pmda.go.jp/psearch/html/menu_tenpu_base.html)の記載に従い，本邦で承認されていない薬剤については，各章の初出時に，カナ表記の後ろに括弧で原語表記を付記した．一般名の後ろに〈　〉で括り記載されているのはその薬剤の主な商品名であり，本邦の商品名はカナ表記，米国の商品名は原語表記とした．
2. 疾患名は，原則，『DSM-5 病名・用語翻訳ガイドライン(初版)』(日本精神神経学会精神科病名検討連絡会編)に従った。
3. antipsychotics および neuroleptics は区別せず，いずれも抗精神病薬と訳した．ただし，疾患名に neuroleptics が使われている場合のみ，読者の混乱をまねかないよう，各章の初出時に，抗精神病薬という訳語の後ろに，括弧で神経遮断薬という訳語を加えた．
4. アヘン (opium) のあらゆる製剤や誘導体である opiate をアヘン剤，アヘン由来でない合成麻薬である opioid をアヘン類として訳出した．
5. 医学は日進月歩で進み，最新のエビデンスは常に更新されている．本書も改訂の度にその膨大なデータを網羅しているが，前後の文章の記載内容が矛盾している箇所や，必ずしも十分な根拠があるとはいえない記述も散見される．したがって，本書には，メタ解析データ等に基づく標準的なガイドラインとは異なる点があることに注意されたい．

表A
薬剤一覧（アルファベット順）

一般名 （アルファベット順）	商品名[*1]	章タイトル	章番号
アカンプロサート (acamprosate)	Campral, レグテクト	ジスルフィラムとアカンプロサート	14
アセブトロール (acebutolol)	Sectral, アセタノール	βアドレナリン受容体拮抗薬	3
アセトフェナジン[*2] (acetophenazine)	Tindal	ドパミン受容体拮抗薬	16
アルプラゾラム (alprazolam)	Xanax, コンスタン, ソラナックス	ベンゾジアゼピン系薬剤とGABA受容体作動薬	8
アマンタジン (amantadine)	Symmetrel, シンメトレル	ドパミン受容体作動薬とその前駆体	15
アミトリプチリン (amitriptyline)	Elavil, Endep, トリプタノール	三環系ならびに四環系抗うつ薬	31
アムロジピン (amlodipine)	Lotrel, Norvasc, アムロジン, ノルバスク	カルシウムチャンネル阻害薬	11
アモバルビタール (amobarbital)	Amytal, イソミタール	バルビツレートと類似作動薬	7
アモキサピン (amoxapine)	Asendin, アモキサン	三環系ならびに四環系抗うつ薬	31
アポモルヒネ (apomorphine)	Apokyn, アポカイン	ドパミン受容体作動薬とその前駆体	15
アプロバルビタール[*2] (aprobarbital)	Alurate	バルビツレートと類似作動薬	7
アリピプラゾール (aripiprazole)	Abilify, エビリファイ	セロトニン・ドパミン拮抗薬と類似作動薬	28
アルモダフィニル[*2] (armodafinil)	Nuvigil	精神刺激薬とアトモキセチン	29
アセナピン (asenapine)	Saphris	セロトニン・ドパミン拮抗薬と類似作動薬	28
アテノロール (atenolol)	Tenormin, テノーミン	βアドレナリン受容体拮抗薬	3
アトモキセチン (atomoxetine)	Strattera, ストラテラ	精神刺激薬とアトモキセチン	29
バルビタール (barbital)	Veronal, バルビタール	バルビツレートと類似作動薬	7
ベンズフェタミン[*2] (benzphetamine)	Didrex	精神刺激薬とアトモキセチン	29

[*1] 訳注：本邦の商品名は代表的なもののみ挙げた．
[*2] 訳注：本邦では使用できない．

（次のページへ続く）

表A. 薬剤一覧

表A
（続き）

一般名 （アルファベット順）	商品名[*1]	章タイトル	章番号
ベンズトロピン[*2] (benztropine)	Cogentin	抗コリン薬	4
ビペリデン (biperiden)	Akineton, アキネトン	抗コリン薬	4
ブロモクリプチン (bromocriptine)	Parlodel, パーロデル	ドパミン受容体作動薬とその前駆体	15
ブプレノルフィン (buprenorphine)	Buprenex, レペタン	オピオイド受容体作動薬	23
ブプロピオン[*2] (bupropion)	Wellbutrin, Zyban	ブプロピオン	9
ブスピロン[*2] (buspirone)	BuSpar	ブスピロン	10
ブタバルビタール[*2] (butabarbital)	Butisol	バルビツレートと類似作動薬	7
カルバマゼピン (carbamazepine)	Tegretol, Equetro, テグレトール	カルバマゼピンとオクスカルバゼピン	12
カルビドパ (carbidopa)	Lodosyn, メネシット, ネオドパストン	ドパミン受容体作動薬とその前駆体	15
セチリジン (cetirizine)	Zyrtec, ジルテック	抗ヒスタミン薬	6
抱水クロラール (chloral hydrate)	Noctec, エスクレ	バルビツレートと類似作動薬	7
クロルジアゼポキシド (chlordiazepoxide)	Librium, コントール, バランス	ベンゾジアゼピン系薬剤とGABA受容体作動薬	8
クロルプロマジン (chlorpromazine)	Thorazine, コントミン, ウインタミン	ドパミン受容体拮抗薬	16
クロルプロチキセン[a,*2] (chlorprothixene)	Taractan	ドパミン受容体拮抗薬	16
シタロプラム[*2] (citalopram)	Celexa	選択的セロトニン再取り込み阻害薬	27
クロミプラミン (clomipramine)	Anafranil, アナフラニール	三環系ならびに四環系抗うつ薬	31
クロナゼパム (clonazepam)	Klonopin, ランドセン, リボトリール	ベンゾジアゼピン系薬剤とGABA受容体作動薬	8
クロニジン (clonidine)	Catapres, カタプレス	α_2アドレナリン受容体作動薬, α_1アドレナリン受容体拮抗薬	2

[a] 米国にて製造中止.

（次のページへ続く）

表A
(続き)

一般名 (アルファベット順)	商品名[*1]	章タイトル	章番号
クロラゼプ酸 (clorazepate)	Tranxene, メンドン	ベンゾジアゼピン系薬剤とGABA受容体作動薬	8
クロザピン[*3] (clozapine)	Clozaril, クロザリル	セロトニン・ドパミン拮抗薬と類似作動薬	28
シプロヘプタジン (cyproheptadine)	Periactin, ペリアクチン	抗ヒスタミン薬	6
デシプラミン[*2] (desipramine)	Norpramin, Pertofrane	三環系ならびに四環系抗うつ薬	31
デスベンラファキシン[*2] (desvenlafaxine)	Pristiq	選択的セロトニン・ノルアドレナリン再取り込み阻害薬	26
デクスメチルフェニデート (dexmethylphenidate)	Focalin	精神刺激薬とアトモキセチン	29
デキストロアンフェタミン[*2] (dextroamphetamine)	Dexedrine, Dextrostat	精神刺激薬とアトモキセチン	29
デキストロアンフェタミン・アンフェタミン (dextroamphetamine-amphetamine)	Adderall	精神刺激薬とアトモキセチン	29
ジアゼパム (diazepam)	Valium, セルシン, ホリゾン	ベンゾジアゼピン系薬剤とGABA受容体作動薬	8
ジエチルプロピオン[*2] (diethylpropion)	Tenuate	精神刺激薬とアトモキセチン	29
ジスルフィラム (disulfiram)	Antabuse, ノックビン	ジスルフィラムとアカンプロサート	14
ジフェンヒドラミン (diphenhydramine)	Benadryl, レスタミン	抗ヒスタミン薬	6
ジバルプレックス[*2] (divalproex)	Depakote	バルプロ酸	32
ドネペジル (donepezil)	Aricept, アリセプト	コリンエステラーゼ阻害薬とメマンチン	13
ドキセピン[*2] (doxepin)	Adapin, Sinequan	三環系ならびに四環系抗うつ薬	31
ドロペリドール (droperidol)	Inapsine, ドロレプタン	ドパミン受容体拮抗薬	16

[*3] 訳注:本邦では,統合失調症の診断,治療に精通し,重篤な副作用に十分に対応でき,かつクロザリル患者モニタリングサービス(CPMS)に登録された医師・薬剤師のいる登録医療機関・薬局において,登録患者にのみ処方できる.

(次のページへ続く)

表 A
(続き)

一般名 (アルファベット順)	商品名*1	章タイトル	章番号
デュロキセチン (duloxetine)	Cymbalta, サインバルタ	選択的セロトニン・ノルアドレナリン再取り込み阻害薬	26
エスシタロプラム (escitalopram)	Lexapro, レクサプロ	選択的セロトニン再取り込み阻害薬	27
エスタゾラム (estazolam)	ProSom, ユーロジン	ベンゾジアゼピン系薬剤とGABA受容体作動薬	8
エスゾピクロン (eszopiclone)	Lunesta, ルネスタ	ベンゾジアゼピン系薬剤とGABA受容体作動薬	8
エトプロパジン*2 (ethopropazine)	Parsidol	抗コリン薬	4
フェキソフェナジン (fexofenadine)	Allegra, アレグラ	抗ヒスタミン薬	6
フルマゼニル (flumazenil)	Romazicon, アネキセート	ベンゾジアゼピン系薬剤とGABA受容体作動薬	8
フルオキセチン*2 (fluoxetine)	Prozac, Sarafem	選択的セロトニン再取り込み阻害薬	27
フルフェナジン (fluphenazine)	Prolixin, Permitil, フルメジン	ドパミン受容体拮抗薬	16
フルラゼパム (flurazepam)	Dalmane, ダルメート, ベノジール	ベンゾジアゼピン系薬剤とGABA受容体作動薬	8
フルボキサミン (fluvoxamine)	Luvox, デプロメール, ルボックス	選択的セロトニン再取り込み阻害薬	27
ガバペンチン (gabapentin)	Neurontin, ガバペン	抗けいれん薬	5
ガランタミン (galantamine)	Reminyl, レミニール	コリンエステラーゼ阻害薬とメマンチン	13
γヒドロキシ酪酸*2 (gamma-hydroxybutyrate)	GHB, Xyrem	ベンゾジアゼピン系薬剤とGABA受容体作動薬	8
グアンファシン*2 (guanfacine)	Tenex, Intuniv	α_2アドレナリン受容体作動薬, α_1アドレナリン受容体拮抗薬	2
ハロペリドール (haloperidol)	Haldol, ハロマンス, ネオペリドール	ドパミン受容体拮抗薬	16
ヒドロモルフォン (hydromorphine)	Dilaudid	オピオイド受容体作動薬	23

(次のページへ続く)

表A
（続き）

一般名 （アルファベット順）	商品名[*1]	章タイトル	章番号
ヒドロキシジン （hydroxyzine）	Atarax, Vistaril, アタラックス, アタラックス-P	抗ヒスタミン薬	6
イロペリドン[*2] （iloperidone）	Fanapt	セロトニン・ドパミン拮抗薬と類似作動薬	28
イミプラミン （imipramine）	Tofranil, トフラニール	三環系ならびに四環系抗うつ薬	31
イソカルボキサジド[*2] （isocarboxazid）	Marplan	モノアミン酸化酵素阻害薬	21
イスラジピン[*2] （isradipine）	DynaCirc	カルシウムチャンネル阻害薬	11
ラベタロール （labetalol）	Normodyne, Trandate, トランデート	βアドレナリン受容体拮抗薬	3
ラモトリギン （lamotrigine）	Lamictal, ラミクタール	ラモトリギン	17
レベチラセタム （levetiracetam）	Keppra, イーケプラ	抗けいれん薬	5
レボドパ （levodopa）	Larodopa, ドパストン	ドパミン受容体作動薬とその前駆体	15
レボメタジル[*2] （levomethadyl）	ORLAAM	オピオイド受容体作動薬	23
レボミルナシプラン[*2] （levomilnacipran）	Fetzima	選択的セロトニン・ノルアドレナリン再取り込み阻害薬	26
レボチロキシン （levothyroxine）	Levoxine, Levothroid, Synthroid, チラーヂンS	甲状腺ホルモン	30
リオチロニン （liothyronine）	Cytomel, チロナミン	甲状腺ホルモン	30
リスデクスアンフェタミン[*2] （lisdexamfetamine）	Vyvanse	精神刺激薬とアトモキセチン	29
リチウム （lithium）	Eskalith, Lithobid, Lithonate, リーマス	リチウム	18
ロラタジン （loratadine）	Claritin, クラリチン	抗ヒスタミン薬	6
ロラゼパム （lorazepam）	Ativan, ワイパックス	ベンゾジアゼピン系薬剤とGABA受容体作動薬	8
ロキサピン[*2] （loxapine）	Loxitane	ドパミン受容体拮抗薬	16

（次のページへ続く）

xvii

表 A. 薬剤一覧

表 A
（続き）

一般名 （アルファベット順）	商品名[*1]	章タイトル	章番号
ルラシドン[*2] （lurasidone）	Latuda	セロトニン・ドパミン拮抗薬と類似作動薬	28
マプロチリン （maprotiline）	Ludiomil，ルジオミール	三環系ならびに四環系抗うつ薬	31
マジンドール （mazindol）	Mazanor，Sanorex，サノレックス	精神刺激薬とアトモキセチン	29
メマンチン （memantine）	Namenda，メマリー	コリンエステラーゼ阻害薬とメマンチン	13
メホバルビタール[*2] （mephobarbital）	Mebaral	バルビツレートと類似作動薬	7
メプロバマート[*2] （meprobamate）	Miltown	バルビツレートと類似作動薬	7
メソリダジン[*2] （mesoridazine）	Serentil	ドパミン受容体拮抗薬	16
メサドン （methadone）	Dolophine，Methadose，メサペイン	オピオイド受容体作動薬	23
メタンフェタミン[*2] （methamphetamine）	Desoxyn	精神刺激薬とアトモキセチン	29
メトヘキシタール[*2] （methohexital）	Brevital	バルビツレートと類似作動薬	7
メチルフェニデート （methypheidate）	Ritalin, Concerta, Quillivant XR，リタリン[*4]，コンサータ	精神刺激薬とアトモキセチン	29
メトプロロール （metoprolol）	Lopressor，Toprol，セロケン，ロプレソール	βアドレナリン受容体拮抗薬	3
ミダゾラム （midazolam）	Versed，ドルミカム	ベンゾジアゼピン系薬剤とGABA受容体作動薬	8
ミルナシプラン （milnacipran）	Sevella，トレドミン	選択的セロトニン・ノルアドレナリン再取り込み阻害薬	26
ミルタザピン （mirtazapine）	Remeron，レメロン，リフレックス	ミルタザピン	20
モクロベミド[a,*2] （moclobemide）	Manerix	モノアミン酸化酵素阻害薬	21
モダフィニル （modafinil）	Provigil，モディオダール	精神刺激薬とアトモキセチン	29

[*4] 訳注：本邦では，2007年11月，〈リタリン〉は，治療抵抗性うつ病の適応が外された．ナルコレプシーの適応はあるが，2008年早々から，流通制限が実行され，ナルコレプシーに精通した登録医がリタリンを処方し，管理薬剤師のいる薬局で調剤するという制度になっている．〈コンサータ〉には，ADHDの保険適応があるが，こちらも登録医制となっている．

（次のページへ続く）

表 A
（続き）

一般名 （アルファベット順）	商品名*1	章タイトル	章番号
モリンドン*2 （molindone）	Moban	ドパミン受容体拮抗薬	16
ナドロール （nadolol）	Corgard, ナディック	βアドレナリン受容体拮抗薬	3
ナルメフェン*2 （nalmefene）	Revex	オピオイド受容体拮抗薬	24
ナロキソン （naloxone）	Narcan, ナロキソン	オピオイド受容体拮抗薬	24
ナルトレキソン*2 （naltrexone）	ReVia	オピオイド受容体拮抗薬	24
ネファゾドン*2 （nefazodone）	Serzone	ネファゾドンとトラゾドン	22
ニカルジピン （nicardipine）	Cardene, ペルジピン	カルシウムチャンネル阻害薬	11
ニフェジピン （nifedipine）	Adalat, Procardia, アダラート	カルシウムチャンネル阻害薬	11
ニモジピン*2 （nimodipine）	Nimotop	カルシウムチャンネル阻害薬	11
ニソルジピン （nisoldipine）	Sular, バイミカード	カルシウムチャンネル阻害薬	11
ニトレンジピン （nitrendipine）	バイロテンシン	カルシウムチャンネル阻害薬	11
ノルトリプチリン （nortriptyline）	Pamelor, Aventyl, ノリトレン	三環系ならびに四環系抗うつ薬	31
オランザピン （olanzapine）	Zyprexa, Relprevv, ジプレキサ	セロトニン・ドパミン拮抗薬と類似作動薬	28
オルリスタット*2 （Orlistat）	Xenical, Alli	抗肥満薬	34
オルフェナドリン*2 （orphenadrine）	Norflex, Dispal	抗コリン薬	4
オキサゼパム*2 （oxazepam）	Serax	ベンゾジアゼピン系薬剤とGABA受容体作動薬	8
オクスカルバゼピン*2 （oxcarbazepine）	Trileptal	カルバマゼピンとオクスカルバゼピン	12
パリペリドン （paliperidone）	Invega, インヴェガ	セロトニン・ドパミン拮抗薬と類似作動薬	28
パラアルデヒド*2 （paraldehyde）	Paral	バルビツレートと類似作動薬	7

（次のページへ続く）

表A
（続き）

一般名 （アルファベット順）	商品名[*1]	章タイトル	章番号
パロキセチン (paroxetine)	Paxil, パキシル	選択的セロトニン再取り込み阻害薬	27
ペモリン (pemoline)	Cylert, ベタナミン	精神刺激薬とアトモキセチン	29
ペントバルビタール (pentobarbital)	Nembutal, ラボナ	バルビツレートと類似作動薬	7
ペルゴリド (pergolide)	Permax, ペルマックス	ドパミン受容体作動薬とその前駆体	15
ペルフェナジン (perphenazine)	Trilafon, ピーゼットシー, トリラホン	ドパミン受容体拮抗薬	16
フェネルジン[*2] (phenelzine)	Nardil	モノアミン酸化酵素阻害薬	21
フェンジメトラジン[*2] (phendimetrazine)	Adipost, Bontril	抗肥満薬	34
フェンメトラジン[*2] (phenmetrazine)	Prelude	精神刺激薬とアトモキセチン	29
フェノバルビタール (phenobarbital)	Solfoton, Luminal, フェノバール	バルビツレートと類似作動薬	7
フェンテルミン[*2] (phentermine)	Adipex-P, Fastin, Ionamine	抗肥満薬	34
フェニトイン (phenytoin)	Dilantin, アレビアチン	抗けいれん薬	5
ピモジド (pimozide)	Orap, オーラップ	ドパミン受容体拮抗薬	16
ピンドロール (pindolol)	Visken, カルビスケン	βアドレナリン受容体拮抗薬	3
プラミペキソール (pramipexole)	Mirapex, ビ・シフロール	ドパミン受容体作動薬とその前駆体	15
プラゾシン (prazosin)	Minipress, ミニプレス	α_2アドレナリン受容体作動薬, α_1アドレナリン受容体拮抗薬	2
プレガバリン (pregabalin)	Lyrica, リリカ	抗けいれん薬	5
プロクロルペラジン (prochlorperazine)	Compazine, ノバミン	ドパミン受容体拮抗薬	16
プロシクリジン[*2] (procyclidine)	Kemadrin	抗コリン薬	4

（次のページへ続く）

表A
（続き）

一般名 （アルファベット順）	商品名[*1]	章タイトル	章番号
プロメタジン (promethazine)	Phenergan, ヒベルナ, ピレチア	抗ヒスタミン薬	6
プロプラノロール (propranolol)	Inderal, インデラル	βアドレナリン受容体拮抗薬	3
プロトリプチリン[*2] (protriptyline)	Vivactil	三環系ならびに四環系抗うつ薬	31
クアゼパム (quazepam)	Doral, ドラール	ベンゾジアゼピン系薬剤とGABA受容体作動薬	8
クエチアピン (quetiapine)	Seroquel, セロクエル	セロトニン・ドパミン拮抗薬と類似作動薬	28
リスペリドン (risperidone)	Risperdal, リスパダール	セロトニン・ドパミン拮抗薬と類似作動薬	28
リバスチグミン (rivastigmine)	Exelon, イクセロン, リバスタッチ	コリンエステラーゼ阻害薬とメマンチン	13
ロピニロール (ropinirole)	Requip, レキップ	ドパミン受容体作動薬とその前駆体	15
セコバルビタール (secobarbital)	Seconal, アイオナール	バルビツレートと類似作動薬	7
セレギリン (selegiline)	Eldepryl, エフピー	モノアミン酸化酵素阻害薬	21
セルトラリン (sertraline)	Zoloft, ジェイゾロフト	選択的セロトニン再取り込み阻害薬	27
シルデナフィル (sildenafil)	Viagra, バイアグラ	ホスホジエステラーゼ-5阻害薬	25
タクリン[*2] (tacrine)	Cognex	コリンエステラーゼ阻害薬とメマンチン	13
タダラフィル (tadalafil)	Cialis, シアリス	ホスホジエステラーゼ-5阻害薬	25
テマゼパム[*2] (temazepam)	Restoril	ベンゾジアゼピン系薬剤とGABA受容体作動薬	8
テオフィリン (theophylline)	Theo-Dur, Slo-bid, テオドール	βアドレナリン受容体拮抗薬	3
チオペンタール (thiopental)	Pentothal, ラボナール	バルビツレートと類似作動薬	7
チオリダジン[*2] (thioridazine)	Mellaril	ドパミン受容体拮抗薬	16
チオチキセン[*2] (thiothixene)	Navane	ドパミン受容体拮抗薬	16

（次のページへ続く）

表A
（続き）

一般名 （アルファベット順）	商品名[*1]	章タイトル	章番号
チアガビン[*2] (tiagabine)	Gabitril	抗けいれん薬	5
トピラマート (topiramate)	Topamax，トピナ	抗けいれん薬	5
トラニルシプロミン[*2] (tranylcypromine)	Parnate	モノアミン酸化酵素阻害薬	21
トラゾドン (trazodone)	Desyrel，Oleptro，デジレル，レスリン	ネファゾドンとトラゾドン	22
トリアゾラム (triazolam)	Halcion，ハルシオン	ベンゾジアゼピン系薬剤とGABA受容体作動薬	8
トリヘキシフェニジル (trihexyphenidyl)	Artane，アーテン	抗コリン薬	4
トリフロペラジン[*2] (trifluoperazine)	Stelazine	ドパミン受容体拮抗薬	16
トリフルプロマジン[*2] (triflupromazine)	Vesprin	ドパミン受容体拮抗薬	16
トリミプラミン (trimipramine)	Surmontil，スルモンチール	三環系ならびに四環系抗うつ薬	31
バルプロ酸 (valproate)	Depakene，デパケン	バルプロ酸	32
バルデナフィル (vardenafil)	Levitra，レビトラ	ホスホジエステラーゼ-5阻害薬	25
ベンラファキシン[*2] (venlafaxine)	Effexor	選択的セロトニン・ノルアドレナリン再取り込み阻害薬	26
ベラパミル (velapamil)	Calan，Isoptin，ワソラン	カルシウムチャンネル阻害薬	11
ヨヒンビン[*2] (yohimbine)	Yocon	α_2アドレナリン受容体作動薬，α_1アドレナリン受容体拮抗薬	2
ザレプロン[*2] (zaleplon)	Sonata	ベンゾジアゼピン系薬剤とGABA受容体作動薬	8
ジプラシドン[*2] (ziprasidone)	Geodon	セロトニン・ドパミン拮抗薬と類似作動薬	28
ゾルピデム (zolpidem)	Ambien，マイスリー	ベンゾジアゼピン系薬剤とGABA受容体作動薬	8
ゾニサミド (zonisamide)	Zonegran，エクセグラン	抗けいれん薬	5

1 精神薬理学の原理
General Principles of Psychopharmacology

はじめに

　精神疾患の治療に使用される薬剤は，最も処方される医薬品類となっている．米国における抗うつ薬の処方量は，高脂血症治療薬に次いで多い．抗精神病薬は，最も急成長している薬品類である．ベンゾジアゼピン系薬剤のように不安を軽減し，睡眠を誘導する薬剤も，永年にわたって最も広く処方されてきた．精神疾患の初期治療において米国食品医薬品局（Food and Drug Administration：FDA）が使用を承認した薬品のほかにも，さらに多くの薬剤が「適応外（off label）」使用されている．事実，本書の多くの章で，精神疾患のほかに身体疾患や神経疾患の治療を目的とする化合物について議論していく．

　精神疾患を治療する薬剤は，以下の3つの一般的な用語，すなわち，向精神薬（psychotropic drug），精神活性薬（psychoactive drug），および精神治療薬（psychotherapeutic drug）で呼ばれており，これらの呼称はその時々に応じて用いられる．従来，こうした薬剤は，以下の4つのカテゴリーに分類されてきた．(1)精神病を治療する抗精神病薬（antipsychotic drug）または神経遮断薬（neuroleptic）[*1]，(2)うつ病を治療する抗うつ薬（antidepressant drug），(3)双極性障害を治療する抗躁薬（antimanic drug）または気分安定薬（mood stabilizer），(4)不安状態の治療に用いられる抗不安薬（antianxiety drug, anxiolytic）〔高用量では睡眠薬（hypnotic）としても効果がある〕．しかし，このようなカテゴリーの区別は，以下のような理由から有効ではなくなりつつある．

1. あるクラスの薬剤は，以前は他のクラスで治療されていた障害の治療に用いられることが多い．たとえば，ほとんどの抗うつ薬は，現在不安症の治療にも広く使用される
2. 統合失調症の治療に導入されたセロトニン・ドパミン拮抗薬のような薬剤は，双極性障害の管理にも適応があり，多少抗うつ作用を有するようにもみえる
3. 4つのカテゴリーのすべての薬剤は，不眠症，摂食障害，認知症に関連した行動障害，衝動制御障害のような症状と障害の治療に用いられる
4. クロニジン〈カタプレス〉，プロプラノロール〈インデラル〉，ベラパミル〈ワソラン〉，モダフィニル〈モディオダール〉，そしてガバペンチン〈ガバペン〉などの薬剤は，さまざまな精神障害の治療に効果があるが，従来の薬剤の分類には容易には当てはまらない
5. いくつかの精神薬理学の記述的用語は恣意的なもので，重複した意味をもつ．たとえ

[*1] 訳注：以降，本書では，neurolepticはantipsychoticと区別せずに，抗精神病薬と訳した．

1 精神薬理学の原理

ば，抗不安薬は不安を軽減し，鎮静薬は落ち着かせ，リラックスさせる効能があり，睡眠薬は睡眠を誘導する．しかし，ほとんどの抗不安薬は鎮静薬として働き，高用量では睡眠薬として使用できる．また，すべての睡眠薬は，低用量では日中に鎮静薬として使用できる

分類

本書では，薬理学的カテゴリーに従った分類を用いて各薬剤を論じる．各薬剤について，薬力学と薬物動態学を含む薬理学的作用の観点から解説する．適応，禁忌，薬物相互作用，有害作用についても論じる．

表A（xiiiページ）は，各精神治療薬の一覧（一般名と商品名，解説されている章のタイトルと番号）を掲載したものである．

薬理学的作用

個人に対する薬剤の臨床効果は，主として，その薬物動態学的および薬力学的特性により決定される．簡単にいえば，薬物動態学とは**身体が薬剤に及ぼす影響**について，薬力学とは**薬剤が身体に及ぼす影響**について説明するものである．薬物動態学では，身体における薬剤の**吸収**，**分布**，**代謝**，**排泄**について調べる．薬力学では，脳細胞をはじめとする組織の細胞に対する薬剤の**作用**を計測する．

薬物動態学（pharmacokinetics）

■**吸収**　薬剤は，血流を介して脳に到達する．経口投与された薬剤は，その脂溶性，胃腸管内の局所のpH，運動性，表面積に応じて，胃腸液の中で溶解したのち，血液中に吸収される．

オメプラゾール，エソメプラゾール，ランソプラゾールのようなプロトンポンプ阻害薬や，シメチジン，ファモチジン，ニザチジン，ラニチジンなどのようなヒスタミンH_2受容体拮抗薬，または制酸薬により，胃内の酸性度は低下する．胃腸運動は抗コリン薬により低下し，メトクロプラミドのようなドパミン受容体拮抗薬により促進される．食物により，薬剤の吸収速度や吸収率は増減する．

原則的に，非経口投与では，経口投与に比べてより迅速に至適治療血中濃度に達することができる．しかし，いくつかの薬剤は，非水溶性の媒体物質に乳化させて筋注すると，数週間にわたり徐々に放出される．そのような製剤は，**デポ剤**と呼ばれる．静注は至適治療血中濃度に達する最速の経路であるが，突然に生命を脅かす有害作用を引き起こすリスクが最も高い．

■**分布と生体利用率**　薬剤は，血漿蛋白と結合して循環する場合には**蛋白結合型**と呼ばれ，蛋白と結合しない場合には**遊離型**と呼ばれる．遊離型のみ血液脳関門を通過できる．

薬剤の脳への**分布**は，脳の局所血流量，血液脳関門，脳内受容体と薬剤との親和性に左右される．脳血流量が多い場合，脂溶性が高い場合，受容体親和性が高い場合に，薬

剤の治療効果が高まる．

薬剤の**分布容積**(volume of distribution)は，薬剤を蓄積しうる見かけ上の体内容積を測定したものであり，これは年齢，性別，脂肪組織の量，病状により異なることがある．ジアゼパム〈セルシン，ホリゾン〉のように脂溶性が高く，脂肪組織に広く分布する薬剤は，消失半減期が非常に長いにもかかわらず，臨床的な活性は短時間のことがある．

生体利用率(bioavailability)とは，投与された薬剤の総量のうち，血流から回収できた薬剤量の割合を指す．生体利用率は重要な指標である．FDAの法規では，商標登録製剤とジェネリック製剤の生体利用率の違いは30％以内と定められている．

代謝と排泄

■**代謝経路**　薬剤の主要代謝経路には，**酸化**(oxidation)，**還元**(reduction)，**加水分解**(hydrolysis)，**抱合**(conjugation)の4経路がある．通常，代謝により，すぐに排泄される非活性代謝産物が生じる．しかし，代謝により，非活性プロドラッグ[*2]が治療作用を有する活性代謝産物にも変換される．

肝臓が主な**代謝**の場所である．主に，胆汁，糞便，尿中へ**排泄**される．向精神薬は，汗，唾液，涙液，母乳中にも排泄される．

■**代謝と排泄の定量化**　代謝と排泄の4つの重要な数量因子は，**最高血中濃度**に達するまでの時間，**半減期**，**初回通過効果**，**クリアランス**である．

薬剤を投与してから**最高血中濃度**に達するまでの時間は，投与経路と吸収速度により異なる．

薬剤の**半減期**とは，薬剤が代謝され，体内から排泄されることで，特定の血中濃度から半減するのに要する時間のことである．薬剤は，半減期よりも短い間隔で続けて投与された場合，半減期の5倍の時間以降に，定常血中濃度の97％に達する．

初回通過効果とは，経口投与された薬剤が肝臓の門脈循環内で最初に受ける代謝のことを指し，吸収された薬剤のうち，代謝されることなく体循環に到達した薬剤の割合として定量化される．

クリアランスとは，ある一定の時間内に，薬剤が身体から排泄される量を指す．

■**肝チトクロムP450(CYP)酵素**　CYP酵素系は，ほとんどの向精神薬の不活性化の原因となる．ヘムを含む酵素の吸光度が450 nmの波長で最大となることからこう名づけられた．これらの酵素は，身体全体に存在するものの，主に，肝細胞と小腸細胞の小胞体で働く．したがって，ウイルス性肝炎や肝硬変などによって引き起こされる細胞レベルの病態は，CYP酵素による薬物代謝の効率に影響を及ぼす．

ヒトのCYP酵素は，いくつかのファミリーとサブファミリーからなる．CYPの命名法では，CYPファミリーは数字によって表され，サブファミリーは大文字の英字で表され，2番目の数字によりサブファミリーの個々のメンバーが表される(たとえば，2D6)．活性の低いCYP酵素をコードするようなCYP遺伝子の遺伝的多型を有する者は，**代謝能低下者**(poor metabolizer)と考えられる．

[*2] 訳注：体内の代謝過程で変換されることによって薬理作用を発揮するようになる薬剤類．

表 1-1
代謝阻害と代謝誘導の比較

	阻害	誘導
機序	存在している酵素に対する直接的な化学反応	代謝酵素の合成亢進
直接曝露の必要性	必要	不要
先行曝露の必要性	不要	必要
反応開始速度	急速	緩徐
反応終了速度	急速	緩徐
in vitro 研究	容易(細胞のホモジネート)	困難(培養系で正常細胞を必要とする)

　　CYP 酵素系に関与する機序には，阻害(inhibition)と誘導(induction)の2つがある(表 1-1)．
- **誘導(induction)**　　CYP 遺伝子の発現は，アルコール，特定の薬剤(バルビツレート，抗けいれん薬)，喫煙により誘導される．たとえば，シメチジンのような CYP3A4 の誘導物質は，アルプラゾラム〈コンスタン，ソラナックス〉のような CYP3A4 の基質の代謝を亢進させ，血中濃度を低下させる．
- **阻害(inhibition)**　　ある薬剤は，特定の酵素の基質ではなくとも，その酵素を間接的に阻害し，他の基質となる薬剤の代謝を遅らせることがある．たとえば，フルオキセチン(fluoxetine)のような CYP2D6 の阻害物質を同時に投与すると，CYP2D6 の基質であるアミトリプチリン〈トリプタノール〉の代謝が阻害され，そのため血中濃度が上昇する．ある CYP 酵素が阻害されると，代わりの CYP 酵素により代謝されるまで，その基質は蓄積するのである．表 1-2 に，ヒトの CYP の基質となる主な向精神薬と阻害薬を示す．

薬力学(pharmacodynamics)

　　薬力学で考慮される主な事項は，**分子学的作用部位(molecular site of action)**，**用量-反応曲線(dosage-response curve)**，**治療指数(therapeutic index)**，および**耐性(tolerance)**，**依存性(dependence)**，**離脱症状(withdrawal symptoms)**の形成などである．
■ **分子学的作用部位**　　向精神薬は，脳細胞のいくつかの分子学的部位に作用する．向精神薬には，特異的な神経伝達物質の受容体を活性化するもの[作動薬(agonist)]もあれば，不活性化するもの[拮抗薬(antagonist)]もある．シナプス間隙からシナプス前神経終末のなかにセロトニンやノルアドレナリンを通常取り込むための輸送物質に結合して遮断する薬剤(再取り込み阻害薬；特に抗うつ薬に多い)もある．
　　細胞膜に存在するイオンチャンネルを介して，陽イオンや陰イオンが出入りする通路を遮断する薬剤(チャンネル阻害薬または遮断薬)もある．神経伝達物質を通常は不活性化する分解酵素に結合し阻害する薬剤[たとえば，モノアミン酸化酵素(monoamine

表 1-2
ヒトの肝チトクロム P450（CYP）の基質となる主な向精神薬と阻害薬

	CYP3A	CYP2D6	CYP2C19
基質	トリアゾラム アルプラゾラム ミダゾラム クエチアピン ネファゾドン（nefazodone） ブスピロン（buspirone） トラゾドン ラメルテオン ゾルピデム[a] アミトリプチリン[a] イミプラミン[a] ハロペリドール[a] シタロプラム（citalopram）[a] クロザピン[a] ジアゼパム[a]	デシプラミン（desipramine） ノルトリプチリン パロキセチン ベンラファキシン（venlafaxine） トラマドール フルオキセチン（fluoxetine）[a] シタロプラム[a]	ジアゼパム[a] アミトリプチリン[a] シタロプラム[a]
阻害薬	リトナビル ケトコナゾール イトラコナゾール ネファゾドン フルボキサミン エリスロマイシン クラリスロマイシン	キニジン フルオキセチン パロキセチン ブプロピオン（bupropion） テルビナフィン ジフェンヒドラミン（diphenhydramine）	フルボキサミン オメプラゾール

[a] 部分的な基質．

oxidase：MAO）阻害薬］もあり，そうすることで活性な神経伝達物質の寿命を延長させる．また，さまざまな分子学的作用部位を要する薬剤もいくつか存在する．しかし，どの部位が治療上重要なのかはまだわかっていない．

■**用量-反応曲線**　用量-反応曲線は，薬剤の臨床反応（治療反応）を薬物濃度（用量）の関数としてグラフ化したものである（図 1-1）．薬剤の**力価**（potency）とは，ある効果を得るために必要な別の薬剤の比較投与量を指す．たとえば，ハロペリドール〈ハロマンス，ネオペリドール〉は，クロルプロマジン〈コントミン，ウインタミン〉に比べて高力価である．というのは，100 mg のクロルプロマジンと同等の臨床効果を得るのに，ハロペリドールは約 2 mg でよいからである．しかし，ハロペリドール，クロルプロマジンともに，その**臨床効果**，すなわち，投薬によって得られる最大の臨床反応は同等である．

■**治療指数**　**治療指数**とは，薬剤の毒性または安全性の相対的尺度のことで，薬剤の毒性量の中央値（TD_{50}）/効果量の中央値（ED_{50}）として定義される．TD_{50}は，患者の 50%

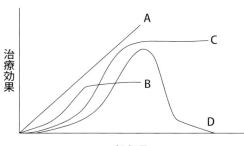

 図1-1
用量-反応曲線の例
用量-反応曲線は，治療効果を投与量の関数（多くの場合，投与量の対数表示）としてグラフ化したものである．薬剤Aは直線反応，薬剤BとCはS字曲線反応，そして，薬剤Dは曲線的反応を示す．薬剤Bは，少量投与では同投与量の薬剤Cよりも効力があるが，最大効果においては薬剤Cのほうが強い．薬剤Dには有効治療域がある．つまり，低用量と高用量のいずれでも，中間量投与時よりも効果が弱い．

が毒性反応を経験する投与量のことで，ED_{50}は患者の50％が臨床効果を得る投与量のことである．たとえば，ハロペリドールは，血中濃度をモニタリングすることなく幅広い投与量で処方されていることから明らかなように，治療指数が高い．逆に，リチウム〈リーマス〉は治療指数が低いので，中毒を避けるために血中濃度のモニタリングを頻回に行う必要がある．

特定の薬剤に対する反応には，個体差があるとともに，同一個体内でも差がある．1人の患者のある薬剤に対する反応は，微弱なこともあれば，普通のこともあり，過剰な場合もある．また，症状をコントロールするためにセルトラリン〈ジェイゾロフト〉を50 mg必要とする患者もいる一方で，200 mg必要とする患者もいる．予測できない，用量に依存しない反応のことを，**特異体質（idiosyncratic）**による反応と呼ぶ．たとえば，患者によっては，鎮静薬として投与されたジアゼパムにより，逆説的に激越状態となることがある．

■**耐性，依存性，離脱症状**　時間の経過とともに特定の薬剤への反応性が低下した場合，その薬剤の効果に対して**耐性**を形成したという．耐性の形成は，身体的依存の出現と関連することがあり，**離脱症状**（中止後症候群とも呼ばれる）を防止するために薬剤の投与を続けなければならないことを意味する．

薬物相互作用

　薬物相互作用は，薬物動態学的なものか薬力学的なものかのいずれかであり，深刻な問題を引き起こす可能性についてはそれぞれ相互作用で大きく異なる．薬物動態学的相互作用は，血中濃度に対する薬物の作用に関係し，薬力学的相互作用は，受容体活性に及ぼす薬物の作用に関係する．

　相加的な生化学的変化をもたらす薬力学的相互作用は，中毒レベルの有害作用を引き起こすきっかけとなる．たとえば，MAO阻害薬を三環系抗うつ薬や選択的セロトニン再取り込み阻害薬(selective serotonin reuptake inhibitor：SSRI)と併用すると，セロトニンの代謝が遅延し，蓄積して血中濃度が高くなり，セロトニン症候群を引き起こすかもしれない．薬力学的相互作用による中毒の別の例としては，ジスルフィラム〈ノックビン〉とアルコールによるものがある．

　よく研究・立証された，臨床的に重要な薬物相互作用も存在する．十分に研究されてはいるが，相互作用は軽度なものもある．さらには，起こりうることは十分想定されているにもかかわらず，立証されていない真の相互作用もあるであろう．臨床医が留意すべきことは，(1)動物実験による薬物動態学的データをそのままヒトに当てはめ，一般化することは必ずしもできない，(2)*in vitro*のデータは，必ずしも*in vivo*では再現されない，(3)症例報告から得られる情報は誤っている恐れがある，(4)急性期の研究結果を慢性期の定常状態に当てはめることができると無条件に決めつけないこと，などである．

　もう1つ考慮に入れておかなければならないのは，実体のない薬物相互作用なるものである．たとえば，最初は薬剤Aだけを服用していた患者が，その後，薬剤AとBの双方を服用するようになった場合に起こりうる．臨床医はある作用に気づき，それが代謝誘導のせいかもしれないと考える．ところが，実際には，ある観察時点において起こっていたことは，他の時期よりも患者による訴えが多かっただけのことかもしれないし，あるいは，臨床医が気づかなかった別の作用が現れたのかもしれない．医学文献には実体のない薬物相互作用の報告が載せられているが，そうした薬物相互作用はまれであったり，実際には起こっていなかった可能性もある．

　知識の豊富な臨床医は，これらの重要事項を肝に銘じ，軽度であったり，立証されていなかったり，全く実体のない相互作用に焦点を当てるのではなく，臨床上重要な相互作用に焦点を当てる必要がある．同時に，起こりうる可能性のある薬物動態学的および薬力学的相互作用に対し，敏感で柔軟な態度をもち続けるようにすべきである．

薬剤の選択

　ある診断を有するすべての患者に有効な向精神薬は存在しない．薬剤の有効性は，単に部分的に予測可能というだけであり，薬剤の性質と患者の生体に依存する．薬剤の選択と使用についての決定は，臨床医の個別の判断に基づいて，ケースバイケースに行われる．薬剤の選択においては，(1)薬剤，(2)患者，そして(3)処方する臨床医の経験と判断という3つの要因がある．それぞれの要因がおそらく，結果がうまくいくかどうかを左右する．

薬剤の選択において，しばしば見落とされるのは，特定の薬剤投与による長期の影響に関する配慮である．たとえば，若い女性に抗うつ薬治療を開始する際，彼女が妊娠しても，薬物療法を維持する必要があれば，より問題の少ない薬物を考慮する必要がある．一例として，パロキセチン〈パキシル〉は，先天異常のリスクが高く，この場合には最適な選択とはならないだろう．パロキセチンが，こうした患者群にはあまり適切な薬剤ではないもう1つの理由は，その比較的重度な離脱症状にある．そのために，妊娠を目的に薬物療法を中止したいと希望する女性にはより困難となる．同様に，QT間隔を延長させるクエチアピン〈セロクエル〉やシタロプラム（citalopram）のような薬剤は，先天性のQT間隔延長のない健康な成人には適切な選択であっても，QT間隔を延長させる他の薬剤による治療が必要な医学的問題のある患者には用いるべきではない．多くの精神疾患は慢性であり，長期にわたって治療されなければならないので，長期的な思慮が重要である．

治療適応

治療適応は，特定の薬剤が症状や徴候を改善する，『疾病と関連の健康問題についての国際統計分類第10版』(the 10th revision of International Statistical Classification of Diseases and Related Health Problems：ICD-10)や『精神疾患の診断・統計マニュアル第5版』(the fifth edition of the Diagnostic and Statistical Manual of Mental Disorders：DSM-5)において定義されている精神科診断である．薬剤が安全で，かつ臨床効果はプラセボ効果ではなく薬剤によるものであることを立証するための，入念に計画された大規模臨床試験に基づいて薬剤は承認される．そしてFDAは，その薬剤が治療適応上効果があり，安全であるとして，製造メーカーに公式に販売権を認める．

臨床医は，公式の治療適応と非公式の治療適応を区別して考えなければならない．どのような薬剤であっても，FDA規模の試験で証明された適応だけでなく，より小規模の試験で明らかとなった，はるかに幅広い適応に対して安全かつ効果的であるので，この見極めが必要なのである．

米国における薬剤承認の過程

1938年に最初に法案が通過し，その後，大幅に改正が加えられた，米国連邦政府による食品医薬品化粧品法〔Food, Drug, and Cosmetic(FD & C) Act〕のもとでは，FDAは，(1)安全性と有効性が実証された新薬にのみ承認を与え，薬剤の初期使用を管理する権限と，(2)提出された薬剤添付文書の信憑性と，そこに安全で効果的な薬剤の使用法についてすべての適切な情報が含まれていることを保証する権限をもつ．政府によるさらなる集中的な規制を管理しているのは，米国麻薬取締局（Drug Enforcement Agency：DEA）である．DEAは，薬物乱用の程度による分類（表1-3）を作成し，これらの規制された薬剤を処方する場合には，十分に注意を払うよう臨床医に忠告している．

一般に，FDAは新薬の安全性と有効性を確認するだけでなく，新薬が適応の同じ既存の薬剤と比較して，安全性と有効性において，好ましいことも保証する．つまり，安全性と有効性において，優れていないとしても，少なくとも同等でなければ，通常，新薬は承

表 1-3
薬剤の特徴と米国麻薬取締局（DEA）規制レベル

スケジュール （DEA 規制レベル）	薬剤の特徴	薬剤例
I	乱用の可能性が高い 現在米国では，医療用として許可されていない．したがって，処方用ではない 研究使用は可	リゼルグ酸ジエチルアミド（lysergic acid diethylamide：LSD），ヘロイン（heroin），マリファナ（marijuana），ペヨーテ（peyote），フェンシクリジン（phencyclidine：PCP），メスカリン（mescaline），シロシビン（psilocybin），ニココデイン（nicocodeine），ニコモルヒネ（nicomorphine）
II	乱用の可能性が高い 身体的依存性大 精神的依存性大 補充処方箋不可，電話での処方不可	アンフェタミン（amphetamine），アヘン，モルヒネ，コデイン，ヒドロモルフォン（hydromorphone），フェンメトラジン（phenmetrazine），アモバルビタール，セコバルビタール，ペントバルビタール，ケタミン，メチルフェニデート
III	スケジュール I や II よりも乱用の可能性が低い 身体的依存性中または小 精神的依存性大 処方箋は 6 か月後に書き換えること，または補充 5 回まで	グルテチミド（glutethimide），メチプリロン（methyprylon），ナロルフィン（nalorphine），スルホンメタン（sulfonmethane），ベンズフェタミン（benzphetamine），フェンジメトラジン（phendimetrazine），クロルフェンテルミン（chlorphentermine），コデイン・モルヒネ・アヘン・ヒドロコドン（hydrocodone）・ジヒドロコデインを含有する化合物，ジエチルプロピオン（diethylpropion），ドロナビノール（dronabinol）
IV	乱用の可能性が低い 身体的依存性は限られている 精神的依存性は限られている 処方箋は 6 か月後に書き換えること，または補充 5 回まで	フェノバルビタール，ベンゾジアゼピン系薬剤[a]，抱水クロラール，エトクロルビノール（ethchlorvynol），エチナマート（ethinamate），メプロバマート（meprobamate），パラアルデヒド（paraldehyde）
V	規制薬のなかでは乱用の可能性が最も低い	限られた量の非麻薬性医薬成分を含む麻薬性調合薬

[a] ニューヨーク州では，ベンゾジアゼピン系薬剤は，スケジュール II として扱われ，一度に処方可能な量を最大 3 か月分とし，3 種類の処方箋が要求される．

認されない．**表 1-4** に，新薬の承認に至る臨床試験の流れをまとめた．

適応外使用

薬剤が商業用に承認された後，臨床医は医療行為の一端として患者にさまざまな投与量を合法的に処方できる．また，FDA へ通知したり，FDA の許可を得ることなく，薬剤添

表 1-4
薬剤開発の過程

非臨床（前臨床）研究	ヒトに新しい種類の化学物質を最初に使用する前に，新しい薬剤について耐容しうる投与量の確定と毒性の標的となる臓器を見いだすために，十分な前臨床研究を実施しなければならない．動物研究と in vitro 研究の標準的な組み合わせが要求される
第Ⅰ相	第Ⅰ相研究は，新しい薬剤をヒトへ最初に導入するものである．通常は健康なボランティアを対象に，一般に頻回にモニタリングできる環境（多くは入院）において実施される．化合物の吸収，分布，代謝，排泄の特性を明らかにし，薬剤投与に明らかに関連した毒性を見いだし，今後の研究に使用される耐容量を確定する
第Ⅱ相	第Ⅱ相研究は，臨床効果を調べるための最初の対照比較試験である．この研究は，一般に研究中の疾患や病態を有する慎重に選出された患者を対象とし，通常よく統制され，頻回にモニタリングされており，有効性のデータを収集するために最適化されている．第Ⅱ相研究では，薬剤の至適量を決定するために探索的な調査を実施する
第Ⅲ相	第Ⅱ相において薬剤の有効性を示唆する予備的なエビデンスが得られた後に，薬剤の総合的な危険性と有益性の関係を評価し，製品適応の十分な基礎資料とするために，有効性と安全性についての追加情報が必要となる．第Ⅲ相研究では，大規模な対照比較および非対照比較試験により，このような情報を収集する
第Ⅳ相	薬剤が承認されると，引き続き，市販後の活動として第Ⅳ相研究が実施されることがある．新しい適応や，この相において生じる有害作用と危険性を評価する

付文書に記載されている適応とは異なる状況で使用してもよい．言い換えれば，FD&C法では，臨床医による承認薬の使用法を特に制限していない．

臨床医は，承認されていない目的で承認薬を用いて，すなわち，薬剤の公認添付文書には記載されていない適応で治療しても，FD&C法に違反したことにはならない．しかし，こうした医療行為により，医療過誤責任のリスクが高くなる危険にさらされており，これは由々しき事態である．なぜなら，FDAが承認した適応に従っていなかった場合，現行の医療処置の基準から逸脱していたと断定される可能性があるからである．とはいえ，いかなる理由であれ，医療の適応であると信じ，患者の健康のためであると考えるのであれば，臨床医は薬剤を処方することができる．米国連邦政府や州政府，地方政府機関により臨床医に課せられる法規が増えている現状を考えると，このことを明らかにしておくことは重要である．

精神疾患の治療のための薬剤の適応外使用は，患者が標準的な治療法に適切に反応しないことを繰り返す場合や耐容性がない場合に最も頻繁に行われる．最近の適応外使用の格好の例は，グルタミン酸系に作用すると考えられる薬剤の使用である．グルタミン酸は，脳内に最も豊富に存在する興奮性神経伝達物質であり，いくつかの疾患の病態に関与することを示唆するエビデンスが増えつつある．最も注目されるグルタミン酸調整薬治療の例は，治療抵抗性うつ病治療のためのケタミン静注である．もう１つは，重症の強迫症患

者におけるリルゾール〈リルテック〉の使用である．FDAが承認した適応以外に使用されている他のグルタミン酸系薬剤には，体重減少のためのトピラマート〈トピナ〉，不安に対するプレガバリン〈リリカ〉，うつ病に対するメマンチン〈メマリー〉などがある．現在のところ，これらのいずれの薬剤も，特殊な薬理学的介入を要する多数の患者に，どの程度の有効なのかは，まだわかっていない．典型的には，症状の重症度と通常の薬物療法が無効であった薬物療法歴が，これらのいずれかの薬剤を使用するかどうかを判断する基準となる．

承認されていない適応に対し，もしくは通常投与量を超えて薬剤を使用する場合，臨床医は，このような治療を決定した理由を診療録に記載しておくべきである．薬剤の治療計画について疑問があれば，同僚医師に相談したり，治療を受けている患者に対して，他の医師にもセカンドオピニオンを求めるよう勧めたりすべきである．

注意点と有害作用

概して，向精神薬は，短期間の使用では非常に安全であることが多い．ただし，リチウム，クロザピン〈クロザリル〉，バルプロ酸〈デパケン〉，カルバマゼピン〈テグレトール〉などのごく少数の薬剤のみが，頻回の血液検査による観察を要する．新規抗精神病薬でも，血糖値と脂質の変化をみるための定期的な血液検査を要することが明らかにされている．

注意点

薬剤の使用に先だって，予想される有害作用に対処する準備をしておくことは重要である．臨床医は，薬剤添付文書にある，どのような警告や注意点にも十分に留意すべきであり，少なくとも掲載されている頻度の高い有害作用が生じるのを未然に防ぐべきである．

有害作用

薬物療法において有害作用は避け難いリスクである．すべての可能性ある有害作用について百科事典的な知識をもつことはできないけれども，処方する臨床医は，最も頻度が高い有害作用とともに重大な結果をまねく有害作用をよく知っておくべきである．FDAは，薬剤添付文書に臨床試験の結果報告を記載するよう求めているが，記載されている有害作用の多くは，実際には薬剤使用が原因ではない．また，臨床試験中には見逃される有害作用も多い．したがって，市販後にも，治療関連有害作用報告をフォローすることが大切である．治療中に出現する可能性のある有害作用の完璧なリストは，製品情報を含めて1つもない．

頻度は低くとも重大な問題となりうる有害作用も含め，起こりうる有害作用を予測し，また，これらの作用が患者にとって，耐えられるものなのかをよく考慮しなければならない．たとえば，性機能障害，体重増加，日中の鎮静，発汗，悪心，便秘は，患者が治療を中止する原因となりやすい．それゆえ，有害作用について患者とよく話し合い，有害作用のために服薬遵守の問題が起こりそうかどうかを見極める必要がある．一般には，事前に警告されていれば，有害作用に関連する諸問題は減らすことができる．

表 1-5
ムスカリン性アセチルコリン受容体阻害により起こりうる有害作用

視調節障害	高体温（発汗減少による）
便秘	記憶障害
唾液分泌減少	狭隅角緑内障
発汗減少	羞明
射精遅延・逆行性射精	洞性頻脈
せん妄	尿貯留
喘息の悪化（気管支分泌減少による）	

表 1-6
向精神薬により起こりうる有害作用と関連する神経伝達系

抗ドパミン作用	**抗ヒスタミン作用**
内分泌障害	低血圧
高プロラクチン血症	鎮静
月経不順	体重増加
性機能障害	**複数の神経伝達系**
運動障害	無顆粒球症（他の血液疾患も含む）
アカシジア	アレルギー反応
ジストニア	食欲不振
パーキンソニズム	心伝導系異常
遅発性ジスキネジア	悪心，嘔吐
抗アドレナリン（主にα）作用	けいれん
眩暈感	
起立性低血圧	
反射性頻脈	

　薬剤の有害作用は，脳や末梢神経系におけるいくつかの神経伝達系との相互作用によって大まかに説明することができる．たとえば，従来の向精神薬は通常，抗コリン作用を引き起こす（**表1-5**）．また，従来薬のほとんどが，ドパミン作動性，ヒスタミン作動性，アドレナリン作動性受容体に結合し，**表1-6**に挙げた有害作用の原因となる．

　新規の薬剤は，従来薬に比べて耐容性に優れた，より特異的な神経伝達物質活性か効能のいずれかをもつ傾向にある．しかし，新規の薬剤の有害作用にも問題は残っている（**表1-7**）．悪心，体重増加，性機能障害などは，セロトニン活性によって引き起こされ，これらは従来薬よりも頻度が高い．どの患者がセロトニン活性のある薬剤に耐容性がないかは通常は予測しがたい．

頻度の高い有害作用の治療

　向精神薬は，幅広い有害作用の原因となる可能性がある．患者が服用している向精神薬の種類によらず，特定の有害作用の管理法は共通している．可能であれば，有害作用の頻度がより低い同等の効果の得られる別の薬剤を代わりに用いるべきである．個々の薬剤の有害作用とその対策については，本書の各章で詳細に述べる．

■**性機能障害**　　多くの向精神薬の使用に伴い，さまざまな程度の性機能障害が起こりうる．これは，SSRIを使用した場合には，最も頻度の高い有害作用である．SSRI服用中の患者の約50〜80％が，性欲減退，射精・勃起障害，女性におけるオルガズムの抑制などの，何らかの性機能障害を報告している．

　性機能障害の薬理学的管理として最善の策は，SSRIから，性機能障害を起こしにくいミルタザピン〈レメロン，リフレックス〉かブプロピオン（bupropion）に変更することである．SSRIの使用がどうしても必要な場合には，ブプロピオンのような性交前経口薬を併用するだけでも，SSRIによる性的抑制に十分対処できる．現在利用可能で，最も耐容性に優れ，効果の高い性交前経口薬は，シルデナフィル〈バイアグラ〉のようなホスホジエステラーゼ阻害薬である．

■**不安，アカシジア，焦燥，不眠**　　セロトニン作動性抗うつ薬（たとえば，フルオキセチン）で治療を始めた患者の多くは，使用開始後の最初の2〜3週間に精神運動性の活動亢進を経験する．SSRIの焦燥作用は，自殺のリスクのある患者において，自殺衝動を行動化するリスクを若干高める．SSRI治療の初期には，自殺のリスクを評価し，その評価に応じて，自傷のリスクのある患者は，臨床医と密に接触をとらせるようにするか，入院させるべきである．

　セロトニン作動薬に関連した不眠と不安は，数週間，ベンゾジアゼピン系薬剤，またはトラゾドンを投与することで軽減できる．最初の3週間を過ぎても，焦燥が過剰で持続するようであれば，ミルタザピンや三環系抗うつ薬などの他の種類の抗うつ薬を考慮すべきである．定型，非定型抗精神病薬はいずれも運動障害と関連する．

■**胃部不快感と下痢**　　体内のセロトニンの大部分は消化管に存在するので，セロトニン作動薬，特にセルトラリン，ベンラファキシン（venlafaxine），フルボキサミン〈デプロメール，ルボックス〉によって，通常，治療初期の数週間は，軽度から中等度の胃痛，悪心，下痢が生じうる．セルトラリンでは軟便が，フルボキサミンでは悪心が引き起こされることが多い．

　これらの症状は，ごく少量の投与量で治療を開始したり，薬剤を食後に服用することで軽減できる．BRAT食〔バナナ（Banana），米（Rice），リンゴ（Apple），トースト（Toast）〕のような食事内容の変更により，軟便が改善することがある．これらの症状は通常，次第に軽減していくが，軽減しない患者の場合は他の薬剤へ切り替えなければならないことがある．

■**消化管出血**　　セロトニン再取り込みトランスポーターを阻害する薬剤〔特に，SSRIとセロトニン・ノルアドレナリン再取り込み阻害薬（serotonin-noradrenaline reuptake inhibitor：SNRI）〕は，出血傾向の亢進に関連する．最も頻度が高い出血部位は消化管である．抗凝固薬を服用している患者や，アスピリンなどの非ステロイド性抗炎症薬

表 1-7
新規の向精神薬に関連して頻度の高い有害作用

運動障害	第1世代抗精神病薬（ドパミン受容体拮抗薬）は，薬剤誘発性運動障害の最も頻度の高い原因である．セロトニン・ドパミン拮抗薬の導入により，これらの有害作用の発生率は著しく低下したが，なお増量に伴って，パーキンソニズム，アカシジア，およびジストニアが起こる．リスペリドン〈リスパダール〉は，これらの有害作用に関しては従来の薬剤ときわめて似ている．オランザピン〈ジプレキサ〉も，臨床試験が示唆した頻度よりも高く錐体外路症状を生じさせる．SSRI 誘発性運動障害も，まれながら，アカシジアから遅発性ジスキネジアまで報告されている
性機能障害	精神科薬剤の使用は，性欲減退，射精・勃起障害，女性におけるオルガズムの抑制などの性機能障害と関連する．SSRI の臨床試験は，患者の自発的な報告に基づいたデータであったため，性的な有害作用の程度はきわめて過小評価されていた．最初のフルオキセチン（fluoxetine）の製品情報では，性機能障害の頻度は 5％未満であったが，具体的な質問によって性的な有害作用に関する情報を聞き出したその後の研究では，SSRI に関連する性機能障害の頻度は 35～75％であった．臨床現場では，患者は自発的に医師に性機能障害を報告したがらないので，この有害作用について尋ねることが大切である．また，性機能障害のいくつかは，もともとの精神疾患と関連している可能性もある．しかし，薬物療法開始後に性機能障害が出現し，かつ治療に対する反応が良好であるならば，性機能障害の症状の治療を試みる価値があるであろう．これらの有害作用を解決することができる薬剤の数は増えつつあるが，常に有効な介入手段はほとんどなく，その使用を支持するエビデンスも症例報告以上のものはほとんどない．薬剤を選択する際に，医師と患者は性機能障害の可能性を考慮して，この有害作用が患者にとって受け入れがたいものであるならば，性機能障害がより少ないか，全くない薬剤に変更すべきである
体重増加	体重増加は，体液の貯留，カロリー摂取の増加，排泄の減少，代謝の変化の結果として多くの向精神薬の使用に伴う．体重増加はまた，過食症，非定型うつ病など，疾患の症状として起こったり，病的エピソードからの回復の徴候として認められることもある．治療中に出現する体重増加は，薬剤処方に対する服薬非遵守の主な原因である．体重増加を生じる具体的な機序はわかっていないが，うつ病や精神病の治療に用いる多くの薬剤に関連した体重変化に，ヒスタミン系やセロトニン系が介在しているようである．メトホルミン〈グリコラン〉は，セロトニン・ドパミン再取り込み阻害薬やバルプロ酸〈デパケン〉の使用による体重増加のある患者では，体重減少を促すと報告されている．バルプロ酸は，オランザピンと同様に，インスリン抵抗性の進行と関係があり，これは食欲を誘発し，それに続いて体重が増える
	体重増加は，クロザピン〈クロザリル〉やオランザピンでは注目すべき有害作用である．体重を制御する遺伝的要因には，糖尿病に関係した問題だけでなく，5-HT$_{2C}$ 受容体が関与しているようである．この受容体の転写促進部位に遺伝的多型が存在しており，ある多型の遺伝子座を有する患者は有しない患者よりも有意に体重増加が少ない．5-HT$_{2C}$ 受容体親和性の強い薬剤は，5-HT$_{2C}$ 受容体転写促進部位の多型のある患者の体重に，より強い影響を及ぼすと予測される

（次のページへ続く）

表 1-7
（続き）

体重減少	SSRI 治療の初期に体重減少が生じるが，これは通常，一過性であり，最初の数か月間でほとんど体重は戻る．ブプロピオン(bupropion)は，軽い体重減少が持続することが示されている．食事と生活習慣の変更とを組み合わせると，ブプロピオンは，よりはっきりとした体重減少を促すことができる．てんかんの治療薬として市販されているトピラマート〈トピナ〉やゾニサミド〈エクセグラン〉では，ときに相当な体重減少が持続する
糖代謝変化	糖尿病を含む糖代謝異常のリスクの上昇は，向精神薬治療中の体重増加と関連する．決定的なデータではないが，オランザピンでは他のセロトニン・ドパミン拮抗薬よりも空腹時血糖値の異常がより多く報告されており，同様に高浸透圧性糖尿病やケトアシドーシスの症例報告も多い
低ナトリウム血症	低ナトリウム血症は，特に高齢者におけるオクスカルバゼピン(oxcarbazepine)や SSRI 治療に関連する．錯乱，激越，傾眠が頻度の高い症状である
認知障害	認知障害とは，想起する能力が支障をきたす疾患である．ベンゾジアゼピン作動薬のような，ある種の薬剤は，認知障害の原因と認められている．しかし，このほかにも，SSRI，ラモトリジン〈ラミクタール〉，ガバペンチン，リチウム〈リーマス〉，三環系抗うつ薬，ブプロピオンのように広く使用される向精神薬も，さまざまな程度の記憶障害や発語の困難と関連する．ベンゾジアゼピン誘発性前向性健忘とは異なり，これらの薬剤は，より軽微なぼんやり感を生じる．抗コリン作用のある薬剤は記憶能力を悪化させやすい
発汗	周囲の気温に関係ないひどい発汗は，三環系抗うつ薬や SSRI，ベンラファキシン(venlafaxine)に関連している．この有害作用により，社会的な場が苦手になることが多い．この有害作用は，テラゾシンやオキシブチニンなどの薬剤で治療を試みることができる
心血管系作用	新規の薬剤は，心臓へ直接的な影響を及ぼしにくい．三環系抗うつ薬やフェノチアジン系薬剤のような従来の薬剤は血圧と心伝導に影響を及ぼした．何十年と使用されてきたチオリダジン(thioridazine)[*1]は，用量依存性に QTc 間隔を延長し，心室の再分極の遅延とトルサード・ド・ポワント(torsades de pointes)を生じることによって，突然死のリスクを高める可能性のあることが示されている．現在，新規の薬剤は，心臓に対する影響のエビデンスについて定期的に吟味されている．精神病治療薬として有望視されていたセルチンドール(sertindole)は，FDA がブラック・ボックス警告[*2]を要請したために販売されなかった．ジプラシドン(ziprasidone)は QTc 間隔にわずかに影響を与えることがわかったため，販売開始が遅れた．通常投与量上限や高用量のオランザピンは，PR 間隔の延長と房室伝導の遅延を生じることがある 個々の薬剤に特異的な有害作用の管理については，該当の章で述べる
発疹	あらゆる薬剤は薬疹の原因となる可能性がある．カルバマゼピン〈テグレトール〉やラモトリジンのようないくつかの向精神薬は，重篤な剥離性皮膚炎のリスクの上昇と関連づけられているので，患者には，頸部に生じ粘膜に及ぶ広範な病変の深刻さについて知らせておくべきである．そのような症状が現れた場合には，まず処方した精神科医に連絡するのではなく，ただちに救急部門に行くよう，処方の際，患者に指導すべきである

FDA：米国食品医薬品局，QTc：心拍数によって補正した心電図上の QT 間隔，SSRI：選択的セロトニン再取り込み阻害薬．
[*1] 訳注：本邦では，2005 年に販売が中止された．
[*2] 訳注：米国で，該当薬が有害作用の原因となりうる旨を示す，最もレベルの高い警告．

（nonsteroidal anti-inflammatory drug：NSAID）を使用している患者は，最もリスクが高いため，この有害作用について観察されるべきであり，これらの薬剤は必要な場合のみ使用すべきである．
- ■頭痛　どの向精神薬を使用しても，治療初期に軽度から中等度の頭痛が一部の患者に生じる．この頭痛は，市販の鎮痛薬で改善することが多いが，別の薬剤に変更しなければならない場合もある．
- ■食欲不振　SSRIにより生じた食欲減退は，短期間で改善する．これは，ブプロピオンにも当てはまる．危険なほど体重が軽い患者では，注意して使用し，頻回に観察しなければならない．包括的な行動管理プログラムの一環として，フルオキセチン（1日60 mg）が過食症の治療薬として承認されており，神経性やせ症の治療にも有効である．摂食障害の患者に包括的な行動管理プログラムが利用できないならば，注意深くSSRIを使用すべきである．
- ■体重増加　高い頻度で利用されている薬剤の多くは体重増加を起こす．その機序は，体液の貯留，食欲の刺激，あるいは代謝の変化など多様なものがあろう．オランザピン〈ジプレキサ〉，クロザピン，ミルタザピンは，初期にしばしば，ときには異常なほどの体重増加を引き起こし持続させることがある．SSRIは，徐々に，遅れて体重増加を生じさせ，これは食事療法や運動療法では減量できないかもしれない．とはいうものの，その他の点では有効なこの薬剤での治療を継続して行うためには，食事療法や運動療法を試みるべきであろう．すべての人において，安全に食欲を抑える薬剤はまだない．最も効果のある食欲抑制薬はアンフェタミン（amphetamine）であるが，乱用が懸念されるため，一般には用いられない．1日25〜200 mgのトピラマートか，1日50〜150 mgのゾニサミド〈エクセグラン〉の追加は，摂取カロリーの増加による薬剤性体重増加を改善するのに有効なことがある．

浮腫は，浮腫をきたしている部分を挙上するか，利尿薬を投与することで改善する．リチウムや心臓病薬による治療中に利尿薬を追加する場合は，血中濃度，血液生化学，バイタルサインをモニタリングしなければならない．

オルリスタット（orlistat）は，食欲を抑制せずに腸管からの脂肪の吸収を阻害する．そのため，脂肪食からのカロリー摂取は減らすことができるが，炭水化物や蛋白質からのカロリー摂取は減らすことができない．腸管内に食事中の脂肪が貯留するため，しばしばひどい鼓腸を引き起こす．
- ■傾眠　多くの向精神薬は鎮静の原因となる．カフェインの摂取により，この有害作用を自分で治療しようとする患者もいるが，かえって起立性低血圧を悪化させることがある．

鎮静の可能性について患者に注意を喚起し，薬剤による鎮静が生じた場合，車の運転や危険な機械を操作しないよう説明した旨を記録しておくことは大切である．幸運なことに，新世代の抗うつ薬や抗精神病薬は，従来の薬剤に比べると，はるかに鎮静を起こしにくい．可能であれば，鎮静を引き起こしている薬剤を新世代の薬剤に変えるべきである．モダフィニルを，向精神薬による残遺性の鎮静作用を緩和するために追加してもよい．

- **口渇**　口渇は，ムスカリン性アセチルコリン受容体が遮断されることで生じる．口渇を緩和しようとして，砂糖入りのハードキャンディーを絶えずなめているような患者では，う歯のリスクが高くなる．シュガーレスのガムを噛んだり，シュガーレスのキャンディーをなめてもらうことで，この問題を回避することができる．

　コリン作動薬であるピロカルピンの1％溶液を用いて，1日3回，口をゆすぐよう勧める臨床医もいるし，別のコリン作動薬であるベタネコール錠10〜30 mgを1日1〜2回服用するよう勧める臨床医もいる．10 mgを1日1回から開始し，ゆっくり投与量を増やすのが最適である．ベタネコールのようなコリン作動薬の有害作用には，振戦，下痢，腹部けいれん，涙腺分泌過多などがある．

- **視調節障害**　ムスカリン性アセチルコリン受容体が遮断されると，散瞳（瞳孔散大），調節麻痺（毛様体筋の麻痺）が生じ，視調節障害をきたす．コリン作動性の点眼薬で，このような症状は緩和される．ピロカルピンの1％点眼液を1滴ずつ，1日4回投与するとよい．あるいは，口渇のときと同様に，ベタネコールを用いてもよい．抗けいれん薬は薬物誘発性の体重増加の治療によく使用されるが，トピラマートは緑内障やそれに続く失明の原因となりうる．トピラマートの使用中に見え方の変化があった場合には，いかなるものであってもすみやかに医師に報告するよう患者に伝えておくことが重要である．

- **尿貯留**　多くの向精神薬は，抗コリン活性により，遷延性排尿（排尿困難），尿漏，尿貯留を生じさせ，さらには尿路感染の増加の原因となる．前立腺肥大のある高齢者では，これらの有害作用のリスクが高くなる．通常，ベタネコール10〜30 mgを1日3〜4回投与すると，この尿路系の有害作用に対し有効である．

- **便秘**　向精神薬の抗コリン作用は便秘の原因となる．第1選択の治療は，メチルセルロース〈Citrucel〉，ポリカルボフィルカルシウム〈FiberCon〉，サイリウム〈Konsyl〉，イスパキュラ〈Metamucil〉のような繊維質の緩下薬を処方することである．この処置が効かなかった場合には，酸化マグネシウム乳剤のような緩下薬やその他の下剤を試すのがよい．刺激性の下剤を長期にわたり用いると，その作用が減弱する．ベタネコール10〜30 mgを1日3〜4回用いてもよい．

- **起立性低血圧**　起立性低血圧は，α_1アドレナリン受容体の遮断により生じる．高齢者は特に，起立性低血圧をきたすリスクが高い．向精神薬を服用している患者では，転倒時の大腿骨頸部骨折のリスクが有意に高くなる．

　患者にはゆっくりと起き上がり，眩暈感を感じたらすぐに座るよう教えておくのが最も簡便でよい方法である．起立性低血圧の治療には，カフェインを避けること，1日最低2 Lの水分摂取，（内科医に禁じられていない場合には）食事に塩分を加えること，降圧薬の投与量の再評価，弾性ストッキングの着用などがある．まれにではあるが，フルドロコルチゾンを必要とすることもある．

過量服薬

　薬物療法による有害作用の最たるものは，向精神薬の過量服薬による自殺企図である．臨床医はそのリスクに留意し，考えうる最も安全な薬剤を処方するよう心掛けるべきであ

る．
　自殺が危惧される場合には，少量で補充不可の処方箋を与えるのが臨床的に正しい方法である．極端な症例では，患者が実際に処方どおりに服用しているか，のちの自殺行為のために薬剤を溜め込んでいないかなどを確認するよう心掛けるべきである．患者は快復に向かい始めたころ，自殺行為に走ることがある．したがって，ほぼ全快するまでは，一度に多量の薬剤を処方することには常に慎重でなければならず，そのようなリスクのある患者は，少なくとも週1回は診察すべきである．
　精神科医にとってもう1つ考慮すべき事項は，特に家庭内で起こりうる，子どもが誤って過量服薬する可能性である．患者には，向精神薬を安全な場所に保管するよう忠告すべきである．

中止後症候群
　投薬中止や減量により，一過性に軽度の症状が現れることがある．パロキセチン，ベンラファキシン，デュロキセチン〈サインバルタ〉，セルトラリン，フルボキサミン，三環系・四環系抗うつ薬など，数々の薬剤に関連して生じる．より深刻な中止後症候群は，リチウム（反跳性躁病），ドパミン受容体拮抗薬（遅発性ジスキネジア），ベンゾジアゼピン系薬剤（不安と不眠）により生じる．
　SSRIによる中止後症候群の徴候と症状には，焦燥，悪心，不穏，不快気分などがある．血中半減期の短い薬剤の場合，その薬剤を最低でも2か月は服用している場合，高用量が用いられた場合，そしてその薬剤を突然中止した場合などに，この症候群が生じやすい．症状は，時間の経過とともに消失し，また，投与量を漸減することで最小限に抑えることができる．

投与量と臨床ガイドライン

診断ならびに標的症状の確認
　向精神薬を用いた治療は，医師と治療を求める患者の治療上の結びつきの形成から始まる．最初の問診は，その症状の改善がその薬物療法の有効性を示すような特定の標的症状を特に注意して確認しながら，臨床上の問題点を可能な限り包括的に明確にすることに向けられる．
- ■**薬物療法歴**　過去と現在の薬物療法歴に関しては，処方薬，非処方薬，ハーブ，違法薬物など，かつて摂取されたすべての薬剤について検討する．そのなかには，カフェイン，アルコール，ニコチンも含まれる．それらの薬剤が用いられた順序，投与量，治療効果，有害作用，過量服薬についての詳細や，薬剤を中止した理由についても検討する．
　患者とその家族は，どのような薬剤が，どのような投与量で，どのくらいの期間用いられたかについて知らないことがしばしばある．これは，臨床医が処方箋に書く前に薬物療法について説明していないことが多いからかもしれない．臨床医は，将来の治療者に渡すことを考えて，おのおのの患者に薬物療法の記録を提供すべきである．
　患者から薬物反応についての既往歴を得るうえで注意しなければならないのは，患者

は，その精神障害ゆえに，以前の薬物療法の効果について不正確な報告をするかもしれないということである．したがって，可能であれば，患者の報告を確認するために，患者の診療録を入手すべきである．

理論的根拠，危険性と有益性，代替となる治療法の説明

向精神薬の使用では，1つの診断に1種類の錠剤を対応させるような，単純化しすぎたアプローチに陥るべきではない．多くの変数が，薬物療法に対する患者の心理的反応に影響を及ぼす．薬剤を万能薬とみなす患者もいるし，身体を攻撃してくるものだと受け取る患者もいるかもしれない．服薬遵守は，処方の際に質問をする十分な機会を患者に与えること，薬剤の正しい使用法を記した資料を渡すこと，可能な限り薬剤の服用計画を簡素化すること，予約された時間に診察を確実に始めることによって改善される．

薬剤の選択

- **■過去の薬剤使用歴** ある特定の薬剤は，薬剤に対する患者の反応（服薬遵守，治療への反応，有害作用），薬剤への反応の家族歴，その患者に予測される有害作用の特徴に基づいて選択すべきである．ある薬剤が，以前に患者やその家族の治療に効果的であったなら，その薬剤を使わない特別の理由がない限り，再度用いるべきである．
- **■有害作用の特徴** 1つのクラスに属する向精神薬は同等に有効であるが，有害作用の特徴においては異なる．身体症状であれ精神症状であれ，既存の障害を最も悪化させそうになくて，かつ患者が耐えられるであろう有害作用を有するような薬剤を選ぶべきである．それにもかかわらず，特異体質反応は起こるかもしれない．

結果の評価

薬物療法の経過中に認められた何らかの臨床上の改善は，必ずしも薬理学的な効果と関連していないかもしれない．たとえば，心理的な苦痛は，医療介護者が単に元気づけることによって改善することが多い．多くの障害は自然に治るので，「よくなったと感じる」ことは，薬剤によるものよりは偶然の結果であるかもしれない．それゆえ，薬剤の薬理学的な効果によって生じる臨床上の改善の特質と予測される時間経過をはっきりと見極めることが重要である．

臨床現場では，薬剤の有益な効果に対して患者の抱く主観的な印象が，将来，その患者がその薬剤にどのように反応するかを知るうえで，唯一の最も堅実な指標である．無作為化二重盲検プラセボ対照比較試験における臨床的な成果を評価する際には，定量的な精神医学的評価尺度に信頼がおかれる．この評価尺度には，Brief Psychiatric Rating Scale, Positive and Negative Syndrome Scale, Montgomery-Åsberg Depression Rating Scale, Hamilton Rating Scale for Depression, Hamilton Anxiety Rating Scale, Global Assessment of Functioning Scale などがある．

- **■治療の試み** 通常，患者が訊ねることの多い質問に，「私は，どれくらいの期間，薬を飲まなくてはいけませんか？」というものがある．その見通しについて患者にはもっともらしい説明ができるかもしれないが，まず薬剤が彼らに効き，有害作用が受け入れら

れるものかどうかをみることから始めるのが最善であると話すとよい．効果の程度がはっきりしたら，治療期間について結論を出すための，より明確な話し合いを行うことができる．向精神薬の使用に反対する信条をもつ患者であっても，改善の具合がよければ，期限を決めずに薬物療法を続けるほうを選ぶであろう．

治療は，理屈のうえでは，3つの相に分けられる．すなわち，初期治療相，持続相，維持相である．ほとんどの種類の向精神薬は治療効果の発現が遅いので，初期治療相は少なくとも4～6週間設けるべきである．ある薬剤の「治療の試み」に求められる期間については，治療の開始時に話し合うべきであり，症状がすぐによくなるというような現実的でない期待を患者が抱かないようにする．残念ながら，患者は障害が改善するよりも早く，薬物療法の経過中に有害作用を経験しやすいものである．ときに，薬剤は特定の症状を悪化させることさえある．薬剤に対する初期の反応がよくなくても，治療の最終的な結果を予測するものではないことを患者に忠告すべきであろう．たとえば，多くのパニック症の患者は，三環系抗うつ薬やSSRIの治療を始めると，いらいらをつのらせたり，パニック発作が増える．ベンゾジアゼピン作動薬は，向精神薬は臨床効果の発現が遅いという原則の例外である．多くの場合，その催眠作用と抗不安作用は，ただちに発現する．

現在，薬剤を使用中であることは，再発を完全に予防するものではない．しかし，治療を続けることにより，再発をかなり予防することはできるであろう．

治療の失敗の考えられる理由

ある特定の薬剤による治療の試みが失敗した場合，臨床医は多くの可能性を検討すべきである．

第1に，最初の診断は正しかったのだろうか？　ここでは，診断されていない障害が合併している可能性や，違法薬物やアルコールの乱用も考慮すべきである．

第2に，患者は指示どおりに薬剤を服用したのか？

第3に，薬剤は十分な量を適切な期間投与されたか？　同じ薬剤でも，患者によって吸収率や代謝率は異なる．したがって，可能であれば，この変数を評価するために薬剤の血中濃度を調べるべきである．

第4に，薬剤の有害作用は，もともとの疾患とは関係のない徴候・症状を生じさせたのではないか？　もしそうなら，それが治療反応に拮抗したのではないか？　たとえば，抗精神病薬はアキネジアを生じさせうるが，これは精神病性の活動性の減退に似ており，また，アカシジアと抗精神病薬（神経遮断薬）悪性症候群は精神病性の興奮に似ている．SSRIは，疲労感，不眠，感情鈍麻を生じうるが，これらはうつ病の症状に似ている．

第5に，患者が服用している他の薬剤との薬物動態学的，あるいは薬力学的な相互作用が，向精神薬の効果を減弱させているのではないか？

適切な薬剤を選び使用しているにもかかわらず，薬物療法を繰り返し試みても反応しない患者もいる．

薬物効果の減弱という現象については，あまりよくわかっていない．これは，長期間服してきて，良好な効果があったものが，突然再発するものである．治療効果が失われるこ

とに関して多くの可能性が示唆されている．

- 薬物動態学的および薬力学的耐性(タキフィラキシー)
- 有害作用(無関心，快楽消失，感情鈍麻)
- 併存する身体疾患の発症
- 疾患の重症化，もしくは疾患の病態の変化(進行)
- 効果器の基質(神経伝達物質？)の減少
- 薬剤の血中濃度が至適治療域以下または以上
- 有害な代謝産物の蓄積
- 最初の誤診
- プラセボ反応の消失
- ジェネリック製剤での生物学的同等性の欠如

効果を高めるための戦略

　向精神薬の効果を増強させるための最も有益な最初の戦略は，薬剤が正しく服用されているかどうかを再検討することである．精神医学的な症状と薬物療法についての理論的根拠について臨床的に評価し直すことは，精神薬理学者にとって，何が薬剤の効力を妨害したのかを明らかにするための，最も有用な手段の1つである．

　他の適応のある薬剤を追加することは，**増強療法**(augmentation)と呼ばれる．増強療法では，向精神薬とは考えられていない薬剤を使用することがよくある．たとえば，承認されている抗うつ薬には甲状腺ホルモンを追加することが多い．典型的な筋書きでは，ある薬剤に対して患者がほとんど反応しないとき，医師はよりよい反応を促すために第2薬を追加する．多剤の使用が原則となることもある．たいていの双極性障害の患者は，2種類以上の向精神薬を服用している．うつ病の治療薬の組み合わせは，精神病性うつ病患者においては望ましいことと長らくされてきた．同様に，一般にSSRIも強迫症患者に部分的な改善しかもたらさないが，セロトニン・ドパミン拮抗薬の追加は有用であろう．

　また，薬剤の併用は，有害作用を減らすためや，特定の症状を治療するため，あるいは，ある薬剤から他の薬剤へと切り替える際にも一時的に行われる．通常の診療では，前薬を中止せずに新しい薬剤を追加することも行われており，特に最初の薬剤が部分的ながら有益である場合はそのようにする．これは，満足できる反応を生じていない薬剤を変更する治療計画の一端として，または併用療法で患者を維持しようと試みる場合にも行われる．

　増強療法の限界の1つは，服薬が守られないことや有害作用が増えることである．また，治療が奏効したり特定の有害作用が現れた場合，それが第2薬単剤によるものか，薬剤の併用によるものなのか，臨床医には決めかねることがある．薬剤の併用は，広いスペクトラムの作用をもたらしたり，代謝産物の比率を変えたりすることがある．

　異なる薬理学的特徴を有する薬剤の単剤療法に変更する利点には，薬物相互作用のリスクが減ることや，複雑でないこと，低コストであることなどがある．2～3個の薬剤よりも1個の薬剤を服用するほうが，負担が軽く，患者の抵抗にあうことも少ないようである．多くの患者は，2個どころか，1個の薬剤を飲むことさえ迷っている．

精神療法と薬物療法の併用

多くの患者は，薬物療法と精神療法の併用で治療するのが最良である．多くの場合，併用療法の結果はいずれかの治療単独の場合よりも優れている．たとえば，薬物療法は内省を妨害するうつ病を緩和し，精神療法が必要であることに意識を向けさせる．逆に，精神療法を受けている患者は，薬物療法を続ける傾向にある．

治療の継続期間

- **正しい投与量の使用**　有害作用の発生を恐れるからといって，至適治療量よりも少ない量で薬剤を用いたり，不十分な治療を試みたりすべきではない．精神障害に対する薬剤の処方は，知識のある医師によってなされなければならず，また，継続的な臨床的観察を必要とする．治療反応と有害作用の出現は，頻回にモニタリングしなければならない．薬剤の投与量は，患者に合うように調節し，緊急を要する有害作用に対する適切な治療は，可能な限り迅速に始めなければならない．
- **長期の維持治療**　気分障害，不安症，統合失調症の患者は，現実に生涯のあらゆる時期において，高まる再発のリスクとともに生きている．薬剤が無効か，耐容しがたいために，薬物療法を中止する患者もいるが，多くの患者はよくなったと思って中止する．これは，有効な治療の結果かもしれないし，単に自然に起きた治癒の結果かもしれない．臨床医は，精神疾患の自然経過による変化を予測して患者に注意を喚起すべきである．たとえば，ある患者は，急性の精神病エピソードを治療する目的で薬剤を服用し，その後すぐに比較的症状の少ない期間を経験するかもしれない．そして，衝動的に，主治医に知らせることなく，薬剤の服用を中止するかもしれない．

  長期にわたるデータによると，精神疾患の急性エピソードが解決した後に薬物療法を中止した患者は，維持治療を続けた患者と比較して，その後の1年間における再発のリスクが明らかに上昇している．事実，ほとんどの精神疾患は慢性化もしくは再発する．自殺企図と関連する双極性障害，統合失調症，うつ病のような障害では，再発の転帰は重いものとなりうる．

  教育的な検討を継続し，服薬の重要性を強めることは，治療に当たる臨床医の義務である．精神疾患を高血圧や糖尿病のような一般の慢性身体疾患と比較することにより，臨床医は患者に向精神薬は病気を治しはしないが，苦痛や能力低下を生じないようにするということを理解させることができるだろう．

特殊な集団

- **小児**　注意欠如・多動症や強迫症以外では，よく使用されるほとんどの向精神薬は，小児では適応外である．薬剤を小児や青年の治療に使う際，成人の研究から効果を推定している．これは注意して行うべきである．たとえば，小児では，薬剤の分布容積が小さいので，成人よりも低用量を使用すべきであると示唆されるが，小児の代謝速度は成人より速いので，体重(kg)あたりの投与量(mg)はより高い比率で用いる必要があるといえる．

  実際には，低用量から開始して，臨床効果がみられるまで増量するのが最善である．

表 1-8
薬物動態学と加齢

	変化	作用
吸収	胃 pH 上昇 表面絨毛の減少 胃運動性の低下と胃排泄の遅延 腸血流の減少	吸収は遅くなるが，完全になされる
分布	身体中の水分総量と除脂肪体重の減少 男性よりも女性で著しい総体脂肪の増加 アルブミンの減少，γグロブリンの増加，α酸性糖蛋白質は不変	分布容積は，脂溶性の薬剤では増加し，水溶性の薬剤では減少する アルブミンに結合する薬剤の遊離型（非結合型）の割合は増加する
代謝	腎臓：腎血流と糸球体濾過量の減少 肝臓：肝血流と酵素活性の低下	分布容積が変わらない場合，代謝の低下は，半減期延長の原因となる
総体重	減少	体重(kg)あたりの投与量(mg)として考える
受容体感受性	増加することがある	効果が増強される

(Guttmacher LB. *Concise Guide to Somatic Therapies in Psychiatry*. Washington, DC: American Psychiatric Press, 1988: 126 から許可を得て転載)

しかし，薬剤が効果的で，かつ有害作用が許容できるなら，小児で成人の投与量を使用することができるだろう．

■**高齢者**　　不整脈，低血圧，認知障害，および転倒が，高齢者を治療する際に主に考慮すべき事項である．高齢者は，薬剤の代謝が遅いことがあり（**表 1-8**），それゆえ，低用量で用いる必要がある．また，高齢者は他の薬剤を服用していることが多く，それによって起こりうる薬物相互作用を考慮する必要がある．

実際，高齢者を治療する際は，低用量，たいていは，通常投与量のおおむね半分で開始すべきである．投与量は，臨床的に有益な結果が得られるか，許容できない有害作用が出現するまで，中年成人におけるよりもゆっくりと増量すべきである．低用量が必要とされることも多いが，通常の成人の投与量が必要とされることもある．

■**妊娠中や授乳中の女性**　　妊娠中に向精神薬の使用を考えている医師は，既知のリスクや利用可能な情報がないことと，治療しない場合のリスクとを比較検討すべきである（**表 1-9**）．原則として，妊娠中〔特に，第 1 トリメスター（妊娠の最初の 3 か月間）〕や授乳中の女性に対しては，母親の精神障害が重篤でない限り，いかなる薬剤の投与も避ける．

催奇性のリスクのある薬剤を妊娠中に投与する必要がある場合，治療の危険性と有益性だけでなく，治療のための中絶についても議論すべきである．向精神薬で最も催奇性の高い薬剤は，バルプロ酸，カルバマゼピンであり，やや程度は軽いが，リチウムも催奇性が強い．バルプロ酸への曝露は，二分脊椎や正中頭蓋顔面骨奇形のリスクと有意に

表 1-9
FDA の胎児危険度分類

カテゴリー A	適切で対照のある研究で，第1トリメスター（妊娠の最初の3か月間）の胎児に対するリスクが証明されておらず，それ以降についてもリスクの証拠がないもの
カテゴリー B	動物実験では胎児に対するリスクが確認されていないが，妊婦に対する適切で対照のある研究が存在しないもの
カテゴリー C	動物実験では胎児への有害作用が証明されていて，適切で対照のある妊婦への研究が存在しないもの．しかし，その薬物の潜在的な利益によって，潜在的なリスクがあるにもかかわらず妊婦への使用が正当化されることがありうる
カテゴリー D	使用・市販後の調査，あるいはヒトを用いた研究によってヒト胎児のリスクを示唆する明らかなエビデンスがあるもの．しかし，その薬物の潜在的な利益によって，潜在的なリスクがあるにもかかわらず妊婦への使用が正当化されることがありうる
カテゴリー X	動物・ヒトによる研究で明らかに胎児奇形を発生させる，または使用・市販による有害作用の明らかなエビデンスがあるもの．いかなる場合でもその潜在的なリスクは，その薬物の妊婦に対する利用に伴う潜在的な利益よりも大きい

関連し，カルバマゼピンへの曝露も同様の正中奇形を生じる．予防的に葉酸を補充することで，二分脊椎のリスクを軽減できる．妊娠中のリチウムへの曝露は，エプスタイン奇形(心臓発達の重大な異常)の低リスクがある．

分娩時または分娩間近に向精神薬を投与すると，新生児の鎮静，場合によっては人工呼吸管理が必要となるような呼吸抑制，解毒と離脱症候群の治療が必要となるような身体依存を生じるかもしれない．

事実上，すべての向精神薬は，授乳中の母親の母乳中に分泌される．

■**肝機能障害や腎機能障害のある者**　肝硬変，肝炎，代謝性疾患，胆管閉塞などの，あらゆる原因による肝細胞不全をもつ者は，肝臓で代謝される薬剤が蓄積し，血中濃度が上昇する可能性がある．腎臓によって排泄される薬剤は，アテローム性動脈硬化，ネフローゼ，腎炎，浸潤性疾患や流出路の閉塞などの，あらゆる原因による腎機能障害のある者において，毒性を発揮する血中濃度まで蓄積しうる．肝細胞不全，または腎機能障害が存在する場合は，減量(通常，健常者の推奨投与量の半分)が必要である．肝障害や腎障害のある者では，薬剤による有害作用の徴候と症状を特に警戒すべきである．利用可能ならば，薬剤の血中濃度のモニタリングが，投与量の調節管理の助けとなりうる．

■**その他の身体疾患のある者**　身体疾患を，精神症状の原因から除外すべきである．身体疾患のある者に向精神薬を投与する際に考慮すべきなのは，薬剤の有害作用に対する感受性が上昇する可能性，薬剤の代謝と排泄の増加・減少，他の薬剤との相互作用などである．小児や高齢者と同様に，低用量から始め，ゆっくり増量し，臨床効果と有害作用に気をつけるのが，臨床上，最も適切なやり方である．薬剤と疾患の相互作用の可能

性には特別の注意を払う必要がある．たとえば，糖尿病患者は，体重増加を生じうるミルタザピンやオランザピンのような薬剤や，インスリン抵抗性を生じうるオランザピンやバルプロ酸のような薬剤によって治療すべきではない．てんかんのある患者には，けいれん閾値（けいれん誘発作用）を下げるブプロピオンやマプロチリン〈ルジオミール〉，クロミプラミン〈アナフラニール〉を投与すべきではない．

検査によるモニタリング

頻繁に使用される向精神薬の多くでは，ルーチンの検査は求められていない．しかし，ある種の薬剤による治療の重篤な合併症は，薬剤の血中濃度や臓器機能障害の検査所見をモニタリングすることにより予防することができる．モニタリングが必要な薬剤以外では，検査や血中濃度のモニタリングは臨床現場の状況に則して行われるべきである．リチウムやクロザピンによる治療は，モニタリングを続ける必要がある．抗うつ薬と非定型抗精神病薬の併用が増えるのであれば，脳波・心電図のベースラインとフォローアップの所見をとるのが賢明である．モニタリングに関するより詳細な情報は，各薬剤の章でそれぞれ述べる．

2 α_2アドレナリン受容体作動薬，α_1アドレナリン受容体拮抗薬：クロニジン，グアンファシン，プラゾシン，ヨヒンビン

α_2-Adrenergic Receptor Agonists, α_1-Adrenergic Receptor Antagonists: Clonidine, Guanfacine, Prazosin, and Yohimbine

クロニジン〈カタプレス〉は，そのノルアドレナリン作動作用のために，当初は降圧薬として開発された．クロニジンはシナプス前α_2アドレナリン受容体作動薬であり，ノルアドレナリンの血中濃度を低下させる．そのため，注意欠如・多動症（attention-deficit/hyperactivity disorder：ADHD），チック症，アヘン類およびアルコールの離脱症状，心的外傷後ストレス障害（posttraumatic stress disorder：PTSD）などの多くの神経疾患や精神疾患に対して研究されてきた．クロニジンの使用は，頻繁に生じうる鎮静と低血圧のために制限され，小児の場合，心機能への影響によっても制限される．もう1つのα_2アドレナリン受容体作動薬であるグアンファシン（guanfacine）[*1]は，α_2アドレナリン受容体の特定のサブタイプに対する親和性が異なり，鎮静や低血圧が起こりにくいため，より好んで用いられてきた．しかし，グアンファシンについて行われてきた臨床研究は，クロニジンについてのものよりも少ない．

プラゾシン〈ミニプレス〉は，シナプス後α_1アドレナリン受容体拮抗薬であり，血管拡張によって血圧を低下させる．プラゾシンはPTSDに伴う睡眠障害の治療に有益であることが示されている．

クロニジン，グアンファシン（guanfacine）

薬理学的作用

グアンファシンはシナプス前α_2受容体作動薬であり，交感神経系の出力を抑制して，血管の拡張を引き起こす．そのため，降圧薬として販売されている．広く使用されているもう1つのα_2受容体作動薬のクロニジンと比較して，グアンファシンは，より選択性が高く，効果は弱い．クロニジンとグアンファシンは，胃腸管からよく吸収され，経口摂取後1～3時間で最高血中濃度に達する．半減期はクロニジンが6～20時間，グアンファシンが10～30時間である．

クロニジンとグアンファシンは，脳内交感神経核のシナプス前α_2受容体に作用し，シナプス前神経終末から放出されるノルアドレナリン量を減少させる．この作用は一般に，体内の交感神経活動レベルを低いレベルに戻し，覚醒度を下げる．

[*1] 訳注：本邦では，2005年に販売が中止された．

治療適応

臨床精神医学の領域では，クロニジンのほうがグアンファシンよりも，かなり多くの使用経験がある．グアンファシンは半減期がより長く，鎮静作用が比較的弱いので，近年，クロニジンに反応する適応症に対してグアンファシンを使用することに関心が集まっている．

■**アヘン類，アルコール，ベンゾジアゼピン系薬剤，ニコチンの離脱症状**　クロニジンとグアンファシンは，アヘン類からの急性離脱症状である自律神経症状(たとえば，高血圧，頻脈，瞳孔散大，発汗，流涙，鼻汁)の軽減に有効であるが，離脱に関連した不快な感覚には無効である．クロニジン投与(0.1〜0.2 mg を 1 日 2〜4 回)は離脱に先立って開始し，1〜2 週間以上かけて減量していく(表 2-1)．

表 2-1　アヘン類離脱のためのクロニジン経口投与のプロトコール

クロニジン 0.1〜0.2 mg を 1 日 4 回経口投与；収縮期血圧 90 mmHg 以下か徐脈があれば中止；2〜3 日間維持し，その後 5〜10 日で漸減

　または

クロニジン 0.1〜0.2 mg を 4〜6 時間ごとに離脱の症状か徴候に応じて経口投与；2〜3 日間維持し，その後 5〜10 日で漸減

　または

クロニジン 0.1〜0.2 mg を試験投与量として経口または舌下投与〔体重 90 kg (200 ポンド)以上の患者〕；1 時間後に血圧を測定し，拡張期血圧が 70 mmHg 以上で低血圧の徴候がなければ，以下の治療を開始

体重	クロニジンパッチ数
50 kg (110 ポンド)以下	1 枚
50〜72.5 kg (110〜160 ポンド)	2 枚
72.5〜90 kg (160〜200 ポンド)	2 枚
90 kg (200 ポンド)以上	2 枚

　または

クロニジン 0.1 mg を試験投与量として経口投与；1 時間後の血圧を測定(収縮期血圧が 90 mmHg 以下ならパッチを使用してはならない)

クロニジンパッチを 2 枚〔患者が 68 kg (150 ポンド)以上なら 3 枚〕を上半身の毛のない部分に貼付

その後，
はじめの 23 時間はクロニジン 0.2 mg を 6 時間ごとに経口投与
次の 24 時間はクロニジン 0.1 mg を 6 時間ごとに投与
1 週間ごとにパッチを交換
パッチ 2 枚を 2 週間継続後，パッチ 1 枚に切り替える(68 kg 以上の患者ではパッチ 2 枚)
パッチ 1 枚を 1 週間継続後，パッチを終了する

(American Society of Addiction Medicine. Detoxification: Principle and Protocols. In: *The Principles Update Series: Topics in Addiction Medicine*, section 11. American Society of Addiction, 1997 から許可を得て転載)

2 α_2アドレナリン受容体作動薬，α_1アドレナリン受容体拮抗薬

　　クロニジンとグアンファシンは，アルコールとベンゾジアゼピン系薬剤からの離脱症状(たとえば，不安，下痢，頻脈)を軽減することができる．また，ニコチン離脱による渇望(クレイビング)，不安，易刺激性なども軽減する．離脱を目的とする場合，クロニジンの錠剤よりも経皮パッチを使用することで，より長期の服薬遵守が得られる．

■**トゥレット症**　　クロニジンとグアンファシンは，トゥレット症の治療に効果的な薬剤である．トゥレット症の治療には，まず標準的なドパミン受容体拮抗薬であるハロペリドールやピモジド，セロトニン・ドパミン拮抗薬であるリスペリドンやオランザピンなどから開始する臨床医が多い．しかし，これらの薬剤の有害作用が気になるなら，クロニジンやグアンファシンから開始してもよい．クロニジンの小児への投与開始量は，1日 0.05 mg である．分割投与で 1 日 0.3 mg まで増量できる．トゥレット症でクロニジンの効果が認められるまでには，3 か月必要である．反応率は最大 70% と報告されている．

■**その他のチック症**　　クロニジンとグアンファシンは，ADHD の合併の有無にかかわらず，チック症患者においてチックの頻度と重症度を軽減する．

■**小児における多動および攻撃性**　　クロニジンとグアンファシンは，ADHD の治療に有用である．交感神経作動薬や抗うつ薬はときに，知的障害や攻撃性のある小児や自閉スペクトラム症の特徴のある小児で，逆説的に多動を悪化させることがあるため，クロニジンとグアンファシンがこれらの代わりとして用いられている．クロニジンとグアンファシンは気分を改善し，活動レベルを下げ，社会適応度を改善する．多様な障害のある小児では，特にクロニジンに好ましい反応を示すことがあるが，単に鎮静傾向となるだけのこともある．投与開始量は 1 日 0.05 mg であり，分割投与で 1 日 0.3 mg まで増量できる．クロニジンとグアンファシンの多動や攻撃性のコントロールに対する効果は，数か月継続使用するうちに，しばしば低下してくる．

　　クロニジンとグアンファシンはそれぞれ，多動や不注意の治療の際，メチルフェニデートやデキストロアンフェタミン(dextroamphetamine)と併用することができる．クロニジンとメチルフェニデートを同時に使用した小児で，突然死が起きた例が少数みられている．しかし，投薬と死亡との因果関係は明確ではない．治療の際は，家族に対して，この組み合わせの効果と安全性が対照比較試験で調査されていないことを説明する必要がある．この組み合わせを用いる際は，バイタルサインや心電図を含む定期的な心血管系の評価が必要である．

■**心的外傷後ストレス障害(PTSD)**　　PTSD の急激な悪化は，過覚醒，過剰な驚愕反応，不眠，鮮明な悪夢，頻脈，激越，高血圧，発汗などのアドレナリン過剰による症状に関連していると思われることが多い．予備的な報告によれば，これらの症状は，クロニジンに反応するであろうし，また一晩中続く効果を得るためには，特にグアンファシンが効果的であろう．しかし，その後の研究では，グアンファシンが PTSD の症状を改善させる効果は確認されなかった．

■**その他の障害**　　クロニジンの他の適応症としては，その他の不安症(パニック症，恐怖症，強迫症，全般不安症)，躁病(リチウムやカルバマゼピンと相乗的に働く可能性がある)などが考えられる．クロニジンが，統合失調症や遅発性ジスキネジアに効果があると

いった報告もある．クロニジンの経皮パッチは，クロザピンによる流涎や嚥下困難を軽減しうる．また，低用量での使用が，幻覚剤による持続性の知覚異常に有効であったと報告されている．

注意点と有害作用

　　最も頻度が高いクロニジンの有害作用は，口渇，眼の乾燥，疲労感，鎮静，眩暈感，悪心，低血圧，便秘であり，これらのために，服用者の約10％が治療を中止している．性機能障害を起こすこともある．使い続けるうち，これらの有害作用への耐性がみられるようになるかもしれない．グアンファシンでも，特に1日3mg以上投与の場合は，類似の有害作用がみられるが，やや軽度である．クロニジンとグアンファシンは，血圧が90/60mmHg以下の成人や，不整脈，特に徐脈のある成人に用いてはならない．徐脈がみられるようになったら，徐々に減量し，中止する必要がある．特にクロニジンは鎮静を起こしやすく，また鎮静に対する耐性は生じにくい．あまり一般的でないクロニジンの中枢神経系有害作用には，不眠，不安，抑うつ症状などがあり，まれな中枢神経系有害作用には，鮮明な夢，悪夢，幻覚などがある．クロニジンによる治療時にみられる水分貯留は，利尿薬で改善する．

　　クロニジン経皮パッチは，皮膚の局所刺激を起こすことがあるが，貼る位置を変えることで，これを最小限に抑えることができる．

■**過量服薬**　　クロニジンを過量服薬した患者には，昏睡，縮瞳など，アヘン類を過量服薬した場合と同様の症状が出現することがある．過量服薬の他の症状として，血圧，脈拍，呼吸数の減少がみられる．グアンファシンを過量服薬した際は，これらの症状のやや軽いものがみられる．クロニジンとグアンファシンは，妊娠中や授乳中の女性への投与は避けるべきである．高齢者では，若年成人よりも薬剤への感受性が高い．小児は，成人よりも有害作用を受けやすい．

■**離脱症状**　　クロニジンの突然の中止は，不安，落ち着きなさ，発汗，振戦，腹痛，動悸，頭痛，血圧の急激な上昇を引き起こす．これらの症状は，クロニジンを最後に服用してから約20時間後にみられるので，1～2回服用を忘れると，離脱症状が出現してしまう．グアンファシン中止後2～4日目に，同様の症状が起こることがあるが，通常はその後2～4日かけて，次第に元の血圧に戻っていく．クロニジンとグアンファシンは中止後症候群が起こりうるため，ゆっくり減量する必要がある．

薬物相互作用

　　クロニジンとグアンファシンは，特に投与の早期には，鎮静を生じうる．バルビツレート，アルコール，ベンゾジアゼピン系薬剤など，他の中枢神経抑制薬と併用する場合には，鎮静作用が増強される可能性を考慮すべきである．βアドレナリン受容体拮抗薬，カルシウムチャンネル拮抗薬，ジギタリスのような，房室結節や洞結節の伝導に影響しうる薬剤を服用している患者には，投与量を減らす必要があろう．これらの薬剤との併用は，房室ブロックおよび徐脈のリスクを上昇させる．三環系抗うつ薬はクロニジンの降圧作用を阻害しうるため，クロニジンと併用すべきではない．

検査結果への影響

クロニジンとグアンファシンが検査結果に影響を及ぼすかどうかはわかっていない．

投与量と臨床ガイドライン

クロニジンには，0.1，0.2，0.3 mg 錠がある[*2]．通常，0.1 mg，1日2回，経口投与から開始する．投与量は1日0.1 mg ずつ適量まで増量可能である（1日1.2 mg まで）．クロニジンを中止する場合は，反跳性の高血圧を防ぐために必ず漸減する必要がある．これは，クロニジンの最終投与から約20時間後に起こりうる．クロニジンの1週間持続型の経皮製剤には，1日0.1，0.2，0.3 mg のものがある[*3]．通常，1日0.1 mg のパッチから開始し，これを成人では毎週，小児では5日に1回取り替える．投与量は，必要に応じ1～2週間ごとに増量可能である．経口製剤から経皮製剤への切り替えは，3～4日の重複期間をとりながら徐々に行うべきである．

グアンファシンには，1，2 mg 錠がある[*4]．通常，就寝前1 mg から開始し，必要なら3～4週間後に就寝前2 mg まで増量可能である．クロニジンやグアンファシンの適応症かどうかにかかわらず，患者が低血圧（90/60 mmHg 以下）になった場合は，使用を控える．

また，延長放出型（extended-release）製剤〈Intuniv〉も利用できる[*5]．延長放出型製剤は1日1回投与する．錠剤を飲み込む前に，つぶしたり，噛んだり，割ったりすると，グアンファシンの放出速度が上昇してしまうので，注意が必要である．成分が溶出しやすくなるため，高脂肪食と同時に摂取すべきでない．延長放出型製剤と，即時放出型（immediate-release）製剤とは，薬物動態学的特性が異なっているので，薬物量（mg）に基づいて置換するのは適切ではない．即時放出型製剤から切り替える場合には，それを中止してから，以下の推奨スケジュールに基づいて延長放出型製剤の投与量を調整すべきである．

1. 単剤療法の場合も，精神刺激薬への付加療法の場合も，1日1 mg から開始し，週に1 mg を超えない速度で増量しながら調整する．
2. 単剤療法の場合も，精神刺激薬への付加療法の場合も，治療反応性と耐容性に基づいて，1日1回1～4 mg の範囲で投与量を維持する．臨床試験では，患者は最適化された投与量である1，2，3，4 mg の群に無作為に割り付けられ，延長放出型のグアンファシンを，単剤療法の臨床試験では毎朝1回，付加療法の臨床試験では毎朝または毎晩1回投与された．
3. 単剤療法の臨床試験では，臨床的に価値のある改善は，1日1回0.05～0.08 mg/kg の範囲で開始した場合に観察された．有効性は，体重調整用量（mg/kg）に比例して増大した．耐容性に問題がなければ，1日1回0.12 mg/kg まで増量しても，さらなる効果が期待できる．1日4 mg 以上の投与量は，対照比較臨床試験で系統的に研究されていない．

[*2] 訳注：本邦では，75，150 μg 錠があるが，精神科領域への適応はない．
[*3] 訳注：本邦では使用できない．
[*4] 訳注：本邦では使用できない．
[*5] 訳注：本邦では使用できない．

表 2-2
精神科領域で用いられる α_2 アドレナリン受容体作動薬 [a,*1]

薬剤〈商品名〉	製剤	通常の小児の投与開始量	通常の小児使用範囲	通常の成人の投与開始量	通常の成人使用量
クロニジン錠剤[*2]〈Catapres〉	0.1, 0.2, 0.3 mg	1日 0.05 mg	分割投与で1日 0.3 mg まで	0.1～0.2 mg を1日 2～4回(1日 0.2～0.8 mg)	1日 0.3～1.2 mg を1日 2～3回(最大投与量は1日 1.2 mg)
クロニジン経皮パッチ[*3]〈Catapres-TTS〉	1日 0.1, 0.2, 0.3 mg	1日 0.05 mg	1日 0.3 mg まで,5日に1回取り替え(最大投与量は1日 0.5 mg まで,5日に1回取り替え)	1日 0.1 mg を1週間に1回取り替え	1日 0.1 mg を1週間に1回取り替え(最大投与量は1日 0.6 mg まで,1週間に1回取り替え)
グアンファシン[*3]（guanfacine）〈Tenex〉	1, 2 mg 錠	1日 1 mg を就寝前	1日 1～2 mg を就寝前(最大投与量は1日 3 mg)	1日 1 mg を就寝前	1日 1～2 mg を就寝前(最大投与量は1日 3 mg)

[a] 高血圧などの身体疾患への適応量とは異なる．
[*1] 訳注：本邦では，高血圧に対する適応しかない．
[*2] 訳注：本邦では,〈カタプレス〉の 75, 150 μg 錠がある．
[*3] 訳注：本邦では使用できない．

4. 付加療法の臨床試験では，対象者の大半は，1日 0.05～0.12 mg/kg の範囲で至適投与量に達した．

臨床試験では，投与量に関連して，また成分の溶出に関連して，臨床的に重要な有害反応(たとえば，低血圧，徐脈，鎮静)がみられた．したがって，グアンファシンの延長放出型製剤を mg/kg の単位で用量調整を行う場合には，成分溶出に関連する治療の潜在的な有益性と危険性とを，注意深く比較することが必要である．

表 2-2 に，精神科領域で用いられる α_2 アドレナリン受容体作動薬をまとめた．

ヨヒンビン（yohimbine）

ヨヒンビンは，特発性または薬物誘発性の勃起障害の治療に用いられる α_2 アドレナリン受容体拮抗薬である．現在では，本適応症に関しては，一般に，シルデナフィルや同種薬（第 25 章参照），アルプロスタジルが，ヨヒンビンよりも有効であると考えられている．ヨヒンビンは，アカネ科（Rubaceae）とその関連種の草木およびインドジャボク（Rauwolfia serpentina）から発見されたアルカロイドから誘導される．

薬理学的作用

ヨヒンビンは，経口摂取後，不規則的に吸収されるため，生体利用率は，7〜87％の範囲で変動する．肝臓の初回通過では，ほとんどが代謝される．ヨヒンビンは，血中ノルアドレナリン濃度を上昇させることによって，自律神経系の交感神経様作用に影響を及ぼす．半減期は0.5〜2時間である．臨床的には，ヨヒンビンは，副交感（コリン作動性）神経優位の状態を生む．

治療適応

ヨヒンビンは，勃起障害の治療に用いられてきた．陰茎勃起は，コリン性作用とα_2アドレナリン受容体拮抗作用に関係している．それらの作用は理論的には，陰茎への血液流入量の増加や，陰茎からの血液流出量の減少，あるいはその双方による．ヨヒンビンは，選択的セロトニン再取り込み阻害薬（selective serotonin reuptake inhibitor：SSRI）などのセロトニン作動性抗うつ薬による性欲の消失やオルガズム障害の治療に役立つという報告がある．ただし，これらの適応症を有する女性に対しての有用性は認められていない．

注意点と有害作用

ヨヒンビンの有害作用には，不安，血圧上昇，頻脈，精神運動興奮，易刺激性，振戦，頭痛，発疹，眩暈感，頻尿，悪心，嘔吐，発汗などがある．パニック症患者は，ヨヒンビンに対する感受性が亢進しており，不安の増悪，血圧上昇，血中3-メトキシ-4-ヒドロキシフェニルエチレングリコール（3-methoxy-4-hydroxyphenylethyleneglycol：MHPG）値の上昇がみられる．

女性患者には慎重に用いるべきである．腎疾患，心疾患，緑内障，胃または十二指腸潰瘍のある患者には用いるべきではない．

薬物相互作用

ヨヒンビンは，クロニジンやグアンファシン，他のα_2アドレナリン受容体作動薬の作用に拮抗する．

検査結果への影響

ヨヒンビンが検査結果に影響を及ぼすかどうかはわかっていない．

投与量と臨床ガイドライン

ヨヒンビンには，5.4 mg錠がある[*6]．勃起障害の治療におけるヨヒンビンの投与量は1日約18 mgであり，1回2.7〜5.4 mgを1日3回投与する．重篤な有害作用が出現した際には，投与量を一度減量したうえで，再び徐々に増量すべきである．ヨヒンビンは，患者の精神状態に好ましくない作用を及ぼすので，精神疾患のある患者には慎重に用いるべきである．勃起障害に対する効果は首尾一貫していないので，使用については賛否両論があ

[*6] 訳注：本邦では使用できない．

る．ホスホジエステラーゼ(phosphodiesterase：PDE)-5 阻害薬は，この障害に対して，より好ましい薬剤である．

プラゾシン

プラゾシンはキナゾリン誘導体であり，新しいクラスの降圧薬の1つである．プラゾシンは α_1 アドレナリン受容体拮抗薬であり，先に述べた α_2 受容体拮抗薬とは逆の作用を示す．

薬理学的作用

プラゾシンの降圧作用の正確な機序はわかっていない．特に，悪夢を抑制するうえで役立つ理由は不明である．プラゾシンは総末梢抵抗を低下させるが，その作用は α_1 受容体拮抗薬としての作用によると考えられている．血圧は，仰臥位でも立位でもプラゾシンの投与により低下する．この効果は，特に拡張期血圧で顕著である．ヒトでは，経口投与後 3 時間で最高血中濃度に達し，血中での半減期は 2〜3 時間である．薬剤は血漿蛋白に高率で結合する．長期間の治療でも，耐性はみられていない．

治療適応

プラゾシンは，精神科領域では，特に PTSD に関連した悪夢を抑制するために用いられる．

注意点と有害反応

臨床試験および市販後の試験において，最も高頻度に観察された有害作用は，眩暈感 (10.3%)，頭痛(7.8%)，眠気(7.6%)，活力低下(6.9%)，脱力(6.5%)，動悸(5.3%)，悪心(4.9%)であった．ほとんどの場合，有害作用は治療の継続とともに消失するか，あるいは投与量を減少させなくても耐容しうるものであった．授乳中や妊娠中の女性は服用すべきではない．

薬物相互作用

有害な薬物相互作用は報告されていない．

検査結果への影響

プラゾシンが検査結果に影響を及ぼすかどうかはわかっていない．

投与量と臨床ガイドライン

プラゾシンには，1，2，5 mg のカプセルと経鼻吸入型スプレーがある[*7]．最も広く用いられている治療用量は 1 日 6〜15 mg の分割投与である．投与量を 20 mg 以上に増やし

[*7] 訳注：本邦では，0.5，1 mg 錠があるが，精神科領域への適応はない．

ても，効果は増大しない．利尿薬あるいは他の降圧薬を追加する際には，1日3回の1または2 mg まで減量したうえで，再度用量調整を行うべきである．PDE-5 阻害薬との併用により，加算的な降圧効果および症候性低血圧が生じうる．そのため，プラゾシンを服用中の患者に PDE-5 阻害薬を投与する場合には，最小投与量から開始すべきである．

3 βアドレナリン受容体拮抗薬
β-Adrenergic Receptor Antagonists

ほとんどではないにしても多くの末梢器官や血管系の神経支配は，自律神経の交感神経系によるものであり，2種類の主要なアドレナリン受容体，すなわち，α受容体（第2章の$α_2$アドレナリン受容体作動薬，$α_1$アドレナリン受容体拮抗薬を参照）およびβ受容体によって，ある程度，機能的にコントロールされている．これらの受容体は，さらに作用と作用部位により細分される．また，受容体は，末梢と中枢神経系の双方にある．心疾患に導入されてから間もなくして，プロプラノロール〈インデラル〉が激越に有用であると報告され，精神科領域での使用は急速に拡大した．精神科領域で最も使用頻度が高い5種のβ受容体拮抗薬は，プロプラノロール，ナドロール〈ナディック〉，メトプロロール〈セロケン，ロプレソール〉，ピンドロール〈カルビスケン〉，アテノロール〈テノーミン〉である．

薬理学的作用

β受容体拮抗薬は，脂溶性，代謝経路，β受容体選択性，半減期がそれぞれ異なる（**表3-1**）．β受容体拮抗薬の胃腸管からの吸収は薬により異なる．脂質によく溶ける（脂溶性）薬剤は，血液脳関門を通過して脳に移行しやすい．一方，脂質に溶けにくい薬剤は脳に移行しにくい．したがって，中枢神経系への作用を期待する場合には，脂溶性薬剤のほうがよい．末梢神経系への作用のみを期待する場合には，脂溶性の低い薬剤が適応になる．

プロプラノロール，ナドロール，ピンドロール，ラベタロール〈トランデート〉は，$β_1$受容体と$β_2$受容体に同等の力価があり，メトプロロール，アテノロールは，$β_2$受容体より$β_1$受容体に高い親和性がある．$β_1$受容体に比較的選択性のある薬剤では，肺や血管への作用は少ないが，それでも弱い$β_2$活性はあるので，喘息患者への使用には注意すべきである．

ピンドロールは，β拮抗作用に加えて交感神経様作用があり，抗うつ薬の増強に用いられる．ピンドロール，プロプラノロール，ナドロールには，弱いセロトニン$5-HT_{1A}$受容体拮抗作用がある．

治療適応

不安症

プロプラノロールは，社交恐怖の治療，特に，パフォーマンス型（たとえば，音楽公演の前に生じる失敗の不安）の治療に有用である．パニック症，心的外傷後ストレス障害，全般

表 3-1 精神科領域で使用される β アドレナリン受容体拮抗薬*

一般名	商品名	胎児危険度分類	蛋白結合能 (%)	脂溶性	内因性交感神経刺激作用 (ISA)	代謝	受容体選択性	半減期 (時間)	通常投与開始量	通常最大投与量 (mg)
アテノロール	テノーミン	D	6〜16	なし		腎臓	$β_1 > β_2$	6〜9	50 mg, 1日1回	50〜100 mg, 1日1回
メトプロロール	セロケン, ロプレソール	C	5〜10	あり		肝臓	$β_1 > β_2$	3〜4	50 mg, 1日2回	75〜150 mg, 1日2回
ナドロール	ナディック	C	30	なし		腎臓	$β_1 = β_2$	14〜24	40 mg, 1日1回	80〜240 mg, 1日1回
プロプラノロール	インデラル	C	>90	あり		肝臓	$β_1 = β_2$	3〜6	10〜20 mg, 1日2〜3回	80〜140 mg, 1日3回
ピンドロール	カルビスケン	B	40	あり	最小	肝臓	$β_1 = β_2$	3〜4	5 mg, 1日3〜4回	60 mg, 1日2〜3回

*訳注:本邦では、精神科領域の適応はない。本邦で使用できる製剤については 40 ページの訳注を参照.

不安症の治療にも有用である．社交恐怖では，不安を誘発する状況に赴く20～30分前に，10～40 mgのプロプラノロールを服用するのが一般的な治療法である．パニック症の治療に対しては，β受容体拮抗薬は，ベンゾジアゼピン系薬剤や選択的セロトニン再取り込み阻害薬（selective serotonin reuptake inhibitor：SSRI）ほどの効果がない．

リチウム誘発性体位性振戦

　β受容体拮抗薬は，リチウム誘発性体位性振戦や，三環系抗うつ薬やバルプロ酸などによる薬物誘発性体位性振戦に有効である．この運動障害には，まず，リチウムの減量，カフェインのような増悪因子の除去，リチウムの就寝前投与を試みるべきである．これらが無効な場合に，1日20～160 mgのプロプラノロールを分2～3で投与すると，たいがいは効果が得られる．

抗精神病薬（神経遮断薬）誘発性急性アカシジア

　β受容体拮抗薬は，抗精神病薬誘発性急性アカシジアの治療にも有効であることが多くの研究から明らかとなっている．アカシジア治療では，一般に，抗コリン薬やベンゾジアゼピン系薬剤よりもβ受容体拮抗薬のほうが有効である．β受容体拮抗薬は，急性ジストニアやパーキンソニズムのような他の抗精神病薬誘発性運動障害には無効である．

攻撃性および暴力

　β受容体拮抗薬は，衝動調節障害や統合失調症患者の攻撃性および暴力の回数を減らす効果があり，外傷性頭部外傷，腫瘍，低酸素障害，脳炎，アルコール依存，ハンチントン病などの変性疾患に関連した攻撃性にも有効である．

アルコール離脱

　プロプラノロールは，アルコール離脱の治療においては，単剤でなく，ベンゾジアゼピン系薬剤に付加投与すると有用であると報告されている．以下のような投与スケジュールが用いられる．心拍数50拍/分以下ではプロプラノロールは投与しない．心拍数50～79拍/分ではプロプラノロール50 mg．心拍数80拍/分以上ではプロプラノロール100 mg．

抗うつ薬の増強療法

　ピンドロールは，SSRI，三環系抗うつ薬，電気けいれん療法の抗うつ作用の増強および促進のために用いられる．小規模試験ながら，ピンドロールを抗うつ薬と同時に投与開始すると，通常2～4週間かかる抗うつ薬の反応潜時が数日程度へと短縮されることが示されている．β受容体拮抗薬は，一部の患者にうつ病を誘発することもあるため，今後，本剤による増強戦略については対照比較試験による検討が必要である．

その他の障害

　多くの症例報告や対照比較試験により，β受容体拮抗薬は，統合失調症や躁症状のある患者にわずかに有効との結果が示されている．吃音にも用いられる（**表3-2**）．

表 3-2
βアドレナリン受容体拮抗薬の精神科領域における使用

確実に有効
　公演(パフォーマンス型)不安
　リチウム誘発性振戦
　抗精神病薬(神経遮断薬)誘発性アカシジア

やや有効
　アルコール離脱および他の物質関連障害への付加投与
　攻撃性または暴力への付加投与

おそらく有効
　抗精神病薬の増強療法
　抗うつ薬の増強療法

注意点と有害作用

　β受容体拮抗薬は，喘息，インスリン依存性糖尿病，うっ血性心不全，重度の血管疾患，持続性狭心症，甲状腺機能亢進症の患者には禁忌である．糖尿病患者に禁忌とされるのは，本剤が低血糖に対する正常な生理的反応に拮抗するためである．また，β受容体拮抗薬は，房室伝導障害を悪化させ，完全房室ブロック，ひいては突然死を引き起こすことがある．臨床医が，危険性と有益性を考慮したうえでなお，これらの身体状態を有する患者にβ受容体拮抗薬を投与する場合，注意深い監視のもとに，β_1選択性薬剤が第1選択薬となる．現在用いられているβ受容体拮抗薬は，いずれも母乳中に分泌されるため，授乳中の女性への投与は慎重に行うべきである．

　β受容体拮抗薬の最も一般的な有害作用は，低血圧と徐脈である．この有害作用のリスクのある者には，1日20 mgのプロプラノロールを試験的に投与し，薬剤に対する反応性を評価すべきである．まれではあるが，プロプラノロールのような脂溶性β受容体拮抗薬によりうつ病が誘発されることがある．悪心，嘔吐，下痢，便秘も本剤の治療中に起こりうる．β受容体拮抗薬は一部の患者の認知機能を悪化させる．重篤な中枢神経系有害作用(不穏，錯乱，幻覚など)は，まれである．**表3-3**に，β受容体拮抗薬によって起こりうる有害作用をまとめた．

薬物相互作用

　プロプラノロールを併用すると，抗精神病薬，抗てんかん薬，テオフィリン，レボチロキシンの血中濃度は上昇する．おそらく，他のβ受容体拮抗薬にも同様の作用がある．腎排泄されるβ受容体拮抗薬は，腎排泄される他の薬剤の血中濃度も同様に上昇させる．バルビツレート，フェニトイン，喫煙は，肝臓で代謝されるβ受容体拮抗薬の排泄を促進する．β受容体拮抗薬とモノアミン酸化酵素阻害薬を併用すると，高血圧性危機や徐脈が起

表 3-3 βアドレナリン受容体拮抗薬の有害作用と毒性

心血管系	精神神経系
低血圧	倦怠感
徐脈	疲労感
（心筋機能が低下した患者における）うっ血性心不全	不快気分
	不眠
呼吸器系	鮮明な悪夢
喘息（β_1選択性薬剤によりリスク低下）	うつ病（まれ）
代謝系	精神病（まれ）
インスリンまたは経口薬投与中の糖尿病患者で低血糖を増悪	その他（まれ）
	レイノー症状
胃腸管系	ペイロニー病
悪心	離脱症候群
下痢	βアドレナリン受容体拮抗薬の中止時に既存の狭心症が反跳性に増悪
腹痛	
性機能	
インポテンス	

こるという報告がある．さらに，β受容体拮抗薬とカルシウムチャンネル阻害薬の併用によって，心筋収縮性や房室結節伝導性が抑制されることがある．

検査結果への影響

β受容体拮抗薬は，標準的臨床検査値に影響を及ぼさない．

投与量と臨床ガイドライン

プロプラノロールには，10，20，40，60，80，90 mg錠，4，8，80 mg/mLの注射剤，60，80，120，160 mgの持続放出型(sustained-release)カプセルがある．ナドロールには，20，40，80，120，160 mg錠がある．ピンドロールには，5，10 mg錠がある．メトプロロールには，50，100 mg錠，50，100，200 mgの持続放出錠がある．アテノロールには，25，50，100 mg錠がある．アセブトロール〈アセタノール〉には，200，400 mgのカプセルがある*．

---

*訳注：本邦にある製剤は以下のとおり．プロプラノロール：10 mg錠，2 mg/2 mLの注射剤；ナドロール：30，60 mg錠；ピンドロール：5 mg錠，5，15 mgの持続放出型カプセル；ラベタロール：50，100 mg錠；メトプロロール：20，40 mg錠，120 mgの持続放出錠；アテノロール：25，50 mg錠，10％ドライシロップ；アセブトロール：100，200 mgのカプセル．

慢性障害の治療に，プロプラノロールは，通常，1日3回10 mgまたは1日2回20 mgの経口投与で開始する．治療効果が得られるまで，1日20～30 mgずつ増量する．治療中はその障害の至適治療量を維持する．攻撃的行動の治療には，ときに1日800 mgもの投与量が必要となり，最大投与量を4～8週間維持しなければ治療効果が得られないことがある．社交恐怖の治療，特にパフォーマンス型には，公演の始まる20～30分前に，10～40 mgのプロプラノロールを服用させる．

　心拍数と血圧は定期的に測定し，心拍数が50拍/分以下になるか，収縮期血圧が90 mmHgを下回るようなら投与中止する．重度の眩暈感，運動失調，喘鳴が起これば，投与は一時的に中止する．β受容体拮抗薬による治療は即時に中止してはならない．プロプラノロールは，1日量が60 mgになるまで1日60 mgずつ減量し，その後，1日10～20 mgずつ3～4日ごとに減量する．

　本章に掲載されたその他の薬剤の臨床ガイドラインは，投与量の違いを考慮すれば，プロプラノロールと同様である．たとえば，プロプラノロールなら，利用可能な最小投与量(10 mg)から投与開始するが，メトプロロールなら，利用可能な最小投与量(50 mg)からの開始となる．

4 抗コリン薬
Anticholinergic Agents

　抗コリン薬は，アトロピンの作用を阻害する．精神科診療において，抗コリン薬は，薬物誘発性運動障害，とりわけ抗精神病薬（神経遮断薬）誘発性パーキンソニズム，抗精神病薬誘発性急性ジストニア，薬物誘発性体位性振戦の治療に用いられる．

薬理学的作用

　抗コリン薬はいずれも，経口投与後，胃腸管からよく吸収される．また，どの抗コリン薬も脂溶性で，中枢神経系によく移行する．トリヘキシフェニジル〈アーテン〉とベンズトロピン（benztropine）は，経口投与後2～3時間で最高血中濃度に達し，作用は1～12時間持続する．ベンズトロピンは，筋注，静注とも同じくすみやかに吸収されるため，有害作用のリスクの低い筋注のほうがよい．

表 4-1
抗コリン薬

一般名	商品名	錠剤	注射剤	通常1日経口投与量	短期筋注・静注の投与量
ベンズトロピン （benztropine）	Cogentin	0.5，1，2 mg	1 mg/mL	1～4 mg， 1日1～3回	1～2 mg
ビペリデン*1	Akineton， アキネトン	2 mg	5 mg/mL	2 mg， 1日1～3回	2 mg
エトプロパジン （ethopropazine）	Parsidol	10，50 mg	—	50～100 mg， 1日1～3回	—
オルフェナドリン （orphenadrine）	Norflex， Dispal	100 mg	30 mg/mL	50～100 mg， 1日3回	5分以上かけて 60 mgを静注
プロシクリジン （procyclidine）	Kemadrin	5 mg	—	2.5～5 mg， 1日3回	—
トリヘキシフェニジル*2	Artane， Trihexane， Trihexy-5， アーテン	2，5 mg エリキシル： 2 mg/5 mL	—	2～5 mg， 1日2～4回	—

*1 訳注：本邦では，1，2 mg錠，1％細粒，5 mg/mLの注射剤がある．
*2 訳注：本邦では，2 mg錠，1％の散剤がある．

4 抗コリン薬

本章で掲載した 6 種類の抗コリン薬(**表 4-1**)はいずれも，ムスカリン性アセチルコリン受容体を阻害する．ベンズトロピンには抗ヒスタミン作用もある．利用できる抗コリン薬で，ニコチン性アセチルコリン受容体に作用するものはない．これらの薬剤のうち，トリヘキシフェニジルは，賦活作用が最も強く，これはおそらくドパミン神経細胞を介した作用と考えられる．ベンズトロピンは賦活作用が最も弱く，乱用の可能性が低い．

治療適応

精神科診療における抗コリン薬の主な適応症は，**抗精神病薬誘発性パーキンソニズム**(振戦，筋硬直，歯車様固縮，寡動，流涎，前屈姿勢，突進歩行などの特徴を示す)の治療である．利用できる抗コリン薬はいずれも，パーキンソニズムの治療に同程度に有効である．抗精神病薬誘発性パーキンソニズムは，高齢者に多く，ハロペリドールのような高力価ドパミン受容体拮抗薬に関連して最もよくみられる．症状が発現するのは，通常，治療開始2～3週間後である．セロトニン・ドパミン拮抗薬に分類される新規抗精神病薬では，抗精神病薬誘発性パーキンソニズムの発生率は低い．

他の適応症として，若年男性に多い**抗精神病薬誘発性急性ジストニア**がある．これは，(ハロペリドールなどの)高力価ドパミン受容体拮抗薬に関連して治療早期に起こりやすく，好発部位は，頸部，舌，顔面，背部の筋群である．抗コリン薬は，ジストニアの短期治療にも抗精神病薬誘発性急性ジストニアの予防にも有効である．

アカシジアは，落ち着きのなさ，不安，焦燥などの自覚症状および他覚症状により特徴づけられる．抗精神病薬誘発性急性アカシジアの治療に抗コリン薬を用いてもかまわないが，β受容体拮抗薬，ベンゾジアゼピン系薬剤，クロニジンほどの効果はないと考えられている．

注意点と有害作用

抗コリン薬の有害作用は，ムスカリン性アセチルコリン受容体拮抗作用によるものである．抗コリン薬は，前立腺肥大，尿閉，狭隅角性緑内障のある者には慎重に用いるべきである．抗コリン薬は軽い気分高揚作用があるため，ときに乱用されることがあり，トリヘキシフェニジルは特に問題となる．

抗コリン毒性と関連した最も重大な有害作用は，抗コリン薬中毒である．これには，せん妄，昏睡，けいれん，興奮，幻覚，重度の低血圧，上室性頻脈，末梢性症状(紅潮，瞳孔散大，皮膚乾燥，高体温，腸音減弱など)が伴う．治療は，最初に，いかなる抗コリン薬でもすみやかに中止する．抗コリン薬中毒症候群は，コリンエステラーゼ阻害薬であるフィゾスチグミン(physostigmine)1～2 mg を静注(1 mg を 2 分かけて)，または 30～60 分ごとの筋注で診断的治療が行える．フィゾスチグミンによる治療は，重度の低血圧や気管支収縮が起こりうるため，重度例に対してのみ，しかも緊急心臓モニタリングと蘇生のできる場合に限って行うべきである*．

薬物相互作用

抗コリン薬との薬物相互作用は，ドパミン受容体拮抗薬，三環系および四環系抗うつ薬，モノアミン酸化酵素阻害薬のような抗コリン活性の高い向精神薬と併用したときに起こりやすい．他の処方薬や市販の感冒薬の多くにも高い抗コリン活性をもつものがある．これらの薬剤との併用により致命的な抗コリン薬中毒症候群を起こすことがある．抗コリン薬は，胃内容物の排泄を遅らせるため，胃で分解された後に十二指腸で吸収される薬剤（レボドパやドパミン受容体拮抗薬など）の吸収を抑制する．

検査結果への影響

抗コリン薬が，検査結果に影響を及ぼすことはない．

投与量と臨床ガイドライン

本章で取り上げた6種類の抗コリン薬には，さまざまな製剤が利用可能である（表4-1）．

抗精神病薬誘発性パーキンソニズム

抗精神病薬誘発性パーキンソニズムの治療には，1～3 mg のベンズトロピンと等価量の抗コリン薬を1日1～2回投与する．抗コリン薬は，4～8週間投与した後，いったん投与を中止し，その患者に引き続き薬剤の投与が必要か否かを評価する．中止する際は，1～2週間以上かけて漸減する．

抗コリン薬治療は，通常，抗精神病薬誘発性パーキンソニズム発現に対する予防には用いられない．なぜなら，抗精神病薬誘発性パーキンソニズムは，軽度の症状から徐々に進行することが多く，臨床医は明らかに適応がある場合に限って治療を開始すればよいからである．ただし，若年者で，特に，高力価ドパミン受容体拮抗薬が用いられているような場合には，予防投与が適応となることがある．この場合でも継続投与が必要か否かを評価するために，4～6週間後に抗コリン薬の投与を中止してみる．

抗精神病薬誘発性急性ジストニア

抗精神病薬誘発性急性ジストニアの短期治療と予防に対し，1～2 mg のベンズトロピンか，それと等価量の他の薬剤が筋注で用いられる．必要に応じて，20～30分以内に同量を再投与する．さらに20～30分待っても改善しない場合，ベンゾジアゼピン系薬剤（1 mg のロラゼパムの筋注または静注など）を投与する．喉頭ジストニアは緊急事態であり，10分以内にベンズトロピンを4 mg まで投与し，次いで1～2 mg のロラゼパムをゆっくり静注する．

既往のある者やリスクの高い者（高力価ドパミン受容体拮抗薬服用中の若年者）には，ジ

---

*訳注：本邦では，フィゾスチグミンに類似の薬剤としてネオスチグミン〈ワゴスチグミン〉がある．

ストニアへの予防投与の適応がある．予防投与は 4〜8 週間行い，その後 1〜2 週間かけて漸減し，継続投与の必要性を評価する．抗精神病薬服用中の患者への抗コリン薬の予防投与は，パーキンソン作用のほとんどないセロトニン・ドパミン拮抗薬が用いられるようになり，方針の変更を迫られている．

アカシジア

すでに述べたように，抗コリン薬は，アカシジアに対する第 1 選択薬ではない．β アドレナリン受容体拮抗薬(第 3 章)や，そしておそらくはベンゾジアゼピン系薬剤(第 8 章)およびクロニジン(第 2 章)を最初に試みるべきである．

5 抗けいれん薬
Anticonvulsants

　本章で紹介する新しい抗けいれん薬は，てんかんの治療薬として開発されてきたものだが，精神疾患においても有益な効果をもつことが見いだされてきた．また，骨格筋弛緩薬や神経障害性疼痛の治療薬にも使用されてきた．これらの薬剤は，γ-アミノ酪酸（γ-aminobutyric acid：GABA）作動性の機能を亢進したり，グルタミン酸作動性の機能を抑制したりするような，さまざまな作用機序をもっている．本章では，6つの新しい抗けいれん薬である，ガバペンチン〈ガバペン〉，レベチラセタム〈イーケプラ〉，プレガバリン〈リリカ〉，チアガビン（tiagabin），トピラマート〈トピナ〉，ゾニサミド〈エクセグラン〉とともに，最も古くから用いられた抗けいれん薬の1つである，フェニトイン〈アレビアチン〉について紹介する．カルバマゼピン，バルプロ酸，ラモトリギン，オクスカルバゼピン（oxcarbazepine）は，別章で議論する．

　2008年，米国食品医薬品局（Food and Drug Administration：FDA）は，これらの薬剤が，プラセボに比較して，自殺念慮（suicidal ideation）や自殺企図（suicidal act）のリスクを，場合によっては高めるかもしれないと発表した．しかしながら，自殺傾向（suicidality）の相対リスクは，精神疾患の患者と比較して，てんかん患者でより高かった．また，いくつかの発表されたデータでは，抗けいれん薬の使用と自殺念慮のリスクに関するFDAの警告とは，相反する結果が示されている．それらの研究では，抗けいれん薬は，双極性障害における自殺念慮に対して，保護的な効果をもっている可能性があるとしている．双極性障害の患者の，本来ある自殺のリスクの上昇を考慮しながら，臨床医は，これらの警告について注意を払うべきである．

ガバペンチン

　ガバペンチンは，最初，抗てんかん薬として導入されたが，いくつかの精神疾患，特に不眠に対して有用といえるような鎮静作用をもつことが見いだされた．また，帯状疱疹後神経痛を含む，神経障害性疼痛を軽減させる効果がある．不安症（社交恐怖，パニック症）や，第1選択ではないものの，躁病や治療抵抗性気分障害にも用いられている．

薬理学的作用

　ガバペンチンは，大部分は非結合体で血中を循環し，ヒトでは，明確な代謝を受けることはない．腎排泄によって未変化体のまま排泄され，血液透析によって除去しうる．食物は，吸収の割合や量には，ごく軽度に影響を及ぼすのみである．高齢者ではクリアランス

は低下し，用量調整が必要となる．ガバペンチンは，脳内のGABAを増加させるようであり，さらに，グルタミン酸合成を抑制している可能性がある．ヒト全血中のセロトニン濃度を上昇させ，またカルシウムチャンネルを調整して，モノアミン放出を減少させる．抗けいれん作用とともに，抗痙縮作用があり，疼痛に対する抗侵害受容作用もある．

治療適応

神経学の領域では，ガバペンチンは，全般発作と部分発作の双方の治療に用いられている．また，帯状疱疹後神経痛や，その他にも，糖尿病性末梢神経障害，神経障害性がん性疼痛，線維筋痛症，異常感覚性大腿神経痛，切断術，頭痛に関連した痛み症状の軽減に効果的である．一部の慢性瘙痒症への効果も見いだされた．

精神医学の領域では，ガバペンチンは，その鎮静作用から，睡眠薬として使用されている．抗不安作用も有するため，パニック症や社交不安症のある患者でも，効果が期待できる．一部の患者では，アルコールへの渇望（クレイビング）を減らし，気分を改善する可能性がある．それゆえ，抑うつ患者へいくらかの有効性があるかもしれない．双極性障害の患者にも，ガバペンチンを気分安定薬の補助薬として使用することで，有益となりうる場合がある．

注意点と有害作用

最も頻度が高い有害作用は，日中の眠気，運動失調，疲労感があり，これらは一般に軽度で，投与量に関連して生じる．45 g以上の過量服薬は，複視，不明瞭な発話，嗜眠，下痢と関連しているが，すべての患者で回復する．胎児危険度分類でカテゴリーCに分類される．母乳中に分泌されるため，妊娠中や授乳中の女性には用いるべきではない．

薬物相互作用

ガバペンチンの生体利用率は，制酸薬とともに服用した場合，20％程度低下しうる．総じて，薬物相互作用は認められない．長期服用においても，リチウム投与への影響はみられない．

検査結果への影響

ガバペンチンは，検査結果には影響を及ぼさないが，アンフェタミン，ベンゾジアゼピン系薬剤，マリファナに対する中毒スクリーニングにおいて，偽陽性あるいは陽性と判定されるとことがあると報告されている．

投与量と臨床ガイドライン

ガバペンチンは耐容性がよく，数日間で投与量を維持量まで増量させることができる．一般的には，投与1日目には300 mg，2日目には600 mg，3日目には900 mgまで増量し，さらに症状を緩和する必要があれば，1日1,800 mg（分割投与）まで増量する．最終的な1日総投与量は，1,200〜2,400 mgとなる傾向があるが，時折，200〜300 mgの低用量となる場合があり，高齢者では特にそうである．通常，鎮静が，投与量を決定する際の

限定要因となる．1日4,800 mgの高用量まで服用する患者もいる．

ガバペンチンには，100，300，400 mgカプセル，600，800 mg錠，250 mg/5 mLの内服液がある[*1]．ガバペンチンを急に中止しても離脱症状は生じないが，抗けいれん薬はすべて段階的に減量すべきである．

トピラマート

トピラマートは，抗てんかん薬として開発されたが，精神科領域，片頭痛の予防を含む神経学的領域での使用，あるいは，肥満，過食症，むちゃ食い障害，アルコール依存の治療など，さまざまな有用性が見いだされた．

薬理学的作用

トピラマートは，GABA作動作用をもち，ヒトにおいて，脳内のGABAを増加させる．経口投与での生体利用率は80%で，食物によって影響を受けない．15%が蛋白質と結合しており，薬物のおよそ70%が腎臓より排泄される．腎不全では，トピラマートのクリアランスは約50%減少するため，投与量を減らす必要がある．半減期は約24時間である．

治療適応

トピラマートは，主に抗けいれん薬として使用され，発作性疾患の患者において，単剤で，プラセボに比較して優れていることが見いだされている．また，片頭痛の予防や，禁煙，疼痛症候群（たとえば，腰痛），心的外傷後ストレス障害，本態性振戦にも使用されている．本剤は，体重減少との関連が認められていて，このために多くの向精神薬による体重増加に抗するために使用されてきた．また，一般的な肥満症や，過食症，むちゃ食い障害の治療においても使用されてきた．境界性パーソナリティ障害の自傷行動を減少させる可能性もある．精神病性障害においては，ほとんど有益性が認められていない．トピラマートとブプロピオン（bupuropion）の組み合わせが，双極性うつ病において，いくらかの効果があったと示している研究がある．しかし，成人の急性躁病への効果は，プラセボ対照比較試験において認められなかった．

注意点と有害作用

最も頻度が高い有害作用は，知覚異常（paresthesia），体重減少，眠気，食欲不振，眩暈感，記憶障害である．ときに味覚障害も起こる．多くの場合，有害作用は軽度から中等度であり，減量によって軽減できる．過量服薬による死亡は報告されていない．本剤は，酸塩基平衡に影響を及ぼし（血清重炭酸イオン濃度の低下），心臓不整脈や，約1.5%の頻度でみられる腎結石に関連している．服用している患者には，十分な水分の摂取が勧められるべきである．胎盤通過性や，母乳中に分泌されるか否かは知られておらず，妊娠中や授

[*1] 訳注：本邦では，200，300，400 mg錠，5%シロップがある．

乳中の女性には用いるべきではない．

薬物相互作用

トピラマートと他の一部の抗けいれん薬との間には，薬物相互作用がみられる．トピラマートは，フェニトインの濃度を約25％，バルプロ酸の濃度を約11％上昇させる．カルバマゼピンや，フェノバルビタール，プリミドンの濃度には影響を及ぼさない．トピラマートの濃度は，カルバマゼピンまたはフェニトインとの併用で40～48％ほど低下する．トピラマートと，アセタゾラミドやジクロフェナミド（dichlorphenamide）などの炭酸脱水酵素阻害薬とは，腎結石症や，熱に関連した問題（乏汗症や高体温症）のリスクを上昇させうるため，併用すべきではない．

検査結果への影響

トピラマートは，いずれの検査結果にも影響を及ぼさない．

投与量と臨床ガイドライン

トピラマートには，25，100，200 mg錠（刻み目がない）がある[*2]．認知機能への影響や鎮静のリスクを減らすために，トピラマートは8週間かけて最大投与量である200 mgの1日2回投与まで，徐々に増量する．適応外使用の場合，典型的には付加的に処方され，就寝前に25 mg投与から開始し，必要があり耐容性があれば，週に25 mgずつ増量できる．体重減少を助長するため，使用される場合の最終的な投与量は，しばしば就寝前に75～150 mgとなる．400 mg以上を投与しても，効果を増大させることはない．鎮静作用の利点を生かすために，すべての投与量で就寝前に投与することができる．腎不全の患者は，半分まで減量すべきである．

チアガビン（tiagabin）

チアガビンは，1997年にてんかんの治療薬として導入され，急性躁病などのいくつかの精神疾患の状態への効果が見いだされた．しかしながら，安全性の問題（後述）や，対照比較試験のデータがいまだないことから，てんかん以外の障害へのチアガビンの使用は，限定されている．

薬理学的作用

チアガビンの生体利用率は約90％で，ほとんど（96％）は血漿蛋白に結合している．チアガビンは肝チトクロムP450（cytochrome P450：CYP）3Aの基質であり，大部分は，不活性な5-オキソチアガビンと，グルクロン酸抱合された代謝産物に変換され，2％のみが，未変化のまま尿中に排泄される．残りは代謝産物として，65％は糞便に，25％は尿に排泄される．チアガビンはおそらく，神経細胞やグリアへの抑制性アミノ酸神経伝達物質

[*2] 訳注：本邦では，25，50，100 mg錠，10％細粒がある．

であるGABAの再取り込みを阻害して抗けいれん作用を発現し，$GABA_A$と$GABA_B$受容体双方へのGABAの抑制作用を増強して抗侵害受容作用を発現する．また，ヒスタミン$1(H_1)$，セロトニン$1B(5-HT_{1B})$，ベンゾジアゼピン，クロールイオン・チャンネルなどの受容体への弱い阻害作用がある．

治療適応

チアガビンは，まれにしか精神疾患には使用されず，全般不安症や不眠のみに使用される．主な適応症は，全般性てんかんである．

注意点と有害作用

チアガビンは，離脱時のけいれんや，認知的および神経精神医学的な問題(集中困難，会話や言語の問題，眠気，疲労感)，けいれん重積，あるいは，てんかんによる予期せぬ突然死を起こしうる．チアガビンを過量服薬した場合の急性期症状として，けいれん，けいれん重積，昏睡，運動失調，混乱，傾眠，嗜眠，発語異常，焦燥，無気力，ミオクローヌス，昏迷，振戦，見当識障害，嘔吐，敵意，一時的な麻痺，呼吸抑制などがある．死亡は，チアガビンを含む複数の薬剤の過量服薬例に報告されている．スティーブンス・ジョンソン症候群を含む重度の発疹も起こりうる．

チアガビンは，胎仔消失，催奇性が動物で確認されているため，胎児危険度分類でカテゴリーCに分類される．薬剤が母乳中に分泌されるか否かは，知られていない．妊娠中や授乳中の女性には用いるべきではない．

検査結果への影響

チアガビンは，いずれの検査結果にも影響を及ぼさない．

投与量と投与法

チアガビンには重度の有害作用のリスクがあるため，急速に増量したり，急に開始したりするべきではない．成人と，12歳以上の青年で酵素誘導作用のある薬剤を服用しているてんかん患者では，チアガビンを1日4 mgで開始し，最初の1か月間は週に一度，1日投与量を4 mg増量し，5週目と6週目には，1日投与量を4～8 mg増量する[*3]．6週目までに，1日24～32 mgの2～4分割投与となる．成人(青年は除く)では，さらに，週に一度，1日投与量を4～8 mg増量して，1日56 mgまでは増量できる．てんかん患者の血中濃度は，一般的には，20～100 ng/mLとなっているが，抗けいれん作用との系統的な相関はみられていないため，血中濃度のモニタリングはルーチンではなされない．

レベチラセタム

当初，レベチラセタムは，向知性(記憶増強)薬として開発されたが，のちに抗けいれん

[*3] 訳注：本邦では使用できない．

作用や，特に部分発作への作用があることが証明された．レベチラセタムは，急性躁病や不安の治療および抗うつ薬の増強に使用されてきた．

薬理学的作用

中枢神経系への作用はまだよくわかっていないが，GABA作動性の抑制系を間接的に増強するようである．急速かつ完全に吸収され，1時間以内に最高血中濃度に達する．食物はレベチラセタムの吸収を遅らせ，吸収量を減少させる．血漿蛋白と有意には結合せず，CYPで代謝されない．薬物代謝の過程には，アセトアミド基の加水分解が含まれる．血中濃度は，治療効果には関連していない．

治療適応

主な適応は，部分発作，ミオクローヌス発作，本態性全般性てんかんなどのけいれん性疾患の治療である．精神科領域では，適応外使用で，急性躁病の治療薬，抗うつ薬の増強薬，抗不安薬として使用されている．

注意点と有害作用

最も頻度が高い有害作用は，眠気，眩暈感，運動失調，複視，記憶障害，無関心，知覚異常がある．一部の患者では，治療中に行動障害が生じたり，幻覚が起こりうる．自殺念慮をもった患者に焦燥感を起こすかもしれない．妊娠中や授乳中の女性には用いるべきではない．

薬物相互作用

他の抗けいれん薬を含む，他の薬剤との相互作用は，ほとんどみられていない．リチウムとの相互作用もみられない．

検査結果への影響

レベチラセタムが検査結果に影響を及ぼすかどうかはわかっていない．

投与量と臨床ガイドライン

レベチラセタムには，250，500，750，1,000 mg錠，500 mgの延長放出（extended-release）錠，100 mgの口腔内崩壊錠，そして，100 mg/mLの注射剤がある[*4]．てんかんでは，典型的な成人の1日投与量は，1,000 mgである．

腎クリアランスの視点からは，腎機能障害をもつ患者では，投与量を減量すべきである．

ゾニサミド

ゾニサミドはもともと，発作性疾患の治療のための抗けいれん薬として使用されてきた

[*4] 訳注：本邦では，250，500 mg錠，50%ドライシロップ，500 mg/5 mLの注射剤がある．

が，双極性障害，肥満，むちゃ食い障害にも有効性があることが見いだされた．

薬理学的作用
　ゾニサミドはナトリウムチャンネルを遮断し，ドパミンとセロトニンの活性を軽度に高めうる．また，炭酸脱水酵素も阻害する．カルシウムチャンネルを遮断することを示唆しているいくつかのエビデンスがある．ゾニサミドは，肝 CYP3A により代謝されるため，カルバマゼピンやアルコール，フェノバルビタールなどの酵素を誘導する物質は，ゾニサミドのクリアランスを増加させ，生体利用率を低下させる．ゾニサミドは，他の薬物の代謝には影響を及ぼさない．半減期は 60 時間と長く，1 日 1 回投与ができ，就寝前投与が好まれる．

治療適応
　主な適応は，全般性けいれんや治療抵抗性の部分発作である．精神科領域においては，対照比較試験で，肥満やむちゃ食い障害に対する有用性が見いだされた．また，十分な対照比較試験ではないが，双極性障害の特に躁病に対して有用であることも見いだされている．しかしながら，この適応に対しては，さらなる研究が必要である．

注意点と有害作用
　ゾニサミドはスルホンアミドであり，まれではあるものの致死的な発疹や血液疾患を起こす可能性がある．患者の約 4％で，腎結石が形成される．最も頻度が高い有害作用は，眠気，認知障害，不眠，運動失調，眼振，知覚異常，発語異常，便秘，下痢，悪心，口渇である．体重減少はよくみられる有害作用であるが，向精神薬治療によって体重が増加した患者や，前記のような，食事摂取のコントロールが難しい患者に対しては，治療薬として検討されている．妊娠中や授乳中の女性には用いるべきではない．

薬物相互作用
　ゾニサミドは，CYP のアイソザイムを阻害せず，薬物相互作用を引き起こさない．血中尿素濃度の上昇に関連した腎結石症のリスクを上げるため，炭酸脱水素酵素阻害薬とゾニサミドを合わせて処方しないことは重要である．

検査結果への影響
　ゾニサミドは，肝アルカリホスファターゼ，および，血中尿素窒素，クレアチニンを増加させうる．

投与量と臨床ガイドライン
　ゾニサミドには，100，200 mg のカプセルがある[*5]．てんかんに対する 1 日投与量は

[*5] 訳注：本邦では，てんかんに対しては，100 mg 錠，20％の散剤がある．パーキンソン病に対しては，25 mg 錠と口腔内崩壊錠がある．

100〜400 mg であり，300 mg を超えると，有害作用が顕著になる．半減期が長いため，1 日 1 回の投与とすることができる．

プレガバリン

プレガバリンは，薬理学的にはガバペンチンに類似している．興奮性の神経伝達物質の過剰放出を抑制することによって作用すると信じられている．神経性の GABA 濃度を上昇させ，その結合親和性は，ガバペンチンの 6 倍であり，より長い半減期をもっている．

薬理学的作用

プレガバリンは，線形の薬物動態を示す．投与量に比例して，非常に良好かつすみやかに吸収される．約 1 時間で，最高血中濃度に達し，24〜48 時間以内に定常状態になる．プレガバリンは高い生体利用率を示し，およそ 6.5 時間の消失半減期をもつ．食物は，吸収に影響しない．プレガバリンは血漿蛋白には結合せず，腎臓より未変化体（代謝を受けるのは 2％以下）で排泄される．肝代謝の基質にはならず，CYP などの肝酵素を誘導したり，抑制したりすることはない．クレアチニンクリアランスが，60 mL/分以下の患者には，投与量を減らす必要があるかもしれない．1 日投与量は，クレアチニンクリアランスの 50％低下までは，それに合わせて 50％までは減量すべきである．また，血液透析により大部分が除去されるので，長期的に血液透析を受けている患者では，透析の後は追加投与の必要がある．

治療適応

プレガバリンは，糖尿病性末梢性神経障害や帯状疱疹後神経痛の治療薬，および部分発作の治療の増強薬として承認されている．一部の全般不安症の患者にも効果があることが見いだされた．研究では，一貫した用量-反応関係は認められていないが，1 日 300 mg のプレガバリンは，150 mg および 450 mg よりも効果的であった．パニック症や社交不安症の患者で，プレガバリンが有効性を示す場合もあるが，これらの障害の治療に通常で使用できるほどのエビデンスはない．つい最近，線維筋痛症の治療薬として承認された．

注意点と有害作用

最も頻度が高い有害作用は，眩暈感，眠気，視調節障害，末梢性浮腫，健忘あるいは記憶消失，振戦がある．プレガバリンは，アルコール，抗ヒスタミン薬，ベンゾジアゼピン系薬剤，その他の中枢神経抑制薬の鎮静作用を増強する．プレガバリンが，ベンゾジアゼピン系薬剤の離脱症状と関連するか否かについては，まだ検討の余地がある．妊娠中や授乳中の女性への使用についてのデータは乏しく，使用を避けるべきである．

薬物相互作用

プレガバリンは肝代謝されないので，薬物相互作用は認められない．

検査結果への影響
プレガバリンは，いずれの検査結果にも影響を及ぼさない．

投与量と臨床ガイドライン
帯状疱疹後神経痛で推奨される投与量は，50 mg または 100 mg の 1 日 3 回の経口投与，糖尿病性末梢性神経障害では，100〜200 mg を 1 日 3 回の経口投与である．線維筋痛症の患者では，450〜600 mg の投与量を必要とし，分割投与される．プレガバリンは，25，50，75，100，150，200，225，300 mg のカプセルが利用できる[*6]．

フェニトイン

フェニトインナトリウムは，抗けいれん薬であり，化学構造上はバルビツレートに関連している．全般性強直間代発作（大発作）や，複雑部分発作（精神運動発作，側頭葉発作）のコントロールと，脳神経外科手術中あるいは術後に起きる発作の予防や治療に用いられている．フェニトインは，他の抗けいれん薬にも匹敵する双極性障害への効果が，研究上は示されているが，臨床医は，歯肉増殖，白血球減少症，貧血，非線形の薬物動態による中毒のリスクなどを考慮に入れるべきである．

薬理学的作用
他の抗けいれん薬と同じく，フェニトインは電位依存性ナトリウムチャンネルを遮断することよって抗躁作用を示す．経口摂取後の血中半減期は，7〜42 時間の間であり，平均は 22 時間である．1 日 300 mg（推奨される投与開始量）から始め，至適治療域の定常状態には，少なくとも 7〜10 日（半減期の 5〜7 倍）で到達する．血中濃度は，治療開始後，少なくとも半減期の 5〜7 倍の期間の後に測定すべきである．フェニトインは，胆汁より排泄され，その後，胃腸管より再吸収されて，尿中に排泄される．フェニトインの尿排泄は，尿細管分泌と，部分的には糸球体濾過によりなされる．フェニトインの少量の増量が，半減期を延長させ，血中濃度を非常に大きく上昇させることがある．患者には，処方された投与量を厳密に守って服用させるべきであり，連続的な血中濃度のモニタリングが必要となる．

治療適応
フェニトインは，全般性強直間代発作（大発作）と複雑部分発作（精神運動発作，側頭葉発作）に適応があるが，そのほかにも双極性障害の急性躁病に使用されている．

注意点と有害作用
最も頻度が高い有害作用は，眼振，運動失調，不明瞭な発話，協調運動障害，混乱であり，通常は用量依存性に起こる．その他の有害作用としては，眩暈感，不眠，一過性の神

[*6] 訳注：本邦では，25，75，150 mg のカプセルがある．

経過敏，筋けいれん，頭痛などがある．フェノチアジン系薬剤や，他の抗精神病薬によるジスキネジアに類似したものが，フェニトインによって誘発されたという報告が，まれにみられている．より重篤な有害作用として，血小板減少症，白血球減少症，無顆粒球症，骨髄抑制を伴う，または伴わない汎血球減少症がある．

良性リンパ節過形成，偽性リンパ腫，リンパ腫，ホジキン病などの，局所性または全身性のリンパ節腫脹の発症を示唆する報告が数多くある．胎児期の子宮内フェニトイン曝露によって，先天奇形や，ビタミンK依存性凝固因子の低下に関連した，致命的になりうる出血傾向が，新生児に起こりうる．高血糖も報告されており，糖尿病患者においては，血糖値を上昇させるかもしれない．

薬物相互作用

急性のアルコール摂取や，アミオダロン，クロルジアゼポキシド，シメチジン，ジアゼパム，ジスルフィラム，エストロゲン，フルオキセチン(fluoxetine)，H_2受容体拮抗薬，イソニアジド，メチルフェニデート，フェノチアジン系薬剤，サリチル酸，トラゾドンは，フェニトインの血中濃度を上昇させうる．逆に，カルバマゼピン，慢性のアルコール乱用，レセルピンは，フェニトインの血中濃度を低下させうる．

検査結果への影響

フェニトインは，サイロキシン(T_4)の血中濃度を低下させうる．また，グルコース，アルカリホスファターゼ，γグルタミルトランスペプチダーゼの血中濃度を上昇させうる．

投与法と臨床ガイドライン

100 mgの延長放出型カプセルを，1日3回投与から始め，それぞれの患者の要求に合った投与量にまで調整していくことができる[*7]．その後，より簡便な1日1回投与に変更することができるが，この場合，延長放出型カプセルが利用される．継続した血中濃度のモニタリングが必要で，通常の血中濃度域は，10〜20 μg/mLである．

[*7] 訳注：本邦では，25，100 mg錠，10％の散剤，250 mg/5 mL，750 mg/10 mLの注射剤がある．

6 抗ヒスタミン薬
Antihistamines

　抗ヒスタミン薬は，鎮静作用と抗コリン作用を有するため，各種精神疾患に比較的よく用いられる．抗ヒスタミン薬（ヒスタミン H_1 受容体拮抗薬）の一部は，抗精神病薬（神経遮断薬）誘発性パーキンソニズムや抗精神病薬誘発性急性ジストニアの治療薬として用いられるほか，睡眠薬や抗不安薬としても用いられる．ジフェンヒドラミン〈レスタミン〉は，抗精神病薬誘発性パーキンソニズムや抗精神病薬誘発性急性ジストニアの治療に用いられる．睡眠薬として用いられることもある．ヒドロキシジン塩酸塩〈アタラックス〉とヒドロキシジンパモ酸塩〈アタラックス-P〉は，抗不安薬として用いられる．プロメタジン〈ヒベルナ，ピレチア〉は，鎮静や不安の軽減に用いられる．シプロヘプタジン〈ペリアクチン〉は，神経性やせ症やセロトニン作動薬による男性および女性のオルガズム障害の治療に用いられている．精神科領域でよく用いられる抗ヒスタミン薬を，表 6-1 に示した．フェキソフェナジン〈アレグラ〉，ロラタジン〈クラリチン〉，セチリジン〈ジルテック〉のような第 2 世代非鎮静型 H_1 受容体拮抗薬は，精神科診療ではほとんど用いられない．シメチジン〈タガメット〉のような新規 H_2 受容体拮抗薬は，主に胃粘膜に作用し，胃分泌を抑制する．
　表 6-2 には，精神科診療では用いられないが，精神学的有害作用や薬物相互作用を有する抗ヒスタミン薬を示した．

薬理学的作用

　精神科領域で用いられる H_1 受容体拮抗薬は，胃腸管からよく吸収される．筋注されたジフェンヒドラミンの抗パーキンソン作用は 15～30 分で発現する．また，ジフェンヒドラ

表 6-1　精神科領域でよく用いられる抗ヒスタミン薬

一般名	商品名	作用時間（時間）
ジフェンヒドラミン	レスタミン	4～6
ヒドロキシジン	アタラックス，アタラックス-P	6～24
プロメタジン	ヒベルナ，ピレチア	4～6
シプロヘプタジン	ペリアクチン	4～6

表 6-2
よく処方されるその他の抗ヒスタミン薬

クラス	一般名	商品名
第 2 世代 H_1 受容体拮抗薬	セチリジン	ジルテック
	ロラタジン	クラリチン
	フェキソフェナジン	アレグラ
H_2 受容体拮抗薬	ニザチジン	アシノン
	ファモチジン	ガスター
	ラニチジン	ザンタック
	シメチジン	タガメット

ミンの鎮静作用は 1～3 時間でピークに達する．ヒドロキシジンとプロメタジンの鎮静作用は 20～60 分で発現し，4～6 時間持続する．これら 3 つの薬剤は肝臓で代謝されるため，肝硬変など，肝疾患のある人では，長期投与により血中濃度上昇の可能性がある．シプロヘプタジンは，経口投与後，よく吸収され，代謝産物は尿中に排泄される．

　H_1 受容体が活性化されると覚醒が促され，阻害されると鎮静が生じる．上記の 4 つの薬剤はいずれにも抗ムスカリン性アセチルコリン活性がある．シプロヘプタジンは他の薬剤とは異なり，強力な抗ヒスタミン作用とセロトニン 5-HT_2 受容体拮抗作用がある．

治療適応

　抗ヒスタミン薬は，抗精神病薬誘発性パーキンソニズム，抗精神病薬誘発性急性ジストニア，抗精神病薬誘発性アカシジアの治療に有用である．この目的においては，抗ヒスタミン薬は，抗コリン薬やアマンタジンの代替薬である．また，比較的安全な睡眠薬でもある．しかし，有効性と安全性について精力的に研究されてきたベンゾジアゼピン系薬剤ほど優れているとはいえない．不安の長期治療についての有効性は証明されていないため，この治療にはベンゾジアゼピン系薬剤か，ブスピロン(buspirone)，選択的セロトニン再取り込み阻害薬(selective serotonin reuptake inhibitor：SSRI)を用いるべきである．シプロヘプタジンは，オルガズム障害(特にセロトニン作動薬によるオルガズム遅延)の治療に用いられることがある．

　シプロヘプタジンは，体重増加を促進するため，神経性やせ症のような摂食障害の治療に用いられる．また，心的外傷をテーマとするような反復性の悪夢を減少させうる．シプロヘプタジンは抗セロトニン活性が高く，SSRI やモノアミン酸化酵素阻害薬のようなセロトニン刺激薬の多剤併用によるセロトニン症候群を中和するかもしれない．

注意点と有害作用

　抗ヒスタミン薬は，鎮静，眩暈感，低血圧を起こしやすい．高齢者では，より重度の症

状を表すだけでなく，抗コリン作用にも煩わされる．逆説的な興奮や焦燥などの反応は，少数例にみられる有害作用である．協調運動障害は，事故の原因となりうるので，運転や危険な機械操作について患者に警告すべきである．その他の頻度が高い有害作用には，胃部不快感，悪心，嘔吐，下痢，便秘がある．軽度の抗コリン活性があるため，口渇，尿閉，視調節障害，便秘を生じる場合がある．そのためもあって，狭隅角性緑内障，閉塞性腸疾患，前立腺肥大，膀胱障害のある患者に抗ヒスタミン薬をやむなく用いなければならない場合でも，ごく少量にすべきである．精神病を伴う中枢性抗コリン症候群は，シプロヘプタジンやジフェンヒドラミンにより誘発されるかもしれない．シプロヘプタジンの使用により体重増加をきたすことがあり，神経性やせ症の患者に報告された本剤の有効性はこの作用によるものと考えられる．

これらの有害作用に加えて，抗ヒスタミン薬には乱用の可能性がある．抗ヒスタミン薬とアヘン類*を併用すると，物質依存の者が体験する多幸感が増強される．抗ヒスタミン薬の過量服薬は致命的である．抗ヒスタミン薬は，母乳中に分泌されるため，授乳中の女性に用いるべきではない．催奇性があるので，妊娠中の女性への投与も避けるべきである．

薬物相互作用

抗ヒスタミン薬の鎮静作用は，他の中枢神経抑制薬〔アルコール，他の鎮静・催眠薬，多くの向精神薬（三環系抗うつ薬やドパミン受容体拮抗薬など）〕と相加的である．抗コリン活性も，他の抗コリン薬と相加的で，重度の抗コリン症状や毒性が生じることもある．

検査結果への影響

H_1受容体拮抗薬は，膨疹や硬結の形成を抑えるので，アレルギー皮膚試験に影響を及ぼす．プロメタジンは，妊娠反応に影響するほか，血糖値を上昇させる可能性がある．ジフェンヒドラミンは，尿検査でフェンシクリジン（phencyclidine：PCP）の偽陽性を生じさせうる．ヒドロキシジンは，尿中17-ヒドロキシコルチコステロイド高値の偽性所見を生じさせることがある．

投与量と臨床ガイドライン

抗ヒスタミン薬には，各種製剤が利用可能である（**表6-3**）．筋注は，浅く行うと局所過敏症を起こすので深く行う．

ジフェンヒドラミン25〜50 mgの静注は，抗精神病薬誘発性急性ジストニアの治療に有効で，症状はすみやかに消失する．抗精神病薬誘発性パーキンソニズム，アキネジア，頬部運動の治療には，1日3回25 mg，必要に応じて1日4回50 mgまでを用いる．ジ

---

*訳注：本書では，アヘン（opium）のあらゆる製剤や誘導体であるopiateをアヘン剤，アヘン由来でない合成麻薬であるopioidをアヘン類として訳すこととする．

表 6-3
一般的な抗ヒスタミン薬の投与量と投与法*

一般名〈商品名〉	投与経路	製剤	通常投与量
ジフェンヒドラミン〈Benadryl〉	経口	カプセル，錠剤：25，50 mg 液剤：12.5 mg/5 mL	成人：25〜50 mg，1日3〜4回 小児：5 mg/kg，1日3〜4回，1日量で300 mgを超えないこと
	深部筋注または静注	注射液：10，50 mg/mL	経口薬と同じ
ヒドロキシジン塩酸塩〈Atarax〉	経口	錠剤：10，25，50，100 mg シロップ：10 mg/5 mL	成人：50〜100 mg，1日3〜4回 6歳未満の小児：1日2 mg/kg，分割投与 6歳以上の小児：1日12.5〜25 mg，1日3〜4回
	筋注	注射液：25，50 mg/mL	経口薬と同じ
ヒドロキシジンパモ酸塩〈Vistaril〉	経口	懸濁液：25 mg/mL カプセル：25，50，100 mg	ヒドロキシジン塩酸塩の投与量と同じ
プロメタジン〈Phenergan〉	経口	錠剤：12.5，25，50 mg シロップ：3.25 mg/5 mL	成人：鎮静に50〜100 mg，1日3〜4回
	経腸 筋注	坐薬：12.5，25，50 mg 注射液：25，50 mg/mL	小児：鎮静に12.5〜25 mg，就寝前
シプロヘプタジン〈Periactin〉	経口	錠剤：4 mg シロップ：2 mg/5 mL	成人：1日4〜20 mg 2〜7歳児：2 mg，1日2〜3回（最大1日12 mg） 7〜14歳児：4 mg，1日2〜3回（最大1日16 mg）

*訳注：本邦の製剤については付表を参照．

フェンヒドラミンは，軽度で一過性の不眠に対して，50 mg を睡眠薬として用いる．100 mg が 50 mg より優れているという報告はなく，50 mg を超えると抗コリン作用が強くなるだけである．

　ヒドロキシジンは，短期的な抗不安薬としてよく用いられる．ヒドロキシジンは，血管を刺激するため，静注で投与してはならない．長期治療には，50〜100 mg を1日4回経口で，短期治療には，4〜6時間ごとに 50〜100 mg を筋注で投与すれば，たいてい効果が得られる．

　SSRI 誘発性無オルガズム症は，性交の1〜2時間前に，1日4〜16 mg のシプロヘプタジンを服用しておくと改善することがある．多くの症例報告や小規模試験から，シプロヘプタジンは，神経性やせ症のような摂食障害の治療に有用と報告されている．シプロヘプタジンには 4 mg 錠と 2 mg/5 mL の液剤がある．小児や高齢者は，若年成人より抗ヒス

訳注：付表
本邦で使用できる抗ヒスタミン薬

一般名	商品名	剤形	含有量
ジフェンヒドラミン	レスタミン	錠	10 mg
		クリーム	1%
	レスカルミン	注	20 mg/5 mL
	ベナパスタ	軟膏	4%
ヒドロキシジン塩酸塩	アタラックス	錠	10, 25 mg
	アタラックス-P	注	25, 50 mg/mL
ヒドロキシジンパモ酸塩	アタラックス-P	カプセル	25, 50 mg
		散	10%
		シロップ	0.5%
		ドライシロップ	2.5%
プロメタジン	ヒベルナ	錠	5, 25 mg
		散	10%
		注	25 mg/mL
シプロヘプタジン	ペリアクチン	錠	4 mg
		散	1%
		シロップ	0.04%

タミン薬の影響を受けやすい．

7 バルビツレートと類似作動薬
Barbiturates and Similarly Acting Drugs

薬剤として最初に用いられたバルビツレートは，1903年に導入されたバルビタール〈バルビタール〉である．フェノバルビタール〈フェノバール〉，アモバルビタール〈イソミタール〉，ペントバルビタール〈ラボナ〉，セコバルビタール〈アイオナール〉，チオペンタール〈ラボナール〉が，それに続いた．他にも多くの薬剤が合成されたが，臨床で用いられたのは少数の薬剤にすぎなかった（**表 7-1**）．これらの薬剤は，高い乱用と嗜癖の可能性，低い治療指数と狭い治療域，好ましからざる有害作用などの多くの問題を抱えている．バルビツレートと，メプロバマート（meprobamate）などのその類似作動薬は，ベンゾジアゼピン系薬剤や，ゾルピデム，エスゾピクロン，ザレプロン（zaleplon）などの睡眠薬によって，実質的に駆逐されてしまった．これらの薬剤は，バルビツレートよりも乱用の可能性が低く，治療域が広い．それにもかかわらず，バルビツレートとその類似作動薬は，いまだにある一定の精神疾患やけいれん性疾患の治療に用いられている．

薬理学的作用

バルビツレートは，経口摂取後の吸収が良好である．血漿蛋白への結合力は強いが，脂溶性は薬剤によってまちまちである．肝臓でさまざまな代謝を受け，腎臓で排泄される．その半減期は1〜120時間である．また，肝酵素〔肝チトクロム P450（cytochrome P450：CYP）〕の誘導を引き起こし，それによって，バルビツレートおよび肝臓で代謝される他の薬剤の血中濃度を低下させることがある．バルビツレートは，γアミノ酪酸（γ-aminobutyric acid：GABA）受容体-ベンゾジアゼピン受容体-クロールイオン・チャンネル複合体に作用する．

治療適応

電気けいれん療法

メトヘキシタール（methohexital）は通常，電気けいれん療法（electroconvulsive therapy：ECT）を行う際の麻酔薬として用いられる．他のバルビツレートの麻酔薬よりも，心毒性が弱い．静注により急速に無意識となり，急速に再分布されるため，作用持続時間が短い（5〜7分）．ECT の際の通常投与量は，0.7〜1.2 mg/kg である．また，ECT におけるけいれんの遷延を止めたり，けいれん発作後の興奮を抑えたりする可能性がある．

けいれん

けいれんの治療に最もよく用いられるフェノバルビタールは，全般性強直間代発作や単純部分発作に適応となる．非経口のバルビツレートは，けいれんの原因に関係なく，緊急時に用いられる．けいれん重積に対しては，10〜20 mg/kgのフェノバルビタールをゆっくり静注する．

麻酔分析

アモバルビタールは，歴史的には，転換反応，緊張病，ヒステリー性昏迷，説明不能の緘黙などの多くの臨床像を，うつ病，統合失調症，器質性脳疾患の昏迷と鑑別診断するための手助けとして用いられてきた．

アミタール面接(イソミタール面接)では，患者をリクライニング位にして行い，1分間に50 mgずつアモバルビタールの静注を開始する．注射は，横向きの眼振が持続するか，嗜眠状態がみられるまで(通常は75〜150 mgまで)続ける．その後，麻酔を維持するために，5分ごとに，25〜50 mgを追加する．面接後，患者を歩けるようにする前に，15〜30分間の休息を与えるべきである．

アモバルビタールの静注は喉頭けいれんのリスクがあるため，ジアゼパムが麻酔分析の際の選択薬になった．

睡眠

バルビツレートは，睡眠潜時と睡眠中の覚醒の回数を減少させるが，だいたい2週間以内にこれらの作用に対する耐性が形成される．また，バルビツレートの中止により，睡眠脳波測定におけるリバウンドの増加や不眠の悪化を引き起こすことがしばしばある．

鎮静・催眠薬からの離脱

バルビツレートはときどき，解毒を行う際に，バルビツレートや他の睡眠薬の耐性の程度を決定するのに用いられる．いったん解毒が達成されたら，ペントバルビタール(200 mg)を経口投与し，1時間後に患者を評価する．耐性と必要な投与量は，患者に影響を及ぼした程度に応じて決定される．患者が鎮静されなかったら，2時間ごとに100 mgのペントバルビタールを3回まで(最大で6時間以上かけて500 mgまで)投与してもよい．穏やかな中毒症状を起こす投与量は，ほぼ1日あたりのバルビツレート使用量に相当する．その後，ペントバルビタール100 mgにつき，フェノバルビタール30 mgで置き換えることもできる．1日あたりの必要量を分割投与し，離脱症状の出現に注意しながら，1日あたり10％ずつ徐々に減量する．

注意点と有害作用

バルビツレートの有害作用には，逆説的不快気分，活動亢進，認知障害など，ベンゾジアゼピン系薬剤と同様のものがある．バルビツレートのまれな有害作用として，スティーブンス・ジョンソン症候群，巨赤芽球性貧血，好中球減少症などがある．

表 7-1
バルビツレートの投与量(成人)*

薬剤	商品名	利用可能な製剤(含有量)	1日あたりの投与範囲(鎮静/催眠)	1日あたりの投与範囲(抗けいれん)
アモバルビタール	Amytal	錠剤：200 mg	50〜300 mg	65〜500 mg，静注
アプロバルビタール(aprobarbital)	Alurate	エリキシル：40 mg/5 mL	40〜120 mg	確立されていない
ブタバルビタール(butabarbital)	Butisol	錠剤：15，30，50 mg エリキシル：30 mg/5 mL	45〜120 mg	確立されていない
メホバルビタール(mephobarbital)	Mebaral	錠剤：32，50，100 mg	100〜200 mg	200〜600 mg
メトヘキシタール(methohexital)	Brevital	注射剤：500 mg/50 mL	電気けいれん療法(ECT)には1 mg/kg	確立されていない
ペントバルビタール	Nembutal	カプセル：50，100 mg 注射剤/エリキシル：50 mg/mL 坐薬：30，60，120，200 mg	100〜200 mg	1分間に100 mg，静注，最大500 mgまで
フェノバルビタール	Luminal	錠剤：15〜100 mg エリキシル：20 mg/5 mL 注射剤：30〜130 mg/mL	30〜150 mg	100〜300 mg，静注，最大1日600 mgまで
セコバルビタール	Seconal	カプセル：100 mg 注射剤：50 mg/mL	100 mg	5.5 mg/kg，静注

*訳注：本邦の製剤については付表を参照．

　ベンゾジアゼピン系薬剤の出現以前には，睡眠薬や抗不安薬としてのバルビツレートの広範な使用が，急性ポルフィリン症反応の最も一般的な原因であった．重篤なポルフィリン症の発作は，バルビツレートが現在ではほとんど使用されなくなったことと，この疾患の患者への使用が禁忌となっていることから，大幅に減少した．

　バルビツレートとベンゾジアゼピン系薬剤の最大の相違は，治療域の幅である．バルビツレートは，過量服薬により死に至ることが多い．また，その治療域の狭さに加え，乱用の可能性があり，耐性や依存性が形成されやすい．中毒症状は，錯乱，眠気，易刺激性，

訳注：付表
本邦で使用できるバルビツレート

一般名	商品名	剤形	含有量	備考
フェノバルビタール	フェノバール	錠 末 散 エリキシル 注	30 mg 99%以上 10% 0.4%（4 mg/mL） 100 mg/mL	抗けいれん薬
	フェノバルビタール	錠 散 末	30 mg 10% 99%以上	
フェノバルビタールナトリウム	ルピアール ワコビタール ノーベルバール	坐薬 坐薬 注	25, 50, 100 mg 15, 30, 50, 100 mg 250 mg/バイアル	抗けいれん薬
プリミドン	プリミドン	錠 細粒	250 mg 99.5%	抗けいれん薬
アモバルビタール	イソミタール	末	99%以上	鎮静・催眠薬
セコバルビタールナトリウム	アイオナール・ナトリウム	注	200 mg/バイアル	鎮静・催眠薬
バルビタール	バルビタール	末	99%以上	鎮静・催眠薬
ペントバルビタールカルシウム	ラボナ	錠	50 mg	鎮静・催眠薬
チアミラールナトリウム	イソゾール チトゾール	注 注	0.5 g/バイアル 0.3, 0.5 g/バイアル	全身麻酔薬
チオペンタールナトリウム	ラボナール	注	0.3, 0.5 g/アンプル	全身麻酔薬

反射の減退や消失，運動失調，眼振などである．バルビツレートの離脱症状は，ベンゾジアゼピン系薬剤のそれと似てはいるが，よりいっそう激しい．

　ほとんどのバルビツレートは，1日投与量の10倍または1gで，重篤な毒性を引き起こす．一般に，2～10 g では致命的であることが示されている．バルビツレート中毒の徴候としては，せん妄，錯乱，興奮，頭痛，傾眠から昏睡に至る中枢神経系と呼吸の抑制などが含まれる．その他の有害作用としては，チェーン・ストークス呼吸，ショック，縮瞳，乏尿，頻脈，低血圧，低体温，易刺激性，反射低下または反射消失，運動失調，眼振などがある．過量服薬への治療としては，催吐または胃洗浄，活性炭，塩類下剤，気道や呼吸の維持，必要であればショックの治療といった支持療法，バイタルサインおよび体液バランスの維持，薬物の尿中排泄を促進するための尿のアルカリ化，腎機能が正常である場合には強制利尿，または重症例では血液透析などがある．

催奇性のエビデンスがあるので，妊娠中や授乳中の女性には用いるべきではない．バルビツレートは，物質乱用，うつ病，糖尿病，肝機能障害，腎疾患，重篤な貧血，疼痛，甲状腺機能亢進症，副腎機能不全などの病歴のある患者には注意して投与する．また，急性間欠性ポルフィリン症や，呼吸器系の障害および呼吸抑制がある場合には禁忌である．

薬物相互作用

薬物相互作用のなかで重要なものに，呼吸抑制の増強がある．抗精神病薬や抗うつ薬などの中枢神経作動薬や，アルコールなどの中枢神経作動物質と，バルビツレートとの併用には最大限の注意を必要とする．また，強心薬や抗けいれん薬などの，肝臓で代謝される薬剤を服用している患者に対しても，バルビツレートを投与する際は注意を要する．バルビツレートによる酵素誘導には個人差があるため，現在服用している薬剤が酵素誘導によりどの程度の影響を受けるのかを予測するのは不可能である．アヘン類，抗不整脈薬，抗菌薬，抗凝固薬，抗けいれん薬，抗うつ薬，βアドレナリン受容体拮抗薬，ドパミン受容体拮抗薬，避妊薬，免疫抑制薬などの薬剤の代謝は，バルビツレートにより促進される．

検査結果への影響

バルビツレートが検査結果に影響を及ぼすかどうかはわかっていない．

投与量と臨床ガイドライン

バルビツレートと類似作動薬は，服用後1〜2時間以内に作用が発現する．バルビツレートは，それぞれ投与量が異なる．治療は低用量から開始すべきであり，臨床効果を得るまで増量する．小児と高齢者では，若年成人よりも作用への感受性が高い．バルビツレートは，さまざまな剤形で用いられている．半減期が15〜40時間の薬剤を選択するのが望ましい．なぜなら，長時間作用薬は，身体内に蓄積しやすいからである．患者には，その起こりうる有害作用と依存性についてきちんと指導すべきである．

バルビツレートの血中濃度測定は通常は不要であるが，フェノバルビタールを抗けいれん薬として用いる場合には，血中濃度のモニタリングを行う．フェノバルビタールの至適治療域は 15〜40 mg/L であるが，一部の患者では，その血中濃度において，重大な有害作用を経験することがある．

バルビツレートは臨床医が知っておくべき合剤に含まれている．

その他の類似作動薬

バルビツレートと類似の作用をもつ多くの薬剤が，不安と不眠の治療に用いられている．パラアルデヒド(paraldehyde)，メプロバマート，抱水クロラールの3つが利用可能である．これらの薬剤は乱用のリスクが高く，毒性も強いために，使用頻度が低い．

パラアルデヒド(paraldehyde)

パラアルデヒドは,1882年に睡眠薬として導入された環状エーテルである.てんかん,アルコール離脱症状,振戦せん妄の治療にも用いられてきたが,治療域が狭いため,ベンゾジアゼピン系薬剤や他の抗けいれん薬に取って代わられた.

- ■**薬理学的作用** パラアルデヒドは,胃腸管から,または筋注により,すみやかに吸収される.まず,肝臓でアセトアルデヒドに代謝され,肺から未変化体が排泄される.半減期は3.4〜9.8時間で,作用発現は15〜30分である.
- ■**治療適応** パラアルデヒドは,抗不安薬や睡眠薬としての適応はなく,現在の精神薬理学に占める位置はほとんどない.
- ■**注意点と有害作用** パラアルデヒドは,肺から未変化体が排泄されることで,しばしば口臭の原因となる.肺の毛細血管に炎症を起こし,咳の原因ともなりうる.静注では,血栓性静脈炎,経口投与では,悪心・嘔吐が起こりうる.また,過量服薬により,代謝性アシドーシスや腎排泄能の低下が起こる.薬物嗜癖者には乱用のリスクもある.
- ■**薬物相互作用** ジスルフィラムは,アセトアルデヒド脱水素酵素を阻害するため,パラアルデヒドの代謝を減少させ,中毒域まで血中濃度を上昇させうる.また,パラアルデヒドは,アルコールやベンゾジアゼピン系薬剤のような他の中枢神経抑制薬と併用することにより,鎮静が強まる.
- ■**検査結果への影響** パラアルデヒドは,メチラポン,フェントラミン,尿中の17-ヒドロキシコルチコステロイド試験に影響を及ぼしうる.
- ■**投与量と臨床ガイドライン** パラアルデヒドは,経口,静注,経腸で,30 mLのバイアルが使用できる[*1].成人のけいれんに対しては,胃チューブによって,4時間ごとに,10%液で12 mLまで用いることができる.小児に対する経口投与量は,0.3 mg/kgである.

メプロバマート(meprobamate)

カルバメート系薬剤に属するメプロバマートは,ベンゾジアゼピン系薬剤より少し前に,特に不安を治療するために導入された.筋弛緩作用を期待して用いられることもある.

- ■**薬理学的作用** メプロバマートは,胃腸管から,または筋注により,すみやかに吸収される.まず,肝臓で代謝され,一部の未変化体が尿中へ排泄される.血中半減期は,約10時間である.
- ■**治療適応** メプロバマートは,不安症の急性期治療の適応がある.睡眠薬や筋弛緩薬としても用いられてきた.
- ■**注意点と有害作用** メプロバマートによって,中枢神経系の抑制が起こり,過量服薬では死に至ることもある.薬物やアルコールの依存症患者では,乱用のリスクがある.長期投与後の突然の中止は,けいれんや幻覚などの離脱症候群を引き起こしうる.また,急性間欠性ポルフィリン症を増悪させる可能性がある.その他のまれな有害作用として,過敏性反応,喘鳴,じんま疹,逆説的興奮,白血球減少症などがある.肝炎患者に

[*1] 訳注:本邦では使用できない.

は用いるべきではない．

- ■**薬物相互作用**　メプロバマートは，アルコール，バルビツレート，ベンゾジアゼピン系薬剤のような他の中枢神経抑制薬と併用することにより，鎮静が強まる．
- ■**検査結果への影響**　メプロバマートは，メチラポン，フェントラミン，尿中の 17-ヒドロキシコルチコステロイド試験に影響を及ぼす．
- ■**投与量と臨床ガイドライン**　メプロバマートには，200，400，600 mg 錠と，200，400 mg の延長放出型(extended-release)カプセルがある[*2]．また，アスピリン 325 mg とメプロバマート 200 mg の経口用の合剤など，さまざまな合剤にも含まれている．成人の通常投与量は 400〜800 mg の 1 日 2 回であり，6〜12 歳の小児や高齢者では，成人の半量である．

抱水クロラール

抱水クロラール〈エスクレ〉は，ベンゾジアゼピン系薬剤などの，他の多くのより安全な代替薬があるため，精神科で使用されることがまれな睡眠薬である．

- ■**薬理学的作用**　抱水クロラールは胃腸管からよく吸収される．親化合物は，肝臓で瞬時に活性代謝産物であるトリクロロエタノールに代謝され，その半減期は 8〜11 時間である．抱水クロラールを投与して約 30〜60 分で睡眠が誘導され，4〜8 時間維持される．おそらく，神経細胞の興奮を抑制する GABA の神経伝達を増強する．
- ■**治療適応**　抱水クロラールの主な適応は睡眠誘導である．長期にわたる治療は，有害作用の発生率や重症度を高めるので，2〜3 日以上は使用すべきでない．抱水クロラール療法後 2 週間で，睡眠効果への耐性が形成される．精神科で使用する場合，ベンゾジアゼピン系薬剤は，すべての面で抱水クロラールに勝る．
- ■**注意点と有害作用**　抱水クロラールは，中枢神経系，胃腸管系，皮膚に有害作用をもつ．(4 g を超える)高用量で使用すると，昏迷，錯乱，運動失調，転倒，昏睡などを生じる可能性がある．胃腸管への作用には，非特異的過敏症，悪心，嘔吐，鼓腸，味覚異常がある．長期使用や過量服薬では，胃炎，胃潰瘍が増悪しうる．耐性の形成に加えて，アルコール依存と似た症状の抱水クロラール依存が発生する可能性がある．抱水クロラールの致死量は 5,000〜10,000 mg の間であるため，自殺する恐れのある患者に対しては，特にやってはならない選択である．
- ■**薬物相互作用**　代謝に影響を及ぼすので，抱水クロラールとアルコールとの併用("Mickey Finn"として知られる悪名高い組み合わせ)は絶対に避けるべきである．また，抱水クロラールはおそらく，血漿蛋白からワルファリンを置換し，抗凝固活性を増強させうるので，この組み合わせも避けるべきである．
- ■**検査結果への影響**　抱水クロラール投与で，分析に硫酸第二銅を使った尿糖の結果(たとえば，クリニテスト)は偽陽性になりうるが，グルコースオキシダーゼを使った検査(たとえば，Clinistix, Tes-Tape)では偽陽性にならない．抱水クロラールはまた，17-ヒドロキシコルチコステロイドにおける尿中カテコラミンの結果に影響を及ぼしう

[*2] 訳注：本邦では使用できない．

る．

■**投与量と臨床ガイドライン**　抱水クロラールには，500 mg のカプセル，500 mg/5 mL の液剤，324, 500, 648 mg の坐薬がある[*3]．標準投与量は，500〜2,000 mg を就寝前である．胃腸管過敏性があるため，大量の水，牛乳，他の液体，または胃過敏性を抑える制酸薬と一緒に投与すべきである．

プロポフォール

プロポフォール〈ディプリバン〉は，$GABA_A$受容体作動薬であり，麻酔薬として用いられる．シナプス前におけるGABAとドパミン（後者は$GABA_B$受容体への作用を介している可能性がある）の放出を誘導し，ドパミンD_2およびNMDA受容体の部分作動薬でもある．脂溶性が非常に高いために，容易に血液脳関門を通過し，1分未満で麻酔を誘導する．中枢神経系からの急速な再分布により，注入が中止された後3〜8分以内に作用が消失する．プロポフォールは，意識下鎮静法に用いられる場合は耐容性が高いが，呼吸抑制，無呼吸，徐脈性不整脈などの急性の有害作用を引き起こす可能性がある．持続注入時には，アシドーシスやミトコンドリア筋症を引き起こしうる．注入のために用いられる担体は，さまざまな微生物にとっての培地となりうる大豆乳濁液である．担体は，マクロファージの機能を障害し，血液学的異常や脂質異常，アナフィラキシー反応を引き起こす可能性もある．

エトミダート（etomidate）

エトミダートは，$GABA_A$受容体のβ_2，β_3サブユニットに作用する，カルボン酸イミダゾールである．作用の発現は急速（1分）で，持続時間は短い（5分未満）．プロピレングリコール溶液は，高浸透圧性の代謝性アシドーシスに関連している．エトミダートは，けいれん誘発作用と抗けいれん作用の双方の特徴を有しており，長期使用後の有害な結果として，コルチゾールの放出を阻害しうる．

[*3] 訳注：本邦では，250, 500 mg の坐薬，注腸用の 500 mg/キットがある．

8 ベンゾジアゼピン系薬剤とGABA受容体作動薬

Benzodiazepines and Drugs Acting on GABA Receptors

　1959年に最初に導入されたベンゾジアゼピン系薬剤は，クロルジアゼポキシド〈コントロール，バランス〉である．1963年には，ジアゼパム〈セルシン，ホリゾン〉が利用可能となった．ベンゾジアゼピン系薬剤は，その後の30年以上にわたって，より優れた安全性と耐容性がゆえに，バルビツレートやメプロバマート（meprobamate）などのより古い抗不安薬や睡眠薬に取って代わった．ベンゾジアゼピン系薬剤とベンゾジアゼピン受容体に作用する薬剤は数多くあり，世界中で合成され販売されてきた．これらの薬剤の多くは，米国にはなく，一部のベンゾジアゼピン系薬剤は使用されなかったために製造中止となった．表8-1は，現在，米国で使用可能な薬剤の一覧である．

　ベンゾジアゼピン系薬剤は，分子構造にちなんでその名称がつけられた．それらは，ベンゾジアゼピン受容体と称されてきた受容体において共通の作用を有しており，それを介してγアミノ酪酸（γ-aminobutyric acid：GABA）の作用を調節する．ゾルピデム〈マイスリー〉，ザレプロン（zaleplon），エスゾピクロン〈ルネスタ〉などの「Z薬」とも呼ばれる非ベンゾジアゼピン系薬剤についても本章で述べる．なぜならば，これらの薬剤の臨床効果は，ベンゾジアゼピン受容体に近接した結合ドメインより生じるからである．ベンゾジアゼピン誘発性の過鎮静からの回復や，ベンゾジアゼピン系薬剤の過量服薬時の救急治療に用いられるベンゾジアゼピン受容体拮抗薬のフルマゼニル〈アネキセート〉も，本章で扱う．

　ベンゾジアゼピン系薬剤は，急速な抗不安・鎮静作用をもつので，通常は，不眠，急性期の不安，他の精神疾患による興奮や不安の緊急治療に最もよく用いられる．さらに，麻酔薬，抗けいれん薬，筋弛緩薬，緊張病に対する好ましい治療薬としても用いられる．ベンゾジアゼピン系薬剤の長期使用と関連して，精神依存と身体依存のリスクがあるので，ベンゾジアゼピン系薬剤を継続的に用いて患者を治療する際には，その臨床上の必要性を継続的に評価すべきである．ほとんどの患者において，患者の障害の性質を考慮すると，精神療法と並行して薬物療法が行われる場合や，代替薬が試され，無効であることが証明されるか，耐容性がきわめて低かったりした場合には，ベンゾジアゼピン系薬剤がしばしば最良の薬剤となる．現在，多くの種類の慢性不安症に対しては，選択的セロトニン再取り込み阻害薬（selective serotonin reuptake inhibitor：SSRI）やセロトニン・ノルアドレナリン再取り込み阻害薬（serotonin-noradrenaline reuptake inhibitor：SNRI）などの抗うつ薬が第1選択薬として用いられ，ベンゾジアゼピン系薬剤は補助薬として用いられる．ベンゾジアゼピン系薬剤の乱用はまれであるが，複数の処方薬や快楽麻薬を乱用している患者ではよく認められる．

表 8-1
米国で使用できるベンゾジアゼピン受容体関連薬剤の製剤と投与量*

一般名	商品名	等価量(mg)	成人の通常投与量(mg)	利用可能な製剤
ジアゼパム	Valium	5	2.5〜40	錠剤：2, 5, 10 mg 緩徐放出型カプセル：15 mg
クロナゼパム	Klonopin	0.25	0.5〜4.0	錠剤：0.5, 1, 2 mg
アルプラゾラム	Xanax	0.5	0.5〜6.0	錠剤：0.25, 0.5, 1, 2 mg 持続放出錠：1.5 mg
ロラゼパム	Ativan	1	0.5〜6.0	錠剤：0.5, 1.0, 2.0 mg 注射剤：4 mg/mL
オキサゼパム（oxazepam）	Serax	15	15〜120	カプセル：7.5, 10, 15, 30 mg 錠剤：15 mg
クロルジアゼポキシド	Librium	25	10〜100	錠剤/カプセル：5, 10, 25 mg
クロラゼプ酸	Tranxene	7.5	15〜60	錠剤：3.75, 7.5, 15 mg 緩徐放出錠：11.25, 22.5 mg
ミダゾラム	Versed	0.25	1〜50	注射剤：1, 2, 5, 10 mL（5 mg/mL）
フルラゼパム	Dalmane	15	15〜30	カプセル：15, 30 mg
テマゼパム（temazepam）	Restoril	15	7.5〜30	カプセル：7.5, 15, 30 mg
トリアゾラム	Halcion	0.125	0.125〜0.250	錠剤：0.125, 0.250 mg
エスタゾラム	ProSom	1	1〜2	錠剤：1, 2 mg
クアゼパム	Doral	5	7.5〜15	錠剤：7.5, 15 mg
ゾルピデム	Ambien	10	5〜10	錠剤：5, 10 mg
	Ambien CR	5	6.25〜12.5	錠剤：6.25, 12.5 mg
ザレプロン（zaleplon）	Sonata	10	5〜20	カプセル：5, 10 mg
エスゾピクロン	Lunesta	1	1〜3	錠剤：1, 2, 3 mg
フルマゼニル	Romazicon	0.05	1分間に0.2〜0.5	注射剤：5, 10 mL（0.1 mg/mL）

*訳注：本邦の薬剤については付表を参照.

訳注：付表
本邦で使用できる主なベンゾジアゼピン系薬剤

一般名	商品名	剤形	含有量	備考
主として抗不安薬として用いるもの				
エチゾラム	デパス	錠 細粒	0.25, 0.5, 1 mg 1%	短時間作用型
クロチアゼパム	リーゼ	錠 顆粒	5, 10 mg 10%	短時間作用型
フルタゾラム	コレミナール	錠 細粒	4 mg 1%	短時間作用型
アルプラゾラム	コンスタン, ソラナックス	錠	0.4, 0.8 mg	中時間作用型
ブロマゼパム	セニラン	錠 細粒 坐薬	1, 2, 3, 5 mg 1% 3 mg	中時間作用型
	レキソタン	錠 細粒	1, 2, 5 mg 1%	
ロラゼパム	ワイパックス	錠	0.5, 1 mg	中時間作用型
オキサゾラム	セレナール	錠 散	5, 10 mg 10%	長時間作用型
クロキサゾラム	セパゾン	錠 散	1, 2 mg 1%	長時間作用型
クロラゼプ酸ニカリウム	メンドン	カプセル	7.5 mg	長時間作用型
クロルジアゼポキシド	コントール	錠 散	5, 10 mg 1, 10%	長時間作用型
	バランス	錠 散	5, 10 mg 10%	
ジアゼパム	セルシン	錠 散 シロップ 注	2, 5, 10 mg 1% 0.1%(1 mg/mL) 5 mg/mL, 10 mg/2 mL	長時間作用型
	セレナミン ホリゾン	錠 錠 散 注	2, 5 mg 2, 5 mg 1% 10 mg/2 mL	
	ダイアップ	坐薬	4, 6, 10 mg	
フルジアゼパム	エリスパン	錠 細粒	0.25 mg 0.1%	長時間作用型

（次のページへ続く）

訳注：付表
（続き）

一般名	商品名	剤形	含有量	備考
メキサゾラム	メレックス	錠 細粒	0.5, 1 mg 0.1%	長時間作用型
メダゼパム	レスミット	錠	2, 5 mg	長時間作用型
フルトプラゼパム	レスタス	錠	2 mg	超長時間作用型
ロフラゼブ酸エチル	メイラックス	錠 細粒	1, 2 mg 1%	超長時間作用型
主として鎮静・催眠薬として用いるもの				
トリアゾラム	ハルシオン	錠	0.125, 0.25 mg	超短時間作用型
リルマザホン塩酸塩	リスミー	錠	1, 2 mg	短時間作用型
ブロチゾラム	レンドルミン	錠 口腔内崩壊錠	0.25 mg 0.25 mg	短時間作用型
ロルメタゼパム	エバミール, ロラメット	錠	1 mg	短時間作用型
エスタゾラム	ユーロジン	錠 散	1, 2 mg 1%	中時間作用型
ニトラゼパム	ネルボン	錠 散	5, 10 mg 1%	中時間作用型
	ベンザリン	錠 細粒	2, 5, 10 mg 1%	
ニメタゼパム	エリミン	錠	3, 5 mg	中時間作用型
フルニトラゼパム	サイレース, ロヒプノール	錠 注	1, 2 mg 2 mg/mL	中時間作用型
ハロキサゾラム	ソメリン	錠 細粒	5, 10 mg 1%	長時間作用型
クアゼパム	ドラール	錠	15, 20 mg	長時間作用型
フルラゼパム	ダルメート	カプセル	15 mg	長時間作用型
全身麻酔薬として用いるもの				
ミダゾラム	ドルミカム	注	10 mg/2 mL	超短時間作用型
主として抗けいれん薬として用いるもの				
クロナゼパム	ランドセン, リボトリール	錠 細粒	0.5, 1, 2 mg 0.1, 0.5%	─

薬理学的作用

　クロラゼプ酸〈メンドン〉を除くすべてのベンゾジアゼピン系薬剤は，経口摂取後に完全に吸収され，30分～2時間以内に最高血中濃度に到達する．クロラゼプ酸は，胃でデスメチルジアゼパムに代謝され，その後，完全に吸収される．

　吸収，最高血中濃度への到達，作用発現は，ジアゼパム，ロラゼパム〈ワイパックス〉，アルプラゾラム〈コンスタン，ソラナックス〉，トリアゾラム〈ハルシオン〉，エスタゾラム〈ユーロジン〉で最も早い．これらの薬剤の作用が早期に発現することは，不安発作に対して，またはすみやかに入眠するためにベンゾジアゼピン系薬剤を単回服用する患者にとって重要なことである．種々のベンゾジアゼピン系薬剤の静注が効果的であるが[*1]，ロラゼパムとミダゾラム〈ドルミカム〉は筋注による即効性をもち，安定して吸収される．

　ジアゼパム，クロルジアゼポキシド，クロナゼパム〈ランドセン，リボトリール〉，クロラゼプ酸，フルラゼパム〈ダルメート，ベノジール〉，クアゼパム〈ドラール〉の血中半減期は30～100時間であり，専門的には長時間作用型ベンゾジアゼピン系薬剤と記述される．遺伝的に代謝能の低い患者では，これら薬剤の血中半減期が200時間以上に及ぶこともある．これら薬剤は，血中濃度が定常状態に達するのに約2週間かかるため，至適治療量と思われる投与量で治療を開始してから7～10日後になってようやく中毒の症状や徴候がみられることがある．

　臨床的には，ほとんどのベンゾジアゼピン系薬剤において，半減期は，必ずしもそれのみが治療作用の持続時間を決定するのに必要なものではない．すべてのベンゾジアゼピン系薬剤がさまざまな程度で脂溶性であるという事実は，ベンゾジアゼピン系薬剤とそれらの活性代謝産物が，血漿蛋白に結合することを意味する．この結合の程度は，その脂質溶解度に比例する．結合している蛋白質の量は，70～99％まで変化する．単回投与後の分布，作用の開始と終了は，ほとんどが消失半減期ではなく，ベンゾジアゼピン系薬剤の脂溶性によって決定される．ジアゼパムやアルプラゾラムなどの脂溶性の高い薬物は，胃腸管からすみやかに吸収され，濃度勾配に沿った受動拡散により脳内に急速に分配されることにより，作用が急速に発現する．しかし，薬物の濃度は，脳内では上昇し，血中では低下するので，濃度勾配が反転し，薬物は急速に脳から離れ，結果として薬物の作用は急速に終了する．ジアゼパムのような，より長い消失半減期をもつ薬物は，脳内で顕著な作用を示すのに必要な濃度以下にまで急速に減少するため，実質的にベンゾジアゼピン受容体における薬理学的作用の持続時間よりもきわめて長時間にわたって血中に残存する可能性がある．反対に，ジアゼパムよりも消失半減期が短く，脂溶性もより低いロラゼパムは，吸収も脳内への移行も緩徐であるため，単回投与後の作用の開始は遅い．また，ロラゼパムが脳から離れ，脳内で作用を示すのに必要な濃度以下に減少するまでにより長い時間を要するため，単回投与後の作用時間は長い．長期投与においては，脳内の濃度が平衡に達しており，血中濃度がより高い濃度でより一貫して定常状態にあるために，これらの相違点のいくつかは明らかではない．しかし，追加投与をした際には，ロラゼパムよりもジア

[*1] 訳注：本邦では，ジアゼパム，フルニトラゼパム，ミダゾラムのみである．

ゼパムのほうが，より急速に，より短い持続時間で作用を示す．ベンゾジアゼピン系薬剤は，脂肪組織に広く分布している．結果として，薬剤は，中止後にも，その消失半減期から予測されるよりも長く体内に残存する可能性がある．さらに，動的半減期(すなわち，受容体に対する作用の持続時間)が，消失半減期よりも長くなることもある．

半減期の短い薬剤と比較した場合，半減期の長い薬剤の利点は，投与回数が少ないこと，血中濃度の変化が少ないこと，離脱症状が重篤でないことなどである．欠点は，薬剤の蓄積，日中の精神運動障害のリスクの増大，日中の鎮静の増加などである．

ロラゼパム，オキサゼパム(oxazepam)，テマゼパム(temazepam)，エスタゾラムの半減期は 8〜30 時間と短い．アルプラゾラムの半減期は 10〜15 時間，トリアゾラムの半減期は 2〜3 時間で，すべての経口ベンゾジアゼピン系薬剤のなかで最も短い．反跳性不眠や前向性健忘は，半減期の長い薬剤よりも，半減期の短い薬剤に，より起こりやすいと考えられる．

消失半減期よりも頻回の薬物投与は，薬物の蓄積につながるため，ジアゼパムやフルラゼパムなどの薬剤は，連日投与によって蓄積し，日中の鎮静の増加の原因となる．

ベンゾジアゼピン系薬剤の一部(たとえば，オキサゼパム)は，直接的にグルクロン酸抱合を受け，排泄される．ほとんどのベンゾジアゼピン系薬剤は，まず肝チトクロム P450 (cytochrome P450: CYP)3A4 および CYP2C19 によって酸化されるが，しばしば活性代謝産物となる．これらの代謝産物は，その後に他の活性代謝産物に水酸化される．たとえば，ジアゼパムは，デスメチルジアゼパムに酸化され，さらにオキサゼパムに水酸化される．これらの代謝産物は，グルクロン酸抱合を受けて不活性代謝産物となる．多くのベンゾジアゼピン系薬剤(たとえば，ジアゼパム，クロルジアゼポキシド)は，消失半減期が 120 時間を超える同一の活性代謝産物(デスメチルジアゼパム)となる．フルラゼパムは，消失半減期が短い，睡眠薬として用いられる脂溶性のベンゾジアゼピン系薬剤であるが，100 時間を超える半減期をもつ活性代謝産物(デスアルキルフルラゼパム)となる．これが，ベンゾジアゼピン系薬剤の作用持続時間が，親薬物の半減期に一致しないもう1つの理由である．

ザレプロン，ゾルピデム，エスゾピクロンは，構造的には別個なものであり，GABA 受容体サブユニットへの結合様式も異なる．ベンゾジアゼピン系薬剤は，クロールイオン・チャンネルを開き，神経や筋肉の発火を減少させる $GABA_A$ 受容体の，全部で3つの特定の GABA-ベンゾジアゼピン(GABA-BZ)結合部位を活性化する．ゾルピデム，ザレプロン，エスゾピクロンは，GABA 受容体の特定のサブユニットにのみ選択性をもつ．それゆえ，鎮静作用を選択的に有し，筋弛緩作用や抗けいれん作用は比較的弱い．

ゾルピデム，ザレプロン，エスゾピクロンは，経口摂取後にすみやかによく吸収されるが，食事と一緒に摂取すると，吸収が1時間ほど遅れることがある．ゾルピデムの血中濃度は 1.6 時間でピークに達し，半減期は 2.6 時間である．ザレプロン血中濃度は 1 時間でピークに達し，半減期は 1 時間である．高脂肪食の直後に服用すると，ピークは約 1 時間遅延し，エスゾピクロンの睡眠誘導作用を減弱させる．終末期消失半減期は，健康な成人では約 6 時間である．エスゾピクロンは，血漿蛋白と弱く結合している(52〜59%)．

ゾルピデム，ザレプロン，エスゾピクロンでは，急速に代謝されることと，活性代謝産

物をもたないことにより，長時間作用型のベンゾジアゼピン系薬剤に比べて血中での蓄積が回避される．

治療適応

不眠
　不眠は，身体疾患によっても精神疾患によっても起こるが，睡眠薬は不眠の原因を徹底的に追求することなしに，7～10日以上，連続して投与すべきではない．しかし，実際には，多くの患者は，長年にわたる睡眠障害に苦しんでおり，睡眠薬の長期使用による恩恵を被っている．テマゼパム，フルラゼパム，トリアゾラムは，睡眠薬としてのみ適応をもつベンゾジアゼピン系薬剤である．ゾルピデム，ザレプロン，エスゾピクロンも，睡眠薬としてのみ適応をもつ．これらの「Z薬」は，通常は，短期間の使用後であれば，中止しても反跳性不眠をきたすことはないが，一部の患者では，中止後の数晩，睡眠障害の悪化を経験することがある．1か月以上に及ぶゾルピデム，ザレプロン，エスゾピクロンの使用は，有害作用の遅延性の発現に関連しない．6か月以上にわたるエスゾピクロンの臨床試験において，睡眠に関するいかなるパラメータにおいても，耐性の発現は観察されなかった．

　フルラゼパム，テマゼパム，クアゼパム，エスタゾラム，トリアゾラムは，睡眠薬として使用される．ベンゾジアゼピン系睡眠薬は本来，それぞれ半減期が異なる．フルラゼパムは半減期が最も長く，トリアゾラムは最も短い．フルラゼパムは，投与翌日の日中に，ごく軽度の認知障害を起こしうる．また，トリアゾラムは，軽度の反跳性不安や前向性健忘を起こしうる．クアゼパムは，長期使用時には日中の障害を起こしうる．テマゼパムとエスタゾラムは，多くの成人に対して用いやすい．エスタゾラムは睡眠作用の発現が早く，その作用は6～8時間持続する．

　ナルコレプシーの治療薬として承認され，徐波睡眠を改善するγヒドロキシ酪酸（γ-hydroxybutyrate：GHB）もまた，特定のGHB受容体に結合する$GABA_A$受容体のアゴニストである．GHBは，薬物への渇望（クレイビング）の減少と，依存，乱用，欠神発作の誘導の双方の能力をもち，被蓋のドパミン作動系に複雑な作用をもたらす．

不安症
- **全般不安症**　ベンゾジアゼピン系薬剤は，全般不安症に関連した不安の除去に，非常に効果的である．多くの患者には，あらかじめ決めた，個別の，比較的短期間の治療を行うべきである．しかし，全般不安症は，再発のリスクが高い慢性疾患であるので，全般不安症患者のなかには，ベンゾジアゼピン系薬剤による長期の維持治療が必要となる者もいる．
- **パニック症**　アルプラゾラムとクロナゼパムという2つの高力価のベンゾジアゼピン系薬剤が，広場恐怖の有無にかかわらず，パニック症の治療によく用いられている．SSRIもまた，パニック症の治療の適応となるが，ベンゾジアゼピン系薬剤は，即効性と，明らかな性機能障害や体重増加が起こらないという点で優れている．しかし，SSRI

はうつ病や強迫症などが併存している場合に使用できるため，いまだに好んで用いられる．ベンゾジアゼピン系薬剤とSSRIを併用して，急性期のパニック症状の治療を始めることができる．ベンゾジアゼピン系薬剤は，SSRIの作用が現れてから3〜4週間後には減量・中止する．
- ■**社交恐怖**　クロナゼパムは，社交恐怖の治療に対して効果的である．さらに，ジアゼパムなどの他のベンゾジアゼピン系薬剤も，社交恐怖の補助薬として用いられてきた．
- ■**その他の不安症**　ベンゾジアゼピン系薬剤は，不安を伴う適応障害，事故後などのライフイベントに関連した病的不安，強迫症，心的外傷後ストレス障害などの治療にも，付加的に用いられている．
- ■**うつ病と関連した不安**　うつ病患者は，しばしば相当な不安を経験する．抗うつ薬が，初期にはこれらの症状を悪化させることがある．それゆえ，ベンゾジアゼピン系薬剤は，うつ病と関連した不安の治療の適応となる．

双極Ⅰ型，Ⅱ型障害

クロナゼパム，ロラゼパム，アルプラゾラムは，急性期の躁病エピソードの治療に効果があり，抗精神病薬の代わりに，維持治療の補助薬にも用いられる．リチウムやラモトリギンの補助薬としてのクロナゼパムは，間欠期をより長くし，抑うつエピソードを減らしうる．ベンゾジアゼピン系薬剤は，双極性障害患者の睡眠を改善するのに役立ちうる．

緊張病

ロラゼパムは，ときに低用量(1日5 mg未満)で，そして，ときにきわめて高用量(1日12 mg以上)で，統合失調症よりも双極性障害に関連した急性の緊張病に対して，定期的に用いられる．他のベンゾジアゼピン系薬剤も有用であるとされる．しかし，緊張病に対するベンゾジアゼピン系薬剤に関する妥当な対照比較試験は行われていない．慢性の緊張病では，ベンゾジアゼピン系薬剤にも反応しない．緊張病に対する最も確実な治療法は，電気けいれん療法である．

アカシジア

アカシジア治療の第1選択薬としては，βアドレナリン受容体拮抗薬が最も一般的である．しかし，症例によっては，ベンゾジアゼピン系薬剤もまた，アカシジアに効果的である．

パーキンソン病

特発性のパーキンソン病患者のごく一部では，ゾルピデムの長期投与により，運動緩慢や筋固縮が軽減することがある．1回10 mgで1日4回のゾルピデムの投与は，数年間にわたって鎮静を起こさず，耐容性がある．

その他の精神科的適応症

クロルジアゼポキシドとクロラゼプ酸は，アルコールの離脱症状の治療に用いられる．

ベンゾジアゼピン系薬剤(特にロラゼパムの筋注)は，救急室での物質誘発性，または精神病性の焦燥の治療に用いられる．ベンゾジアゼピン系薬剤は，薬剤補助面接においてアモバルビタールの代わりに用いられることもある．

ベンゾジアゼピン系薬剤の過量服薬に対するフルマゼニル

フルマゼニルは，ベンゾジアゼピン系薬剤，ゾルピデム，ザレプロンなどのベンゾジアゼピン受容体作動薬による，有害精神運動，健忘，鎮静作用を拮抗するために用いられる．静注後の半減期は 7〜15 分である．最も頻度が高いフルマゼニルの有害作用には，悪心，嘔吐，眩暈感，興奮，感情不安定，皮膚血管拡張，注射部位痛，疲労感，視覚異常，頭痛などがある．フルマゼニルの使用による，おそらく最も頻度が高く，重篤な有害作用は，けいれんの出現である．これは特に，けいれん性疾患のある患者や，ベンゾジアゼピン系薬剤の身体依存を起こしている者，ベンゾジアゼピン系薬剤を大量に服用した者などに多い．フルマゼニル単剤では，記憶の想起を障害しうる．

多剤過量服薬の場合，他の薬剤(たとえば，三環系抗うつ薬)の毒性(たとえば，けいれん，不整脈)が，フルマゼニルによるベンゾジアゼピン受容体の拮抗作用により出現するかもしれない．たとえば，三環系抗うつ薬と同時にベンゾジアゼピン系薬剤も過量服薬した場合，三環系抗うつ薬の過量服薬によるけいれんが，ベンゾジアゼピン系薬剤により部分的に治療されていることがある．この場合，フルマゼニル療法により，三環系抗うつ薬誘発性のけいれんや不整脈が出現し，致命的な結果をまねくことも考えられる．フルマゼニルは，エタノールやバルビツレート，アヘン類の作用を拮抗することはない．

ベンゾジアゼピン系薬剤の過量服薬が判明または疑われた場合には，まず，フルマゼニル 0.2 mg を 30 秒以上かけて静注するとよい．30 秒間経過した後も期待した意識レベルに戻らない場合，さらに 0.3 mg を 30 秒以上かけて追加投与する．その後は，1 分の間隔を空けながら，0.5 mg をやはり 30 秒以上かけて投与し，合計で 3 mg まで追加可能である．フルマゼニル投与を急いではならない．投与前には，気道，血管を確保しなければならない．なお，治療に当たっては，患者の急速な覚醒を避けることが重要である．

ベンゾジアゼピン系薬剤の過量服薬患者の大半は，累積 1〜3 mg のフルマゼニルに反応する．3 mg 以上を投与しても，おそらくそれ以上の効果はもたらされないであろう．5 mg まで投与し，5 分間経過しても反応がみられない場合，おそらく過鎮静の主な理由はベンゾジアゼピン受容体作動薬によるものではないので，フルマゼニルの追加投与は無効と思われる．

フルマゼニルの投与後，患者の 1〜3％に再鎮静がみられることがある．20 分の間隔を空けてフルマゼニルを再投与することにより，再鎮静を予防したり治療したりすることができる．どんな場合でも，1 mg 以内を投与速度 0.5 mg/分で投与し，1 時間ごとに 3 mg 以内にすべきである．

注意点と有害作用

ベンゾジアゼピン系薬剤の最も頻度が高い有害作用は眠気であり，約 10% にみられる

ので，服用期間中には自動車の運転や危険な機械の使用に注意するように忠告すべきである．眠気は，前の晩に不眠のためにベンゾジアゼピン系薬剤を服用した次の日に現れることがある（いわゆる，残存する日中の眠気）．また，患者の2%未満が運動失調を，1%未満が眩暈感を経験する．これらの症状は，特に高齢者においては転倒や腰部骨折の原因となる．最も重篤なベンゾジアゼピン系薬剤の有害作用は，アルコールのような鎮静性の他の物質を同時に摂取した際にみられる．これらの物質との併用は，著しい眠気や脱抑制，そして，ときには呼吸抑制をも起こしうる．ベンゾジアゼピン受容体作動薬はまれに，服用患者の作業能率を低下させるような軽度の認知障害を起こしうる．ベンゾジアゼピン受容体作動薬を服用中の患者には，自動車の運転や危険な機械の使用に注意するように忠告すべきである．

　前向性健忘は，トリアゾラムなどの特に高力価のベンゾジアゼピン系薬剤と関連している．脳損傷の既往のある者では，逆説的な攻撃性の亢進がみられるとの報告がある．アレルギー反応もまれであるが，斑丘疹性の紅斑や全身瘙痒感が出現したとの報告もある．ベンゾジアゼピン系薬剤の中毒症状としては，錯乱，不明瞭言語，運動失調，嗜眠，呼吸困難，反射低下などがある．

　トリアゾラムは，重大な攻撃的行動の発現に関連するのではないかということで，マスメディアの注目を浴びた．そのため，製造メーカーは，不眠に対しては，短期間（10日未満）に限って投与することを推奨しており，また，可能性のあるすべての原因を適切に考慮しながら，トリアゾラム治療中の患者の異常思考や行動変化を慎重に評価するよう勧めている．トリアゾラムは，英国では1991年に禁止されている．

　ゾルピデムもまた，無意識下での行動や健忘と関連している．

　肝疾患のある患者や高齢者では，特に繰り返しまたは高用量で投与した際に，肝性昏睡などのベンゾジアゼピン系薬剤の有害作用や毒性が，特に出現しやすい．また，ベンゾジアゼピン系薬剤は，慢性閉塞性肺疾患や睡眠時無呼吸の患者に対して，臨床的に重篤な呼吸障害をきたしうる．アルプラゾラムは，直接的に食欲を増進させ，体重増加をきたしうる．ベンゾジアゼピン系薬剤は，物質乱用，認知障害，腎疾患，肝疾患，ポルフィリン症，中枢神経抑制，重症筋無力症の既往のある患者に対しては，慎重に用いるべきである．

　ベンゾジアゼピン系薬剤は催奇性に関与するというデータがあるので，妊娠中は使用を勧められない．さらに，第3トリメスター（妊娠の最後の3か月間）におけるベンゾジアゼピン系薬剤の使用は，新生児に離脱症状を引き起こしうる．新生児に影響を及ぼしうる濃度で母乳中にも分泌されるため，授乳児に無呼吸，徐脈，嗜眠を引き起こすことがある．

　ゾルピデムとザレプロンは，一般に耐容性が高い．1日10mgのゾルピデムや1日10mg以上のザレプロンにより，一部の患者は眩暈感，眠気，胃部不快感，下痢などを経験することがある．ゾルピデムとザレプロンは母乳中にも分泌されるため，授乳中の女性には禁忌である．高齢者や肝機能障害のある患者では，ゾルピデムやザレプロンの投与量を減量すべきである．

　まれではあるが，ゾルピデムは，幻覚や行動変化を起こしうる．ゾルピデムとSSRIの併用は，感受性の高い患者においては，幻覚の持続時間を延長しうる．

　エスゾピクロンは，高齢者の疼痛，口渇，不快な味覚などの有害作用においては，用量-

表 8-2
ベンゾジアゼピン離脱の徴候と症状

不安	振戦
易刺激性	離人感
不眠	感覚過敏
聴覚過敏	ミオクローヌス
悪心	せん妄
集中困難	けいれん

反応関係を示す.

耐性,依存性,離脱

　ベンゾジアゼピン系薬剤を,中等量かつ短期間(1〜2週間)で使用する場合,通常は重篤な耐性,依存性,離脱症状が出現することはない.ただし,短時間作用型ベンゾジアゼピン系薬剤(たとえば,トリアゾラムなど)では,単回投与した翌日に不安が増強されるなどの症状が出現することもある.また,抗不安作用に対する耐性も報告されており,鎮静作用の維持のために,薬剤の増量を余儀なくされることもある.

　ベンゾジアゼピン系薬剤からの離脱症候群(いわゆる中止後症候群)の出現は,使用期間,投与量,減量の割合,半減期などによる.ベンゾジアゼピン離脱症候群では,不安,神経質,発汗,落ち着きのなさ,易刺激性,疲労感,ふらつき,振戦,不眠,脱力などがみられる(**表8-2**).特に,半減期の短いベンゾジアゼピン系薬剤を突然中止すると,重篤な離脱症状が起こりうる.重篤な症状には,うつ病,妄想,せん妄,けいれんがある.これらの重篤な症状は,ベンゾジアゼピン受容体作動薬の作用を急速に拮抗するためにフルマゼニルを用いたときに,より起こりやすい.症状のいくつかは,本剤を用いている患者の約90%に起こる.重篤な離脱症候群は,高用量を長期間用いていた者のみにみられる.この症候群の出現は,半減期の長いベンゾジアゼピン系薬剤を服用している患者では,1〜2週間遅れることもある.アルプラゾラムでは,特に急激かつ重篤な離脱症候群がみられるため,徐々に減量すべきである.

　投与を中止する際には,ゆっくりと減量(1週間に25%ずつ)しなければならない.さもなければ,症状の再発や反跳が起こりやすい.(できる限り標準的な評価尺度を用いた)離脱症状のモニタリングや,患者に対する心理的サポートは,ベンゾジアゼピン系薬剤の中止を成功させるのに役立つ.ベンゾジアゼピン系薬剤の中止時にカルバマゼピンを併用すると,投与量を漸減するのみの場合よりも,より早く,より耐容性をもって,離脱させうることが報告されている.離脱を促進するために用いられるカルバマゼピンの投与量は,1日400〜500 mgである.アルプラゾラムの減量と中止は,特に長期間,高用量で治療を受けていた患者においては,きわめて困難であるという報告が,複数の臨床医からなされている.クロナゼパムに切り替え,その後,徐々に離脱することにより,アルプラゾラムの中止に成功したという報告もある.

ゾルピデムやザレプロンを，高めの至適治療量で長期間用いると，1日中持続する軽度の離脱症候群が生じうる．まれに，ゾルピデムを服用している患者が，通常投与量を1日30〜40 mgに増やすことがある．このような高用量のゾルピデムを突然中止すると，4日以上続く離脱症候群が起こりうる．ゾルピデムやザレプロンの鎮静作用への耐性が形成されることはない．

薬物相互作用

最も頻度が高く，重篤となりうるベンゾジアゼピン受容体作動薬の薬物相互作用により生じる症状は，過鎮静と呼吸抑制である．これは，ベンゾジアゼピン系薬剤やゾルピデム，ザレプロンを，アルコール，バルビツレート，三環系ならびに四環系抗うつ薬，ドパミン受容体拮抗薬，アヘン類，抗ヒスタミン薬などの，他の中枢神経抑制薬と併用した際に起こる．運動失調や構音障害は，リチウムや抗精神病薬をクロナゼパムと併用すると出現しやすくなる．ベンゾジアゼピン系薬剤とクロザピンの併用は，せん妄を起こしたという報告があるため，避けるべきである．シメチジン，ジスルフィラム，イソニアジド，エストロゲン，経口避妊薬は，ジアゼパム，クロルジアゼポキシド，クロラゼプ酸，フルラゼパムの血中濃度を上昇させる．シメチジンは，ザレプロンの血中濃度を上昇させる．一方，制酸薬は，胃腸管におけるベンゾジアゼピン系薬剤の吸収を減少させる可能性がある．トリアゾラムやアルプラゾラムの血中濃度は，ネファゾドン（nefazodone）やフルボキサミンにより，場合によっては中毒域まで上昇する．ネファゾドンの製造メーカーは，ネファゾドンと併用する際のトリアゾラムの投与量を75％，アルプラゾラムの投与量を50％減らすことを推奨している．「自然の精神安定薬」と宣伝されている，処方箋なしで購入できるカワカワ（カバ）は，GABA受容体の相乗過活性化を介して，ベンゾジアゼピン受容体作動薬の作用を増強しうる．カルバマゼピンは，アルプラゾラムの血中濃度を低下させる．制酸薬や食物は，ベンゾジアゼピン系薬剤の血中濃度を低下させ，喫煙はベンゾジアゼピン系薬剤の代謝を亢進する．リファンピシン，フェニトイン，カルバマゼピン，フェノバルビタールは，ザレプロンの代謝を有意に亢進する．また，ベンゾジアゼピン系薬剤は，フェニトインやジゴキシンの血中濃度を上昇させることがある．SSRIは，ゾルピデム誘発性の幻覚を長引かせたり，悪化させたりすることがある．ロラゼパムとオランザピンの併用による死亡例も報告されている．

CYP3A4とCYP2E1酵素は，エスゾピクロンの代謝に関連している．エスゾピクロンは，低温維持されたヒト肝細胞中のCYP1A2，2A6，2C9，2C19，2D6，2E1，3A4に対して，いかなる阻害作用も示さなかった．CYP3A4の強い阻害薬であるケトコナゾール400 mgを服用中の患者において，3 mgのエスゾピクロンを併用した場合，エスゾピクロンの曝露量を2.2倍に増加させた．

検査結果への影響

ベンゾジアゼピン系薬剤，ゾルピデム，ザレプロンが検査結果に影響を及ぼすかどうか

8 ベンゾジアゼピン系薬剤とGABA受容体作動薬

はわかっていない．

投与量と臨床ガイドライン

　ベンゾジアゼピン系薬剤を用いて不安を治療する際の決定は，慎重に行うべきである．甲状腺機能障害，カフェイン中毒，薬物療法などの医学的な原因による不安に対しては，ベンゾジアゼピン系薬剤を用いるべきではない．治療は低用量より始め，患者には，起こりうる鎮静作用と乱用性について説明すべきである．開始時に治療期間を見積もり，長期使用の弊害を考慮して，治療継続が必要かどうかを少なくとも月に1回は検討すべきである．しかし，長期のベンゾジアゼピン系薬剤の使用以外には，効果的な治療法がない不安症患者もいる．

　ベンゾジアゼピン系薬剤は，さまざまな剤形が利用できる．クロナゼパムは，丸剤を嚥下することが困難な患者にも使用しやすいように，オブラート製剤が利用可能である[*2]．アルプラゾラムは，頻回投与を避けるために，延長放出（extended-release）錠が利用可能である[*3]．ベンゾジアゼピン系薬剤のなかには，同じ作用を発揮するのに，他のベンゾジアゼピン系薬剤よりも少量で済む高力価の薬剤もある．たとえば，クロナゼパムは，ジアゼパム5 mgと同じ作用を発揮するのに0.25 mgしか必要としない高力価ベンゾジアゼピン系薬剤である．逆にオキサゼパムは，ジアゼパム5 mgと同じ効果を発揮するのに約15 mgを必要とする低力価ベンゾジアゼピン系薬剤である．

　ザレプロンには，5，10 mgのカプセルがある．10 mgの単回投与が，成人の通常投与量である．投与量は，最大20 mgまで耐容性をもって増量できる．ザレプロンの単回投与により，最小の持ち越し作用で4時間の睡眠が期待できる．65歳以上の高齢者や肝機能障害者では，初回投与量は5 mgが推奨される．

　エスゾピクロンには，1，2，3 mg錠がある．投与開始量は，重篤な肝機能障害のある患者や強いCYP3A4阻害薬を服用している患者では，1 mgを超えるべきではない．睡眠の開始や維持を改善するための推奨投与量は，成人（18〜64歳）では2 mgまたは3 mg，高齢者（65歳以上）では2 mgである．主訴が入眠困難である高齢患者に対しては1 mgでよい．

　表8-1に，本章で紹介した薬剤の製剤と投与量を示す[*4]．

[*2] 訳注：本邦では使用できない．
[*3] 訳注：本邦では使用できない．
[*4] 訳注：本邦の製剤については，70ページの付表を参照．

9 ブプロピオン
bupropion

　ブプロピオン(bupropion)は，ノルアドレナリンと，おそらくはドパミンの再取り込みを阻害する薬剤である．最も重要な点は，選択的セロトニン再取り込み阻害薬(selective serotonin reuptake inhibitor：SSRI)などの抗うつ薬とは異なり，セロトニン系には作用しないことである．結果として，急性期治療と長期治療において，体重減少は軽度で，性機能障害や鎮静のリスクが低いという特徴をもつ．ブプロピオンの中止に関連した離脱症候群は起こらない．ブプロピオンは，第1選択薬として単剤で用いられる機会も増えているが，かなりの割合で，他の抗うつ薬，とりわけSSRIに追加する形で用いられている．また，ブプロピオンは，〈Zyban〉という名称で，禁煙治療薬として販売されている[*1]．

薬理学的作用

　ブプロピオンには，即時放出型(immediate-release)(1日3回)，持続放出型(sustained-release)(1日2回)，延長放出型(extended-release)(1日1回)の3剤形がある．これらの薬剤には，同じ活性成分が含まれているが，薬物動態と投与量は異なる．ブプロピオンでは，さまざまな先発品と後発品との間で，生物学的同等性の不一致が報告されている．有用性を認めていた患者で製剤を変更する際には，耐容性または臨床的な有効性の面における本剤に関するいかなる変化であっても，その変化が切り替えに一致しているか否かを率先して照会すべきである．

　即時放出型のブプロピオンは，胃腸管からすみやかに吸収され，通常，経口摂取後2時間以内に最高血中濃度に達する．持続放出型のピークは3時間後に現れる．薬物の平均半減期は12時間(8～40時間)である．延長放出型のブプロピオンのピークは，摂取の5時間後である．延長放出型では，最高血中濃度に達するのにより時間がかかるが，最高血中濃度と最低血中濃度は他と同等である．1日1回300 mgの延長放出型の服用後24時間の曝露量は，150 mgを1日2回の持続放出型のそれと等しい．このことが，臨床的には，この薬剤を1日1回，朝に服用することを可能にしている．血中濃度は夕方には低下するが，これにより，一部の患者では治療に関連する不眠が起こりにくくなる．

　ブプロピオンの抗うつ作用発現の機序は，おそらくはドパミンとノルアドレナリンの再取り込み阻害作用に関連していると考えられている．ブプロピオンは，脳内のドパミント

[*1] 訳注：本邦では使用できない．

9 ブプロピオン

ランスポーターに結合する．禁煙に対するブプロピオンの作用には，ドパミン報酬回路への作用，またはニコチン性アセチルコリン受容体の阻害が関連している可能性がある．

治療適応

うつ病
　うつ病治療の第1選択薬としてのSSRIの陰に隠れてはいるが，うつ病に対するブプロピオンの治療効果は，外来，入院のいずれの患者においても，よく確立されている．反応率や寛解率はSSRIに匹敵することがわかっている．ブプロピオンは，季節性パターンや感情障害の既往のある患者の季節性の抑うつエピソードを予防することが知られている．

禁煙
　〈Zyban〉という商品名で知られているブプロピオンは，禁煙に対する行動修正プログラムと併用して用いる際に適応となる．モチベーションが高く，スケジュールに基づいた行動支援を受けた患者に用いることを目的としている．ブプロピオンは，ニコチンの代用品〈ニコチネルTTS〉と併用した際に，最も効果的である．

双極性障害
　ブプロピオンは，三環系抗うつ薬よりも双極Ⅰ型障害患者を躁転させにくく，他の抗うつ薬と比較して，急速交代（ラピッド・サイクラー）型の双極Ⅱ型障害を悪化させたり，誘発したりしにくい．しかし，双極性障害患者の治療におけるブプロピオンのエビデンスは限定的である．

注意欠如・多動症
　ブプロピオンは，注意欠如・多動症(attention-deficit/hyperactivity disorder：ADHD)治療に関して，交感神経作動薬に次ぐ第2選択薬として用いられる．ただし，小児と成人のADHDに対して，メチルフェニデートやアトモキセチンのような効果が証明されているADHD治療薬との比較はなされていない．ブプロピオンは，ADHDとうつ病の合併した患者や，ADHDと素行症または物質乱用の合併した患者に，適切な選択である．精神刺激薬による治療でチックが生じた患者においても，使用を考慮してよいだろう．

コカイン解毒
　ブプロピオンは，多幸感と関連している．すなわち，物質乱用の既往のある者には禁忌である．しかし，そのドパミン作動作用ゆえに，ブプロピオンは，物質から離脱した者のコカインへの渇望（クレイビング）を減少させるための治療として検討されてきた．一部の患者では，薬物への渇望が減少する一方で，一部では渇望が増大するという報告もあり，結果は確定的ではない．

性欲減退障害

ブプロピオンは，性的な有害作用を中和するために，SSRIのような薬剤にしばしば併用される．また，うつ病ではない性欲減退障害の治療にも有用である．ブプロピオンは，性的覚醒，オルガズムへの到達，性的満足を改善させる可能性もある．

注意点と有害作用

頭痛，不眠，口渇，振戦，悪心は，最も頻度が高い有害作用である．落ち着きのなさ，興奮，易刺激性なども起こりうる．重篤な不安症やパニック症の患者には，ブプロピオンで治療を開始すべきではない．おそらくはドパミン神経伝達における作用のために，幻覚，妄想，緊張病，せん妄などの精神病症状を起こしうる．ブプロピオンに関して特筆すべき点は，重篤な薬物誘発性の起立性低血圧，体重増加，日中の眠気，抗コリン作用などがないことである．しかし，一部の患者は，口渇や便秘，体重減少を経験しうる．ブプロピオンは，一部の患者に高血圧をもたらしうるが，他の心血管系や臨床検査値の重篤な変化の原因とはならない．また，間接的な交感神経作動作用，カテコラミンの放出を反映したヒト心筋に対する陽性変力作用をもつ．一部の患者では，認知障害，特に換語困難を経験する．

けいれんへの配慮は，医師にブプロピオンを処方することを躊躇させることもある．けいれんのリスクは用量依存性である．研究によると，1日300 mg以下の持続放出型薬剤では，けいれんの出現率は0.05％であり，他の抗うつ薬のけいれんの出現率より高いということはない．1日400 mgでは，けいれんの出現するリスクは約0.1％となる．

脳波波形の変化は，ブプロピオンの使用に関連して生じることが報告されている．ブプロピオンで治療されている患者の約20％で，棘波，鋭波，限局性の徐波化がみられる．鋭波は，男性と比較して，女性に起こりやすい．発作閾値を低下させることが知られている薬剤を服用した患者において，これらの波形の存在は，発作を誘発する危険因子である．他の危険因子としては，けいれんの既往歴，アルコール使用，最近のベンゾジアゼピン離脱，器質性脳疾患，頭部外傷，治療前の脳波上のてんかん様放電などがある．

妊婦へのブプロピオンの使用は，出生時の異常率を上昇させる特異的な因子ではない．ブプロピオンは母乳中に分泌されるため，授乳中の女性への使用は，患者のおかれた臨床的環境や医師の判定によるべきである．

ブプロピオンの過量服薬による死亡は，ほとんど報告がない．大量服薬や他の薬剤と混合して過量服薬した場合には，予後が悪い．けいれんは過量服薬者の1/3で起こり，明らかに高用量でブプロピオンを服用している患者の間では，用量依存性が認められる．制御不能のけいれん，洞性徐脈，心停止によって死に至ることもある．中毒症状としては，けいれん，洞性頻脈，高血圧，消化器症状，幻覚，興奮などが最も頻度が高い．すべてのけいれんは，典型的には短期間で，自然治癒性である．しかし，一般に過量服薬に関しては，ブプロピオンは，おそらくはSSRIを除く他の抗うつ薬よりも安全である．

9 ブプロピオン

薬物相互作用

　ブプロピオンは，SSRIやベンラファキシン(venlafaxine)としばしば併用されるという事実があるので，起こりうる相互作用は重要である．ブプロピオンは，ベンラファキシンの薬物動態に影響を及ぼすことが知られている．ある研究では，持続放出型のブプロピオンをベンラファキシンと併用することにより，ベンラファキシンの血中濃度を有意に上昇させ，結果として主要代謝産物のO-デスメチルベンラファキシンを減少させることに言及されている．ブプロピオンの水酸化は，ベンラファキシンによって，わずかに阻害される．SSRIのパロキセチンとフルオキセチン(fluoxetine)の血中濃度が有意に変化するという報告はない．しかし，まれだが，ブプロピオンとフルオキセチンの併用が，パニック，せん妄，けいれんなどと関連する可能性が示されている．ブプロピオンとリチウムの併用は，まれにけいれんなどの中枢神経系の毒性の原因となりうる．

　高血圧性危機を引き起こす可能性があるため，ブプロピオンは，モノアミン酸化酵素(monoamine oxidase：MAO)阻害薬と併用すべきではない．MAO阻害薬は，ブプロピオンによる治療を開始する少なくとも2週間前に中止すべきである．抗パーキンソン病薬を服用している一部の症例においては，ブプロピオンを追加することにより，ドパミン作動薬の減量が可能かもしれない．しかし，ブプロピオンとレボドパ，ペルゴリド，ロピニロール，プラミペキソール，アマンタジン，ブロモクリプチンなどのドパミン作動薬との併用は，せん妄，精神病様症状，ジスキネジア様運動などを引き起こしうる．メトプロロールと併用すると，洞性徐脈が生じうる．

　カルバマゼピンは，ブプロピオンの血中濃度を低下させうる．ブプロピオンは，バルプロ酸の血中濃度を上昇させうる．

　生体外(in vitro)の生体内変換研究によれば，ブプロピオンは肝チトクロムP450(cytochrome P450：CYP)2B6を介して，主要活性代謝産物のヒドロキシブプロピオンへ変化することがわかっている．ブプロピオンは，有意なCYP2D6阻害作用をもつ．

検査結果への影響

　ブプロピオンは，アンフェタミンの尿検査の結果を偽陽性にするという報告がある．それ以外には，ブプロピオン療法により検査結果に明らかな影響が生じたという報告はない．心電図上の，臨床上は重要でない変化(期外収縮や非特異性ST-T変化)や，白血球数の減少(約10%)が，少数の患者に起こったという報告はある．

投与量と臨床ガイドライン

　即時放出型のブプロピオンには，75, 100, 150 mg錠がある．持続放出型には，100, 150, 200, 300 mg錠がある．延長放出型のブプロピオンには，150, 300 mg力価がある[*2]．

[*2] 訳注：本邦では，いずれの製剤も使用できない．

〈Budeprion XL〉の 300 mg 錠(延長放出型の後発品の 1 つ)は，先発品である〈Wellbutrin XL〉の 300 mg 錠と治療学的に同等ではないことが判明したため，市場から撤収されるという問題があった．

　標準的な成人患者では，75 mg の即時放出型のブプロピオンの経口投与を 1 日 2 回で開始すべきである．治療 4 日目には，1 回 100 mg を 1 日 3 回に増量できる．1 日 300 mg が推奨投与量であり，増量せずに同一量にて数週間，維持すべきである．最大投与量の 1 日 450 mg は，150 mg の 1 日 3 回投与とすべきである．けいれんを起こすリスクがあるため，増量は 3 日で 100 mg を超えないようにし，即時放出型の 1 回投与量は 150 mg を超えないようにする．持続放出型の最大投与量は 400 mg であるが，200 mg を 1 日 2 回か，朝 300 mg と午後 100 mg の分服にすべきである．持続放出型の初回投与量は 1 日 1 回 100 mg であり，4 日後に 100 mg を 1 日 2 回まで増量することが可能である．その後，150 mg を 1 日 2 回まで増量できる．持続放出型の 1 回投与量は 300 mg を超えないようにする．延長放出型の最大投与量は，200 mg を 1 日 2 回である．延長放出型の利点は，適切に増量した後に，総量の 450 mg を，朝，一度に投与可能であることである．

　禁煙に対しては，喫煙を中止する 10〜14 日前に，持続放出型のブプロピオンを 1 日 150 mg で開始すべきである．4 日目に，150 mg の 1 日 2 回投与に増量する．治療は通常，7〜12 週間続ける．

10 ブスピロン
buspirone

　ブスピロン塩酸塩（buspirone hydrochloride）はアザピロン系薬剤に分類され，他の向精神薬とは化学的に異なる．ブスピロンは，セロトニン（5-HT）とドパミン（D）の2つの受容体に作用する．セロトニン $5-HT_{1A}$ 受容体に対して高い親和性を有し，作動薬または部分作動薬として作用する．ドパミン D_2 受容体に対しては中等度の親和性を有し，作動薬としても拮抗薬としても作用する．この向精神薬の適応は，全般不安症の治療である．ブスピロンは，抗けいれん作用や筋弛緩作用がないため，当初はベンゾジアゼピン系薬剤のよき代替薬となると信じられていた．一部の患者では，抗うつ薬にブスピロンを追加することが有用であるという報告が続いている．この役割における本剤の使用は，本剤の抗不安薬としての使用よりもより一般的である．興味深いことに，抗うつ薬のビラゾドン（vilazodone）は，セロトニンの再取り込みを阻害し，$5-HT_{1A}$ 受容体の部分作動薬として作用する．

薬理学的作用

　ブスピロンは胃腸管からよく吸収されるが，吸収は食物摂取によって遅延する．経口摂取後40〜90分間で血中濃度はピークに達する．10〜40 mg の単回投与では，線形の薬物動態を認める．複数回投与後には，非線形の薬物動態を認める．半減期は2〜11時間と短いため，1日3回の投与が必要である．ブスピロンの活性代謝物の1-ピリミジニルピペラジン（1-pyrimidinylpiperazine：1-PP）は，ブスピロンよりも力価は約20%低いが，脳内では親化合物よりも約30%以上濃縮される．1-PP の消失半減期は6時間である．

　ブスピロンは，全般不安症に効果的である他の薬剤の標的部位である，γアミノ酪酸（γ-aminobutyric acid：GABA）受容体と共役しているクロールイオン・チャンネルやセロトニン再取り込みトランスポーターには影響を及ぼさない．ブスピロンは，$5-HT_2$ と D_2 受容体にも影響を及ぼすが，臨床的な作用は不明である．D_2 受容体に対しては，作動薬としても拮抗薬としても作用する．

治療適応

全般不安症

　ブスピロンは，全般不安症の治療においてのみ効果を示すスペクトルの狭い抗不安薬である．選択的セロトニン再取り込み阻害薬（selective serotonin reuptake inhibitor：

SSRIやベンラファキシン(venlafaxine)とは異なり，パニック症，強迫症，社交恐怖には効果的ではない．しかし，典型的には，性機能障害や体重増加にはならないという点において，これらの薬剤に勝る．

　ブスピロンは，ベンゾジアゼピン系薬剤と比較して，一般に，怒りや敵意などの症状に対してより効果的であり，不安の精神症状に対しては同等の効果があり，不安の身体症状に対しては効果が劣るという，いくらかのエビデンスが存在する．ブスピロンの完全な効果は，1日30 mg以上の投与量でのみ現れる．また，ベンゾジアゼピン系薬剤よりも作用発現に時間がかかり，多幸的な作用をもたない．ベンゾジアゼピン系薬剤と異なる点は，即効性がないことであり，完全に作用が発現するまで2〜4週間かかることを患者に話さなければならない．即効性を必要とするのであれば，ベンゾジアゼピン系薬剤で治療を開始し，その後，ブスピロンの作用が発現した後にベンゾジアゼピン系薬剤から離脱させる．ブスピロンにはないベンゾジアゼピン系薬剤の鎮静作用は魅力的な場合もあるが，運動機能障害や認知障害の原因ともなりうる．

その他の疾患

　多くの他の疾患に対するブスピロンの使用が報告されているが，ほとんどが対照比較試験によって確認されていない．うつ病に対して，高用量のブスピロン(1日30〜90 mg)が効果的であるというエビデンスもみられる．ブスピロンには弱い抗うつ作用があると思われるため，標準的な抗うつ薬治療に失敗した患者の増強薬として用いられるようになった．大規模研究において，SSRIの増強薬としてのブスピロンは，一般に用いられる治療戦略と同様の機序で働くことが示された．ブスピロンは強迫症を治療する際に，SSRIの増強薬として用いられることもある．また，ブスピロンが心的外傷後ストレス障害に関連した過覚醒やフラッシュバックを減少させうるという複数の報告がある．

　ブスピロンは，GABA-クロールイオン・チャンネル複合体に直接作用するわけではないため，合併した不安症状を治療する場合を除いて，ベンゾジアゼピン系薬剤やアルコール，他の鎮静・催眠薬からの離脱には勧められない．

　ブスピロンが，器質性脳疾患や外傷性頭部外傷，SSRIによる歯ぎしりや性機能障害，ニコチンへの渇望(クレイビング)のある患者や，注意欠如・多動症の患者における攻撃性や不安を軽減することを示唆するいくつかの報告がある．

注意点と有害作用

　ブスピロンは，体重増加，性機能障害，中止後症候群，重篤な睡眠障害などの原因とならない．また，鎮静や認知・精神運動障害も引き起こさない．最も頻度が高い有害作用は，頭痛，悪心，眩暈感であり，(まれに)不眠もみられる．ブスピロンでは鎮静作用はみられない．軽い落ち着きのなさがみられることがあるが，不安の治療が不完全である可能性もある．過量服薬による死亡例はないが，50%致死量(LD_{50})は，推奨1日投与量の160〜550倍とされる．肝機能障害や腎機能障害のある患者や，妊娠中または授乳中の女性には慎重に用いるべきである．高齢者に対しては安全である．

10 ブスピロン

薬物相互作用

　ブスピロンとハロペリドールの併用は，ハロペリドールの血中濃度を上昇させる．ブスピロンは，高血圧を避けるために，モノアミン酸化酵素（monoamine oxidase：MAO）阻害薬と併用すべきではなく，MAO阻害薬の投与中止後，少なくとも2週間は避けたほうがよい．エリスロマイシン，イトラコナゾール，ネファゾドン（nefazodone），グレープフルーツジュースなどの肝チトクロムP450（cytochrome P450：CYP）3A4を阻害する薬剤や食品により，ブスピロンの血中濃度が上昇する．

検査結果への影響

　ブスピロンの単回投与により，成長ホルモン，プロラクチン，コルチゾールの血中濃度は一過性に上昇するが，その作用は臨床的には重要ではない．

投与量と臨床ガイドライン

　ブスピロンには，5，10 mg錠と，2つの刻み目がある（3分割可能）の15，30 mg錠があり*，通常は5 mgを1日3回，経口，または1回7.5 mgを1日2回，経口で開始する．2～4日ごとに5 mgずつ増量し，1日15～60 mgまで増量できる．
　ブスピロンに対して過敏性の既往のある患者，糖尿病関連の代謝性アシドーシスの患者，重篤な肝または腎機能障害の患者には，ブスピロンを投与すべきではない．

ベンゾジアゼピン系薬剤からブスピロンへの切り替え

　ブスピロンは，ベンゾジアゼピン系薬剤，バルビツレート，アルコールとの交差耐性をもたない．それゆえ，よくある臨床的問題は，現在ベンゾジアゼピン系薬剤を服用している患者に対して，ブスピロンによる治療をどのように開始するかということである．これには2つの選択肢があり，1つめは，ベンゾジアゼピン系薬剤離脱の時期に徐々にブスピロンを開始する方法，2つめは，ベンゾジアゼピン系薬剤の服用中にブスピロンを開始し，2～3週間で至適治療量に増量した後，ベンゾジアゼピン系薬剤を徐々に減量する方法である．過去，特に最近の数か月間にベンゾジアゼピン系薬剤が投与されていた患者では，ブスピロンは，不安の治療において，ベンゾジアゼピン系薬剤ほど効果的ではない可能性がある．その理由は，ベンゾジアゼピン系薬剤のような即効性の軽度の多幸作用と鎮静作用をもたないためであろうと説明されている．ベンゾジアゼピン系薬剤とブスピロンの併用療法は，単剤療法ではどちらの薬剤も無効であった不安の治療に効果がある可能性がある．

---

*訳注：本邦では，ブスピロンは使用できないが，類似の作用を有するタンドスピロン〈セディール〉が使用可能である．

11 カルシウムチャンネル阻害薬
Calcium Channel Blockers

　細胞内のカルシウムイオンは，セロトニンやドパミンのような複数の神経伝達物質の活性を調節し，その作用は，気分障害の治療薬としての役割を説明しうる．カルシウムチャンネル阻害薬は，精神科領域では，リチウム〈リーマス〉，カルバマゼピン〈テグレトール〉，バルプロ酸〈デパケン〉などの第1選択の気分安定薬に反応しないまたは耐容性がない患者に対する抗躁薬として用いられる．カルシウムチャンネル阻害薬には，ニフェジピン〈アダラート〉，ニモジピン（nimodipine），イスラジピン（isradipine），アムロジピン〈アムロジン，ノルバスク〉，ニカルジピン〈ペルジピン〉，ニソルジピン〈バイミカード〉，ニトレンジピン〈バイロテンシン〉，ベラパミル〈ワソラン〉などがある．これらの薬剤は，躁病や気分周期が24時間以内のウルトラ・ラピッド・サイクラー型の双極性障害に対して用いられる．

　大規模な遺伝子研究の結果は，カルシウムチャンネル阻害薬の潜在的な臨床適応への関心を再燃させてきた．2つのゲノム全域にわたる知見は，双極性障害，統合失調症，うつ病，注意欠如・多動症，自閉症に関する感受性遺伝子として，L型電位依存性カルシウムチャンネル・サブユニットをコードする遺伝子を暗に示している．

薬理学的作用

　カルシウムチャンネル阻害薬は，経口摂取後にほとんど吸収され，初回通過で多くが肝代謝される．単回投与後の血中濃度には，個人内変動および個人間変動があると考えられる．これらの薬剤のほとんどが，30分以内に最高血中濃度に達するが，アムロジピンは最高血中濃度に達するまで6時間以上かかる．ベラパミルの投与開始後の半減期は2～8時間であるが，数日経つと5～12時間になる．他のカルシウムチャンネル阻害薬の半減期は，ニモジピンとイスラジピンでは1～2時間，アムロジピンでは30～50時間と幅がある（表11-1）．

　双極性障害におけるカルシウムチャンネル阻害薬の主な作用機序はわかっていない．カルシウムチャンネル阻害薬は，L型(長時間作用型)電位依存性カルシウムチャンネルを通して，神経細胞内にカルシウムが流入するのを阻害する．

11 カルシウムチャンネル阻害薬

表 11-1
精神疾患に対して用いられるカルシウムチャンネル阻害薬＊の半減期，投与量，効果

	ベラパミル〈ワソラン〉	ニモジピン(nimodipine)	イスラジピン(isradipine)	アムロジピン〈アムロジン，ノルバスク〉
半減期	短い(5～12 時間)	短い(1～2 時間)	短い(1～2 時間)	長い(30～50 時間)
投与開始量	30 mg，1日3回	30 mg，1日3回	2.5 mg，1日2回	5 mg, 半量から
1日最大投与量	480 mg	240～450 mg	20 mg	10～15 mg
抗躁作用	++	++	++	a
抗うつ作用	±	+	+	a
抗ラピッド[b]	±	++	(++)	a

[a] 系統的な研究結果はない．症例報告のみ．
[b] ウルトラ・ラピッド・サイクラー型の双極性障害．
＊訳注：本邦では，精神科領域の適応はない．
（Robert M. Post, MD による）

治療適応

双極性障害

　ニモジピンとベラパミルは，双極性障害の維持治療として効果的であることが証明されてきた．リチウムに反応する患者は，ベラパミルによる治療にも反応するようである．ニモジピンやイスラジピンなどの短時間作用薬は，ウルトラ・ラピッド・サイクラー型や反復性短期うつ病に対して有用であるかもしれない．これらの薬剤は少量から開始し，臨床効果か有害作用が現れるまで，4～5 日ごとに増量すべきである．症状がコントロールできれば，維持治療として，アムロジピンなどの長時間作用薬に切り替えることができる．ベラパミルに反応しないからといって，他の薬剤に反応しないというわけではない．ベラパミルは，抗うつ薬誘発性の躁病を予防することがわかっている．カルシウムチャンネル阻害薬は，カルバマゼピンなどの他の薬剤が単剤では部分的にしか反応しなかった患者に対して，併用が可能である．

うつ病

　うつ病の治療に関して効果的であるカルシウムチャンネル阻害薬はない．また，実際には，抗うつ薬への反応を妨げることはないであろう．

その他の精神科的適応

　ニフェジピンは，モノアミン酸化酵素阻害薬による高血圧性危機の治療に併用される．イスラジピンはメタンフェタミンへの自覚的な反応を減じうるかもしれない．カルシウムチャンネル阻害薬は，トゥレット症，ハンチントン病，パニック症，間欠爆発症，遅発性

ジスキネジアに対して，有効であるかもしれない．

その他の医学的使用

　カルシウムチャンネル阻害は，狭心症，高血圧，片頭痛，レイノー現象，食道けいれん，早産，頭痛などの身体疾患を治療するために用いられてきた．ベラパミルは，抗不整脈作用を有し，上室性不整脈の治療に用いられてきた．

注意点と有害作用

　カルシウムチャンネル阻害薬の有害作用のなかで最も頻度が高いのが，血管拡張作用による，眩暈感，頭痛，頻脈，悪心，異常感覚(dysesthesia)，末梢性浮腫である．ベラパミルとジルチアゼム〈ヘルベッサー〉は，特に低血圧，徐脈，房室ブロックを引き起こすことがあるので，頻回のモニタリングや，ときとして，薬剤の中止を必要とする．心疾患のあるすべての患者では，慎重に用いるべきである．その他にも，便秘，疲労感，発疹，咳，喘鳴などが有害作用として頻度が高い．まれに起こる有害作用として，ジルチアゼムでは多動やアカシジア，パーキンソニズムが，ベラパミルではせん妄や高プロラクチン血症，乳汁漏出が，ニモジピンでは胸内苦悶感や発疹が，ニフェジピンではうつ病が報告されている．これらの薬剤の妊婦に対する安全性は確立されていないので，避けたほうがよい．これらの薬剤は母乳中にも分泌されるため，授乳中の女性も使用を控えるべきである．

薬物相互作用

　すべてのカルシウムチャンネル阻害薬は，潜在的に薬物相互作用を有する．これらの相互作用の型とリスクは，薬剤によって異なる．ベラパミルは，カルバマゼピン，ジゴキシン，その他の肝チトクロム P450(cytochrome P450：CYP)3A4 の基質薬剤の血中濃度を上昇させる．ベラパミルとジルチアゼムは，カルバマゼピン誘発性の神経毒性をもつと報告されているが，ニフェジピンにはみられない．カルシウムチャンネル阻害薬は，βアドレナリン受容体拮抗薬や降圧薬(たとえば，利尿薬，血管拡張薬，アンジオテンシン変換酵素阻害薬)，抗不整脈薬(たとえば，キニジン[*1]やジゴキシン)と併用する際は，患者の内科や循環器科の主治医に相談せずに処方すべきではない．シメチジンは，ニフェジピンとジルチアゼムの血中濃度を上昇させるという報告がある．リチウムとカルシウムチャンネル阻害薬を併用している一部の患者では，神経毒性による症状や徴候を起こすリスクが上昇する(死に至ることもある)．

検査結果への影響

　カルシウムチャンネル阻害薬が検査結果に影響を及ぼすかどうかはわかっていない．

[*1] 訳注：本邦ではキニジン硫酸塩である．

投与量と臨床ガイドライン

　ベラパミルには，40，80，120 mg 錠と，120，180，240 mg の持続放出(sustained-release)錠，100，120，180，200，240，300，360 mg の持続放出型カプセルがある[*2]．1回 40 mg を 1日 3回，経口投与から開始し，4～5日ごとに徐々に増量し，1回 80～120 mg を 1日 3回まで増量する．患者の血圧，脈拍，心電図(40歳以上，または心疾患既往の患者)の測定は，ルーチンに行うべきであろう．

　ニフェジピンには，10，20 mg のカプセルと 30，60，90 mg の延長放出(extented-release)錠がある[*3]．10 mg を 1日 3～4回の経口投与から始め，最大で 1日 120 mg まで増量できる．

　ニモジピンには，30 mg カプセルがある[*4]．ウルトラ・ラピッド・サイクラー型の双極性障害に対しては，1回 60 mg の経口投与を 4時間ごとに，場合によっては一時的に 1日 630 mg まで用いる．

　イスラジピンには，2.5，5 mg のカプセルがあり，最大投与量は 1日 20 mg である[*4]．イスラジピンの延長放出型製剤は，製造中止となっている．

　アムロジピンには，2.5，5，10 mg 錠がある[*5]．5 mg を就寝前 1回から開始して，最大で 1日 10～15 mg まで増量できる．

　ジルチアゼムには，30，60，90，120 mg 錠と，60，90，120，180，240，300，360 mg の延長放出型カプセルと，60，90，120，180，240，300，360 mg の延長放出錠がある[*6]．30 mg を 1日 4回の経口投与から始め，最大で 1日 360 mg まで増量できる．

　高齢者は若年者よりもカルシウムチャンネル阻害薬に対する感受性が高い．小児に対しての使用経験については情報がない．

[*2] 訳注：本邦では，40 mg 錠と 5 mg 注射剤のみがある．
[*3] 訳注：本邦でも，5，10 mg のカプセル，10，20，40 mg の調節放出錠，10，20 mg の持続放出錠をはじめ，さまざまな剤形がある．
[*4] 訳注：本邦では使用できない．
[*5] 訳注：本邦では，2.5，5，10 mg 錠と口腔内崩壊錠がある．
[*6] 訳注：本邦では，30，60 mg 錠，100，200 mg の持効性カプセル，10，50，250 mg/バイアルの注射剤がある．

12 カルバマゼピンとオクスカルバゼピン
Carbamazepine and Oxcarbazepine

　カルバマゼピン〈テグレトール〉は，三環系抗うつ薬のイミプラミンと類似した構造をもっている．米国では，1968年に三叉神経痛，1974年に側頭葉発作（複雑部分発作）の治療薬として承認された．興味深いことに，カルバマゼピンは当初，抗うつ作用を期待して合成されたが，多種の動物モデルでの検討で，その非定型性が確認されたため，疼痛とけいれんに対する治療薬として開発された．現在では，多くのガイドラインで，カルバマゼピンは双極性感情障害の両病相の予防と治療に有用な第2選択の気分安定薬として認識されている．2002年に，長時間作用できる持続放出型（sustained-release）製剤が急性躁病の治療薬として，米国食品医薬品局（Food and Drug Administration：FDA）の承認を得た．

　カルバマゼピンの類似薬であるオクスカルバゼピン（oxcarbazepine）は，1990年以降，欧州で小児のてんかんの治療薬として用いられ，2000年に米国で市販された．オクスカルバゼピンはカルバマゼピンと類似の構造をしているため，多くの臨床医がオクスカルバゼピンを双極性障害の治療に使用し始めている．ただし，オクスカルバゼピンが気分安定薬としての特性をもつという報告はごく少数しかなく，大規模プラセボ対照比較試験でも確認されていない．

カルバマゼピン

薬理学的作用

　カルバマゼピンの吸収は，緩徐で変動しやすい．食物は吸収を促進する．単回投与時には，投与後2〜8時間で最高血中濃度に達し，一定量を投与し続けると，2〜4日で定常状態に達する．70〜80%が蛋白質に結合する．カルバマゼピンの半減期は18〜54時間で，平均26時間である．しかし，長期投与では，半減期は平均12時間に短縮する．これは，カルバマゼピンによる肝チトクロム P450（cytochrome P450：CYP）の酵素誘導と，特にカルバマゼピンの代謝の自己誘導によるものである．肝臓の酵素誘導は，治療開始後約3〜5週で最大レベルに達する．

　カルバマゼピンの2つの長時間作用薬は，それぞれ若干異なった技術が使用されており，薬物動態が異なる．その1つである〈Tegretol XR〉は，胃腸管通過時間を正常に保つには食物を必要とする．もう1つの〈Carbatrol〉は，中間型（intermediate），延長放出型（extended-release），超緩徐放出型（very slow-release）の混合で，就寝前投与に適している．

カルバマゼピンは肝臓で代謝され，10,11-エポキシド代謝産物は，抗けいれん作用を有する．これが双極性障害の治療に有効かどうかについてはわかっていない．カルバマゼピンの長期使用は親分子に対するエポキシドの割合の上昇に関連している．

カルバマゼピンの抗けいれん作用は，主に，不活性状態で電位依存性ナトリウムチャンネルに結合し，不活性状態が延長することで媒介されると考えられている．これが，二次的に電位依存性カルシウムチャンネルの活性化を減弱させ，その結果，シナプス伝達を減少させる．付加的な作用として，N-メチル-D-アスパラギン酸（N-methyl-D-aspartate：NMDA）グルタミン酸受容体チャンネルを介した流入を減少させ，アデノシンA1受容体を競合的に拮抗し，中枢神経系のカテコラミン神経伝達を増強することが挙げられる．これらの作用機序のいくらか，またはすべてが，気分の安定化にかかわるかどうかはわかっていない．

治療適応
■双極性障害
- **急性躁病**　　カルバマゼピンの急性抗躁作用は通常，治療開始後数日以内に明らかとなる．患者の約50〜70％が治療開始後2〜3週以内に反応する．カルバマゼピンは，不快気分を伴う躁病や急速交代（ラピッド・サイクラー）型の双極性障害，気分障害の家族歴がない患者など，リチウムに反応しない患者に特に効果的であることを示唆する研究がある．カルバマゼピンの抗躁作用は，リチウム，バルプロ酸，甲状腺ホルモン，ドパミン受容体拮抗薬，セロトニン・ドパミン拮抗薬などの追加投与によって強化されうる．リチウムやバルプロ酸などには反応しないが，カルバマゼピンには反応する患者もいるし，その逆もある．
- **予防**　　特に，双極II型障害，統合失調感情障害，不快気分を伴う躁病の患者の再発予防に効果的である．
- **急性うつ病**　　治療抵抗性の急性うつ病の患者は，カルバマゼピンによく反応することがある．より重症な抑うつエピソードでそれほど慢性ではない患者は，より反応するように思われる．それにもかかわらず，カルバマゼピンは，電気けいれん療法を含む慣習的な治療に反応しなかったうつ病患者に対する，代替薬にとどまっている．

■その他
カルバマゼピンは，急性のアルコール離脱に関連した症状のコントロールに役立つ．しかし，これらの患者にはベンゾジアゼピン系薬剤がより有効である．カルバマゼピンは，心的外傷後ストレス障害の頻発する発作性の症状に対する治療薬として勧められてきた．また非対照比較試験で，小児から高齢者まで，すべての年代の非精神病者の衝動的，攻撃的行動の制御に効果的であることが示唆されている．統合失調症や統合失調感情障害における，非急性の激越，攻撃的行動の制御にも効果的である．著明な陽性症状（たとえば，幻覚）のある患者にも，衝動的または攻撃的な感情の爆発を示す患者と同様に反応する可能性がある．

注意点と有害作用
カルバマゼピンは比較的耐容性がよい．最も頻度が高い有害作用は，軽度の消化器症状

表 12-1 カルバマゼピンの有害作用

用量依存性の有害作用	特異的な有害作用
複視,視調節障害	無顆粒球症
めまい(vertigo)	スティーブンス・ジョンソン症候群
消化器症状	再生不良性貧血
課題遂行能力減退	肝不全
血液学的有害作用	発疹
	膵炎

(悪心,嘔吐,胃部不快感,便秘,下痢,食欲不振)と中枢神経系症状(運動失調,眠気)である.これらの有害作用の重症度は,カルバマゼピンの量を漸増し,必要最小限の有効血中濃度を維持することで軽減する.リチウム,バルプロ酸,その他の双極性障害の治療薬とは対照的に,カルバマゼピンは体重増加を引き起こさないようである.カルバマゼピンの自己誘導によって血中濃度が低下するので,有害作用の耐容性は時間とともに改善される.有害作用の大半は,9 μg/mL を超える血中濃度と関係している.まれではあるが重篤な有害作用として,血液疾患,肝炎,重症の皮膚反応がある(**表 12-1**).

■血液疾患　　カルバマゼピンの血液学的作用は用量依存性ではない.重篤な血液疾患(再生不良性貧血,無顆粒球症)は,カルバマゼピンで治療を受けている患者の 125,000 人に約 1 人の割合で出現する.患者の 1～2％ にみられる良性白血球抑制(白血球減少)の程度と,生命を脅かす血液疾患の出現との間に関係は認められないようである.患者に,発熱,咽頭痛,発疹,点状出血,紫斑,出血傾向などの症状が出現している場合は,重篤な血液疾患の可能性があることに注意し,迅速に患者の医学的評価を行うべきである.カルバマゼピンで治療中の患者は,3,6,9,12 か月目に,ルーチンの血液学的モニタリングを行うことが推奨される.12 か月目までに骨髄抑制の明らかなエビデンスがなければ,モニタリングの回数を減らす専門家が多い.しかし,たとえモニタリングが行き届いていたとしても,症状が出現するまで重篤な血液疾患をみつけられない可能性もある.

■肝炎　　カルバマゼピン治療開始後 2～3 週間以内に,肝酵素,特にトランスアミナーゼ値の上昇を伴った肝炎と,ビリルビン値やアルカリホスファターゼ値の上昇を伴った胆嚢炎が生じうる.トランスアミナーゼ値の軽度の上昇は経過観察だけでよいが,正常上限の 3 倍以上の上昇が持続した場合は,投与を中止する必要がある.再投与すれば肝炎が再発し,死亡する可能性もある.

■皮膚への作用　　カルバマゼピン治療中の患者の約 10～15％ に,治療開始後 3 週間以内に良性の斑・丘状の発疹が出現する.投与を中止すれば,通常,発疹は消失する.剥離性皮膚炎,多形性紅斑,スティーブンス・ジョンソン症候群,中毒性表皮壊死症などの,生命を脅かす皮膚科的症候群を経験する患者もいる.これらの重篤な皮膚科的問題が出現する可能性があるため,発疹が出現した患者に対しては,カルバマゼピン使用を

中止する臨床医が多い．最初の2か月間は，バルプロ酸とカルバマゼピンで薬疹のリスクはだいたい同じである．しかし，投与を続けると，カルバマゼピンのリスクがより高くなる．カルバマゼピンで治療中に良性の発疹が出現した患者で，カルバマゼピンが唯一の効果的な薬剤であったとしたら，カルバマゼピンを再投与することもできる．ほとんどの患者に発疹が再び出現することはないであろう．ステロイドの前投与をしてもアレルギー反応による他の症状(たとえば，発熱，肺炎)を起こしうるが，プレドニゾン(prednisone)1日40 mgの前投与は発疹を抑制する．

■**腎臓への作用**　カルバマゼピンはときに，リチウムの使用とは関係のない尿崩症の治療に用いられる．これは，バソプレシン受容体を直接的，または間接的に活性化するためである．また，特に高齢者や高用量投与されている場合には，低ナトリウム血症や水中毒に至る患者もいる．

■**その他の有害作用**　カルバマゼピンは，(三環系抗うつ薬の作用ほどではないが)心臓の刺激伝導を抑制するので，既存の心疾患を悪化させる可能性がある．カルバマゼピンは，緑内障，前立腺肥大症，糖尿病，またはアルコール依存のある患者には，注意深く用いるべきである．カルバマゼピンは，ときにバソプレシン受容体機能を活性化し，その結果，低ナトリウム血症，まれに水中毒が特徴である抗利尿ホルモン不適切分泌症候群(syndrome of inappropriate secretion of antidiuretic hormone：SIADH)と似た状態を生じさせる．これは，リチウムの腎臓への作用(たとえば，腎性尿崩症)とは反対の状態である．しかし，リチウムにカルバマゼピンを加えても，リチウムの作用はなくならない．カルバマゼピンを服用している患者に，錯乱や著しい脱力，頭痛が出現したら，血液電解質をすぐに測定すべきである．

　カルバマゼピンの使用は，まれに，発熱，発疹，好酸球増加症，致死性の心筋炎などの免疫過敏反応を引き起こす．

　乳児の口蓋裂や指爪の低形成，小頭症，二分脊椎は，妊娠中に母親がカルバマゼピンを使用したことと関係する可能性がある．絶対に必要でない限り，妊婦はカルバマゼピンを使用すべきでない．子どもを産む可能性のある女性はすべて，たとえ妊娠しようとしていなくても，1日1～4 mgの葉酸を服用すべきである．カルバマゼピンは母乳中に分泌される．

薬物相互作用

　カルバマゼピンは，肝CYP3A4を顕著に誘導するため，多くの薬剤の血中濃度を下げる(**表12-2**)．これらの薬剤とカルバマゼピンを併用する際は，臨床効果が減少しているかどうかをモニタリングする必要がしばしばある．カルバマゼピンは経口避妊薬の血中濃度を低下させるため，破綻出血が生じ，避妊が不確実となる．カルバマゼピンは，モノアミン酸化酵素(monoamine oxidase：MAO)阻害薬と一緒に投与すべきではなく，また，カルバマゼピンによる治療開始の少なくとも2週間前にはMAO阻害薬を中止したほうがよい．グレープフルーツジュースはカルバマゼピンの肝代謝を阻害する．カルバマゼピンとバルプロ酸を併用する場合は，バルプロ酸はカルバマゼピンの蛋白結合を乗っ取るので，カルバマゼピンの投与量を減らすべきであり，バルプロ酸の投与量を増やす必要があ

表 12-2
カルバマゼピンと他の薬剤との相互作用

カルバマゼピンとの併用により血中濃度に影響を及ぼされる可能性のある薬剤	カルバマゼピンの血中濃度に影響を及ぼす可能性のある薬剤
血中濃度が低下する可能性のある薬剤	**血中濃度を上昇させる可能性のある薬剤**
アセトアミノフェン	アロプリノール
アルプラゾラム	シメチジン
アミトリプチリン	クラリスロマイシン
ブプロピオン(bupropion)	ダナゾール
クロミプラミン	ジルチアゼム
クロナゼパム	エリスロマイシン
クロザピン	フルオキセチン(fluoxetine)
シクロスポリン	フルボキサミン
デシプラミン(desipramine)	ゲムフィブロジル(gemfibrozil)
ジクマロール(dicumarol)	イトラコナゾール
ドキセピン(doxepin)	イソニアジド[a]
ドキシサイクリン	ケトコナゾール
エトスクシミド	ラモトリギン
フェルバマート(felbamate)	ロラタジン
フェンタニル	マクロライド系薬剤
フルフェナジン	ネファゾドン(nefazodone)
ハロペリドール	ニコチン酸アミド
ホルモン系避妊薬	プロポキシフェン(propoxyphene)
イミプラミン	テルフェナジン(terfenadine)
ラモトリギン	トロレアンドロマイシン(troleandromycin)
メサドン	バルプロ酸[a]
メトスクシミド(methsuximide)	ベラパミル
メチルプレドニゾロン	ビロキサジン(viloxazine)
ニモジピン(nimodipine)	**血中濃度を低下させる可能性のある薬剤**
パンクロニウム(pancuronium)	カルバマゼピン(自己誘導)
フェンスクシミド(phensuximide)	シスプラチン
フェニトイン	ドキソルビシン塩酸塩
プリミドン	フェルバマート(felbamate)
テオフィリン	フェニトイン
バルプロ酸	プリミドン
ワルファリン	リファンピシン[b]
血中濃度が上昇する可能性のある薬剤	テオフィリン
クロミプラミン	バルプロ酸
フェニトイン	
プリミドン	

[a] 活性代謝産物の 10,11-エポキシドの血中濃度を上昇させる.
[b] カルバマゼピンの血中濃度を低下させるが,活性代謝産物の 10,11-エポキシドの血中濃度を上昇させる.
(表は,Carlos A. Zarate, Jr., MD, Mauricio Tohen, MD による)

るかもしれない．

検査結果への影響
　サイロキシン（T_4）とトリヨードサイロニン（T_3）の循環血中濃度は，甲状腺刺激ホルモンの減少に関連しており，カルバマゼピン療法と関係している可能性がある．カルバマゼピンは，主に高比重リポ蛋白の上昇による血中総コレステロール値の上昇とも関係している．甲状腺とコレステロールへの影響は，臨床的には重要ではない．カルバマゼピンは，デキサメタゾン抑制試験に影響を及ぼし，また妊娠検査薬で偽陽性を生じさせることがある．

投与量と投与法
　抗躁作用に対する目標投与量は多岐にわたるが，だいたい1日1,200 mgとされている．即時放出型（immediate-release）のカルバマゼピンは1日3〜4回服用する必要があり，これは服薬遵守の低下につながる．延長放出型は1日1〜2回の服用でよいために好まれる．延長放出型カルバマゼピンの1つである〈Carbatrol〉には，100，200，300 mgのカプセルがある[*1]．もう1つの〈Equatro〉にも，〈Carbatrol〉と同様のカプセルがあり[*1]，双極性障害の治療薬として販売されている．これらのカプセルは，3つの違った型でコーティングされた小さい粒を含んでおり，それぞれ溶解時間が異なる．カプセルは砕いたり噛んだりしてはならないが，カプセルの中身を取り出して食物に混ぜて服用しても，延長放出型の性質は変わらない．カプセルは食事と一緒に服用してもいいし，一緒でなくともよい．1日量のすべてを就寝前に服用してもよい．高脂肪食と一緒に服用すると吸収は速くなる．カルバマゼピンのもう1つの延長放出型である〈Tegretrol XR〉では，〈Carbatrol〉とは異なった薬物送達技術が使用されており，100，200，300 mg錠がある[*1]．
　既存の血液・肝・心疾患はすべて，カルバマゼピン療法の相対的禁忌となる可能性がある．肝疾患を有する患者は，通常投与量の1/3〜1/2のみでよい．そのような患者の投与量を増量する際には，注意深くゆっくり行うべきである．検査には，血小板数を含む血算や，肝機能検査，血中電解質，そして，40歳以上か心疾患の既往者には心電図を含めるべきである．治療前に脳波検査は必要ないが，臨床症状の改善に関する客観的変化の記録として有用であることもある．双極性障害に対するカルバマゼピンの簡単な使用ガイドについては，**表12-3**に示す．

■**ルーチン検査のモニタリング**　カルバマゼピンの抗躁作用の血中濃度域は確立されていない．抗けいれん薬としての血中濃度域は4〜12 μg/mLであり，気分障害の治療に効果がないと判断する前に，この範囲まで上げるべきである．カルバマゼピンでの治療中にはたいてい，臨床的には有意ではない程度の白血球数の減少が起こる．この良性の減少は，コロニー刺激因子を増強するリチウムを加えることによって元に戻りうる．汎血球減少症，無顆粒球症，再生不良性貧血のような，カルバマゼピンの重篤な血液学的有害作用は，患者の約125,000人に約1人に起こる．治療開始後2か月間は2週ごと，それ以降は年4回，完全な血液検査を行ったほうがよいが，FDAは，カルバマゼピン

[*1] 訳注：本邦では，100，200 mg錠，50％細粒がある．延長放出型製剤は，使用できない．

表 12-3
カルバマゼピンの双極性障害に対する使用ガイド

1. 抑うつ状態または正常状態には就寝前に低用量(200 mg)から開始する．躁状態には，高用量(1日600〜800 mg)を数回に分けて服用する
2. すべての就寝前服用には，カルバマゼピンの延長放出型製剤が望ましい
3. 個々の患者の反応や有害作用の出現に応じて，ゆっくりと投与量を調整する
4. CYP3A4の誘導および自己誘導は，2〜3週で起こる．その際に，必要または耐性があればさらに漸増する
5. 服用者の5〜10％に起こる良性の発疹に注意する．重篤な発疹へ進行することはまれであるが，予測不可能であるため，発疹が出現した際は，投与を中止すべきである
6. 良性の白血球減少は一様に起こりうる(通常は問題にはならない)
7. まれに無顆粒球症や再生不良性貧血が起こりうる(新規服用患者の100万人に数人)．熱発，咽頭痛，点状出血，歯肉出血に注意し，医師のチェックと迅速な血算が必要である
8. 高用量のエストロゲン製剤の使用を含む適切な産児制限を行う(カルバマゼピンはエストロゲン値を下げるため)
9. 妊娠中はカルバマゼピンを避ける(0.5％に二分脊椎，8％に他の重篤な有害事象が起こる)
10. 他の気分安定薬(リチウム)や抗てんかん薬(バルプロ酸)に反応しないが，カルバマゼピンに反応する患者がいる
11. 寛解状態を維持するためには，併用療法を必要とすることが多く，耐性によって起こる治療効果の減弱を予防する
12. カルバマゼピンの血中濃度上昇と関連する主要な薬物相互作用を起こしうるものや，CYP3A4阻害によりカルバマゼピンの潜在的な毒性を高めうるものとして，カルシウムチャンネル阻害薬〔イスラジピン(isradipine)やベラパミル〕，エリスロマイシンをはじめとするマクロライド系薬剤，バルプロ酸などがある

の添付文書に，医師の判断により，血液モニタリングを行うべきであることを付け加えた．患者には，発熱，咽頭痛，発疹，点状出血，紫斑，異常出血は，血液学的問題を示唆していることを説明し，早急に医師の診察を受けるよう促すべきである．この方法は，長期的な治療において，頻繁な血液モニタリングよりも効果的である．肝機能および腎機能の検査もまた，年4回行うべきである．ただし，この頻度で検査を行うべきかどうかは損益上の疑問がある．しかし，ルーチン検査の時期がいつであろうと，肝機能や腎機能と一緒に血液学的状態を評価するのは理にかなっている．**表 12-4** に，モニタリングのプロトコールを示した．

次のような検査値になった場合は，カルバマゼピン治療を中止し，血液科医に相談したほうがよい．白血球数 $3,000/\mu L$ 以下，赤血球数 $4.0 \times 10^6/\mu L$ 以下，好中球数 $1,500/\mu L$ 以下，ヘマトクリット値32％以下，ヘモグロビン $11 \text{ g}/100 \text{ mL}$ 以下，血小板数 $100,000/\mu L$ 以下，網状赤血球数0.3％以下，血中鉄濃度 $150 \text{ mg}/100 \text{ mL}$ 以下．

表 12-4
成人の精神疾患に対するカルバマゼピン投与時の検査モニタリング

	開始時	安定するまで毎週	6か月目まで毎月	6〜12か月
血算	＋	＋	＋	＋
ビリルビン	＋		＋	＋
アラニンアミノトランスフェラーゼ	＋		＋	＋
アスパラギン酸アミノトランスフェラーゼ	＋		＋	＋
アルカリホスファターゼ	＋		＋	＋
カルバマゼピン濃度	＋	＋		＋

オクスカルバゼピン(oxcarbazepine)

構造的にはカルバマゼピンと関連しているが，躁病の治療薬としてのオクスカルバゼピンの有用性は，対照比較試験においては確立されていない．

薬理学的動態

吸収は速く，食物の影響を受けない．約45分後に最高血中濃度に達する．親化合物の消失半減期は2時間であり，長期治療を通して一定に保たれる．代謝産物のモノヒドロキシカルバマゼピンの半減期は9時間である．抗けいれん作用のほとんどは，このモノヒドロキシ誘導体によるものと考えられる．

有害作用

最も頻度が高い有害作用は，鎮静と悪心である．いくぶん頻度が低いものには，認知障害，運動失調，複視，眼振，眩暈感，振戦がある．カルバマゼピンと対照的に，オクスカルバゼピンは重篤な血液疾患のリスクを上昇させることはないため，血液学的モニタリングも必要ない．良性の発疹の頻度もより低く，重篤な発疹はごくまれにしか起こらない．しかし，カルバマゼピンでアレルギー性の発疹が出現した患者の約25〜30％では，オクスカルバゼピンでも発疹が出現する．オクスカルバゼピンは，カルバマゼピンよりも低ナトリウム血症を起こしやすい．オクスカルバゼピンを服用した患者の約3〜5％で，この有害作用が出現している．低ナトリウム血症は臨床的には目立たないため，治療中早期にナトリウムの血中濃度を調べておくことは賢明である．重症の場合，錯乱とけいれんが生じることもある．

投与量と投与法

双極性障害に対するオクスカルバゼピンの投与量は確立されていない．オクスカルバゼピンには，150，300，600mg錠がある[*2]．1日投与量は150〜2,400mgと幅広く，2回

に分けて投与される．躁病に対する臨床試験では，夜に150〜300 mg の1日1回で開始し，1日約900〜1,200 mg が使用された．

薬物相互作用

　CYP3A4 を誘導するフェノバルビタールやアルコールのような薬剤は，オクスカルバゼピンのクリアランスを高め，血中濃度を低下させる．オクスカルバゼピンは CYP3A4/5 を誘導し，CYP2C19 を阻害するため，その代謝経路を利用する薬剤の代謝に影響を及ぼす．オクスカルバゼピンは経口避妊薬の血中濃度を低下させ，その作用を減弱させるため，経口避妊薬を服用している女性は産婦人科医に相談すべきである．

---

*² 訳注：本邦では使用できない．

13 コリンエステラーゼ阻害薬とメマンチン

Cholinesterase Inhibitors and Memantine

　ドネペジル〈アリセプト〉，リバスチグミン〈イクセロン，リバスタッチ〉，ガランタミン〈レミニール〉は，アルツハイマー病による認知症（アルツハイマー型認知症）における軽度から中等度の認知障害に対して用いられるコリンエステラーゼ阻害薬である．これらは，神経伝達物質のアセチルコリンの不活性化作用を減弱させることにより，コリン性の神経伝達を活性化し，それによって，わずかながら，記銘力の改善とまとまりのある思考がもたらされる．メマンチン〈メマリー〉は，コリンエステラーゼ阻害薬ではなく，N-メチル-D-アスパラギン酸（N-methyl-D-aspartate：NMDA）受容体に拮抗することによって効果を発揮する．軽度から中等度のアルツハイマー型認知症に適応となるコリンエステラーゼ阻害薬とは異なり，メマンチンは中等度から重度のアルツハイマー型認知症に適応となる．いちばん最初に導入されたコリンエステラーゼ阻害薬であるタクリン（tacrine）は，1日複数回の服用となることや，肝毒性の可能性があり，頻繁に検査結果をモニタリングする必要があるため，今ではほとんど用いられていない．日常的な臨床診療では，しばしばコリンエステラーゼ阻害薬とメマンチンが組み合わせて使用されており，近年の研究によって，この組み合わせはコリンエステラーゼ阻害薬の単剤療法よりも有益であることが報告されている．

薬理学的作用

　ドネペジルは，胃腸管から完全に吸収される．経口摂取後3〜4時間で最高血中濃度に達し，高齢者での半減期は70時間であり，1日1回投与でよい．約2週間以内に定常状態に達する．アルコール性肝硬変がある場合，ドネペジルのクリアランスは約20%減少する．リバスチグミンは，胃腸管から急速かつ完全に吸収され，1時間で最高血中濃度に達する．しかし，食物と一緒に摂取した場合，90分まで遅延する．半減期は1時間だが，コリンエステラーゼと結合し続けるので，1回の投与で治療的には10時間作用する．したがって，1日2回の投与となる．ガランタミンは，*Galanthus nivalis* というユキノハナから抽出された，コデインに似たアルカロイドである．ガランタミンは徐々に吸収され，30分〜2時間後に最高血中濃度に達する．食物は最高血中濃度を25%低下させる．ガランタミンの消失半減期は約6時間である．

　タクリンは，胃腸管からすみやかに吸収され，経口摂取後90分で最高血中濃度に達する．半減期は2〜4時間であるため，1日4回投与が必要である．

　コリンエステラーゼ阻害薬の作用の基本的な機序は可逆的で，中枢神経系でアセチルコ

リンを分解するアセチルコリンエステラーゼとブチリルコリンエステラーゼのアシル化によらない阻害である．この酵素阻害は，特に大脳皮質と海馬において，シナプス間隙のアセチルコリン濃度を上昇させる．すべての形態のアセチルコリンエステラーゼに非選択的なタクリンと違って，ドネペジルは中枢神経系に選択的に作用し，末梢神経系ではほとんど作用しないようである．ドネペジルが有害作用の点で好まれているのは，胃腸管系でのコリンエステラーゼ阻害がないからであろう．リバスチグミンは，ドネペジルよりも末梢神経系での活性がいくらかあるため，ドネペジルよりも胃腸管系有害作用を起こしやすいようである．

治療適応

コリンエステラーゼ阻害薬は，軽度から中等度のアルツハイマー型認知症における認知障害の治療に有効である．長期の使用により，記銘力低下の進行を遅らせ，無関心，うつ病，幻覚，不安，多幸感，無目的な運動行為を減らすことができる．自律能力は，これらよりも保たれにくい．記銘力，気分，精神病状態，対人関係のスキルがすみやかに改善したという報告もある．治療初期の効果はほとんどないが，認知と適応能力を何か月もの間，比較的安定したレベルに保つことができるという報告もある．コリンエステラーゼ阻害薬の使用による実際的な利点としては，養護老人施設に入所する時期を遅らせたり，必要性を減らすことがある．

ドネペジルとリバスチグミンは，パーキンソン病やレビー小体病の患者や，頭部外傷による認知欠損の治療にも有効であるかもしれない．ドネペジルは，アルツハイマー型認知症よりも軽症の軽度認知障害の治療についても臨床試験中である．血管性認知症の患者もアセチルコリンエステラーゼ阻害薬に反応するかもしれない．ときに，コリンエステラーゼ阻害薬は，悲哀と激越の徴候を伴う突発的な激しい反応を引き起こすが，いったん中止すると自然に回復する．認知症ではない者の認知機能を改善するためにコリンエステラーゼ阻害薬を用いることは控えなくてはならない．

注意点と有害作用

ドネペジル

ドネペジルは一般に，推奨投与量においては耐容性がよい．ドネペジルを服用している患者の 3％未満で，悪心，下痢，嘔吐がみられる．これらの軽度の症状は，5 mg よりも 10 mg の投与量で多い．症状が出現しても，3 週間使い続けることによって自然に消失する傾向にある．ドネペジルは，体重減少を起こす可能性がある．また，特に心疾患のある場合では，まれに徐脈性不整脈を起こす．失神も少数例で認められる．

リバスチグミン

リバスチグミンは一般に，耐容性がよいが，胃腸管系や中枢神経系の有害作用を抑えるためには，治療の初期において推奨投与量を再検討する必要があるだろう．これらの軽度

の症状は，1日6 mg以上の投与量でより起こりやすいが，症状が生じた場合は，減量すると消失する傾向にある．リバスチグミンに関連する有害作用で最も頻度が高いのは，悪心，嘔吐，眩暈感，頭痛，下痢，腹痛，食欲不振，疲労感，傾眠である．体重減少を引き起こすことがあるが，肝臓や腎臓または血液学的な異常，もしくは電解質の異常を起こすことはないと考えられている．

ガランタミン

　ガランタミンの有害作用で最も頻度が高いのは，眩暈感，頭痛，悪心，嘔吐，下痢，食欲不振である．これらの有害作用は軽度で一過性のものであることが多い．

タクリン

　タクリンはコリンエステラーゼ阻害薬のなかで最も使用頻度が低い薬剤である．投与量の調節や使用が面倒であり，肝トランスアミナーゼ値を著明に上昇させるリスクがあるため，他の薬剤よりも慎重に考えて使用する必要がある．肝トランスアミナーゼ値の上昇は25～30%で起こる．トランスアミナーゼ値の上昇以外では，タクリンによる治療に関連する，最も頻度が高く特異的な有害作用として，悪心，嘔吐，筋肉痛，食欲不振，紅斑があるが，このうち投与量との関係が明らかになっているのは，悪心，嘔吐，食欲不振だけである．トランスアミナーゼ値の上昇は，治療開始後6～12週に発現するのが特徴的で，コリン作動性の症状は用量依存性である．

- **■肝毒性**　タクリンは，血中のアラニンアミノトランスフェラーゼ(alanine aminotransferase：ALT)とアスパラギン酸アミノトランスフェラーゼ(aspartate aminotransferase：AST)の活性の上昇に関係している．ALTの測定は，タクリンの肝臓への影響を知るための，より鋭敏な指標となる．血清ALT値の上昇を認めた患者の約95%は，治療開始後18週以内に上昇が認められている．タクリン中止後，上昇したALT値が正常値に戻るまでの平均期間は4週間である．

　肝酵素のルーチン検査として，治療開始後18週間は毎週，その後の4か月は毎月，それ以降は3か月ごとに，ASTおよびALT活性を測定すべきである．投与量を増量した後，少なくとも6週間は，毎週ASTとALTを評価すべきである．ALT活性の軽度の上昇がみられた患者では，毎週モニタリングし，ALT活性が正常値に戻るまでは，タクリンを再び用いてはならない．ALT活性の上昇と黄疸がみられた患者では，タクリンによる治療は中止し，再投与もすべきではない．

　表13-1に，それぞれのコリンエステラーゼ阻害薬に関連した主な有害作用の頻度をまとめた．

薬物相互作用

　すべてのコリンエステラーゼ阻害薬は，スキサメトニウムやベタネコールなど，同様にコリン類似の活性を促進する薬剤と併用するときには注意が必要である．コリンエステラーゼ阻害薬とコリン拮抗作用をもつ薬剤(たとえば，三環系抗うつ薬)との併用は，おそ

表 13-1
コリンエステラーゼ阻害薬による主な有害作用の頻度(%)

薬剤	投与量(mg/日)	悪心	嘔吐	下痢	眩暈感	筋けいれん	不眠
ドネペジル	5	4	3	9	15	9	7
	10	17	10	17	13	12	8
リバスチグミン	1〜4	14	7	10	15	NR	NR
	6〜12	48	27	17	24	NR	NR
ガランタミン	8	5.7	3.6	5	NR	NR	NR
	16	13.3	6.1	12.2	NR	NR	NR
	24	16.5	9.9	5.5	NR	NR	NR

NR:臨床試験で報告されていない,または発生率5%未満.

らく相反作用があると思われる.パロキセチンは,新しい抗うつ薬,抗不安薬のなかでは最も著しい抗コリン作用をもっており,さらにいくつかのコリンエステラーゼ阻害薬の代謝を阻害するということもあって,併用を避けるべきである.

ドネペジルは,チトクロム P450(cytochrome P450:CYP)2D6 と CYP3A4 の双方によって広く代謝を受ける.ドネペジルの代謝は,フェニトイン,カルバマゼピン,デキサメタゾン,リファンピシン,フェノバルビタールによって促進される.よく使用されるパロキセチン,ケトコナゾール,エリスロマイシンなどの薬剤は,ドネペジルの血中濃度を著しく上昇させる.ドネペジルの蛋白結合性は強いが,フロセミドやジゴキシン,ワルファリンなど,蛋白結合性のある他の薬剤に取って代わることはない.リバスチグミンはほとんど血漿蛋白に結合することなく循環し,有意な薬物相互作用は認められていない.

ドネペジルと同様,ガランタミンも CYP2D6 と CYP3A4 の双方によって代謝を受けるため,これらの経路を阻害する薬剤とは相互作用をもつと考えられる.パロキセチンやケトコナゾールは,非常に注意深く使用すべきである.

検査結果への影響

コリンエステラーゼ阻害薬の使用が,臨床結果に影響を及ぼすかどうかはわかっていない.

投与量と臨床ガイドライン

コリンエステラーゼ阻害薬による治療を開始する前に,治療可能な原因による認知症の可能性を除外し,アルツハイマー型認知症の診断を確定する必要がある.

ドネペジルには,5,10 mg 錠がある[*1].治療は就寝前 5 mg から始める.4 週間後に,耐容性がよく,ある程度の明らかな効果があるようであれば,就寝前 10 mg の維持量に増量する.吸収は食事に影響されない.

リバスチグミンには，1.5，3，4.5，6 mg のカプセルがある[*2]．推奨投与開始量として，1回1.5 mg を1日2回投与し，その後，2週間以上ごとに1日投与量を1.5 mg ずつ増量し，6 mg の分2まで増量していく．耐容性がよければ，投与量は最大で 6 mg の1日2回投与まで増量可能である．食事と一緒に摂取すると，消化器症状を軽減することができる．

ガランタミンには，4，8，16 mg 錠がある[*3]．推奨投与量は，1日16〜32 mg の分2である．実際は，より高用量のほうが，低用量よりも耐容性がよい．投与開始量は1日8 mg で，増量は最低4週間空けてから行う．その後の増量は，それぞれ4週間空けて，耐容性をみながら行うべきである．

タクリンには，10，20，30，40 mg のカプセルがある[*4]．タクリンによる治療を始める前に，特に肝機能検査と血液学的な基礎値に注意して，一通りの身体診察，血液検査を行わなければならない．治療は，10 mg の1日4回投与から始め，6週ごとに10 mg 増量し，1日160 mg までとする．受け入れがたい有害作用や，ALT 活性の上昇がないかどうかで，投与量を決める．タクリンは1日4回投与とされており，食後2時間以内に服用すると，タクリンの吸収は約25%減少してしまうので，食前1時間の服用が望ましい．タクリン使用中は，前述のタクリン投与における ALT のガイドラインに沿って経過観察する必要がある．

メマンチン

薬理学的作用

メマンチンは経口投与でよく吸収され，約3〜7時間で最高血中濃度に達する．食物は，メマンチンの吸収に影響を及ぼさない．メマンチンの薬物動態は，至適治療域では線形性を示し，終末相消失半減期は約60〜80時間である．血漿蛋白結合率は45%である．

メマンチンはほとんど代謝を受けず，投与量のほとんど(57〜82%)は，未変化のまま尿中に排泄される．残りは，主に以下の3つの極性代謝産物に変換される．すなわち，N-グルダンタン複合体，6-ヒドロキシメマンチン，1-ニトロソ脱アミノメマンチンである．これらの代謝産物は，わずかな NMDA 受容体拮抗作用を有する．メマンチンは低度から中等度の親和性をもった NMDA 受容体拮抗薬である．神経伝達物質であるグルタミン酸は学習と記憶に関連した神経経路において不可欠な役割を果たしていることから，グルタミン酸による NMDA 受容体の過興奮がアルツハイマー型認知症に関与すると考えられる．過剰なグルタミン酸が NMDA 受容体に刺激を与えすぎることで，神経細胞への過剰なカルシウム流入をまねき，結果としてアルツハイマー型認知症にみられるような細胞死に至る．メマンチンは，異常なグルタミン酸神経伝達に関連する NMDA 受容体を部分的に遮

[*1] 訳注：本邦では，3，5，10 mg 錠，口腔内崩壊錠，口腔内崩壊フィルム，内用液，内服ゼリー剤，0.5%細粒，1%ドライシロップがある．
[*2] 訳注：本邦では，4.5，9，13.5，18 mg の貼付剤がある．
[*3] 訳注：本邦では，4，8，12 mg 錠と口腔内崩壊錠，4 mg/mL の内用液がある．
[*4] 訳注：本邦では使用できない．

断する一方で，正常な細胞機能に関連する生理的神経伝達は遮断しないことにより，過剰なグルタミン酸から細胞を保護すると考えられる．

治療適応

メマンチンは，中等度から重度のアルツハイマー型認知症に対して，米国で承認された唯一の薬物である．

注意点と有害作用

メマンチンは安全で耐容性もよい．最も頻度が高い有害作用は，眩暈感，頭痛，便秘，錯乱である．重度の腎機能障害のある患者にメマンチンを使用することは勧められない．400 mg の過量服薬の患者では，落ち着きのなさ，精神病状態，幻視，傾眠，昏迷，意識消失が認められたと報告されている．この患者は後遺症を残すことなく回復している．

薬物相互作用

CYP(1A2, 2A6, 2C9, 2D6, 2E1, 3A4)の基質マーカーを用いた in vitro 研究では，メマンチンによるこれらの酵素に対する阻害作用はわずかであった．これらの酵素によって代謝される薬剤との薬物動態学的相互作用はないものと予想される．

メマンチンの一部は尿細管分泌によって排泄されるため，同一の腎陽イオン輸送系を介している薬剤(ヒドロクロロチアジド，トリアムテレン，シメチジン，ラニチジン，キニジン，ニコチンなど)との併用は，双方の薬剤の血中濃度を変動させる可能性がある．ヒドロクロロチアジドとトリアムテレンの合剤と，メマンチンの併用は，メマンチンとトリアムテレンの生体利用率には影響を及ぼさなかったが，ヒドロクロロチアジドの生体利用率を20％低下させた．

尿 pH は，食事や，薬剤(たとえば，炭酸脱水酵素阻害薬，トピラマート，炭酸水素ナトリウム)，患者の臨床状態(たとえば，尿細管性アシドーシスや尿管の重症感染症)などによって変動する．メマンチンのクリアランスは，pH 8 のアルカリ尿においては約80％減少する．このため，尿 pH がアルカリに変動すると薬剤が蓄積し，有害作用の増加につながる可能性がある．したがって，このような状況では，メマンチンは注意して使用しなければならない．

検査結果への影響

メマンチンが検査結果に影響を及ぼすかどうかはわかっていない．

投与量と臨床ガイドライン

メマンチンには，5，10 mg 錠があり[*5]，推奨投与開始量は1日 5 mg，推奨目標投与量は1日 20 mg である．1日2回の分割投与とし，増量の際には耐容性に応じて1週間に5 mg ずつ行う．

[*5] 訳注：本邦では 5，10，20 mg 錠と口腔内崩壊錠がある．

13 コリンエステラーゼ阻害薬とメマンチン

　軽度から中等度の認知症で，メマンチンとコリンエステラーゼ阻害薬を併用した患者では，コリンエステラーゼ阻害薬の単剤療法の患者と比べて，認知や全般的な機能において，有意な改善は認められなかった．

14 ジスルフィラムとアカンプロサート
Disulfiram and Acamprosate

　ジスルフィラム〈ノックビン〉とアカンプロサート〈レグテクト〉は，アルコール依存症の治療に用いられる薬剤である．ジスルフィラムは，飲酒後に身体への重篤な反応を引き起こすため，モチベーションが高く，かつ厳密な監視を受けている飲酒者のみに適した危険な薬剤であるという評価にさらされている．しかしながら，臨床経験より，ジスルフィラムは推奨投与量を使用するのであれば，禁酒をしようと努力するアルコール依存症患者に対して許容可能で，かつ安全な薬剤であることが示されている．ジスルフィラムの主な治療効果（すなわち，ジスルフィラム-アルコール反応という名で知られる，アルコール摂取後に不快な症状を惹起する能力）を構成する特性は，ジスルフィラムが危険な薬剤であるという認識を生み出した．

　ジスルフィラムをアルコールと併用した場合，最重症例では，臨床的に重篤な事態が発生しうる．それらには，呼吸抑制や心血管系虚脱，急性心不全，けいれん，意識喪失が含まれ，そしてまれではあるが，死亡する場合もある．これらの合併症の可能性や，アルコール依存症治療薬の他の選択肢の開発により，ジスルフィラムの広範な使用は妨げられてきた．本章で取り扱うもう1つの薬剤のアカンプロサートは，ジスルフィラムとは異なり，嫌悪感を抱かせるような有害作用を惹起しない．アカンプロサートは現在，外来治療においてジスルフィラムよりも広く処方されるが，入院治療では最初の禁酒を促進するのを助けるために，ジスルフィラムのほうがよく用いられる．

　ナルトレキソン（naltrexone），ナルメフェン（nalmefene），トピラマート，ガバペンチンなどの薬剤も，アルコール摂取量を減らすのに有用である．これらの薬剤については，該当の章で述べる．

ジスルフィラム

薬理学的作用

　ジスルフィラムは，経口摂取後，胃腸管からほぼ完全に吸収される．半減期は60〜120時間と推定されている．したがって，最終服用後，体内からジスルフィラムが完全に排泄されるまでには1〜2週間が必要である．

　エタノールは代謝されると，アルコール脱水素酵素による酸化作用を介してアセトアルデヒドが形成される．さらにアセトアルデヒドは，アルデヒド脱水素酵素によりアセチルコエンザイムA（アセチル-CoA）に代謝される．ジスルフィラムはアルデヒド脱水素酵素

阻害薬であり，アセトアルデヒドの血中濃度を著明に上昇させてアルコール代謝を阻害する．アセトアルデヒドの蓄積（通常のアルコール代謝における濃度の10倍にまで達することがある）は，**ジスルフィラム-アルコール反応**と呼ばれる，悪心，拍動性頭痛，嘔吐，高血圧，紅潮，発汗，口渇，呼吸困難，頻脈，胸痛，めまい（vertigo），視調節障害などに特徴づけられる各種の不快な反応を引き起こす．反応はアルコールを一口摂取した直後に起こり，30分〜2時間持続する．

■**薬理学的作用と血中濃度の関連**　さまざまな要因のために，ジスルフィラムの血中濃度は人によってさまざまであるが，なかでも年齢と肝機能が問題になる．一般に，ジスルフィラム-アルコール反応の重症度は摂取されたジスルフィラムとアルコールの量に比例することが示されている．それにもかかわらず，ジスルフィラムの血中濃度は臨床現場ではめったに測定されない．感受性の高い患者において，アルコールの血中濃度とジスルフィラム-アルコール反応の重症度の間にみられる正の相関関係は以下のとおりである．アルコール血中濃度が100 mLあたり5〜10 mgに増大した場合には，軽度の症状が出現する．100 mLあたり50 mgの場合には，ほぼすべての症状が出現する．100 mLあたり125〜150 mgの場合には，意識喪失と昏睡状態に陥る．

治療適応

ジスルフィラムの主な適応は，アルコール依存症に対して嫌悪感を抱かせるための治療である．ジスルフィラム-アルコール反応を起こすことに対する恐怖，または，かつてジスルフィラム-アルコール反応を起こしたことがあるという記憶を利用すると，患者がアルコールを摂取しないように仕向けることができる．通常は，ジスルフィラム-アルコール反応の重篤さ，または不快さを十分に説明すると，患者はアルコールを摂取することを思いとどまる．ジスルフィラム療法は，精神療法や集団療法，アルコール患者匿名会（Alcoholics Anonymous：AA）のような自助グループへの参加と組み合わせて行うべきである．ジスルフィラム療法は，薬剤を服用しないことを患者自身が簡単に決めることができるので，注意深いモニタリングが必要である．

注意点と有害作用

■**アルコール摂取時の有害作用**　ジスルフィラム-アルコール反応の程度は患者によって異なる．極端な症例では，呼吸抑制や心血管系虚脱，心筋梗塞，けいれんを生じ，死に至る．したがって，ジスルフィラムは，重篤な呼吸器系や心血管系の疾患のある患者には禁忌である．さらに，腎炎や脳損傷，甲状腺機能低下症，糖尿病，肝疾患，けいれん，多剤薬物依存，脳波異常のある患者にも注意して用いるべきである．ほとんどの致死的な反応は，ジスルフィラムを1日500 mg以上服用している患者や，アルコールを88.8 mL（3オンス）より多く摂取している患者で起こっている．重篤なジスルフィラム-アルコール反応の治療に際しては，まず第1に，ショックを予防するための支持療法を行う．酸素投与，ビタミンCの静注，エフェドリン，抗ヒスタミン薬の使用も回復を助けることが報告されている．

■**アルコール摂取時以外の有害作用**　アルコールを摂取しない場合の有害作用は，疲労

感，皮膚炎，インポテンス，視神経炎，さまざまな性格変化，そして肝障害である．ジスルフィラムの代謝産物はドパミンβヒドロキシラーゼを阻害する．これは，ドパミンをノルアドレナリン，またはアドレナリンに代謝する酵素である．この結果，精神病性障害の患者の精神病症状が増悪することもある．緊張病症状も出現する可能性がある．

薬物相互作用

ジスルフィラムは，ジアゼパム，パラアルデヒド（paraldehyde），フェニトイン，カフェイン，テトラヒドロカンナビノール（マリファナの活性成分），バルビツレート，抗凝固薬，イソニアジド，三環系抗うつ薬の血中濃度を上昇させる．パラアルデヒドは，肝臓で代謝されてアセトアルデヒドになるため，ジスルフィラムと併用すべきではない．

検査結果への影響

まれな例ではあるが，ジスルフィラムは，蛋白結合ヨウ素への^{131}Iの結合に影響を及ぼすことが報告されている．また，尿中ホモバニリン酸濃度を低下させる可能性がある．ホモバニリン酸はドパミンの主要な代謝産物であるが，ジスルフィラムがドパミンヒドロキシラーゼを阻害するためにこのような結果がもたらされる．

投与量と臨床ガイドライン[*1]

ジスルフィラムには，250，500 mg 錠がある[*2]．通常の投与開始量は1日500 mgの経口投与であり，最初の1〜2週間は同量を投与する．維持量は1日250 mgで，その範囲は1日125〜500 mgである．1日500 mgを超えて投与すべきではない．

ジスルフィラムを服用している患者には，ごく少量のアルコール摂取でさえも不快な作用を伴うジスルフィラム-アルコール反応が引き起こされることを伝えておかなければならない．さらに，咳止めドロップのようなアルコールを含む薬剤，あらゆる種類のトニック類，アルコールを含む食物・ソースの摂取について警告すべきである．アルコールがベースになったローションや化粧水，コロン，香水を使用したり，アルコールを吸い込んだだけで反応を起こす者もいる．したがって，警告は具体的に行い，また香水のような，アルコールを含み，局所的に用いられるあらゆる製品に対しても細心の注意を払わなければならない．

患者が最低12時間断酒するまで，ジスルフィラムは投与すべきではない．患者には，ジスルフィラムを最後に服用してから1〜2週間はジスルフィラム-アルコール反応が起こりうることを警告しておかなければならない．ジスルフィラムを服用している患者はジス

[*1] 訳注：本邦では，ジスルフィラムのほかに，シアナミド〈シアナマイド〉が嫌酒薬として利用可能である．シアナミドは空気中では不安定なので，剤形は1％内服液となっている．投与量は1日50〜200 mg（5〜20 mL）である．シアナミドはほぼ無味無臭である．ジスルフィラムとシアナミドの主な相違点は，作用機序と作用時間の2つにある．ジスルフィラムがアルデヒド脱水素酵素を非可逆的に阻害し，作用が服用後約12時間から6日間持続するのに対し，シアナミドは可逆的で，作用は服用後約10分から12時間持続する．有害作用の点では，シアナミドは一般に，ジスルフィラムより軽度であるが，薬疹が多いとされる．

[*2] 訳注：本邦では，99％以上の散剤のみが発売されている．

ルフィラム-アルコール反応についての説明書きと，連絡先の主治医の名前・電話番号が記入された ID カードを携帯すべきである．

アカンプロサート

薬理学的作用
　アカンプロサートの作用機序は完全にはわかっていないが，興奮性神経伝達物質であるグルタミン酸の作用と関連した神経系の過活動に拮抗すると考えられている．アカンプロサートの作用は，部分的には N-メチル-D-アスパラギン酸（N-methyl-D-aspartate：NMDA）の受容体に対する拮抗作用によりもたらされている可能性がある．

治療適応
　アカンプロサートは，飲酒中止後に禁酒を継続しようとしているアルコール依存症の患者の治療目的で使用される．アカンプロサートの禁酒促進効果は，解毒を経験していない患者や，治療開始前に禁酒を果たしていない患者では証明されたことはない．

注意点と有害作用
　アカンプロサートの有害作用の大部分は治療初期にみられるものであり，通常は軽度で，本質的に一時的なものである．最も頻度が高い有害作用は，頭痛，下痢，鼓腸，腹痛，知覚異常（paresthesia），さまざまな皮膚反応である．アカンプロサートを急激に中止しても有害作用がもたらされることはない．これは，長期投与後の場合であっても同様である．また，アカンプロサートに習慣性がみられるというエビデンスもない．クレアチニンクリアランスが 30 mL/分未満の重度の腎機能障害のある患者には，アカンプロサートを投与すべきではない．

薬物相互作用
　アルコールとアカンプロサートが併用されても，双方の薬物動態に影響はもたらされない．ジスルフィラムやジアゼパムも，アカンプロサートの薬物動態に影響を及ぼさない．ナルトレキソンとアカンプロサートが併用された場合には，アカンプロサートの血中濃度が上昇する．そのような患者では，投与量を調節する必要はない．ナルトレキソンと主要な代謝産物である 6-β-ナルトレキソールの薬物動態は，アカンプロサートとの併用後，影響を受けることはない．臨床試験において，アカンプロサートと抗うつ薬が併用されていた患者では，それぞれを単剤で使用されていた患者と比較して，体重増加と体重減少の双方の頻度が高かった．

検査結果への影響
　アカンプロサートは，標準的臨床検査値に影響を及ぼさない．

投与量と臨床ガイドライン

　アカンプロサートは，アルコールの離脱症状の治療には使用すべきでないことに留意する必要がある．アルコールからの脱却に成功した後にのみ，投与を開始すべきである．患者には禁酒を続けることを約束させ，治療はカウンセリングや自助グループへの参加を含めた包括的治療プログラムの一部とすべきである．

　アカンプロサートの錠剤には，333 mg のアカンプロサート・カルシウムが含有されており[*3]，これは 300 mg のアカンプロサートと等価である．アカンプロサートの投与量は患者ごとに異なる．推奨投与量は，1 回あたり 333 mg 錠を 2 錠ずつ（1 回あたりの投与量は 666 mg となる）を 1 日 3 回というものである．服用は食事と無関係に行ってもよい可能性があるが，臨床試験では食事と一緒に服用されている．さらに，毎日，規則正しく 3 度の食事をとる患者では，食事の際に服用することが，服薬遵守を良好に保つのに役立つと示唆されている．一部の患者では，より少ない投与量でも有効でありうる．服用を忘れた場合には，可能な限り早急に服用すべきである．しかし，次回の服用時間が近い場合には，その服用はスキップすべきであり，その後は規則的な服用スケジュールを再開すべきである．服用は 2 回まとめて行うべきではない．クレアチニンクリアランスが 30〜50 mL/分の中等度の腎機能障害のある患者では，初回投与量として，1 回あたり 333 mg のアカンプロサートを 1 錠ずつ，1 日 3 回投与することが推奨される．重度の腎機能障害のある患者には，アカンプロサートを投与すべきではない．

[*3] 訳注：本邦では，333 mg 錠がある．

15 ドパミン受容体作動薬とその前駆体
Dopamine Receptor Agonists and Precursors

　ドパミン受容体作動薬は内因性のドパミンなしにドパミン受容体を活性化し，特発性パーキンソン病，高プロラクチン血症，特定の下垂体腫瘍（プロラクチノーマ）などの治療に広く用いられている．ドパミンは心臓を刺激し，肝臓，腎臓，その他の臓器への血流量を増加させるため，ドパミン濃度の低下は血圧の低下や静脈還流量の減少と関連する．ドパミン受容体作動薬はショック状態やうっ血性心不全の治療にも使われる．

　ドパミン受容体作動薬の精神科領域での使用は，パーキンソニズム，錐体外路症状，アキネジア，口周囲に限局する振戦，高プロラクチン血症，乳汁漏出，抗精神病薬（神経遮断薬）悪性症候群といった抗精神病薬による有害作用に対する治療に限られる．この種の薬剤で最もよく処方されるものには，ブロモクリプチン〈パーロデル〉，レボドパ〈ドパストン〉，レボドパ・カルビドパ合剤〈メネシット，ネオドパストン〉，アマンタジン〈シンメトレル〉がある．アマンタジンは抗精神病薬によるパーキンソニズムなどの薬剤性運動障害に対して主に使用される．また，A型インフルエンザ感染の予防と治療を目的に抗ウイルス薬として用いられたり，自分が死んでいると思い込むまれな精神神経疾患であるコタール症候群に対する治療にも用いられる．治療抵抗性のうつ病患者に対する抗うつ薬の効果をアマンタジンが増強するという報告もある．

　新しいドパミン受容体作動薬には，ロピニロール〈レキップ〉，プラミペキソール〈ビ・シフロール〉，アポモルヒネ〈アポカイン〉，ペルゴリド〈ペルマックス〉がある．これらの薬剤のなかで，抗うつ薬の増強薬として精神科領域で最も広く用いられているのは，プラミペキソールである．ペルゴリドは心臓弁に深刻な障害を与えるリスクがあるため，米国では2007年に販売中止となった．2012年に米国食品医薬品局（Food and Drug Administration：FDA）は医療従事者に対してプラミペキソールが心不全のリスクを上昇させうることを通知した．この警告は本剤の心不全に対する潜在的リスクを示唆したいくつかの研究に基づいているが，それらの研究にも制限事項があるため，追加的な検討が必要である．

薬理学的作用

　レボドパは，経口投与ですみやかに吸収され，30〜120分後に最高血中濃度に達し，半減期は90分である．胃内のpHの変化や，食事と一緒に摂取することにより，レボドパの吸収は著しく減少する．ブロモクリプチンとロピニロールはすみやかに吸収されるが，

初回通過効果による代謝を受けるため，生体利用率は約30～55％である．経口摂取後1.5～3時間で最高血中濃度に達する．ロピニロールの半減期は6時間である．プラミペキソールは初回通過効果による代謝をほとんど受けることなく，すみやかに吸収され，2時間で最高血中濃度に達し，半減期は8時間である．アポモルヒネの経口薬は，研究されているが，米国では使用できない[*1]．アポモルヒネは皮下注により，急速かつ全身によくいきわたり，2～8 mgの投与量では線形の薬物動態を示す．

レボドパは中枢神経系のドパミン神経細胞に取り込まれると，神経伝達物質であるドパミンに変換される．アポモルヒネ，ブロモクリプチン，ロピニロール，プラミペキソールは，ドパミン受容体に直接作用する．レボドパ，プラミペキソール，ロピニロールは，ドパミンD_2受容体よりもD_3受容体に約20倍選択的に結合する一方，ブロモクリプチンでの選択性は2倍未満である．アポモルヒネは，D_1とD_2受容体に選択的に結合し，D_3とD_4受容体に対する親和性はほとんどない．レボドパ，プラミペキソール，ロピニロールは，ドパミン受容体以外の受容体に有意な活性はもたないが，ブロモクリプチンは，セロトニンの5-HT_1・5-HT_2受容体，α_1・α_2・βアドレナリン受容体に結合する．

治療適応

薬物誘発性運動障害

今日の臨床精神医学では，ドパミン受容体作動薬は，薬物誘発性パーキンソニズム，錐体外路症状，アキネジア，口周囲に限局する振戦の治療に用いられる．しかし，新しい非定型抗精神病薬(セロトニン・ドパミン拮抗薬)を用いることで，薬物誘発性運動障害の発生率が大幅に低下したため，これらの薬剤の使用は劇的に減少している．ドパミン受容体作動薬は，特発性むずむず脚症候群の治療に効果があり，この症状が薬剤の有害作用で生じた場合にも有効かもしれない．ロピニロールはむずむず脚症候群への適応がある．

薬物誘発性運動障害の治療に関しては，抗コリン薬，アマンタジン，抗ヒスタミン薬を用いる臨床医が多い．これらの薬剤は同等に効果があり，有害作用がほとんどない．ブロモクリプチンは，抗精神病薬悪性症候群の治療で今も使われているが，この症候群の発生率は，ドパミン受容体拮抗薬の使用が減るにつれ，低下している．

ドパミン受容体作動薬は，ドパミン受容体拮抗薬による高プロラクチン血症を中和するためにも用いられる．高プロラクチン血症は，無月経や乳汁漏出などの有害作用の原因となる．

気分障害

ブロモクリプチンは，治療抵抗性うつ病患者における抗うつ薬の反応を強めるために長く用いられてきた．ロピニロールは，抗うつ薬の増強療法や，薬剤治療抵抗性双極Ⅱ型うつ病に対する治療薬として有用であると報告されている．ロピニロールは，抗うつ薬誘発性性機能障害の治療にも有効かもしれない．プラミペキソールは治療抵抗性のうつ病に対

[*1] 訳注：本邦では，皮下注製剤のみ使用できる．

する抗うつ薬の増強薬としてしばしば用いられている．いくつかの研究によると，プラミペキソールはセルトラリンよりもパーキンソン病患者のうつ病に有効であり，パーキンソン病患者の快楽消失も軽減させる．

性機能障害
　ドパミン受容体作動薬は，一部の患者において勃起障害を改善する．しかし，至適治療量でしばしば有害作用が生じるため，ほとんど使用されていない．ホスホジエステラーゼ-5 阻害薬は，耐容性に優れ，より効果的である（第 26 章）．

注意点と有害作用

　ドパミン受容体作動薬では有害作用がよく起こるので，本剤の有用性は限られる．有害作用は用量依存性で，悪心，嘔吐，起立性低血圧，頭痛，眩暈感，不整脈などがある．起立性低血圧のリスクを軽減するために，いかなるドパミン受容体作動薬でも投与開始量はごく少量からとし，最低でも 1 週間空けて増量すべきである．ドパミン受容体作動薬は，高血圧，心血管疾患，肝疾患のある患者では注意して用いるべきである．長期にわたって服用すると，特に高齢者では，舞踏病様運動やジストニア，幻覚・妄想・錯乱・うつ病・躁病などの精神疾患，その他の行動変化などを起こしやすい．
　ブロモクリプチンを長期にわたって使用すると，後腹膜線維症や肺線維症，胸水，胸膜肥厚を起こしうる．
　ロピニロールとプラミペキソールの有害作用の特徴は，概して，レボドパやブロモクリプチンと同様であるが，より軽度である．ロピニロールとプラミペキソールは，突然予告なしに起こる，抗しがたい睡眠発作の原因となることがあり，交通事故を起こした症例もある．
　アポモルヒネの最も頻度が高い有害作用は，あくび，眩暈感，悪心，嘔吐，眠気，徐脈，失神，発汗である．幻覚もまた報告されている．アポモルヒネの鎮静作用は，アルコールや他の中枢神経抑制薬と同時に服用すると増悪する．
　ドパミン受容体作動薬は，乳汁分泌を抑制するので，妊娠中や授乳中の女性には特に禁忌である．

薬物相互作用

　ドパミン受容体拮抗薬は，ドパミン受容体作動薬の作用を打ち消す可能性があるが，これは通常，臨床的には重要ではない．三環系抗うつ薬とドパミン受容体作動薬を併用すると，筋硬直，焦燥，振戦などの神経毒性症状を引き起こすという報告がある．利尿薬や他の降圧薬との併用は，降圧作用を増強する可能性がある．ドパミン受容体作動薬は，セレギリンなどのモノアミン酸化酵素（monoamine oxidase：MAO）阻害薬と併用してはならない．ドパミン受容体作動薬を開始する少なくとも 2 週間前に，MAO 阻害薬を中止すべきである．

ベンゾジアゼピン系薬剤，フェニトイン，ピリドキシンは，ドパミン受容体作動薬の薬理学的作用を阻害する．高血圧や心筋梗塞の原因となるので，麦角アルカロイドとブロモクリプチンを併用してはならない．プロゲスチン，エストロゲン，経口避妊薬は，ブロモクリプチンの作用を阻害し，ロピニロールの血中濃度を上昇させる．シプロフロキサシンはロピニロールの，シメチジンはプラミペキソールの血中濃度を上昇させる．

検査結果への影響

レボドパの服用により，血中と尿中の尿酸値上昇，尿糖検査結果，尿中ケトン検査結果，尿中カテコラミン値に関して偽陽性となることがある．その他のドパミン受容体作動薬の場合は，服用していても，検査結果に影響を及ぼさない．

投与量と臨床ガイドライン

表15-1に，さまざまなドパミン受容体作動薬とその製剤をまとめた．抗精神病薬誘発性パーキンソニズムの治療には，レボドパを1回100 mgの1日3回から開始し，患者が機能面で満足できるまで増量すべきである．レボドパの最大投与量は1日2,000 mgであるが，多くの患者は1日1,000 mg以下で反応を示す．レボドパ・カルビドパ合剤中のカルビドパの成分量は，合計で少なくとも1日に75 mgとすべきである．

精神疾患に対するブロモクリプチンの投与量は確定していないが，低用量(1.25 mgの1日2回)から始め，徐々に増量するのが賢明なようである．悪心の発生を抑えるために，ブロモクリプチンは通常，食事と一緒に服用する．

プラミペキソールの投与開始量は，1回0.125 mgの1日3回で，第2週目には1回0.25 mgの1日3回に増量する．その後は，治療上の有益性か有害作用のどちらかが現れるまで，1週間ごとに1回0.25 mgずつ増量する．特発性パーキンソン病の患者が有益性を経験するのは通常，1日総投与量が1.5 mg程度のときであり，最大投与量は1日4.5 mgである．

ロピニロールの投与開始量は，1回0.25 mgの1日3回で，1週間ごとに1回0.25 mgずつ，1日総投与量が3 mgになるまで増量し，次に1週間ごとに1回0.5 mgずつ，1日総投与量が9 mgになるまで増量する．その後は，治療上の有益性か有害作用のどちらかが現れるまで，1週間ごとに1回1 mgずつ，最大投与量が1日24 mgになるまで増量する．特発性パーキンソン病の患者の1日平均投与量は，約16 mgである．

パーキンソン病に対して推奨されるアポモルヒネの皮下投与量は，急性の運動減少のエピソードの時期は0.2〜0.6 mLであり，目盛の付いたペン型シリンジで投与する．アポモルヒネは1日3回投与できる．最大投与量は1回0.6 mLを1日5回までである．

アマンタジン

アマンタジンはインフルエンザの予防と治療に用いられる抗ウイルス薬である．また，

表 15-1
利用可能なドパミン受容体作動薬とカルビドパ*

一般名	商品名	製剤
アマンタジン	Symmetrel	カプセル：100 mg シロップ：50 mg/5 mL
ブロモクリプチン	Parlodel	錠剤：2.5，5 mg
カルビドパ(carbidopa)[a]	Lodosyn	錠剤：25 mg
レボドパ	Larodopa	錠剤：100，250，500 mg
レボドパ・カルビドパ合剤	Sinemet，Atamet	錠剤：100/10，100/25，250/25 mg 延長放出錠：100/25 mg，200/50 mg
プラミペキソール	Mirapex	延長放出錠：0.125，0.375，0.75，1.5，3，4 mg
ロピニロール	Requip	錠剤：0.25，0.5，1，2，5 mg

[a] カルビドパは製造メーカーからの直接販売でのみ入手可能である．
*訳注：本邦の製剤については付表を参照．

抗パーキンソン特性をもつことがわかり，今ではパーキンソン病の治療や，アキネジア，錐体外路症状および口周囲に限局する振戦(ラビット症候群)の治療にも用いられている．

薬理学的作用

アマンタジンは，経口投与後，胃腸管からよく吸収される．約2～3時間で最高血中濃度に達し，半減期は12～18時間であり，治療開始後4～5日で定常状態に達する．アマンタジンは代謝されずに尿中に排泄される．血中濃度は，高齢者では若年成人の2倍程度に達する．腎不全患者では，アマンタジンが体内に蓄積する．

アマンタジンは，中枢神経系のドパミン神経伝達を増強する．その作用機序はよくわかっていないが，シナプス前小胞からのドパミン放出，シナプス前神経終末へのドパミン再取り込み阻害，シナプス後ドパミン受容体への作動作用などの機序が関与していると考えられる．

治療適応

アマンタジンの精神科領域における主な適応は，パーキンソニズム，アキネジア，いわゆるラビット症候群(舞踏病アテトーゼ様の口周囲に限局する振戦)のようなドパミン受容体拮抗薬やセロトニン・ドパミン拮抗薬の投与により生じる症状の治療である．アマンタジンは，これらの症状に対して，抗コリン薬〔たとえば，ベンズトロピン(benztropine)〕と同程度に有効で，服用した者の約1/2は改善する．しかし，アマンタジンは一般に，急性ジストニア反応の治療には抗コリン薬ほどの効果はなく，遅発性ジスキネジアやアカシジアの治療には無効と考えられている．

アマンタジンは，錐体外路症状のある者で，抗コリン作用を追加することがためらわれるような場合，特に低力価のドパミン受容体拮抗薬を服用中の患者や高齢者に対して使用

訳注：付表
本邦で使用できるドパミン受容体作動薬

一般名	商品名	剤形	含有量
アマンタジン	シンメトレル	錠	50, 100 mg
		細粒	10%
アポモルヒネ	アポカイン	皮下注	30 mg/3 mL
ブロモクリプチン	パーロデル	錠	2.5 mg
レボドパ	ドパストン	カプセル	250 mg
		散	98.5%
		注	25, 50 mg (2.5 mg/mL)
	ドパゾール	錠	200 mg
レボドパ・カルビドパ合剤	メネシット, ネオドパストン	錠	100/10, 250/25 mg
ペルゴリド	ペルマックス	錠	50, 250 μg
	ペルゴリン	散	0.025%
プラミペキソール	ビ・シフロール	錠	0.125, 0.5 mg
	ミラペックス	持続放出錠	0.375, 1.5 mg
	プラミペキソール	口腔内崩壊錠	0.125, 0.5 mg
ロピニロール	レキップ	錠	0.25, 1, 2 mg
		調節放出錠	2, 8 mg

される．高齢者は，抗コリン性の有害作用を起こしやすく，中枢神経系に抗コリン性せん妄，末梢神経系に尿貯留などを生じうる．アマンタジンは，抗コリン薬よりも記憶障害は少ない．

アマンタジンは，傾眠，疲労感，オルガズム障害，射精障害などの選択的セロトニン再取り込み阻害薬（selective serotonin reuptake inhibitor：SSRI）に関連する有害作用の治療に有効との報告がある．

アマンタジンは，一般内科診療においては，原因によらずあらゆるパーキンソニズムの治療に用いられ，そのなかには特発性パーキンソニズムも含まれる．

注意点と有害作用

中枢神経系への作用で最も頻度が高いのは，軽度の眩暈感，不眠，集中力低下（用量依存性）であり，服用者の5〜10%に起こる．易刺激性，うつ病，不安，構音障害，運動失調は，服用者の1〜5%に起こる．けいれんや精神病状態などのより重度の中枢神経系有害作用が報告されている．最も頻度が高い末梢性有害作用は悪心である．頭痛，食欲不振，皮膚の斑点状発疹も報告されている．

アマンタジンを1か月以上服用した者の5%程度に，下肢の網状皮斑（血管拡張による皮膚の紫色変化）が報告されている．これは通常，下肢を挙上すると軽減し，本剤を中止する

とほとんどすべての例で解消する．

　アマンタジンは，腎疾患やけいれん性障害のある者には相対的禁忌である．また，浮腫や心血管疾患のある者には慎重に用いるべきである．アマンタジンには催奇性があるというエビデンスがいくつかあるので，妊娠中の女性は服用すべきでない．また，母乳中に分泌されるため，授乳中の女性は服用すべきでない．

　アマンタジンの過量服薬による自殺企図は生命を脅かすものである．過量服薬による症状としては，中毒性精神病（錯乱，幻覚，攻撃性）と心肺停止がある．これらの症状は胃洗浄を開始すべき救急治療の適応である．

薬物相互作用

　アマンタジンは，フェネルジン（phenelzine）や他の MAO 阻害薬と併用すると，安静時血圧を著しく上昇させる可能性がある．また，精神刺激薬と併用すると，不眠，易刺激性，神経過敏，さらには，けいれんや不整脈が生じうる．アマンタジンは，抗コリン薬と併用してはならない．併用すると，錯乱，幻覚，悪夢，口渇，視調節障害などの望ましくない有害作用が悪化しうる．

投与量と臨床ガイドライン

　アマンタジンには，100 mg カプセルと 50 mg/5 mL のシロップがある[*2]．アマンタジンの通常投与開始量は，100 mg の 1 日 2 回経口投与であり，適応があれば，200 mg の 1 日 2 回まで慎重に増量することが可能である．アマンタジンを腎機能障害患者に投与するのは，その治療を担当する内科医に相談した場合に限る．アマンタジンによる抗精神病薬誘発性錐体外路症状の治療が奏効した場合，4〜6 週間投与を継続し，その後いったん中止して，抗精神病薬の神経学的有害作用に耐性が生じたかどうかを見極める．投与を中止する場合は，1〜2 週間以上かけて漸減する．アマンタジンの服用者は，アルコール飲料を摂取してはならない．

[*2] 訳注：本邦では，50，100 mg 錠，10％細粒がある．

16 ドパミン受容体拮抗薬（第1世代抗精神病薬）

Dopamine Receptor Antagonists（First Generation Antipsychotics）

　ドパミン受容体拮抗薬（dopamine receptor antagonist：DRA）は，統合失調症および他の精神病性障害に有効な薬剤の最初のグループである．フェノチアジン系抗精神病薬のクロルプロマジン〈コントミン，ウインタミン〉は最初のDRAであるが，1950年代初頭に導入された．他のDRAとしては，フェノチアジン系抗精神病薬，ブチロフェノン系抗精神病薬，チオキサンテン系抗精神病薬，ジベンゾキサゼピン抗精神病薬，ジヒドロインドール系抗精神病薬，ジフェニルブチルピペリジン系抗精神病薬のすべてが含まれる．DRAは臨床有効量において錐体外路症状と関連があるので，米国では，より新しい抗精神病薬であるセロトニン・ドパミン拮抗薬（serotonin-dopamine antagonist：SDA）によって徐々に取って代わられてきている．SDAは錐体外路系有害作用を惹起しにくいことをもって，DRAと差別化される．ただし，SDAは，他の有害作用，特に体重増加，血清脂質上昇，糖尿病を惹起する傾向がある．DRAの使用がいまだに考慮されるのは，著明な代謝異常が惹起されるリスクが低いからである．ペルフェナジン〈ピーゼットシー，トリラホン〉のような中力価のDRAは，有効性と耐容性の点でSDAと同等であることが示されている．モリンドン（molindone）は体重増加と代謝系有害作用のリスクが最も低いDRAであるが，米国では製造中止となった．

薬理学的作用

　すべてのDRAは，経口摂取後によく吸収される．液剤の場合には，錠剤やカプセル製剤よりも効率的に吸収される．最高血中濃度には通常，経口投与から1〜4時間，非経口投与では30〜60分で到達する．喫煙，コーヒー，制酸薬，食事は，DRAの吸収を阻害する．血中濃度は約3〜5日で定常状態に達する．DRAの半減期は約24時間である．患者が有害作用に耐えることができ，また安定した状態となったならば，すべてのDRAは，1日1回経口投与とすることができる．ほとんどのDRAは，蛋白質ときわめて結合しやすい．DRAの非経口薬は，作用発現がより速く，より確実である．非経口投与では生体利用率も，経口投与の10倍にも及ぶことがある．大部分のDRAは，肝チトクロムP450（cytochrome P450：CYP）2D6またはCYP3Aアイソザイムによって代謝されるが，その程度は薬剤間で差がみられる．

　米国では，ハロペリドール〈ハロマンス，ネオペリドール〉およびフルフェナジン〈フルデカシン〉の長時間作用型のデポ剤が利用可能である[*1]．通常はこれらのデポ剤の投与間隔

表 16-1
抗精神病薬の薬理学的作用に影響を及ぼす因子

年齢	高齢患者ではクリアランスの低下がみられることがある
身体疾患	肝血流の低下はクリアランスを低下させることがある 肝疾患はクリアランスを低下させることがある
酵素誘導薬	カルバマゼピン，フェニトイン，エタンブトール，バルビツレート
クリアランス阻害薬	選択的セロトニン再取り込み阻害薬，三環系抗うつ薬，シメチジン，β遮断薬，イソニアジド，メチルフェニデート，エリスロマイシン，トリアゾロベンゾジアゼピン，シプロフロキサシン，ケトコナゾール
結合蛋白の変化	栄養失調，または肝不全で低アルブミン血症が生じることがある

〔Ereshefsky L. Pharmacokinetics and drug interactions: update for new antipsychotics. *J Clin Psychiatry* 1996; 57 (Suppl 1)1: 12-25 を改変して転載〕

は1〜4週間に1回であるが，これは投与量と個人差による．デポ剤による治療を行っているときには，血中濃度が定常状態に到達するまでに6か月を要することがある．したがって，デポ剤による治療開始後の最初の1か月間は，経口薬による治療を継続すべきである．

抗精神病活性は，ドパミン神経伝達の阻害に由来する．DRAは，脳内のD_2受容体の約72％が占拠されているときに作用を発揮する．DRAは，ノルアドレナリン受容体，コリン受容体，ヒスタミン受容体も遮断するが，これらの受容体に対する作用は薬剤により異なる．

DRAは，それぞれの薬剤の有する力価によってその概要を知ることができる．力価は，治療効果を発揮するために必要な薬剤の量を示す．クロルプロマジンやチオリダジン (thioridazine)[*2]のような低力価抗精神病薬は1日数百mg投与され，ハロペリドールやフルフェナジンのような，通常は1日10mg以下で投与される高力価抗精神病薬と比べ，概して体重増加や過鎮静が出現しやすい．一方，高力価抗精神病薬は錐体外路系有害作用を惹起しやすい．DRAの薬理学的作用に影響を及ぼす因子については，**表 16-1** に示す．

治療適応

さまざまな精神疾患や神経疾患に対して，DRAによる治療は有益でありうる．DRAの治療適応の一部を**表 16-2**に示す．

統合失調症，統合失調感情障害

DRAは，統合失調症と統合失調感情障害における短期治療および長期治療の双方に有

[*1] 訳注：本邦でも同様である．
[*2] 訳注：本邦では，2005年に販売が中止された．

表 16-2 ドパミン受容体拮抗薬の治療適応

統合失調症および統合失調感情障害における急性精神病エピソード
統合失調症および統合失調感情障害における維持治療
躁病
精神病症状を伴ううつ病
妄想性障害
境界性パーソナリティ障害
物質誘発性精神病性障害
せん妄および認知症
身体疾患による精神疾患
小児期の統合失調症
広汎性発達症
トゥレット症
ハンチントン病

効である．DRA は，急性症状を軽減し，将来の増悪を予防する．特に，統合失調症の陽性症状(たとえば，幻覚，妄想，激越)の治療に最も劇的な効果を発揮する．陰性症状(たとえば，感情的引きこもりや両価性)はあまり改善せず，悪化するようにみえることもある．というのは，DRA は，顔面の表情のこわばりやアキネジアといった陰性症状に似た有害作用をもたらすからである．

　統合失調症と統合失調感情障害には，寛解と再発という特徴がある．DRA は，服用中に回復した患者において，精神病症状の再出現のリスクを低下させる．精神病の初回エピソードの後には，抗精神病薬投与を 1〜2 年間続けるべきである．また，2 回目以降のエピソードの後は，2〜5 年間は続けるべきである．

躁病

　DRA は，急性躁病における精神病症状の治療に有効である．リチウムのような抗躁薬は，一般に急性症状の治療において抗精神病薬よりも作用発現が遅いので，最初は，リチウム，ジバルプレックス(divalproex)[*3]，ラモトリギン，カルバマゼピンと，DRA または SDA のいずれか一方を併用し，それから徐々に抗精神病薬から離脱するのが標準的な治療である．

精神病症状を伴ううつ病

　抗精神病薬と抗うつ薬の併用療法は，精神病性の特徴を伴ううつ病における治療選択肢

[*3] 訳注：腸溶の遅延放出型のバルプロ酸とバルプロ酸ナトリウムの 1：1 合剤．本邦では未発売の製剤である．詳細は 32 章参照のこと．

の1つである．この他の治療選択肢としては，電気けいれん療法がある．

妄想性障害
妄想性障害の患者は，抗精神病薬による治療にしばしば良好に反応する．経過中に妄想的な思考を発展させることのある一部の境界性パーソナリティ障害患者は，抗精神病薬に反応する可能性がある．

重度の激越および暴力的な行動
診断名にかかわらず，重度に激越した患者や暴力的な患者は，DRAによって治療される可能性がある．極度の易刺激性，衝動制御の欠如，激しい敵意，著しい多動，そして激越といった症状は，DRAによる短期治療に反応を示す．精神疾患を有する小児，特に著しい知的障害や自閉症の小児は，それらの疾患と関連のある暴力や攻撃性，そして激越のエピソードを有することが多いが，それらは，抗精神病薬による治療に反応する．しかし，小児における破壊的行動を制御するための抗精神病薬の反復使用に関しては，その是非が議論されている．

トゥレット症
DRAは，運動性チックと言語性チックによって特徴づけられる神経行動学的疾患であるトゥレット症の治療にも用いられる．ハロペリドールやピモジド〈オーラップ〉が最もよく用いられるが，他のDRAも有効である．神経学的有害作用のリスクが少ないので，一部の臨床医はトゥレット症にクロニジンを使用することを好む．

境界性パーソナリティ障害
知覚異常や猜疑心，関係念慮，攻撃性などの精神病症状を一過性に経験する境界性パーソナリティ障害の患者は，DRAによる治療が必要となる可能性がある．境界性パーソナリティ障害は，気分の不安定性とも関連するため，気分安定薬による治療の可能性を評価すべきである．

認知症とせん妄
さまざまな種類の認知症の高齢患者で，激越症状のある者の約2/3は，DRAによって改善する．高力価DRAの低用量投与（たとえば，ハロペリドールの1日0.5～1 mg）が，このような場合に推奨される．DRAは，せん妄状態における精神病症状や激越の治療においても使用される．低力価DRAは，しばしば著明な抗ムスカリン作用を有し，抗コリン薬によって惹起された中毒性せん妄を悪化させる可能性があるため，使用する際は，せん妄の原因を特定する必要がある．高齢患者では，起立性低血圧とパーキンソニズム，認知機能の悪化が最も問題となる有害作用である．

物質誘発性精神病性障害
コカイン，アンフェタミン（amphetamine），アルコール，フェンシクリジン（phency-

clidine：PCP），または他の薬剤の中毒によって，精神病症状が惹起される可能性がある．これらの症状は期間が限られる傾向にあるので，患者の激越や攻撃性が重症でない限り，DRA の使用は避けることが好ましい．通常は，ベンゾジアゼピン系薬剤が患者を穏やかにするために使用される．フェンシクリジン中毒の患者では，DRA でなく，ベンゾジアゼピン系薬剤を使用すべきである．アルコール離脱の結果として幻覚や妄想を体験している患者の場合，DRA はけいれん発作のリスクを高める可能性がある．

小児期の統合失調症

統合失調症の小児には抗精神病薬による治療が有益であるが，小児期の統合失調症患者を対象とした研究はきわめて少ない．遺伝的に統合失調症の発症リスクの高い小児にごく初期の症状が出現した場合に，薬物療法がより明瞭な症状の出現を防止するかについては現在検討の段階である．有害作用，特に認知機能や覚醒度について注意深い検討が必要である．

その他の精神科的，および非精神科的適応

DRA は，ハンチントン病の初期段階における舞踏病を軽減させる．ハンチントン病患者は，幻覚，妄想，躁状態または軽躁状態を呈することがある．これらの症状や他の精神症状も，DRA に反応する．特に高力価 DRA を投与するとよい．しかし，筋硬直型のハンチントン病患者は急性錐体外路症状を呈することがあることを注意しておくべきである．衝動制御障害の治療目的で DRA を用いることは，他の治療的介入が失敗した患者に行うべきである．広汎性発達症患者は，多動，泣き叫び，暴力を伴う激越などといった症状を呈しうる．これらの症状の一部は高力価 DRA に反応するが，広汎性発達症患者に対する有用性を支持するエビデンスはほとんどない．

まれな神経疾患であるバリズムと片側バリズム（体の片側のみが罹患したもの）は，体幹から四肢が突き出すような動きを呈することで特徴づけられるが，これらも抗精神病薬による治療に反応を示す．DRA のその他の適応には，悪心，嘔吐，治療抵抗性のしゃっくり，そして瘙痒症などがある．内分泌疾患と側頭葉てんかんは，抗精神病薬投与に反応する精神病症状と関連があることがある．

注意点と有害作用

DRA の最も頻度が高い有害作用は，神経学的なものである．基本的には，低力価 DRA がほとんどの非神経学的有害作用を引き起こす一方，高力価 DRA はほとんどの神経学的有害作用を引き起こす．

DRA の使用と関連のある最も頻度が高い有害作用を**表 16-3** に示す．

抗精神病薬（神経遮断薬）悪性症候群

DRA による生命に危険を生じる恐れのある有害作用である抗精神病薬悪性症候群は，DRA による治療中のあらゆる時期に出現する可能性がある．出現しうる症状としては，

表 16-3
ドパミン受容体拮抗薬：力価，および有害作用

薬剤	化学構造的分類	経口投与時の等価量 (mg)	有害作用 鎮静	有害作用 自律神経系[a]	有害作用 錐体外路系[b]
ピモジド[c]	ジフェニルブチルピペリジン系	1.5	+	+	+++
フルフェナジン	ピペラジン系フェノチアジン	2	+	+	+++
ハロペリドール	ブチロフェノン系	2	+	+	+++
チオチキセン (thiothixene)	チオキサンテン系	4	+	+	+++
トリフロペラジン (trifluoperazine)	ピペラジン系フェノチアジン	5	++	+	+++
ペルフェナジン	ピペラジン系フェノチアジン	8	++	+	++/+++
モリンドン (molindone)	ジヒドロインドール系	10	++	+	+
ロキサピン (loxapine)	ジベンゾキサゼピン系	10	++	+/++	++/+++
プロクロルペラジン[c]	ピペラジン系フェノチアジン	15	++	+	+++
アセトフェナジン (acetophenazine)	ピペラジン系フェノチアジン	20	++	+	++/+++
トリフルプロマジン (triflupromazine)	脂肪族系フェノチアジン	25	+++	++/+++	++
メソリダジン (mesoridazine)	ピペリジン系フェノチアジン	50	+++	++	+
クロルプロマジン	脂肪族系フェノチアジン	100	+++	+++	++
クロルプロチキセン (chlorprothixene)	チオキサンテン系	100	+++	+++	+/++
チオリダジン (thioridazine)	ピペリジン系フェノチアジン	100	+++	+++	+

[a] 抗αアドレナリン作用，および抗コリン作用．
[b] 遅発性ジスキネジアを除く．遅発性ジスキネジアは，すべての抗精神病薬による治療において，同等の抗精神病作用を有する量が投与された場合には，同じ程度かつ同じ頻度で出現するようである．
[c] ピモジドは主としてトゥレット症の治療で使用される．プロクロルペラジンは抗精神病薬としてはめったに使用されない．

(American Medical Association. *AMA Drug Evaluations: Annual 1992.* Chicago: American Medical Association; 1992 を改変して転載)

異常高体温，著しい筋硬直，ジストニア，アキネジア，緘黙，錯乱，激越，頻脈，血圧上昇などがある．検査所見では，白血球増加，血中クレアチニンホスホキナーゼ値の上昇，肝酵素値の上昇，血中ミオグロビン値の上昇，ミオグロビン尿症がみられ，ときには腎不全に至る．通常，これらの症状は，24〜72時間にわたって進展する．未治療の悪性症候群は，10〜14日間持続する．初期の段階ではしばしば誤診される．ひきこもりと激越は，精神病症状が悪化したと間違えられることもありうる．男性は女性よりも発生率が高い．また，若年患者は高齢患者よりも発生率が高い．死亡率は20〜30%であるが，デポ剤が投与されている場合にはそれよりも高い．高力価 DRA の高用量投与が行われている場合にも死亡率は上昇する．

　抗精神病薬悪性症候群の疑いがある場合には，DRA を即座に中止し，患者を冷やす医学的処置；バイタルサインと電解質，水分バランス，尿量のモニタリング；熱に対する対症療法などを行うべきである．抗パーキンソン病薬は，筋硬直を若干軽減する可能性がある．骨格筋弛緩薬であるダントロレン（0.8〜2.5 mg/kg，6時間ごと．最大で1日10 mg/kg）[*4]は，悪性症候群治療に有効である可能性がある．経口によるダントロレンの投与が可能であれば，1日100〜200 mg を投与することができる．ブロモクリプチン（1日20〜30 mg を分4で投与），またはアマンタジンを付加するとよいかもしれない．治療は通常，5〜10日間は継続すべきである．抗精神病薬治療を再開する場合には，低力価 DRA か SDA への切り替えを考慮する．ただし，クロザピンを含めて，これらの薬剤もまた抗精神病薬悪性症候群を惹起する可能性はある．

けいれん閾値

　DRA は，けいれん閾値を下げる可能性がある．クロルプロマジン，チオリダジン，および他の低力価抗精神病薬は，高力価抗精神病薬よりも，けいれん誘発作用が強いと考えられている．すでに患者にてんかん性障害や脳病変がある場合，薬剤により，けいれん発作が誘発されるリスクを考慮しなければならない．

鎮静作用

　ヒスタミン H_1 受容体拮抗作用が，DRA に関連した鎮静作用の主な原因である．クロルプロマジンは，最も鎮静作用の強い定型抗精神病薬である．DRA の相対的な鎮静作用の強さを表16-3にまとめた．抗精神病薬を就寝時一括投与することで，通常は，鎮静が原因となる問題を回避でき，しばしばこの有害作用に対する耐性が形成される．

中枢性抗コリン作用

　中枢性抗コリン作用の症状としては，重度の激越，時間・人・場所の失見当識，幻覚，けいれん発作，高熱，瞳孔散大がある．昏迷や昏睡へ発展することもありうる．抗コリン性中毒症状の治療は，原因となる薬剤の中止，頻回の内科による管理指導，フィゾスチグ

[*4] 訳注：本邦では，初回量は 40 mg の静注．必要なら，20 mg ずつ追加．1日総投与量は 200 mg である．

ミン(physostigmine)の投与(2 mg ずつ緩徐に静注，必要に応じて1時間以内に繰り返し投与)である．フィゾスチグミンの過量投与は危険である．フィゾスチグミンの中毒症状には，流涎や発汗がある．アトロピン硫酸塩(0.5 mg)により，フィゾスチグミンの中毒症状を改善することができる．

心臓への作用

DRA は，心筋収縮能，逸脱酵素値，心筋細胞内の収縮能を低下させ，カテコラミンの血中濃度を上昇させ，心房と心室の伝導時間と，それぞれの不応期を延長する．特にフェノチアジン系薬剤などの低力価 DRA は，通常，高力価 DRA よりも心毒性が強い．唯一の例外はハロペリドールであり，静注を行った場合，ハロペリドールは心拍リズムの異常，心室性不整脈，トルサード・ド・ポワント(torsade de pointes)型不整脈，そして突然死と関連がある．ピモジド，スルピリド〈ドグマチール〉，ドロペリドール〈ドロレプタン〉(ブチロフェノン系抗精神病薬の1つ)も QTc 間隔を延長し，トルサード・ド・ポワント型不整脈や突然死と明らかに関連がある．ある研究では，抗精神病薬投与中に発生した46件の突然死のうち，28件(61%)でチオリダジンが原因薬剤とされている．これらの28件のうち15件ではチオリダジンのみしか投与されていなかった．クロルプロマジンも，QT および PR 間隔延長，T 波変形，ST の低下を起こす．したがって，これらの薬剤は他の抗精神病薬が無効であった場合にのみ，適応とされる．

突然死

DRA による治療中の心原性突然死の報告が散見されるが，これは不整脈の結果である可能性がある．突然死の原因としては，ほかに，けいれん発作，窒息，悪性高熱，熱射病，抗精神病薬悪性症候群などが考えられる．しかし，抗精神病薬の使用と，突然死の発生率の全体的上昇の間に関連はないようである．

起立性(姿勢性)低血圧

起立性(姿勢性)低血圧は，クロルプロマジンやチオリダジン，クロルプロチキセン(chlorprothixene)といった低力価 DRA において最も頻度が高い．低力価 DRA を筋注する際には，患者の血圧(臥位と立位で)を初回投与の前後と治療開始後の最初の2～3日間，測定すべきである．

起立性低血圧はアドレナリン拮抗作用によって起こるものであり，治療開始後の最初の2～3日間に最もよくみられる．しばしば，この有害作用に対して耐性が形成されるので，投与開始量は通常の至適治療量よりも少量にすべきである．まれではあるが，失神や転倒によってけがをする可能性もある．患者に対しては，起立性低血圧のリスクを警告し，座るか，上半身だけを起こした後にゆっくり起き上がるように指導すべきである．患者は，カフェインやアルコールをすべて避けるべきであり，1日に少なくとも2L の水分を摂取すべきである．そして，低血圧に対する治療が行われていないならば，食事中に塩分を多く加えるべきである．弾性ストッキングも，一部の患者には有用な可能性がある．

低血圧がみられた場合，通常は，頭より足を高くして横たわらせ，それから自転車を漕

ぐように足を上下に動かさせることによって症状に対処できる．重症例では，補液，またはノルアドレナリンのような血管収縮薬が適応となることもある．低血圧は，αアドレナリン拮抗作用により生じるので，DRA はアドレナリンによる α アドレナリン刺激作用も阻害し，β アドレナリン刺激作用のみが影響を受けることなく残る．この結果，アドレナリン投与は逆説的に低血圧の悪化をもたらす．したがって，抗精神病薬誘発性低血圧においては，アドレナリン投与は禁忌とされる．メタラミノール（metaraminol）やノルアドレナリンなどの純粋なαアドレナリン昇圧薬が，この状態の治療に選択される．

血液学的作用

白血球数 3,500/μL 程度の一過性の白血球減少はよくみられるが，深刻な問題ではない．生命を脅かす血液学的問題である無顆粒球症は，DRA で治療されている患者では 10,000 人あたり約 1 人に発現する．また，血小板減少性紫斑病や非血小板減少性紫斑病，溶血性貧血，汎血球減少症がまれに起こることがある．定期的な血算は必要ではないが，患者が咽頭痛と発熱を訴えたならば，無顆粒球症の可能性を調べるため，血算をただちに実施しなければならない．検査値が低い場合は，DRA の投与を中止し，患者を内科へ移送すべきである．この合併症による死亡率は 30％にものぼる．

末梢性抗コリン作用

末梢性抗コリン作用はありふれたものである．症状としては，口渇，鼻の乾燥感，視調節障害，便秘，尿貯留，瞳孔散大などがある．たとえば，クロルプロマジン，チオリダジン，メソリダジン（mesoridazine）といった低力価 DRA において特に多くみられる．悪心，嘔吐の症状が出る患者もいる．

便秘は通常の緩下薬で治療すべきである．しかし，重度の便秘は麻痺性イレウスに進展することもある．このような場合は，DRA の減量や他の抗コリン作用の低い薬剤への変更が正当であろう．一過性の軽減効果しかないが，麻痺性イレウスを治療するため，ピロカルピンを使用してもよいであろう．尿貯留のある患者には，ベタネコール（1 日 20〜40 mg）が有用なことがある．

体重増加は，死亡率や身体疾患罹患率の上昇と関連があり，服薬非遵守とも関連がある．低力価 DRA は，有意な体重増加を惹起しうるが，オランザピンやクロザピンなどの SDA の投与時にみられるものほど著しいものではないようである．モリンドンと，おそらくはロキサピン（loxapine）は体重増加をほとんど起こさないようである．

内分泌系有害作用

灰白隆起漏斗路におけるドパミン受容体遮断の結果，プロラクチンの分泌が増加する．それによって，女性では乳房肥大，乳汁漏出，無月経，オルガズム障害が，また男性ではインポテンスが起こりうる．リスペリドンを除く SDA は，血中プロラクチン値の上昇とは特に関係はないので，プロラクチン放出の増加により出現した有害作用で苦しんだ経験のある患者には，これらを選択するとよいかもしれない．

性的有害作用

　DRAを服用している患者は，男性も女性もオルガズムを得ることができなかったり，性欲減退を経験する可能性がある．抗精神病薬を服用している男性の約50％は，射精および勃起障害を訴える．シルデナフィル，バルデナフィル，タダラフィルは，向精神薬誘発性オルガズム障害の治療にしばしば用いられるが，DRAと併用することの是非は検証されていない．特にチオリダジンは，男性患者において性欲減退，逆行性射精を起こすことが知られている．持続勃起症と，痛みを伴うオルガズムもまた，これまでに報告されているが，ともに$α_1$アドレナリン拮抗作用によってもたらされると考えられている．

皮膚および眼への作用

　アレルギー性皮膚炎や光線過敏症が，特に低力価DRAの投与によって惹起される可能性がある．じんま疹，斑丘疹，点状出血，浮腫性発疹は，治療の初期，一般には治療開始後2〜3週間以内に起こり，自然寛解する．ひどい日焼けに類似した光線過敏反応も，クロルプロマジン服用患者の一部においてみられる．患者に対しては，これらの有害作用について注意を与え，30〜60分以上，日光に曝露しないようにし，また日焼け止めを使用するよう指導すべきである．クロルプロマジンの長期投与は，日光にさらされた部位の皮膚の灰青色への変色と関連がある．皮膚の変化は，しばしば黄褐色や金褐色から始まり，灰青色，金属光沢のある青色，紫色にまで進行する．こうした皮膚の変化は，別の治療法に切り替えることで回復する．

　非可逆的な網膜の色素沈着は，1日1,000 mg以上のチオリダジン投与と関連がある．この有害作用の初期症状は，ときに夜間視力の障害に関連した夜間の困惑である場合がある．色素沈着は，チオリダジンの投与を中止した後ですらも進行し，最終的には失明に至る．そのために，チオリダジンの推奨最大投与量は1日800 mgとされている．

　クロルプロマジンを服用している患者に，比較的良性の眼の色素沈着がみられる可能性がある．この色素沈着は，水晶体前方と角膜後方に集中する白茶色の顆粒状沈着物によって特徴づけられるが，これはスリットレンズによってのみ見ることができる．この沈着物は，不透明な白色や黄茶色の顆粒となり，しばしば星型となる．ときに，結膜が茶色に変色することがある．これらの患者では，網膜障害はみられず，視力もほとんど損なわれない．クロルプロマジンによる眼の色素沈着は，クロルプロマジンを中止すると徐々に改善する．

黄疸

　DRA投与中の肝酵素値の上昇は一過性であり，臨床的に重大なものとならない傾向がある．クロルプロマジンが初めて臨床導入された当時，閉塞性または胆汁うっ滞性黄疸の症例報告があった．黄疸は通常，治療開始後1か月以内に出現し，初期症状は，上腹部痛，悪心，嘔吐である．これらの症状の出現後，発熱，発疹，好酸球増加症，ビリルビン尿症，血中ビリルビン値およびアルカリホスファターゼ値の上昇，肝トランスアミナーゼ値の上昇がみられる．現在では，黄疸が報告されることはきわめてまれであるが，出現した場合には，DRAを中止すべきである．

過量服薬

　典型的な過量服薬では，DRAによる有害作用が悪化する．過量服薬の症状には，中枢神経抑制，錐体外路症状，瞳孔散大，筋硬直，落ち着きのなさ，深部腱反射の低下，頻脈，低血圧がある．過量服薬時の重篤な症状としては，せん妄，昏睡，呼吸抑制，けいれん発作などがある．ハロペリドールは，過量服薬に関して最も安全な定型抗精神病薬の1つと思われる．過量服薬後に，脳波は全般的に徐波化，低電位化する．極端な過量服薬の場合には，せん妄および昏睡状態に陥り，呼吸抑制と低血圧がもたらされる場合がある．通常はアルコールやベンゾジアゼピン系薬剤などの他の中枢神経抑制薬を併用していた場合でないと，生命を脅かす過量服薬とはならない．

　過量服薬後すぐの場合には，可能ならば活性炭を使用し，胃洗浄を行うべきである．催吐薬は適応とならない．なぜなら，DRAの制吐作用が催吐薬の薬効を阻害するからである．けいれん発作は，ジアゼパムまたはフェニトインを静注することで治療できる．低血圧は，アドレナリンではなく，ノルアドレナリンかドパミンで治療すべきである．

妊娠中や授乳中の女性

　妊娠中における抗精神病薬の使用と，新生児における先天奇形の相関は低い．しかし，有益性が危険性を上回らぬ限り，抗精神病薬は妊娠期間中，特に第1トリメスター（妊娠の最初の3か月間）においては使用を回避すべきである．低力価DRAには，低血圧の可能性があるので，低力価DRAよりも高力価DRAのほうが好ましい．

　DRAは，濃度こそ低いものの，母乳中に分泌される．DRAを服用している女性に対しては授乳しないよう助言すべきである．

薬物相互作用

　DRAは，数多くの薬物動態学的，薬力学的相互作用を示す（**表16-4**）．CYP2D6は，DRAの薬物動態学的相互作用への関与が最も多い肝アイソザイムである．他の主要な薬物相互作用は，DRAの吸収に影響を及ぼす．

　抗精神病薬投与後2時間以内に，制酸薬，活性炭，コレスチラミン，カオリン，ペクチン，シメチジンを服用すると，抗精神病薬の吸収が減少する．抗コリン薬は，DRAの吸収を減少させる可能性がある．DRAと抗コリン薬や三環系抗うつ薬の抗コリン作用が加わると，抗コリン性中毒を起こすことがある．ジゴキシンとステロイドは，ともに胃の運動を抑制するが，その結果，DRAの吸収を増加させる可能性がある．

　フェノチアジン系薬剤，特にチオリダジンは，フェニトインの代謝を減少させ，その結果，フェニトインが中毒域に入ることがある．バルビツレートは，DRAの代謝を増加させる可能性がある．

　三環系抗うつ薬とCYP2D6を阻害する選択的セロトニン再取り込み阻害薬（selective serotonin reuptake inhibitor：SSRI）であるパロキセチン，フルオキセチン（fluoxetine），フルボキサミンには，DRAと相互作用があり，これらの薬剤の血中濃度を上昇させる．これらの薬剤の抗コリン作用，鎮静作用，降圧作用も，相加的となる可能性がある．

表 16-4
抗精神病薬との薬物相互作用

併用薬剤	発症機序	臨床作用
重大な相互作用を有する薬剤		
βアドレナリン受容体拮抗薬	相乗的薬理作用を発揮する．抗精神病薬は，プロプラノロールの代謝を阻害し，その血中濃度を上昇させる	重篤な血圧低下がもたらされる
抗コリン薬	薬力学的相互作用を有する．抗コリン作用が相加的に発揮される	抗精神病作用が減弱する．抗コリン中毒が出現する
バルビツレート	フェノバルビタールは抗精神病薬の代謝を誘導する	抗精神病薬の血中濃度を低下させる
カルバマゼピン	抗精神病薬の代謝を誘導する	抗精神病薬の血中濃度が最大で50%低下する
活性炭	抗精神病薬の胃腸管からの吸収を減少させ，腸肝循環中に吸収させる	抗精神病薬の過量服薬時，または消化器症状のあるときに，抗精神病作用が減弱するか，毒性を発揮する可能性がある
喫煙	ミクロソーム酵素の誘導	抗精神病薬の血中濃度を低下させる
アドレナリン，ノルアドレナリン	抗精神病薬は昇圧作用を阻害する	血圧が低下する
エタノール	中枢神経抑制作用が相加的に発揮される	精神運動機能が障害される
フルボキサミン	ハロペリドールおよびクロザピンの代謝を阻害する	ハロペリドールおよびクロザピンの血中濃度が上昇する
グアネチジン (guanethidine)	抗精神病薬は，グアネチジンの再取り込みを阻害する	降圧作用を阻害する
リチウム	不明	神経毒性について少数例報告されている
ペチジン	中枢神経抑制作用が相加的に発揮される	血圧低下および鎮静が生じる

(次のページへ続く)

　定型抗精神病薬は，メチルドパの降圧作用を阻害することがある．逆に，一部の降圧薬に相加的に作用することもある．抗精神病薬は，クロニジンの降圧作用にさまざまな影響を及ぼす．プロプラノロールを抗精神病薬と併用すると，双方の血中濃度が上昇する．
　DRAは，特に呼吸器障害のある患者において，鎮静薬，抗ヒスタミン薬，アヘン剤，アヘン類，アルコールの中枢神経抑制作用を増強する．これらの薬剤をアルコールと併用した場合には，熱射病のリスクが上昇する可能性がある．
　喫煙は，定型抗精神病薬の血中濃度を低下させる．アドレナリンは，定型抗精神病薬を

表 16-4
(続き)

併用薬剤	発症機序	臨床作用
軽微，または中等度の相互作用を有する薬剤		
アンフェタミン(amphetamine)(食欲抑制薬)	アンフェタミンの薬理作用を減弱させる	体重減少作用を減弱させる．アンフェタミンは，精神病を悪化させる可能性がある
アンジオテンシン変換酵素阻害薬	降圧作用が相加的に発揮される	起立性(姿勢性)低血圧が生じる
アルミニウムを含有する制酸薬	胃腸管において不溶性の物質を形成する	抗精神病作用を減弱させる可能性がある
抗うつ薬(不特定)	競合的阻害を起こして抗うつ薬の代謝が低下する	抗うつ薬の血中濃度を上昇させる
ベンゾジアゼピン系薬剤	ベンゾジアゼピン系薬剤の薬理学的作用を増強する	呼吸抑制，昏迷，低血圧が生じる
ブロモクリプチン	抗精神病薬は，ドパミン受容体刺激作用と拮抗する	血中プロラクチン値が上昇する
カフェイン含有飲料	抗精神病薬の液剤と沈殿物を形成する	抗精神病作用を減弱させる可能性がある
シメチジン	抗精神病薬の吸収およびクリアランスを減少させる	抗精神病作用を減弱させる
クロニジン	抗精神病薬は，αアドレナリン受容体刺激による降圧作用を増強する	血圧が低下または上昇する
ジスルフィラム	抗精神病薬の代謝を阻害する	抗精神病薬の血中濃度が上昇する
メチルドパ	不明	血圧が上昇する
フェニトイン	抗精神病薬の代謝を誘導する．フェニトインの代謝は減少する	抗精神病薬の血中濃度は低下し，フェニトインの血中濃度は上昇する
選択的セロトニン再取り込み阻害薬	抗精神病薬の代謝を阻害する．薬力学的相互作用を有する	錐体外路症状が突然出現する
バルプロ酸	抗精神病薬はバルプロ酸の代謝を阻害する	バルプロ酸の半減期が延長し，血中濃度が上昇する

(Ereshosky L, Overman GP, Karp JK. Current psychotropic dosing and monitoring guidelines. *Prim Psychiatry* 1996; 3: 21 から許可を得て転載)

服用している患者に逆説的降圧作用をもたらす．定型抗精神病薬は，ワルファリンの血中濃度を低下させる可能性があり，その結果，出血時間が短縮する．フェノチアジン系薬剤，チオリダジン，ピモジドは，QT 間隔を延長させる他の薬剤と併用すべきではない．チオリダジンは，CYP2D6 を阻害する薬剤を服用している患者や，CYP2D6 の濃度の低下した患者では禁忌とされる．

検査結果への影響

　クロルプロマジンやペルフェナジンは，免疫学的な妊娠検査において，偽陽性，偽陰性のいずれをも起こしうる．また，(試薬ストリップを用いた)ビリルビン値や(エールリッヒ試薬を用いた)ウロビリノーゲン値も誤って上昇させうる．また，血糖調節システムにおけるこれらの薬剤の影響を反映しているのかもしれないが，これらは糖負荷試験の結果を異常に変える可能性があることもわかっている．さらに，フェノチアジン系薬剤は，17-ケトステロイドや17-ヒドロキシコルチコステロイドの測定値に影響を及ぼし，フェニルケトン尿症の検査で偽陽性をもたらしうることも報告されている．

投与量と臨床ガイドライン

　DRAの使用に対する禁忌としては，以下のようなものがある．すなわち，(1)重篤なアレルギー反応の既往，(2)抗精神病薬と相互作用して中枢神経抑制(たとえば，アルコール，アヘン類，バルビツレート，ベンゾジアゼピン系薬剤)や抗コリン性のせん妄(たとえば，スコポラミン，おそらくはフェンシクリジン)を引き起こす物質を摂取する可能性，(3)重篤な心臓の異常の可能性，(4)けいれん発作の高リスク，(5)強い抗コリン作用を有する薬剤を使用する場合には，狭隅角緑内障や前立腺肥大の存在，そして，(6)遅発性ジスキネジアの存在または既往である．抗精神病薬は，肝疾患のある患者には，注意しながら投与すべきである．というのは，肝代謝が障害されている場合には，血中濃度が上昇する可能性があるからである．一般的な検査では，特に女性では40歳以上，男性では30歳以上の場合，白血球数を含む血算，肝機能検査，心電図検査を施行すべきである．高齢者と小児は，若年成人に比べて有害作用に対する感受性が高いので，それに応じて薬剤の投与量を調節すべきである．

　抗精神病薬に対する反応はさまざまな投与量で起こりうる．したがって，いかなる抗精神病薬にも決められた投与量というものは存在しない．有害作用を避けるために，低用量で開始して，必要に応じて増量するのが臨床的に理にかなった方法である．特定の投与量に対する最大効果は，4～6週間は明らかにならないということを忘れてはならない．利用可能なDRAの製剤を，**表16-5**に示す[*5]．

短期治療

　ハロペリドール5～20 mgと等価量の抗精神病薬が，急性期の成人患者に対する適切な投与量である．高齢患者では，ハロペリドール1 mgで効果が現れることがある．1回の注射でクロルプロマジン25 mg以上を投与すると，重篤な低血圧をまねくことがある．経口では90分で，筋注では約30分で最高血中濃度に達する．筋注における薬剤の投与量は，経口投与における投与量の約半量である．短期治療の場合では，薬剤の初回投与後1時間は，経過を観察すべきである．効果的な行動のコントロールを得るために，このよう

[*5] 訳注：本邦の製剤については138ページの付表を参照．

な経過観察の後に，2回目の抗精神病薬を投与したり，鎮静薬(たとえば，ベンゾジアゼピン系薬剤)を投与する臨床医が多い．考えられる鎮静薬としては，ロラゼパム 2 mg の筋注[*6]や，アモバルビタール 50〜250 mg の筋注[*7]がある．

急速神経遮断(rapid neuroleptization)

急速神経遮断(psychotolysis ともいう)とは，患者に著明な鎮静が得られるまで，抗精神病薬を1時間ごとに筋注する方法のことである．しかし，いくつかの調査によれば，抗精神病薬を1回投与した後，数時間ただ待つだけで，反復投与した場合と同様の臨床効果が得られることが示されている．患者が精神病状態にあるときには，暴力的にならないように注意しなければならない．これは，患者自身が行動を制御できるようになるまで，鎮静薬を付加したり，身体的抑制を一時的に用いることによって防止することができる．

初期治療

精神病症状がどの程度改善するかを評価するためには，6週間は必要である．しかし，通常は抗精神病薬による治療に対して，激越と興奮はすぐに改善する．また，病歴の短い患者の約75%では，精神病症状が著明に改善する．通常，精神病症状は，陽性症状，陰性症状のいずれも，治療開始後 3〜12 か月は改善し続ける．

通常の場合，1日約 5 mg のハロペリドール，または1日 300 mg のクロルプロマジンが1日あたりの有効量と考えられる．かつては，もっと高用量の抗精神病薬が使用されたが，結果としては，有益性が増えることはなく，有害作用が増強することがエビデンスにより示唆されている．1日1回投与の場合，睡眠を助け，有害作用の発生を減らすために，通常は就寝時に投与される．しかし，高齢患者における就寝時投与は，夜間，彼らがベッドから出る際に転落のリスクを上昇させる可能性がある．定型抗精神病薬の抗精神病作用は 1〜3 日続くのに対して，鎮静作用は 2〜3 時間しか続かない．

間欠的投薬

薬剤を必要に応じて間欠的に処方すること(臨時処方を出すこと)が，臨床現場では普通に行われている．このような投与法は，患者が入院した最初の 2〜3 日間は理にかなっているように思われるが，投与量を増やすことではなくて，むしろ抗精神病薬の服用期間の合計が治療的改善を生み出すのである．入院病棟の臨床医は，スタッフから臨時処方を出せという圧力を感じることがあるかもしれない．臨時処方のオーダーには，どの症状に，どのくらいの頻度で，毎日どの程度の量を投与すべきか，明記すべきである．臨時処方として，少量の抗精神病薬(たとえば，ハロペリドール 2 mg)を使用するか，代わりにベンゾジアゼピン系薬剤(たとえば，ロラゼパム 2 mg，筋注)を使用するとよい．治療開始後1週間経過しても抗精神病薬を臨時処方する必要がある場合には，抗精神病薬の1日投与量の増量を考えたくなることがあろう．

[*6] 訳注：本邦では，0.5，1 mg 錠のみで，注射剤は販売されていない．
[*7] 訳注：本邦では，2001 年に注射剤の販売が中止された．

表 16-5 ドパミン受容体拮抗薬[*1]

薬剤		錠剤[*2]	カプセル	液剤	非経口製剤	坐薬	成人投与量範囲 (mg/日) 急性期治療	維持治療
一般名	商品名							
クロルプロマジン	Thorazine	10, 25, 50, 100, 200 mg	30, 75, 150, 200, 300 mg	10 mg/5 mL, 30 mg/mL, 100 mg/mL	25 mg/mL	25, 100 mg	100〜1,600 (経口) 25〜400 (筋注)	50〜400 (経口)
プロクロルペラジン	Compazine	5, 10, 25 mg	10, 15, 30 mg	5 mg/5 mL	5 mg/mL	2.5, 5, 25 mg	15〜200 (経口) 40〜80 (筋注)	15〜60 (経口)
ペルフェナジン	Trilafon	2, 4, 8, 16 mg	—	16 mg/5 mL	5 mg/mL	—	12〜64 (経口) 15〜30 (筋注)	8〜24 (経口)
トリフロペラジン (trifluoperazine)	Stelazine	1, 2, 5, 10 mg	—	10 mg/mL	2 mg/mL	—	4〜40 (経口) 4〜10 (筋注)	5〜20 (経口)
フルフェナジン	Prolixin	1, 2.5, 5, 10 mg	—	2.5 mg/5 mL, 5 mg/mL	2.5 mg/mL (筋注のみ)	—	2.5〜40 (経口) 5〜20 (筋注)	1〜15 (経口)
フルフェナジンデカン酸エステル	—	—	—	—	25 mg/mL[*3]	—		12.5〜50 (筋注:毎週,または2週に1回)
フルフェナジンエナント酸エステル (fluphenazine enanthate)	—	—	—	—	25 mg/mL[*3]	—		
チオリダジン (thioridazine)	Mellaril	10, 15, 25, 50, 100, 150, 200 mg	—	25 mg/5 mL, 100 mg/5 mL, 30 mg/mL, 100 mg/mL	—	—	200〜800 (経口)	100〜300 (経口)
メソリダジン (mesoridazine)	Serentil	10, 25, 50, 100 mg	—	25 mg/mL	25 mg/mL	—	100〜400 (経口) 25〜200 (筋注)	30〜150 (経口)

一般名	商品名							
ハロペリドール	Haldol	0.5, 1, 2, 5, 10, 20 mg	—	2 mg/5 mL	5 mg/mL (筋注のみ)	—	5~20(経口) 12.5~25(筋注)	1~10(経口)
ハロペリドールカン酸エステル	—	—	—	—	50 mg/mL, 100 mg/mL (筋注のみ)	—	—	25~200 (筋注：月に1回)
クロルプロチキセン (chlorprothixene)	Taractan	10, 25, 50, 100 mg	—	100 mg/5 mL (懸濁液)	12.5 mg/mL	—	75~600(経口) 75~200(筋注)	50~400(経口)
チオチキセン (thiothixene)	Navane	—	1, 2, 5, 10, 20 mg	5 mg/mL	5 mg/mL, 20 mg/mL (筋注のみ)	—	6~100(経口) 8~30(筋注)	6~30(経口)
ロキサピン (loxapine)	Loxitane	—	5, 10, 25, 50 mg	25 mg/5 mL	50 mg/mL	—	20~250(経口) 20~75(筋注)	20~100(経口)
モリンドン (molindone)	Moban	5, 10, 25, 50, 100 mg	—	20 mg/mL	—	—	50~225(経口)	5~150(経口)
ピモジド	Orap	2 mg	—	—	—	—	0.5~20(経口)	0.5~5.0(経口)

*1 訳注：本邦の製剤については付表参照。
*2 訳注：原文では "Trade" とあるが、明らかに "Tablet" の誤記と考えられるので訂正した。
*3 訳注：原文では 2.5 mg/mL となっているが、明らかな誤りなので訂正した。

16 ドパミン受容体拮抗薬

訳注：付表
本邦で使用できるドパミン受容体拮抗薬[1]

一般名	代表的商品名	錠(mg)	その他の製剤
クロルプロマジン	コントミン, ウインタミン	12.5, 25, 50, 100	10%細粒, 10 mg/2 mL 注, 25 mg/5 mL 注, 50 mg/5 mL 注
レボメプロマジン	レボトミン, ヒルナミン	5, 25, 50	10%散, 50%散, 10%顆粒, 10%細粒, 25 mg/mL 注
プロペリシアジン	ニューレプチル	5, 10, 25	10%細粒, 1%内服液
プロクロルペラジン	ノバミン	5	5 mg/mL 注
ペルフェナジン	ピーゼットシー, トリラホン	2, 4, 8	1%散, 2 mg/mL 注
フルフェナジン			
フルフェナジンマレイン酸塩	フルメジン	0.25, 0.5, 1	0.2%散
フルフェナジンデカン酸エステル	フルデカシン	—	25 mg/1 mL
ゾテピン[2]	ロドピン	25, 50, 100	10%細粒, 50%細粒
ハロペリドール	セレネース	0.75, 1, 1.5, 2, 3	1%細粒, 0.2%内服液, 5 mg/mL 注
ハロペリドールデカン酸エステル	ハロマンス, ネオペリドール	—	50 mg/mL 注, 100 mg/mL 注
ピパンペロン	プロピタン	50	10%散
スピペロン	スピロピタン	0.25, 1	—
チミペロン	トロペロン	0.5, 1, 3	1%細粒, 4 mg/2 mL 注
ブロムペリドール	インプロメン	1, 3, 6	1%細粒
ピモジド	オーラップ	1, 3	1%細粒
クロカプラミン	クロフェクトン	10, 25, 50	10%顆粒
モサプラミン	クレミン	10, 25, 50	10%顆粒
オキシペルチン	ホーリット	20, 40	10%散
スルピリド	ドグマチール	50, 100, 200	50 mg カプセル, 10%細粒, 50%細粒, 50 mg/2 mL 注, 100 mg/2 mL 注
スルトプリド	バルネチール	50, 100, 200	50%細粒
ネモナプリド	エミレース	3, 10	—
チアプリド	グラマリール	25, 50	10%細粒

[1] 本邦では，このほかにも〈ベゲタミン A〉(クロルプロマジン塩酸塩 25 mg, プロメタジン塩酸塩 12.5 mg, フェノバルビタール 40 mg)や〈ベゲタミン B〉(クロルプロマジン塩酸塩 12.5 mg, プロメタジン塩酸塩 12.5 mg, フェノバルビタール 30 mg)といった合剤も利用できる.
[2] 本邦では，従来型抗精神病薬に含めるのが一般的であるが，海外ではセロトニン・ドパミン拮抗薬に含めることもある.

維持治療

　通常，精神病症状がなくなってから最初の3～6か月は安定期と考えられる．安定期の後は，最小有効量が見いだされるまで6か月ごとに，約20%ずつ抗精神病薬を減量することが可能である．たいてい，初回精神病エピソードの後は1～2年間にわたって，抗精神病薬による維持治療が行われる．2回目の精神病エピソードの後は，5年間にわたって抗精神病薬が投与されることが多く，3回目の精神病エピソードの後は，6～12か月ごとに1日投与量の減量が試みられることであろうが，生涯にわたっての維持治療が考慮される．

　抗精神病薬は，精神病症状をコントロールするのに有効であるが，患者は服用していない状態のほうが心地よく感じるために，「薬を飲んでいないほうがよい」と言ってくる場合がある．患者と維持治療について話し合い，患者の希望，病気の重症度，患者の支援システムの質を考慮しなければならない．抗精神病薬を増量したり，服薬遵守を頻回にモニタリングする必要を生じるような，やがて現れるであろうストレッサーを予測するために，患者の生活について十分に知るよう努めることが賢明である．

長時間作用型（持効性）デポ抗精神病薬

　長時間作用型デポ剤は，服薬非遵守の問題を克服するために必要となりうる．この筋注製剤は通常，1～4週ごとに1回筋注される．

　米国では，フルフェナジンの2つのデポ剤（デカン酸エステルとエナント酸エステル）とハロペリドールデカン酸エステルが利用可能である[*8]．これらのデポ剤は，大きな筋肉組織領域に筋注して用いられ，注射部位から血中に緩徐に吸収される．デカン酸エステル製剤は吸収が遅いので，エナント酸エステル製剤よりも低い頻度で投与できる．デポ剤投与開始前に同じ薬剤の経口薬で症状の安定を得る必要があるわけではないが，重篤な錐体外路症状やアレルギー反応といった有害作用の可能性を評価するために，最低1回，経口投与を試すのはよい方法である．

　フルフェナジン製剤ならば12.5 mg（0.5 mL），ハロペリドールデカン酸エステルならば25 mg（0.5 mL）で開始するのがよいであろう．その後2～4週のうちに症状が出現した場合は，患者に臨時に付加的経口投与か，少量のデポ剤の付加投与を行うこともできる．3～4週後には，最初の投与期間に投与された総投与量に相当する量までデポ剤を増量することが可能である．

　低用量でデポ剤治療を開始する理由は，治療開始時は製剤の吸収速度がより速いため，恐ろしい体験であるジストニアのエピソードが出現することがあるからである．ジストニアを経験すると，服薬遵守の低下をまねく．投与開始時の問題を避けるために，患者がデポ剤の投与を開始する前に3～7日間は薬剤を中止し，ごく少量のデポ剤（フルフェナジンは3.125 mg，ハロペリドールは6.25 mg）を数日おきに投与する方法も一部で行われている．

[*8] 訳注：本邦では，これらのうちフルフェナジンエナント酸エステルの発売が2004年に中止された．

16 ドパミン受容体拮抗薬

血中濃度

　遺伝学的個人差と他の薬剤との薬物動態学的相互作用が，抗精神病薬の代謝に影響を及ぼす．患者に抗精神病薬を4～6週間投与しても改善がもたらされない場合には，可能ならば，抗精神病薬の血中濃度を測定すべきである．患者が，特定の投与量の抗精神病薬を，その抗精神病薬の半減期の5倍以上の期間服用した後，すなわち，血中濃度が定常状態に到達した後であれば，血中濃度の測定は意味があるかもしれない．血中濃度測定のための検体は，「血中濃度の谷間」となる時期，すなわち，毎日服用しているのであれば，その日の最初の服用時の直前に採取するのが標準的である．前回の服用から少なくとも12時間以上経過してから採取することが多く，前回の服用から20～24時間経過後に採取するのが最も一般的である．だが，現実問題として，ほとんどの抗精神病薬は明瞭な用量-反応曲線を描かない．最もこの問題が研究されているのはハロペリドールであり，2～15 ng/mLの範囲に有効治療域があるようである．その他の抗精神病薬では，クロルプロマジンが30～100 ng/mL，ペルフェナジンが0.8～2.4 ng/mLの範囲に有効治療域があることが示されている．

治療抵抗性の患者

　残念なことに，統合失調症患者の10～35％は，抗精神病薬によって十分な治療効果を得ることができない．2つの薬理学的クラスから選択した2種類以上の抗精神病薬による治療を適切に行ったにもかかわらず，治療に成功しなかった場合のことを治療抵抗性という．そのような治療抵抗性患者では，血中濃度を測定することが有用である．というのは，その患者は抗精神病薬の代謝能低下者（slow metabolizer）であったり，代謝能拡張者（rapid metabolizer）であったり，あるいは薬剤を服用していない可能性があるためである．クロザピンは，数種類のDRAに反応しない患者に使用した場合に有効であることが確証されている．

補助的治療

　有害作用を治療するために，あるいはさらなる精神病症状の改善を得るために，DRAを他の向精神薬と組み合わせて使用することはごく普通に行われている．最もよく行われているのは，リチウムや他の気分安定薬，SSRI，ベンゾジアゼピン系薬剤との併用である．かつては，抗うつ薬によって統合失調症患者の精神病症状が悪化すると考えられていた．おそらく，こういった現象は，統合失調症と誤診されていた双極性障害の患者にみられた現象だったのであろう．実際には，抗うつ薬が統合失調症患者の抑うつ症状を改善することを示唆するエビデンスが豊富に存在する．一部の症例ではあるが，引きこもりや感情鈍麻が持続している患者に対して，DRAにアンフェタミンを付加することもありうる．

薬剤の選択

　急性期精神病症状治療においてDRAは薬効が示されており，また抗パーキンソン病薬

の予防投与が急性運動異常を予防したり軽減したりすることを考慮すると，DRA は(特に短期治療において)今なお価値のある薬剤と考えられる．新規抗精神病薬の単剤療法と比較して，DRA と抗パーキンソン病薬の併用療法は，コスト面で相当の優位性がある．DRA によって惹起される遅発性ジスキネジアは，DRA の長期投与を行ううえでの重大な障害となっている．一方，SDA と遅発性ジスキネジアが完全に無関係かどうかについては，まだ明らかにされてはいない．したがって，DRA は，今なお精神科治療において重要な役割を果たしている．ある DRA から他の DRA に切り替えても問題ないかどうかは予測できない．一部の患者はある DRA よりも別の DRA のほうに良好に反応することがあるが，この理由は説明できない．特定の DRA の選択は，その薬剤の既知の有害作用の特徴に基づいて行うべきである．薬剤コストにおける明らかな優位性を別にすると，現時点では SDA のほうが選択される．DRA のほうが好ましいようであれば，かなり強い神経学的有害作用を有するとしても，高力価抗精神病薬のほうが好まれる．これは主に，低力価抗精神病薬では，心疾患，低血圧，てんかん原性，性的問題，アレルギーなどといった他の有害作用の発生率が高いからである．鎮静を目的とするならば，低力価抗精神病薬を分割して処方するか，ベンゾジアゼピン系薬剤を併用投与することができる．

　初めて抗精神病薬を投与した際の不快な反応(落ち着かないような主観的な感覚，過鎮静，急性ジストニア)は，将来の治療反応不良と服薬非遵守の予測因子となる．抗パーキンソン病薬の予防投与は，このような反応を予防する可能性がある．一般に臨床医は，どのような DRA を使用しているかとは無関係に，これまでに述べた重篤な有害作用に注意すべきである．

17 ラモトリギン
Lamotrigine

　ラモトリギン〈ラミクタール〉は，葉酸拮抗薬のスクリーニングから，抗けいれん薬として見いだされた．ラモトリギンは，いくつかのてんかん動物モデルに効果を示し，抗てんかん薬として開発され，米国では1995年に部分発作治療の付加薬として上市された．当初より，市販後の臨床経験やオープン研究から，神経学的，精神医学的な障害への有効性が示唆され，また発疹のリスクを除いては良好な耐容性も示していた．後に，二重盲検プラセボ対照比較試験にて，ラモトリギンには，オープン研究で報告されていた神経学的，精神医学的障害のうち，すべてではないにせよ，いくつかにおいて有効性があると証明された．また，双極性障害の維持治療において効果を示し，2003年には双極Ⅰ型障害の維持治療薬として承認された．双極性うつ病の急性期にも有効性が示唆されていたが，その効果はあまりに穏やかであったため，プラセボに勝る効果を安定して示すことができず，双極性うつ病の急性期の治療については，承認を得ることができなかった．同様に，ラモトリギンが，急速交代（ラピッド・サイクラー）型双極性障害に有効であることを示唆している限定的なデータはある．急性躁病に対する介入においては，主たる治療薬となる効果は示さなかった．このように，ラモトリギンは，双極性障害の抑うつエピソードに最大の効果をもつことから，「気分の下振れを安定化させる（stabilize mood from below）」薬剤として浮上してきた．

薬理学的作用

　ラモトリギンは完全に吸収され，生体利用率は98％であり，定常状態における半減期は25時間である．しかし，その代謝速度は併用薬剤により6倍以上の幅で変化する．投与量は，1日2回の維持量まで徐々に増量させる．食物は吸収には影響を及ぼさず，血中では55％が蛋白質と結合している．ラモトリギン（とその不活性代謝産物）の94％は尿中に排泄される．ラモトリギンの明確な生化学的な作用として，電位依存性ナトリウムチャンネルの遮断があり，結果的にこの作用は，グルタミン酸やアスパラギン酸の放出を調節し，軽度ながらカルシウムチャンネルへの作用も示す．ラモトリギンは，おそらくセロトニン再取り込み阻害作用を通して，セロトニンの血中濃度を穏やかに上昇させる．また，セロトニン 5-HT_3 受容体に対して弱い阻害作用をもっている．

治療適応

双極性障害

ラモトリギンは双極性障害の治療に使用され，抑うつエピソードと躁病エピソードの間隔を延長させうる．躁病エピソード間よりも，抑うつエピソード間の間隔を延長させることに対して，より効果的である．また，急速交代型双極性障害の治療薬としても効果的である．

その他の適応

境界性パーソナリティ障害や，さまざまな疼痛症候群の治療においても，治療効果を示したという報告がある．

注意点と有害作用

ラモトリギンは，非常に耐容性の高い薬剤である．鎮静や体重増加，その他の代謝作用がないという特徴は注目に値する．最も頻度が高い有害作用は，眩暈感，運動失調，傾眠，頭痛，複視，視調節障害，悪心であるが，たいていは穏やかなものである．認知障害や関節・背部痛の事例報告も多い．

発疹もよくみられ，ときに非常に重篤になるため，懸念材料となる．ラモトリギンを開始した患者の約8％で，最初の4か月に良性の斑丘疹が出現する．発疹が出現した場合には，投与を中止すべきである．発疹は基本的には良性の発疹であるが，一部では，スティーブンス・ジョンソン症候群や中毒性表皮壊死症の初期徴候である可能性がある．発疹の出現か，発熱やリンパ節腫脹などの過敏性の徴候に応じてすみやかにラモトリギンを中止したとしても，引き続いて出現する生命を脅かす発疹や，永続的な皮膚の損傷を防ぐことはできないかもしれない．

重篤な発疹の出現率については，資料によりさまざまに評価されている．ラモトリギン単剤で治療を開始した成人の0.08％で重篤な発疹がみられ，補助薬として使用された場合は，0.13％で認められたとする報告もいくつかある．ドイツでの診療所の患者をもとにしたデータでは，約5,000人に1人に発疹のリスクがあると示唆している．どんなタイプの発疹の出現であっても，服用を即座に中止する必要がある．

推奨投与開始量よりも多いか，より速く増量した場合に，発疹の出現が増加する傾向があることがわかっている．バルプロ酸と併用している場合もリスクを上昇させるので，できるなら併用は避けるべきである．バルプロ酸を使用しているなら，より控えめに投与量を設定する．小児や16歳以下の青年では，ラモトリギンによる発疹がより起こりやすい．患者が4日以上連続してラモトリギンの服用を中止していれば，これまでラモトリギンを服用していなかった場合と同様に考えて，投与開始量から始め，漸増していく必要がある．

ラモトリギンは，多くの妊娠中の女性にも投与されている．そのデータによると，ラモトリギンはヒトの先天奇形には関連がない．

17 ラモトリギン

表 17-1
ラモトリギンの投与量（mg/日）

治療	1〜2 週	3〜4 週	4〜5 週
ラモトリギン単剤	25	50	100〜200（最大 500）
ラモトリギン＋カルバマゼピン	50	100	200〜500（最大 700）
ラモトリギン＋バルプロ酸	25（1 日おき）	25	50〜200（最大 200）

血中濃度

ラモトリギンの血中濃度と，抗けいれん作用および双極性障害への治療効果との間の関連は証明されていない．血中濃度測定は，有害作用の出現を予測するためには役立たない．

薬物相互作用

ラモトリギンは，他の抗けいれん薬などの薬剤との間に，有意で特徴のある薬物相互作用がある．ラモトリギンの薬物相互作用として最も重大なものは，バルプロ酸との併用により，ラモトリギンの血中濃度が 2 倍になることである．一方，ラモトリギンはバルプロ酸の血中濃度を 25％ほど低下させる．セルトラリンもラモトリギンの血中濃度を上昇させるが，バルプロ酸によるものほどではない．ラモトリギンの血中濃度は，カルバマゼピン，フェニトイン，フェノバルビタールとの併用で 40〜50％低下する．他の抗けいれん薬との併用は，ラモトリギンの最高血中濃度に達する時間と血中半減期に複雑な影響を及ぼす．

検査結果への影響

ラモトリギンは，いずれの検査結果にも影響を及ぼさない．

投与量と投与法

ラモトリギンが双極性障害の適応として承認されるに至った臨床試験では，1 日 200 mg を超える量で投与しても，作用が増強されることはなかった．ほとんどの患者は，1 日 100〜200 mg の間で投与を受けていた．てんかんでは 1 日 2 回投与されるが，双極性障害では 1 日 1 回投与も可能である．その場合の投与時間は，患者が薬剤の治療効果や鎮静作用を感じるか否かによって決め，朝でも夕でもかまわない．

ラモトリギンには，刻み目がない 25，100，150，200 mg 錠がある[*1]．投与量を決める最も大きな要因は，発疹のリスクを最小にすることである．16 歳以下では使用すべきで

[*1] 訳注：本邦では，2，5，25，100 mg 錠がある．

はない．バルプロ酸はラモトリギンの排泄を明らかに遅らせるので，これら2つの薬剤を併用する際には，十分に時間をかけた増量が必要となる（**表17-1**）．腎機能障害の患者に対しては，より少ない維持量を目指すべきである．発疹が出現したら，どのようなタイプのものであろうと，即座に投与を中止する必要がある．ラモトリギンは，一般には2週間にわたって徐々に中止すべきであるが，発疹が現れた場合は1〜2日で中止すべきである．

　ラモトリギンの口腔内崩壊錠は，嚥下困難のある患者のために使用できる[*2]．抗てんかん薬の中では唯一の口腔内崩壊錠となる．錠剤と同じ，25，50，100，200 mgの口腔内崩壊錠が利用できる．2，5，25 mgのチュアブル錠も利用可能である[*3]．

[*2] 訳注：本邦では使用できない．
[*3] 訳注：本邦では使用できない．

18 リチウム
Lithium

　躁病および躁うつ病の予防におけるリチウム〈リーマス〉の効果は，1950年代初頭に，オーストラリアの精神科医，John F. J. Cade が行った研究によって確立された．米国では毒性に対する懸念のために，当初リチウムの使用は受け入れられなかったが，1960年代の終わり頃に徐々に広まった．そして，リチウムが躁病の治療薬として米国食品医薬品局（Food and Drug Administration：FDA）に承認されたのは1970年になってからである．FDA は1974年にリチウムの適応をもう1つだけ，すなわち，躁病の既往のある患者の維持治療に対して承認した．その後数十年にわたり，リチウムは急性期治療および維持治療の双方に承認された唯一の薬剤であった．またリチウムは，うつ病の治療における補助薬としても使用される．
　リチウム（Li）は1価のイオンであり，周期表のⅠA族（アルカリ金属）に属する．この族には，ナトリウム，カリウム，ルビジウム，セシウム，フランシウムが含まれる．リチウムは，自然界に ^6Li（7.42％），^7Li（92.58％）の2つの同位体が存在する．後者は，磁気共鳴スペクトロスコピー（magnetic resonance spectroscopy：MRS）によるリチウムのイメージングに用いられる．1,597 mg の炭酸リチウム（Li_2CO_3）には，300 mg 程度のリチウムが含まれる．米国で使用されるリチウムのほとんどは，チリとアルゼンチンの乾燥湖の鉱山で採取される．

薬理学的作用

　リチウムは経口摂取後，急速かつ完全に吸収される．通常の製剤では1〜1.5時間後に最高血中濃度に達し，調節放出型（controlled-release）製剤では4〜4.5時間後に達する．リチウムは血漿蛋白には結合せず，代謝されずに，腎臓から排泄される．血中半減期は，治療初期には1.3日であるが，1年以上服用を続けると2.4日となる．リチウムは血液脳関門をゆっくりと通過するため，1回の過量服薬は必ずしも毒性を引き起こさない．一方，長期のリチウム療法による中毒は改善に時間を要する．消失半減期は若年成人では18〜24時間であるが，小児では，これよりも短く，高齢者では，これよりも長くなる．腎クリアランスは腎機能障害ではより低下する．定期的に服用すれば，血中濃度は5〜7日間で定常状態に達する．肥満は，リチウムのクリアランスの上昇に関連する．妊娠中のリチウムの排泄は複雑である．妊娠中は排泄が増加し，産後は減少する．母乳中に排泄され，便や汗にもごく少量排泄される．甲状腺や腎臓でのリチウム濃度は血中濃度よりも高い．
　リチウムによる気分安定化作用はまだよく解き明かされていない．仮説では，イオン輸

送の変化，あるいは神経伝達物質や神経ペプチドに対する影響，シグナル伝達系，セカンドメッセンジャー系などへの作用が関与しているとされる．

治療適応

双極Ⅰ型障害
- **躁病エピソード**　リチウムは，双極性Ⅰ型障害患者の約80%で急性躁病を改善し，再発を予防する．また，有効な患者の割合は多少低くなるが，躁うつ混合エピソード，急速交代(ラピッド・サイクラー)型双極性障害，脳障害(encephalopathy)[*1]における気分変動にも有効である．リチウムの作用が発現するのは比較的遅く，抗躁作用は1〜3週間かかる．そのため，最初の数週間はベンゾジアゼピン系薬剤やドパミン受容体拮抗薬，セロトニン・ドパミン拮抗薬，バルプロ酸をしばしば併用する．混合状態や不機嫌躁病，急速交代型，物質乱用の併存，脳器質性障害(organicity)を伴う躁病の患者では，古典的な躁病の患者よりもリチウムに対する反応が悪い．

- **双極性うつ病**　リチウムは，双極Ⅰ型障害に伴ううつ病の治療に有効である．同様に，重症のうつ病の患者に対する増強薬としても有効である．バルプロ酸やカルバマゼピンによるリチウム療法の増強は，躁状態の増悪のリスクがほとんどなく，耐容性に優れている．

　リチウムの維持治療を行っている患者に抑うつエピソードが出現したときは，リチウム誘発性の甲状腺機能低下症，物質乱用，リチウム療法の服薬遵守の低下なども含めて鑑別診断を行うべきである．可能な治療法として，リチウム濃度を上昇させること(1〜1.2 mEq/Lまで)，甲状腺ホルモン検査結果が正常であっても甲状腺ホルモン(たとえば，リオチロニン1日25 μg)の追加，バルプロ酸またはカルバマゼピンによる増強療法，抗うつ薬の慎重な使用，電気けいれん療法などがある．いったん急性の抑うつエピソードが改善したら，臨床的に可能であれば，他の治療法は徐々に中止し，リチウム単剤療法とすべきである．

- **維持治療**　リチウムによる維持治療は，双極Ⅰ型障害における躁病エピソードおよび抑うつエピソードの頻度，重症度，期間などを著明に減少させる．うつ病よりも躁病の予防に，より効果的であり，間欠的または持続的に，補助的な抗うつ薬の使用が必要となることもある．維持治療の適応は通常，双極Ⅰ型障害の初回の抑うつエピソードまたは躁病エピソードの後である．青年期の患者や双極Ⅰ型障害の家族歴がある患者の初発エピソードの後にも，使用を考慮すべきである．そのほかにリチウムによる維持治療が有効なのは，(生活の)支援体制が十分でない場合，初発エピソードの誘因がない場合，自殺のリスクが高い場合，初発エピソードが急激に発生した場合，躁病の初発エピソードの場合などである．臨床研究では，リチウムは，双極Ⅰ型患者の自殺頻度を1/6〜1/7に低下させることが示されている．また，重度の気分循環性障害の治療にも有効である．

[*1] 訳注：原文の"encephalopathy"とは「脳症」よりも広義の「脳器質性疾患」を指すと考えられ，後出の"organicity"と同義である．

18 リチウム

　いくつかの観察研究に基づけば，初発の躁病エピソード後から維持治療を開始することは賢明である．その理由は，第1に，躁病エピソードを繰り返すほど，その次のエピソードのリスクは上昇する．第2に，リチウムに反応する患者では，リチウム中止後の再発率が28倍になる．第3に，症例報告によれば，最初，当初リチウムに反応した患者でも，服用中止後に再発すると，もはやリチウムに反応しなくなる，からである．リチウムによる継続的な維持治療は，有効性を高め，しばしば死亡率を低下させる．したがって，比較的短期間のリチウム維持治療後に，抑うつエピソードあるいは躁病エピソードが出現したとしても，必ずしも治療の失敗とは限らない．とはいえ，リチウム単剤療法が数年間有効であったにもかかわらず，その後，効果が消失することもある．そうなった場合には，カルバマゼピンやバルプロ酸による増強療法が有用である．

　維持治療におけるリチウムの投与量は，急性躁病の治療で必要とされる量よりもいくらか低い血中濃度に調節できることが多い．使用を中止するときには，投与量はゆっくりと減らす必要がある．リチウム療法の急激な中止は，躁病エピソードや抑うつエピソードの再発リスクを高める．

うつ病

　うつ病の長期治療において，リチウムは有用であるが，抗うつ薬と比較すると効果は低い．うつ病におけるリチウムの通常の適応は，抗うつ薬単剤に反応しない患者に対する抗うつ薬治療への補助的な使用である．抗うつ薬に反応しない患者の約50〜60％は，抗うつ薬に1日300 mg（分3）のリチウムを加えると反応する．数日のうちに効果がみられる場合もあるが，ほとんどの場合は補助療法の有効性がわかるまでに数週間を要する．リチウム単剤療法は，実は双極I型障害でありながら，いまだに躁病エピソードが出現していないうつ病の患者にも効果があるかもしれない．はっきりとした周期性のあるうつ病の患者にも，有効であると報告されている．

統合失調症と統合失調感情障害

　統合失調感情障害で，気分症状が主である患者は，双極型であれ，うつ病型であれ，精神病症状が主である患者に比べて，リチウムにより反応するようである．統合失調感情障害の治療には，セロトニン・ドパミン拮抗薬やドパミン受容体拮抗薬が選択されるが，リチウムは増強薬として有用である．とりわけ，セロトニン・ドパミン拮抗薬やドパミン受容体拮抗薬による治療に抵抗性の患者には，このことが当てはまる．リチウムによるセロトニン・ドパミン拮抗薬やドパミン受容体拮抗薬の増強療法は，気分障害の特徴があまりみられない統合失調感情障害の患者においてさえ，有効な治療法となりうる．抗精神病薬を服用できない統合失調症患者のなかには，リチウム単剤での治療が有益な者もいる．

その他の適応

　ここ数年の間に，他の精神疾患または精神疾患以外の疾患に対するリチウム療法の有用性が報告されてきた（表18-1，2）．これらの障害のほとんどでは，リチウムの有効性と安全性はまだ確認されていない．リチウムには，気分に対する作用とは別に，抗攻撃性作用

表 18-1 精神疾患に対するリチウムの使用

歴史的	**報告のみで確認されていないもの**
痛風性躁病（gouty mania）*	アルコールや他の物質関連障害
よく確立しているもの〔米国食品医薬品局（FDA）に承認されているもの〕	コカイン乱用
	躁病の特徴を伴う物質誘発性気分障害
躁病相	不安症
維持治療	強迫症
比較的確立しているもの	恐怖症
双極Ⅰ型障害	心的外傷後ストレス障害
うつ病相	注意欠如・多動症
急速交代型	摂食障害
双極Ⅱ型障害	神経性やせ症
気分循環性障害	神経性過食症
うつ病	衝動制御障害
急性うつ病（増強薬として）	クライン・レビン症候群
維持治療	一般身体疾患による精神疾患（例：躁病の特徴を伴う一般身体疾患による気分障害）
統合失調感情障害	
特定の集団での有用性のエビデンスがあるもの	周期性緊張病
	周期性傾眠症
統合失調症	パーソナリティ障害（例：反社会性，境界性，情緒不安定性，統合失調型）
攻撃性（間欠的），爆発症，自傷	
小児・青年の素行症	月経前不快気分障害
知的障害	性機能障害
認知障害	フェティシズム的服装倒錯症
収監者	露出症
	病的過剰性欲

*訳注：19世紀に痛風の治療にリチウムが使用され，精神状態への影響が報告されていた．

がある．爆発的な攻撃性を伴う統合失調症患者や暴力的な収監者，素行症や攻撃性を呈する小児，また知的障害に伴う自傷行為は，リチウムで抑制できることがある．

注意点と有害作用

　リチウムを服用している患者の80％以上が有害作用を経験する．リチウムの血中濃度をモニタリングすることにより有害事象のリスクを最小限にするとともに，望ましくない作用が生じた場合には，適切な薬理学的処置を行うことが重要である．有害作用で最も頻度が高いものを**表18-3**にまとめた．患者教育は，有害作用の頻度と重症度を低下させるうえで重要である．リチウムを服用している患者には，体内の水・電解質の組成が変化す

表 18-2
精神疾患以外に対するリチウムの使用 [a]

歴史的
　痛風，その他の尿酸体質
　抗けいれん薬として臭化リチウム(lithium bromide)を使用

神経疾患
　てんかん
　頭痛(慢性群発性，睡眠時，片頭痛，周期性)
　メニエール病(対照比較試験による裏づけはない)
　運動症
　ハンチントン病
　レボドパ誘発性多動
　パーキンソン病の on-off 現象(対照比較試験ではアキネジアの減少が認められたが，数例でジスキネジアが悪化)
　痙性斜頸
　遅発性ジスキネジア(対照比較試験による裏づけはない，偽パーキンソニズムが報告されている)
　トゥレット症
　疼痛(顔面痛症候群，肩痛症候群，線維筋痛症)
　周期性麻痺(高カリウム血性ではなく，低カリウム血性，高マグネシウム血性)

血液疾患
　再生不良性貧血
　がん(化学療法や放射線療法により誘発)
　好中球減少症(ある研究では，心血管疾患の既往のある患者で突然死のリスクが高まることが示された)
　薬物誘発性好中球減少症(例：カルバマゼピン，抗精神病薬，免疫抑制薬，ジドブジン[*1])
　フェルティ症候群[*2]
　白血病

内分泌疾患
　甲状腺がんに対して放射性ヨウ素と併用
　甲状腺中毒症
　抗利尿ホルモン不適切分泌症候群(SIADH)

心血管疾患
　不整脈(動物実験のデータのみ)

皮膚疾患
　性器ヘルペス(対照比較試験により局所使用および経口使用が支持されている)
　湿疹性皮膚炎
　脂漏性皮膚炎(対照比較試験により支持されている)

[a] ここに挙げたすべての使用は実験的なもので，FDA が認可した適用ではない．ほとんどについて報告は一致せず，対照比較試験では否定的な所見もあれば，有害作用の報告もある．
[*1] 訳注：抗 HIV ウイルス薬．
[*2] 訳注：脾腫と白血球減少症を伴う関節リウマチ．

(次のページへ続く)

表 18-2
（続き）

消化器疾患
　周期性嘔吐
　胃潰瘍
　膵性コレラ*3
　潰瘍性大腸炎

呼吸器疾患
　喘息（対照比較試験による裏づけはない）
　嚢胞性線維症

その他
　ウシの痙性麻痺

*3 訳注：膵島腫瘍による水様性下痢症候群．

表 18-3
リチウムの有害作用

神経
　良性，非中毒性：不快気分，自発性欠如，反応性低下，記憶障害
　振戦：体位性，ときには錐体外路性
　中毒：粗大振戦，構音障害，運動失調，神経筋易刺激性，けいれん発作，昏睡，死
　その他：末梢神経障害，良性頭蓋内圧亢進，重症筋無力症様症候群，創造力の異常，けいれん閾値の低下

内分泌
　甲状腺：甲状腺腫，甲状腺機能低下症，眼球突出症，甲状腺機能亢進症（まれ）
　副甲状腺：副甲状腺機能亢進症，腺腫

心血管
　良性のT波の変化，洞房結節不全

腎臓
　尿濃縮不全，形態学的変化，多尿（腎性尿崩症），糸球体濾過量減少，ネフローゼ症候群，尿細管アシドーシス

皮膚
　痤瘡，脱毛，乾癬，発疹

胃腸管
　食欲不振，悪心，嘔吐，下痢

その他
　炭水化物代謝の変化，体重増加，水分貯留

ると，リチウムの排泄量にも影響があり，その結果，リチウム濃度が上下することを教えるべきである．ナトリウムの過量摂取(たとえば，食習慣の極端な変化による)は，リチウム濃度を低下させる．反対に，ナトリウム不足(たとえば，一時的なダイエットによる)では，リチウム濃度は中毒域に近いところまで達する．体液量の減少(たとえば，発汗過多による)は，脱水となり，リチウム中毒をまねく．一般に使用されている多くの薬剤もリチウム濃度に影響を及ぼしうるため，患者には，他の臨床医に薬剤を処方されたら，必ず報告させるようにする．

胃腸管への作用

消化器症状(悪心，食欲不振，嘔吐，下痢など)は，分割投与したり，リチウムを食物と一緒に服用したり，剤形を変更したりすることで消失することがある．リチウム製剤で最も下痢を起こしにくいのはクエン酸リチウム(lithium citrate)である．リチウム製剤には乳糖を含んでいるものがあり，この製剤は乳糖不耐性患者では下痢を起こす．未吸収の薬剤が下部消化管に影響して下痢を起こしている患者は，標準放出型(standard-release)製剤から緩徐放出型(slow-release)製剤に変更することにより，その頻度を低くできる．下痢に対しては，ロペラミド，次サリチル酸ビスマス(bismuth subsalicylate)，アトロピン・ジフェノキシラート合剤(atropine-diphenoxylate)といった止瀉薬が有効である．

体重増加

体重増加は，炭水化物代謝に対するリチウムの未知の作用により起こる．また，リチウム誘発性甲状腺機能低下症，リチウム誘発性浮腫，リチウムによる口渇を解消するためのソフトドリンクやジュースの過飲も，体重増加を引き起こしうる．

神経学的作用

- **■振戦** リチウム誘発性の体位性振戦は，通常，8〜12 Hz で起こり，手を伸ばしたとき，とりわけ指を広げたときや，細かい作業をしているときに目立つ．分割して服用することや，持続放出型(sustained-release)製剤を用いること，カフェインの摂取を減らすこと，他の薬剤との併用を再検討すること，併存する不安症状を治療することなどによって，振戦は軽減する．プロプラノロールのようなβアドレナリン受容体拮抗薬を 1 日 30〜120 mg，分割投与したり，プリミドンを 1 日 50〜250 mg 投与したりすることも，振戦を軽減するのにしばしば有効である．低カリウム血症の患者では，カリウムの補充が振戦を改善する．リチウムを服用中の患者に強い振戦があるときは，リチウム中毒を疑い，精査したほうがよい．
- **■認知機能への作用** リチウムの使用は，不快気分，自発性欠如，反応性低下，記憶障害と関係があるとされている．これらの症状は，しばしば服薬遵守の低下の原因になるので，その存在には十分に注意すべきである．鑑別診断には，うつ病，甲状腺機能低下症，高カルシウム血症，その他の疾患や薬剤の影響が含まれる．すべての患者ではないが，時間経過とともに疲労感と軽度認知障害は軽くなったと報告する患者もいる．
- **■その他の神経学的作用** 頻度の低い神経学的有害作用に，軽度のパーキンソニズム，

運動失調，構音障害があるが，後の2つの症状はリチウム中毒による可能性もある．まれにリチウムは，末梢神経障害，良性頭蓋内圧亢進症(偽性脳腫瘍)，重症筋無力症に似た所見やけいれん発作のリスクの上昇に関係する．

腎臓への作用

リチウムの腎臓への有害作用で最も頻度が高いのは，二次的な多飲を伴う多尿症である．この症状は，服用患者の25〜35%で特に問題となり，1日の尿排泄量が3L以上にもなる(正常範囲は1日1〜2L)．多尿症は主に，リチウムが抗利尿ホルモンに拮抗し，利尿を促進することから起こる．多尿症が深刻な問題と考えられる場合は，クレアチニンクリアランス測定のために，24時間採尿をして患者の腎機能を評価し，経過をみていかなければならない．治療には，体液交換，最小有効量でのリチウムの使用，1日1回の服用にすることなどがある．また，治療薬としては，サイアザイド系かカリウム保持性利尿薬[たとえば，アミロライド(amiloride)，スピロノラクトン，トリアムテレン，またはアミロライド・ヒドロクロロチアジド合剤(amiloride-hydrochlorothiazide)]がある．利尿薬を開始するときは，リチウムの投与量を半減し，その後5日経過するまでは，利尿薬は開始すべきではない．なぜなら，利尿薬には，リチウムの体内残留を増加させる傾向があるからである．

最も重大な腎臓への有害作用として，まれではあるが，10年以上のリチウムの服用に関連して，非特異的な間質性線維症の出現，糸球体濾過量の漸減，血中クレアチニン値の上昇，ごくまれに腎不全などがみられる．リチウムは，ときにネフローゼ症候群や遠位尿細管アシドーシスを起こすことがある．リチウム腎症患者の別の病理所見としては，微小嚢胞の存在がある．磁気共鳴画像(magnetic resonance imaging：MRI)で慢性リチウム腎症による二次性の腎性微小嚢胞を確認することができるので，腎生検はせずに済む．リチウムを服用している患者では，6か月ごとに，血中クレアチニン値，尿化学検査，24時間尿量を確認すべきである．クレアチニン値が上昇した場合には，より頻回のモニタリングや，MRI検査についても考慮すべきである．

甲状腺への作用

リチウムは，一般に良性ではあるがしばしば一過性に，甲状腺ホルモンの循環血中濃度を低下させる．リチウム療法によって，甲状腺腫(5%)，良性可逆性眼球突出症，甲状腺機能亢進症，甲状腺機能低下症(7〜10%)が生じると報告されている．リチウムによる甲状腺機能低下症は，男性(4.5%)よりも女性(14%)に多い．女性では，治療開始後2年間に最もリスクが高い．双極性障害の治療にリチウムを服用している患者が，急速交代型に進展すると，甲状腺機能低下症を2倍も発症しやすくなる．リチウムを長期投与された患者の約50%に甲状腺刺激ホルモン放出ホルモン刺激試験などの検査値の異常がみられ，約30%に甲状腺刺激ホルモン(thyroid-stimulating hormone：TSH)の高値がみられる．甲状腺機能低下症の症状があれば，レボチロキシンの適応となる．甲状腺機能低下症の症状がなくとも，TSHが明らかに高値である患者には，レボチロキシンでの治療を行う医師もいる．リチウムで治療されている患者は，TSH値を6〜12か月ごとに測定すべきであ

る．リチウム療法中に出現した抑うつエピソードを評価する際には，リチウム誘発性甲状腺機能低下症の可能性を考慮すべきである．

心臓への作用

　リチウムの心臓に及ぼす作用は，低カリウム血症でみられる心電図異常と似ている．これは，リチウムイオンが細胞内カリウムと置換することによって起こる．最も頻度の高い心電図上の変化は，T波の平坦化や逆転である．そうした変化は良性で，リチウムが体外へ排泄されると消失する．

　リチウムは，洞結節のペースメーカー作用を抑制するため，洞調律不全，心ブロック，および失神をまねくことがある．したがって，リチウム療法は，洞不全症候群のある患者では禁忌である．まれではあるが，リチウム療法に関連して心室性不整脈やうっ血性心不全がみられることがある．リチウムの心毒性は，減塩食をとっている患者，ある種の利尿薬やアンジオテンシン変換酵素(angiotensin-converting enzyme：ACE)阻害薬を服用している患者，電解質異常を認める患者，腎不全の患者では，より強く出る．

　さらに，リチウムは心電図において，びまん性の緩徐化，周波数スペクトラムの拡張，背景リズムの増強と変調をきたしうる．徐脈や不整脈が生じることもあり，これは心血管疾患を有する患者で特に生じやすい．まれにリチウムの服用によって，ブルガダ症候群という，生命に危険を及ぼしうる遺伝性の心疾患の存在が明らかになることもある．心拍の重篤な異常やその他の症状(重度の眩暈感，失神，息切れ)をきたすこともあり，その際には即座に適切な医学的注意が必要である．臨床医はリチウムによる治療を開始する前に，患者の心臓の状態，原因不明の失神の既往，45歳以前の原因不明の突然死の家族歴について，確認しておくべきである．

皮膚への作用

　皮膚への作用は用量依存性で，痤瘡状，小胞状，斑状丘疹状の発疹，脛骨前部の潰瘍化，乾癬の悪化などがある．ときには，乾癬や痤瘡状発疹の悪化により，リチウム療法の中止を余儀なくされることもある．脱毛症も報告されている．これらの症状の多くは，リチウムの剤形を変えたり，皮膚科の通常の治療を受けたりすることで改善する．痤瘡に対してテトラサイクリン系薬剤を使用するときには，リチウムの体内貯留が増加しうるため，血中濃度のモニタリングが必要となる．

リチウム中毒と過量服薬

　リチウム中毒の初期の徴候および症状には，粗大振戦，構音障害，運動失調のような神経学的症状，消化器症状，心血管系の変化，腎機能障害などがある．遅発性の徴候および症状には，意識障害，筋線維束性収縮，ミオクローヌス，けいれん発作，昏睡などがある．リチウム中毒の徴候と症状を**表18-4**にまとめた．危険因子として，過量服薬，腎機能障害，減塩食，薬物相互作用，脱水などがある．高齢者では，リチウムの血中濃度上昇の影響がより強く出る．血中濃度が高ければ高いほど，また高い濃度が長く続けば続くほど，リチウム中毒の症状は悪くなる．

表 18-4
リチウム中毒の徴候と症状

軽度から中等度の中毒（リチウム濃度＝1.5～2.0 mEq/L）
　胃腸管系：嘔吐，腹痛，口渇
　神経系：運動失調，眩暈感，構音障害，眼振，傾眠または興奮，筋脱力

中等度から重度の中毒（リチウム濃度＝2.0～2.5 mEq/L）
　胃腸管系：食欲不振，持続性の悪心・嘔吐
　神経系：視調節障害，筋線維束性収縮，間代性四肢運動，深部腱反射亢進，舞踏病様運動，けいれん，せん妄，失神，脳波変化，昏迷，昏睡
　心血管系：血圧低下，不整脈，伝導異常

重度の中毒（リチウム濃度＞2.5 mEq/L）
　全般性けいれん
　乏尿および腎不全
　死

表 18-5
リチウム中毒の治療

1. 主治医と連絡をとるか，病院の救急外来へ行く
2. リチウムの中止
3. バイタルサインの確認，神経学的診察，および精神現症の包括的な診察
4. リチウム濃度，血中電解質，腎機能検査，心電図
5. 催吐，胃洗浄，活性炭による吸着
6. 水分補給と電解質バランスの補正
7. 血中濃度が4.0 mEq/Lを上回る場合には，すべての患者に対して血液透析

　リチウム中毒が医学的緊急事態であるのは，永続的な神経障害や死に至る可能性があるからである．中毒の場合（**表18-5**），リチウムを中止して，脱水の治療を行うべきである．未吸収のリチウムは，ポリスチレンスルホン酸ナトリウム〈ケイキサレート〉かポリエチレングリコール溶液で，胃腸管から取り除けるが，活性炭ではできない．一度に多量のリチウムを摂取すると，胃の中で薬剤の塊を形成することもあるが，これは径の大きな管による胃洗浄で取り除くことができる．強制的に下痢を起こすことの有益性についても議論の余地がある．重症例では，血液透析により血中の過剰なリチウムを急速に除去する．透析後，組織中のリチウムが血中に再分配し，リチウムの血中濃度が上昇するため，再度透析が必要になることもある．神経学的症状の改善は，血中からのリチウムの除去後に数日間を要することがあるが，これは，リチウムが血液脳関門をゆっくりと通過するためである．

青年期

　青年期でのリチウムの血中濃度は，成人期のそれと類似している．投与中の体重増加と痤瘡は，青年期では特に面倒なことになる場合がある．

高齢者

　リチウムは，高齢者にも安全で効果的な薬剤であるが，他の身体疾患の合併，腎機能低下，リチウムクリアランスに影響を及ぼす特定の食事，一般にリチウムへの感受性が高いことなどにより，高齢者のリチウム療法は困難なものになりうる．高齢者では低用量から投与を開始し，投与量の変更は若年者よりも頻回に行うべきではない．また，リチウムの吸収と腎臓への排泄とが釣り合って，定常状態に達したとみなせるようになるまでの時間も，若年者より長い．

妊娠中の女性

　リチウムは，胎児に奇形が生じるリスクがあるため，第1トリメスター(妊娠の最初の3か月間)には服用すべきではない．心血管系で最も頻度が高い奇形は，三尖弁のエブスタイン奇形である．リチウムに曝露された胎児でのエブスタイン奇形の発生率は1/1,000で，一般人口の20倍となる．胎児の心奇形の有無は，胎児心エコーで評価できる．リチウムの催奇性のリスク(4～12％)は，一般人口(2～3％)よりも高いが，バルプロ酸やカルバマゼピンよりは低いようである．妊娠中にリチウムを服用し続ける女性は，最小有効量にすべきである．妊娠中の母体のリチウム濃度は頻回にモニタリングしなければならない．特に分娩後では，最初の数日間で腎機能が正常に戻ってリチウムの腎排泄が大きく減少するので，とりわけモニタリングが必要である．十分な水分補給により，分娩中のリチウム中毒のリスクを低下させることができる．分娩後のすべての双極性障害の女性患者には，リチウムによる予防が推奨される．リチウムは母乳中に分泌されるので，授乳中の女性に対しては，起こりうる危険性と有益性を注意深く評価したうえで，投与すべきである．乳幼児のリチウム中毒の徴候には，傾眠，チアノーゼ，異常反射，ときとして肝腫大がある．

その他の作用

　リチウムは，糖尿病患者では注意して使用すべきであり，糖尿病性ケトアシドーシスを防ぐために，血糖値を注意深くモニタリングする．リチウム療法に伴って，良性かつ可逆的な白血球増加がよくみられる．脱水，衰弱，医学的疾患のある患者は，有害作用や毒性に最も感受性が高い．

薬物相互作用

　リチウムの薬物相互作用を，表18-6にまとめた．
　リチウムは，ドパミン受容体拮抗薬と併用してよく用いられる．この併用は，概して有効かつ安全であるが，ドパミン受容体拮抗薬とリチウムを高用量で併用すると，リチウムによる神経学的有害作用と抗精神病薬による錐体外路症状が，相乗的に増加する．少数で

表 18-6
リチウムの薬物相互作用

薬物分類	反応
抗精神病薬	脳症，錐体外路系有害作用の悪化，抗精神病薬（神経遮断薬）悪性症候群の症例報告がある．一貫性はないが，赤血球数や，リチウムと抗精神病薬の血中濃度が変化するという報告もある
抗うつ薬	報告は少ないが，強力なセロトニン再取り込み阻害薬でセロトニン症候群が起こる
抗けいれん薬	カルバマゼピンやバルプロ酸とは有意な薬物動態学的相互作用がない．カルバマゼピンとの併用で神経毒性の報告がある．併用療法で治療抵抗例に有用である
非ステロイド性抗炎症薬	腎臓でのリチウムクリアランスが低下し，リチウムの血中濃度が上昇しうる．中毒の報告もある（アスピリンを除く）
利尿薬	
サイアザイド系利尿薬	腎臓でのリチウムクリアランスが低下し，リチウムの血中濃度が上昇することが立証されている．中毒の報告もある
カリウム保持性利尿薬	データは限定的であるが，リチウム濃度が上昇しうる
ループ利尿薬	リチウムクリアランスは変動しない（リチウム濃度が上昇したという報告はある）
浸透圧利尿薬（マンニトール，尿素）	腎臓でのリチウムクリアランスが上昇し，リチウムの血中濃度が低下する
キサンチン誘導体（アミノフィリン，カフェイン，テオフィリン）	腎臓でのリチウムクリアランスが上昇し，リチウムの血中濃度が低下する
炭酸脱水酵素阻害薬（アセタゾラミド）	腎臓でのリチウムクリアランスが上昇する
アンジオテンシン変換酵素（ACE）阻害薬	腎臓でのリチウムクリアランスが低下し，リチウムの血中濃度が上昇することが立証されている．中毒の報告もある
カルシウムチャンネル阻害薬	神経毒性の報告がある．一貫してみられる薬物動態学的相互作用はない
その他	
スキサメトニウム，パンクロニウム（pancuronium）	神経筋遮断を延長するという報告がある
メトロニダゾール	リチウムの血中濃度が上昇する
メチルドパ	神経毒性の報告はほとんどない
炭酸水素ナトリウム	腎臓でのリチウムクリアランスが上昇する
ヨウ化物	抗甲状腺作用を増強する
プロプラノロール	リチウムによる振戦に使用される．リチウムの血中濃度が若干上昇する

はあるが，この併用によって脳症*²が引き起こされたという報告もある．
　リチウムと，カルバマゼピン，ラモトリギン，バルプロ酸，クロナゼパムの併用により，リチウム濃度が上昇し，リチウム誘発性の神経学的有害作用をさらに悪化させることがある．併用療法では，通常よりもやや低い投与量で開始し，徐々に増量していくべきである．躁病の治療で薬剤を変更する場合は，できる限り薬剤が重複することのないように注意深く行うべきである．
　ほとんどの利尿薬(たとえば，サイアザイド系，カリウム保持性)はリチウム濃度を上昇させる．これらの利尿薬による治療を中止すると，患者の1日あたりのリチウム投与量の増量が必要になることもある．浸透圧利尿薬やループ利尿薬，炭酸脱水酵素阻害薬，キサンチン類(カフェインも含む)は，リチウム濃度を至適治療域以下に低下させる可能性がある．ACE阻害薬はリチウム濃度を上昇させうるが，一方，AT_1アンジオテンシンⅡ受容体阻害薬であるロサルタンとイルベサルタンはリチウム濃度を変化させない．さまざまな種類の非ステロイド性抗炎症薬(nonsteroidal anti-inflammatory drug：NSAID)は，リチウムクリアランスを低下させ，それにより，リチウム濃度を上昇させる．これらの薬剤には，インドメタシン，フェニルブタゾン(phenylbutazone)，ジクロフェナク，ケトプロフェン，オキシフェンブタゾン(oxyphenbutazone)，イブプロフェン，ピロキシカム，ナプロキセンなどがある．アスピリンやスリンダクなどは，リチウム濃度に影響を及ぼさない．
　リチウムとクエチアピンの併用は傾眠を起こすことがあるが，耐用性は高い．リチウムとジプラシドン(ziprasidone)の併用は振戦の頻度を若干上昇させる．リチウムとカルシウムチャンネル阻害薬との併用は，致命的な神経毒性を起こしうるので避けるべきである．
　リチウムを服用している患者では，電気けいれん療法施行の2日前には，服用を中止すべきである．これはせん妄のリスクを軽減するためである．

検査結果への影響

　リチウムが検査結果に影響を及ぼすことはないが，リチウムによる変化として，白血球増加，血中サイロキシン(T_4)値の低下，血中カルシウム濃度の上昇などがある．血液が，リチウム・ヘパリン抗凝固採血管で採取されると，誤ってリチウム濃度が高くなる．

投与量と臨床ガイドライン

初期の精密検査

　リチウムの投与を開始する前に，ルーチンの精密検査と身体診察を行わなくてはならない．精密検査の項目には，血中クレアチニン濃度(腎機能障害の懸念があれば，24時間尿中クレアチニン濃度)，電解質，甲状腺機能検査〔TSH，トリヨードサイロニン(T_3)，サイロキシン(T_4)〕，血算，心電図，妊娠可能な年齢の女性であれば妊娠検査がある．

---

*² 訳注：悪性症候群，意識障害，可逆性の認知症様症状などの報告がある．

推奨投与量

リチウムには，炭酸リチウムでは，150，300，600 mg の即時放出型カプセル，300 mg 錠，450 mg の調節放出型カプセル，クエン酸リチウムでは，8 mEq/5 mL のシロップがある[*3]．

ほとんどの成人の投与開始量は，通常放出型(regular-release)製剤 300 mg の 1 日 3 回投与である．高齢者や腎不全患者では，1 回 300 mg の 1 日 1～2 回から始めるのがよい．定常状態に達すると，通常，1 日投与量 900～1,200 mg で治療濃度域は 0.6～1 mEq/L になる．また，1 日投与量が 1,200～1,800 mg であれば，治療濃度域は 0.8～1.2 mEq/L となる．維持量は，通常放出型製剤で分 2～3 とするか，あるいは持続放出型製剤で通常放出型製剤の 1 日総投与量と等価相当の 1 回投与とする．分割投与は，一時的に高いリチウム濃度に達するのを避け，胃部不快感を軽減する．躁病の早期再発のリスクを最小限にし，また再発の早期徴候に気づけるように，リチウムの中止は徐々に行うべきである．

検査モニタリング

血中リチウム濃度の定期的な測定は，患者ケアの基本的側面であるが，その際には同時に，慎重な臨床的判断が必要である．血中濃度が至適治療域の 0.5～1.5 mEq/L にあるという検査結果をみて安心してしまうと，血中濃度が 1.5 mEq/L 未満でリチウム中毒を起こしている患者の初期徴候を見落としかねない．特に高齢者では，臨床的毒性は至適治療域でも生じうるという多くの記載がある．

血中リチウム濃度の定期的なモニタリングは不可欠である．リチウム濃度は，通常 2～6 か月ごとに検査するが，中毒の徴候のある場合，用量調節中，服薬遵守の低下が疑われる患者などでは，毎週測定すべきである．投薬前の心電図検査は不可欠であり，投与開始後も毎年実施すべきである．

リチウム濃度測定のための採血時は，リチウムの投与量を一定(通常は 5 日間同じ投与量)にしておくべきであり，できれば 1 日 2～3 回の服用で，最終服用から 12 時間(±30 分)後に採血するのがよい．持続放出型製剤を服用している患者の服薬 12 時間後のリチウム濃度は，通常放出型製剤を服用している患者の同時期のリチウム濃度よりも，一般に約 30％高い．参考にできるデータは，対象患者群の分割投与のデータを基準にしているので，最初に適切な投与量を決める際には，通常放出型製剤を少なくとも 1 日 2 回投与とすべきである．リチウムの測定値に変動をもたらす要因には，食事からのナトリウムの摂取量，気分の状態，活動性，体位，不適切な採血管の使用などがある．

臨床的な状態と一致しないような検査値は，リチウム・ヘパリン抗凝固採血管による採血(誤って 1 mEq/L 程度高い値になりうる)や，リチウムイオン測定用の選択性電極の劣化(0.5 mEq/L 程度の誤差が出る)によって生じることもある．いったん 1 日投与量を決めたならば，1 日 1 回の持続放出型製剤に変更してもよい．

躁病に対する有効血中濃度は，1.0～1.5 mEq/L であるが，これは 1 日投与量にして 1,800 mg に相当する．維持治療での推奨濃度域は 0.4～0.8 mEq/L であるが，これは通

[*3] 訳注：本邦では，炭酸リチウムの 100，200 mg 錠がある．

常，1日投与量900〜1,200 mgで到達する濃度である．少数の患者では，1.5 mEq/Lのリチウム濃度でも治療上の有益性が認められず，中毒の徴候も出ていないことがある．このような患者には，リチウム濃度が1.5 mEq/L以上になるように用量調節を行ってもよい．一方，0.4 mEq/L以下の濃度で維持されている患者もいる．患者ごとに個人差があるため，「治すのは患者であって，検査結果ではない」という格言に従うのが最善である．その患者にとっての最適な投与量を決めるためには，試行錯誤を繰り返すしかないのである．

米国のリチウム製剤の添付文書には，躁病に対する有効血中濃度は1.0〜1.5 mEq/Lであり（通常1日1,800 mgの炭酸リチウムで到達する），長期維持治療では0.6〜1.2 mEq/Lである（通常1日900〜1,200 mgの炭酸リチウムで到達する），と記載されている．投与量と血中濃度の関連は，患者によって相当違うようである．1.5 mEq/Lを上回る血中濃度では，治療反応を得られる可能性よりも，毒性のリスクが高まることのほうが，通常ははるかに重視されるが，まれに，患者によっては，通常よりも高い血中濃度が治療上必要であり，また耐容性も高いということもある．

至適治療域の下限をどのように決めればよいかについての議論はまだ決着していない．3年間の前向き研究の結果，血中濃度を0.4〜0.6 mEq/L（平均：0.54 mEq/L）で維持した患者群は，0.8〜1.0 mEq/L（平均：0.83 mEq/L）で維持した患者群と比較して，再発の可能性が2.6倍高かった．しかし，血中濃度が高いほど，有害作用もより多くなり，耐容性も低くかった．

有害作用が生じ始める濃度で2週間経っても反応がない場合は，1〜2週間かけてリチウムを徐々に漸減・中止し，他の気分安定薬を試してみるべきである．

患者教育

リチウムの治療指数[*4]は小さく，十分な有効性と耐容性があるリチウム濃度と，有害作用や中毒を生じる濃度との間のバランスは，多くの要因によって乱される．そのため，リチウム服用中の患者には，中毒の徴候と症状，リチウム濃度に影響を及ぼす要因，検査法や検査日時，そして主治医との定期的なコミュニケーションの重要性について，指導しておく必要がある．高温や運動による発汗過多，ACE阻害薬やNSAIDのような広く処方されている薬剤の使用など，ありふれた要因がリチウム濃度を大きく変動させうる．気分が改善したり，有害作用を経験したりしたために，患者がリチウムを服用しなくなることもある．患者には，リチウム療法を中止したり変更したりしないよう助言すべきである．表18-7に，患者への説明のうち重要なものを挙げる．

[*4] 訳注：50%有効量に対する50%致死量の比率．

表 18-7
リチウムを服用する患者への説明

リチウム〈リーマス〉はあなたの病気の治療にきわめて有効なものとなりえます。しかし、適切に使用しなかったり、頻回に検査を受けていないと、無効なばかりか、有害にもなりえます。これからする説明をよく覚えておいてください。

投与法
- 主治医が指示したとおりに正しくリチウムを飲みましょう。処方された量よりも多くても少なくてもいけません。
- 主治医に相談せずに服用を中止してはいけません。
- 飲み忘れたら、できるだけすぐに飲みましょう。ただし、次の服用まで4時間以内であれば、飲み忘れた分は飛ばしてください(延長放出型や緩徐放出型では約6時間)。決して2倍量を飲んではいけません。

血液検査
- 勧められている定期的な血液検査のスケジュールに従いましょう。
- 検査は面倒で気分のいいものではありませんが、あなたがリチウムを服用する限り、リチウムの血中濃度、甲状腺の機能、腎臓の状態をモニタリングする必要があります。
- リチウムの血中濃度を検査するときは、その12時間前にリチウムを服用しておきましょう。

他の薬剤の使用
- 主治医に相談することなしには、どのような処方薬も市販薬も服用しないでください。
- イブプロフェン〈ブルフェン〉やナプロキセン〈ナイキサン〉のような薬剤でもリチウム濃度を大きく上昇させます。

食事と水分の摂取
- 食事や水分のとり方を急に変えないようにしてください。ダイエットを始める場合は、血液検査の回数を増やす必要があるかもしれません。
- カフェインとアルコールは利尿薬として作用し、リチウム濃度を低下させます。
- リチウム療法の間、1日2〜3Lの水分と通常量の食塩の摂取をお勧めします。
- 減塩食を始めたり中止した場合は、主治医に教えてください。

起こりうる問題を知っておく
- 激しい運動をしたり、発汗や嘔吐、下痢を生じる病気にかかったら、リチウム濃度に影響があるかもしれませんので、主治医にご相談ください。
- 悪心、便秘、震え、頻回の口の渇き、頻回の小便、体重の増加、手足の腫れは、主治医に報告しなければなりません。
- かすみ目や錯乱、食欲不振、下痢、嘔吐、筋脱力、眠気、震え、喋りにくい、眩暈感、ふらつき、失禁、けいれんは、重い中毒症である可能性があるので、すぐに病院にかかってください。

19 メラトニン作動薬：ラメルテオン，メラトニン

Melatonin Agonists: Ramelteon and Melatonin

　米国では，2種類のメラトニン受容体作動薬が市販されている．1つは，メラトニンであり，さまざまな製剤の栄養補助食品として健康食品店で販売されており，米国食品医薬品局(Food and Drug Administration：FDA)の規制を受けていない．もう1つは，ラメルテオン〈ロゼレム〉であり，入眠困難を特徴とする睡眠障害の治療薬としてFDAから承認を受けている．摂取したメラトニンとラメルテオンはいずれも，中枢性メラトニン受容体に作用することにより，効果を発現すると考えられている．

ラメルテオン

　ラメルテオンは，入眠困難の治療に用いられるメラトニン受容体作動薬である．ベンゾジアゼピン系薬剤と異なり，ラメルテオンはγアミノ酪酸(γ-aminobutyric acid：GABA)受容体複合体に対して検出可能な親和性は有していない．

薬理学的作用

　ラメルテオンは，原則的にはメラトニンによる睡眠誘導作用と同様の作用を有し，脳内のメラトニンMT_1受容体，MT_2受容体に対して高い親和性をもつ．これらの受容体は，睡眠覚醒リズムの調節に重要な役割を果たしていると考えられている．

　ラメルテオンは，4～64 mgの投与量の範囲では，すみやかに吸収，排泄される．服用からおよそ45分後に最高血中濃度(C_{max})に到達し，消失半減期は1～2.6時間である．ラメルテオンの総吸収率は少なくとも84%であるが，初回通過効果が非常に大きいため生体利用率はおよそ2%である．ラメルテオンは，おもに肝チトクロムP450(cytochrome P450：CYP)1A2により代謝され，尿中に排泄される．半減期が短いため，1日1回投与の繰り返しで蓄積することはないと考えられている．

治療適応

　入眠困難を特徴とする不眠の治療薬としてFDAから承認されている．また，適応外使用の候補となる疾患は，概日リズム障害，特に時差ぼけ，睡眠相後退症候群，交代勤務睡眠障害などを対象としている．

　臨床試験および動物実験より，離脱の影響による反跳性不眠のエビデンスは，確認されなかった．

注意点と有害作用

ラメルテオンの最も頻度が高い有害作用は，頭痛である．その他の有害作用として，眠気，疲労感，眩暈感，不眠の増悪，抑うつ，悪心，下痢がある．ラメルテオンは，重篤な肝機能障害をもつ患者には投与すべきではない．また，重篤な睡眠時無呼吸や慢性閉塞性肺疾患をもつ患者にも使用しないことが推奨される．女性では，血中プロラクチン値の上昇が認められることがある．妊娠中や授乳中の女性に使用する場合には，注意が必要である．

ラメルテオンは，しばしば血中のコルチゾールおよびテストステロン濃度を下げ，プロラクチン値を上昇させることがわかっている．女性患者では，無月経，乳汁漏出，性欲減退，生殖の問題について，モニタリングすべきである．ラメルテオンの小児への使用に関する安全性と有効性は確立していない．

薬物相互作用

ラメルテオンの肝臓での主な代謝酵素はCYP1A2である．そのため，フルボキサミンやその他のCYP1A2阻害薬は，ラメルテオンの有害作用を増強する可能性がある．

ラメルテオンは，CYP1A2阻害薬，ケトコナゾールなどの強力なCYP3A4阻害薬，そして，フルコナゾールなどの強力なCYP2C阻害薬を服用中の患者では，投与の際に注意をすべきである．オメプラゾール，テオフィリン，デキストロメトルファン，ミダゾラム，ジゴキシン，ワルファリンと，臨床的に意味のある相互作用は認められていない．

投与量と臨床ガイドライン

通常投与量としてラメルテオン8 mgを就床前30分以内に服用する．高脂肪食と同時もしくは食後に服用すべきではない．

メラトニン

メラトニン（*N*-acetyl-5-methoxytryptamine）は，主に夜間に松果体で産生されるホルモンである．摂取されたメラトニンは，哺乳類の脳にあるメラトニン結合部位に到達し結合できることが確認されており，高用量で使用した場合には，眠気をきたす．メラトニンは，医薬品としてではなく栄養補助食品として入手可能である．不眠や時差ぼけ，交代勤務睡眠障害の治療における有効性を評価した，よく管理された臨床試験はほとんど行われていない．

薬理学的作用

メラトニンの分泌は，暗くなると刺激され，明るくなると抑制される．メラトニンはアミノ酸であるトリプトファンから合成される．トリプトファンから，セロトニンとなり，最終的にメラトニンになる．視床下部の視交叉上核（suprachiasmatic nuclei：SCN）には，メラトニン受容体が存在しており，メラトニンは直接視交叉上核に作用して，概日リズムに影響を及ぼすと考えられている．この機序は，時差ぼけや睡眠障害などと関係して

いる．また，メラトニンは松果体に加えて，網膜や胃腸管でも産生される．
　メラトニンは，0.5～6分という，きわめて短い半減期をもつ．血中濃度は，投与量と内因性のリズムによって決定される．およそ90%のメラトニンは，CYP1A1およびCYP1A2を介した初回通過効果にて分解される．そして主に尿中に排泄される．
　摂取したメラトニンは，メラトニン受容体に作用して，神経発火を抑制し，睡眠を誘導する．摂取したメラトニン量と睡眠に対する効果には，用量-反応関係は認められないようである．

治療適応
　メラトニンはFDAの規制を受けていない．メラトニンは，睡眠障害(不眠，概日リズム障害)，がん(乳がん，前立腺がん，結腸がん)，けいれん，うつ病，不安，季節性気分障害などに用いられている．摂取したメラトニンに，抗酸化作用や抗老化作用があることを示唆する研究もある．

注意点と有害作用
　メラトニンに関連した有害作用には，疲労感，眩暈感，頭痛，易刺激性，眠気などがある．見当識障害，混乱，夢遊病，鮮明な夢，悪夢なども認められているが，メラトニンの服用を中止することで消失することが多い．
　メラトニンは，男性および女性いずれにおいても，妊孕性を低下させる．男性では，摂取したメラトニンは，精子運動能を低下させ，長期の投与により精巣におけるアロマターゼ活性を抑制することが示されている．女性では，卵巣機能を低下させる可能性があり，そのために避妊薬として評価されてきたが，結論は出ていない．

薬物相互作用
　メラトニンは，栄養補助食品として販売されているために，FDAによる規制対象外であり，ラメルテオンで行われたのと同様の薬物相互作用研究は行われていない．メラトニンと，血液希釈剤(ワルファリン，アスピリン，ヘパリンなど)や抗けいれん薬，降圧薬との併用は注意が必要であることが示唆されている．

検査結果への影響
　メラトニン，標準的臨床検査値に影響を及ぼさない．

投与量と投与法
　市販のメラトニンは，以下の製剤が利用可能である．1，2.5，3，5 mgのカプセル，1 mg/4 mLの液剤，0.5，3 mgのトローチ，2.5 mgの舌下錠，1，2，3の時限放出(timed-release)錠である．
　標準的には，就床時に適切な投与量のメラトニンを服用することが推奨されるが，普段の就床時間の2時間前までに服用することで，睡眠潜時をより改善すると報告している臨床試験もある．

アゴメラチン(agomelatine)

　アゴメラチンは，メラトニンと構造が関連しており，ヨーロッパではうつ病の治療に用いられている．アゴメラチンは，メラトニン(MT_1, MT_2)作動薬，また，セロトニン作動薬としても作用する．アゴメラチンに関する臨床試験の結果，その有効性と安全性については重大な疑問があがっている．米国では販売されていない．

20 ミルタザピン
Mirtazapine

　ミルタザピン〈レメロン，リフレックス〉は，うつ病の治療に用いられる薬剤のなかでも独特の作用機序をもつ．ミルタザピンはノルアドレナリンとセロトニンの双方を増加させるが，その機序は，三環系抗うつ薬や選択的セロトニン再取り込み阻害薬（selective serotonin reuptake inhibitor：SSRI）のような再取り込み阻害作用によるものでも，フェネルジン（phenelzine）やトラニルシプロミン（tranylcypromine）のようなモノアミン酸化酵素（monoamine oxidase：MAO）の阻害作用によるものでもない．また，ミルタザピンは，5-HT$_3$ 受容体の拮抗作用によって，悪心や下痢の出現頻度をむしろ低下させる．特徴的な有害作用としては，食欲増進と鎮静がある．

薬理学的作用

　ミルタザピンは，経口投与で急速かつ完全に吸収される．半減期は約 30 時間である．服用後 2 時間以内に最高血中濃度に達し，定常状態には 6 日で達する．血中クリアランスは，肝機能障害のある患者で 30％，腎機能障害のある患者で 50％，また男性高齢者で 40％，女性高齢者で 10％遅れることがある．
　ミルタザピンの作用機序は，中枢神経系のシナプス前 α_2 アドレナリン受容体の拮抗作用と，シナプス後の 5-HT$_2$ および 5-HT$_3$ 受容体に対する拮抗作用からなる．α_2 アドレナリン受容体に対する拮抗作用は，ノルアドレナリンおよび，セロトニン神経細胞の発火を増加させる．5-HT$_2$ および 5-HT$_3$ 受容体に対する強力な拮抗作用は，不安の軽減，不眠の緩和，食欲の増進に役立つ．ミルタザピンはヒスタミン H$_1$ 受容体の強力な拮抗薬でもあり，α_1 アドレナリン受容体とムスカリン性コリン受容体の中程度の拮抗薬でもある．

治療適応

　ミルタザピンは，うつ病の治療に効果的である．強い鎮静作用をもつため，重症または遷延性の不眠を伴ううつ病患者に対して，よい選択肢となる．一部の患者では，治療開始時に，日中にまで及ぶ鎮静作用の著明な遷延を認める．しかし，一般には，強い鎮静作用は，服用開始後 1 週間以内に軽減していく傾向がある．しばしば猛烈な食欲を引き起こす傾向があるため，不眠，体重減少，激越などのメランコリアの特徴を伴ううつ病患者に対して，よい適応となる．うつ病の高齢患者は特に，ミルタザピンのよい適応になるが，若年患者では，本剤の有害作用特性に対して不満をもちやすい傾向がある．

ミルタザピンの 5-HT_3 受容体拮抗作用は，がん化学療法による重篤な胃腸管系有害作用に対抗する治療に関連した機序でもあるため，ミルタザピンはこの目的でも使用されてきた．このような患者においては，鎮静や食欲増進作用は，望まれない有害作用ではなく，明らかに恩恵をもたらす効果とみなすことができる．

ミルタザピンは，SSRI やベンラファキシン（venlafaxine）としばしば併用されるが，その目的は，抗うつ薬の反応性の増強，あるいは，悪心，激越，不眠といった抗うつ薬によるセロトニン系の有害作用の軽減である．ミルタザピンは，他の抗うつ薬との間に，有意な薬物動態学的相互作用を認めない．

注意点と有害作用

ミルタザピンの有害作用で最も頻度の高いのは傾眠であり，患者の 50％以上で起こる（表 20-1）．そのため，ミルタザピンの服用を開始したときには，自動車の運転や危険な機械の使用，さらに夜間ベッドから起きる際でさえも，十分な注意を払う必要がある．ミルタザピンがほとんどの場合に就寝前に投与されるのは，このような有害作用があるからである．ミルタザピンは他の中枢神経抑制薬による鎮静を強めるので，鎮静作用をもつ可能性のある処方薬や，市販薬，アルコールは，ミルタザピンを使用している間は避けるべきである．ミルタザピンはまた，患者の 7％で眩暈感を引き起こす．けいれんの頻度を高めることはないようである．臨床試験では，躁状態や軽躁状態が，他の抗うつ薬と同程度の頻度で認められた．

ミルタザピンは，患者の約 1/3 で食欲を増進させる．また，患者の 15％で血中コレステロール値を正常上限よりも 20％以上上昇させ，患者の 6％で血中の中性脂肪値を 500 mg/dL 以上にまで上昇させる．プラセボ服用者では 0.3％しかみられないが，ミルタザピン服用者の 2％で，アラニントランスアミナーゼ値が正常上限の 3 倍以上に上昇する．

市販前の限られた使用経験では，患者の 0.3％で服用開始後 2 か月以内に，好中球絶対

表 20-1
報告されているミルタザピンの有害作用

有害作用	出現率（％）
眠気	54
口渇	25
食欲増進	17
便秘	13
体重増加	12
眩暈感	7
筋肉痛	5
不穏な夢	4

数の 500/μL 以下への減少が認められ，そのなかには感染徴候を示すようになった者もいた．この血液学的な状態はすべての症例で可逆的であり，好中球減少症の他の危険因子が認められた症例で起こりやすい傾向がみられた．市販後の長期にわたる試験では，好中球減少症の頻度の上昇は報告されていないものの，発熱や悪寒，咽頭痛，粘膜の潰瘍などの感染徴候がみられた場合には，必ず医学的な評価を行うべきである．白血球数が減少しているようならば，ミルタザピンをすぐに中止すべきであり，感染症に対しては十分な経過観察が必要である．

頻度は低いが，ミルタザピン服用中に起立性低血圧が出現することがある．胎児発達への影響についてのデータは存在しないが，妊娠中は慎重に使用すべきである．

妊娠中の女性のミルタザピンの服用については，まだ研究されていない．母乳中に薬剤が分泌される可能性があるため，授乳中の女性は服用すべきではない．無顆粒球症のリスクがミルタザピンの服用と関連しているため，感染徴候に対して注意を払うべきである．ミルタザピンには鎮静作用があるので，自動車の運転や他の危険な活動を行う前には，服用後にどの程度の鎮静作用が発現するのかを確認しておく必要がある．

薬物相互作用

ミルタザピンは，アルコールやベンゾジアゼピン系薬剤の鎮静作用を増強させる．MAO 阻害薬の中止後 14 日以内は使用すべきではない．

検査結果への影響

ミルタザピンが検査結果に影響を及ぼすかどうかはわかっていない．

投与量と投与法

ミルタザピンには，刻み目がある 15，30，45 mg 錠がある[*]．また，15，30，45 mg の口腔内崩壊錠もあり，錠剤を飲み込むことが難しい患者にも使用できる．投与開始量である 15 mg の就寝前投与で反応が得られない場合は，5 日ごとに 15 mg ずつ，最大 45 mg の就寝前投与まで増量することができる．高齢者や，腎機能障害または肝機能障害のある患者では，より低用量で使用する必要があろう．

---

[*]訳注：本邦では，15 mg 錠がある．

21 モノアミン酸化酵素阻害薬
Monoamine Oxidase Inhibitors

　モノアミン酸化酵素(monoamine oxidase：MAO)阻害薬は，1950年代後半に導入され，第1世代抗うつ薬として承認された．最初のMAO阻害薬であるイソニアジド〈イスコチン〉は結核の治療薬としての使用が意図されていたが，治療中に気分の改善を認めたことから，偶然に抗うつ作用が発見された．しかし，致死性の高血圧を引き起こすリスクに対する注意と，一貫した食事制限が必要であるために，第1選択としてMAO阻害薬を処方することは，常に制限されてきた．選択的セロトニン再取り込み阻害薬(selective serotonin reuptake inhibitor：SSRI)やその他の新しい抗うつ薬の導入により，MAO阻害薬を用いることは少なくなってきた．現在，MAO阻害薬は主に治療抵抗性の場合に用いられる．このようにMAO阻害薬が二次的な地位にあるのは，治療の有効性を考慮することよりも，安全性を配慮することが優先されるからである．現在，用いることのできるMAO阻害薬は，フェネルジン(phenelzine)，イソカルボキサジド(isocarboxazid)，トラニルシプロミン(tranylcypromine)，ラサギリン(rasagilin)，モクロベミド(moclobemide)，セレギリン〈エフピー〉である．

　MAO阻害薬の抗うつ領域における後続の改良型には2種類あり，その1つが可逆性MAO$_A$阻害薬(reversible inhibitor of monoamine oxidase A：RIMA)である．RIMAであるモクロベミドは，1990年代初頭に米国を除くほとんどの国で導入された．もう1つが，MAO$_B$阻害薬のセレギリンであり，2005年に，パーキンソニズムの治療に使用される経皮吸収製剤〈Emsam〉が米国で導入された．その他のブロファロミン(brofaromine)とベフロキサトン(befloxatone)などのRIMAは，臨床試験で有効性が認められたにもかかわらず，登録申請されていない．

薬理学的作用

　フェネルジン，トラニルシプロミン，イソカルボキサジドは，経口投与後すぐに吸収され，2時間以内に最高血中濃度に達する．これらの血中半減期は2〜3時間であるのに対し，組織中の半減期はもっと長いと考えられる．非可逆性MAO阻害薬はMAOを非可逆的に不活化するため，単回投与による治療効果は，2週間にわたって持続する．RIMAであるモクロベミドは吸収が速く，半減期は0.5〜3.5時間である．可逆性阻害薬であるため，単回投与後の臨床的な作用の持続は，非可逆性MAO阻害薬に比べずっと短い．

　MAOは，ミトコンドリアの外膜に存在する酵素で，細胞質内や神経細胞外のノルアドレナリン，セロトニン，ドパミン，アドレナリン，チラミンなどのモノアミン神経伝達物

21 モノアミン酸化酵素阻害薬

質を代謝する．MAO 阻害薬は，中枢神経系，交感神経系，肝臓，胃腸管などに作用する．MAO には，MAO_A，MAO_B の 2 種類があり，MAO_A は主にノルアドレナリン，セロトニン，アドレナリンの代謝を行う．ドパミンとチラミンは，MAO_A と MAO_B の双方によって代謝される．

　フェネルジンとトラニルシプロミンの構造はアンフェタミンに類似し，ドパミンとノルアドレナリンの放出を増加させ，脳を付随的に刺激する薬理学的作用を有する．

治療適応

　MAO 阻害薬は，うつ病の治療に用いられる．フェネルジンは，気分の反応性，対人関係の喪失や拒絶に対する極端な過敏さ，著明な無気力，過食，過眠などの非定型うつ病に特徴的な症状をもつ患者において，三環系抗うつ薬（tricyclic antidepressant：TCA）よりも有効であることを示唆する報告がある．また，双極性うつ病に対して，MAO 阻害薬が TCA よりも有効であるとするエビデンスもある．

　パニック症や社交恐怖の患者に対しても，MAO 阻害薬は有効である．また，神経性過食症，心的外傷後ストレス障害，血管痛，非定型顔面痛，片頭痛，注意欠如症，特発性起立性低血圧，外傷性脳損傷によるうつ病などにも用いられる．

注意点と有害作用

　MAO 阻害薬の最も頻度が高い有害作用は，起立性低血圧，不眠，体重増加，浮腫，性機能障害である．起立性低血圧により，眩暈感や転倒が生じうる．投与量を注意深く漸増し，最大許用量を決定すべきである．起立性低血圧の治療は，カフェインを避ける；1 日 2 L の水分負荷；食塩摂取を増やす；降圧薬を使用しているなら，その投与量を調節する；弾性ストッキングを使用する，などがある．重篤な場合には，ミネラルコルチコイドのフルドロコルチゾンを 1 日 0.1～0.2 mg 投与する．トラニルシプロミンによる起立性低血圧は，1 日投与量を分割することで通常は緩和される．

　不眠については，投与量を分割する，夕食後に投与しない，必要ならばトラゾドンやベンゾジアゼピン系睡眠薬を用いることで，治療できる可能性がある．体重増加，浮腫，性機能障害は，いかなる治療にも反応しないことが多いので，他の治療薬に変更するとよい．ある MAO 阻害薬を他の MAO 阻害薬に変更する場合には，新たな MAO 阻害薬を始める前に，10～14 日かけて元の MAO 阻害薬を減量し，中止すべきである．

　知覚異常（paresthesia），ミオクローヌス，筋肉痛も，MAO 阻害薬投与患者に時折みられる有害作用である．知覚異常は，MAO 阻害薬によるピリドキシン（ビタミン B_6）欠乏によって二次的に起こるものと考えられ，ピリドキシンを 1 日 50～150 mg 経口投与で補充することで反応がみられる．ときに患者は酔ったような感じや混乱した感じを訴えることがあるので，投与量を減らし，再度ゆっくり増量するとよい．あまり一般的ではないが，ヒドラジン系 MAO 阻害薬には，肝毒性が報告されている．三環系や四環系抗うつ薬に比べて心筋毒性やけいれん誘発作用は少ない．

RIMAであるモクロベミドの有害作用で最も多いのは，眩暈感，悪心，不眠，睡眠障害である．RIMAはSSRIに比べて胃腸管系の有害作用は少ない．モクロベミドには抗コリン性の有害作用や心血管系の有害作用はなく，性機能を障害するという報告もない．
　MAO阻害薬は，腎疾患，心血管疾患，甲状腺機能亢進症のある患者には注意して用いるべきである．糖尿病では，血糖降下薬の投与量の変更が必要となる場合もある．また，双極Ⅰ型障害患者の抑うつエピソードに躁転を起こしたり，統合失調症患者の精神病症状を再燃させたりすることがある．催奇性を示すデータはわずかであるが，妊娠中は禁忌である．母乳中に分泌されるので，授乳中の女性には投与すべきでない．

チラミンによる高血圧性危機
　MAO阻害薬の最も重篤な有害作用は，チラミンによる致死的な高血圧性危機である．アミノ酸であるチラミンは，通常は胃腸管で代謝される．しかし，MAO阻害薬は食物中のチラミンが胃腸管で代謝されるのを妨げるため，チラミンがそのまま血液循環に入る．高血圧性危機は，チラミンの強力な昇圧効果の結果として引き起こされる．十分な濃度のMAO酵素が再合成されるまで，非可逆性MAO阻害薬の最終投与後2週間は，チラミンを含んだ食事を避けるべきである．
　それゆえ，非可逆性MAO阻害薬の投与を受けている患者は，チラミンを多く含む食品（表21-1）やエフェドリン，プソイドエフェドリン（pseudoephedrine），デキストロメトルファンのような他の交感神経作動性アミンを避けなければならない．患者には，MAO阻害薬による治療終了後も2週間は，酵素が再合成されるまで，食事制限を続けるよう指導しなければならない．また，ハチによる刺傷で，高血圧性危機が起こりうる．重度の高血圧のほか，頭痛，頸部硬直，発汗，悪心，嘔吐などの徴候にも注意が必要である．このような症状が起こった場合には，ただちに治療が必要である．
　MAO阻害薬による高血圧性危機の治療にはフェントラミンやクロルプロマジンのようなαアドレナリン拮抗薬が用いられ，これらは5分以内に血圧を低下させる．水分負荷を減らすためにフロセミドの静注や，頻脈のコントロールのためにβアドレナリン受容体拮抗薬なども用いられる．ニフェジピン10 mg舌下錠*を用いる場合は，再投与までに20分以上間隔をおくべきである．MAO阻害薬は，甲状腺中毒症や褐色細胞腫の患者には用いるべきではない．
　たとえば，モクロベミドやベフロキサトンのようなRIMAを投与されている患者の場合は，チラミンによる高血圧性危機のリスクは比較的低い．これらの薬剤は比較的MAO_Bに対する阻害活性は低く，可逆性なので，MAO_A活性は通常，RIMA投与後16〜48時間以内に元に戻る．それゆえ，RIMA服用者に対する食事制限はそれほど厳しくなく，RIMAの最終投与後3日間のみ，チラミンを非常に多く含む食品は避けるべきである．RIMAを投与される患者には，RIMAの服用前1時間と服用後2時間は，チラミンを含む食品を避けるように勧めるのがよい．

---

*訳注：本邦でも，かつてはカプセルに穴をあけ，中身の液体だけを舌の上に垂らす舌下錠として用いられていたこともあったが，血圧が急激に下がりすぎるリスクを考慮し，現在では舌下錠は用いられていない．

21 モノアミン酸化酵素阻害薬

表 21-1
MAO 阻害薬服用中は避けるべきチラミンを多く含む食品

チラミンを非常に多く含む食品[a]（1 回あたりチラミン 2 mg 以上）

チーズ〔イングリッシュスティルトン，ブルーチーズ，ホワイトチーズ（3 年もの），その他の熟成したチーズ，熟成したチェダー，ダニッシュブルー，モッツァレラ，チーズ・スナック・スプレッド〕

魚，薫製にした肉，ソーセージ，パテ・内臓（サラミ，モルタデッラ，ドライソーセージ）

アルコール飲料[b]（果実酒，濃縮した食後酒）

マーマイト（酵母からの濃縮エキス）

ザワークラウト（Krakus 社）

中等量のチラミンを含む食品[a]（1 回あたりチラミン 0.5〜1.99 mg）

チーズ（スイスグリエール，マンスター，フェタ，パルメザン，ゴルゴンゾーラ，ブルーチーズ・ドレッシング，ブラックダイアモンド）

魚，薫製にした肉，ソーセージ，パテ，内臓〔鶏のレバー（5 日目），ボローニャソーセージ，熟成したソーセージ，スモークした肉，鮭のムース〕

アルコール飲料〔ビールやエール 1 本 340 g（12 オンス）—アムステル，エクスポートドラフト，ブルーライト，ギネス・エクストラスタウト，オールドヴィエナ，カナディアン，ミラー・ライト，エクスポート，ハイネケン—ブルーワイン 1 杯 113 g（4 オンス），リオハ（赤ワイン）〕

少量のチラミンを含む食品[a]（1 回あたりチラミン 0.01〜0.49 mg）

チーズ〔ブリー，カマンベール，カンボゾーラ（外皮の有無にかかわらず）〕

魚，薫製にした肉，ソーセージ，パテ，内臓〔酢漬けニシン，スモークした魚，キルバーザソーセージ，鶏のレバー，レバーソーセージ（2 日以内）〕

アルコール飲料（赤ワイン，シェリー，スコッチ）[c]

その他〔バナナ，アボカド（熟しているかどうかにかかわらず），バナナの皮〕

MAO：モノアミン酸化酵素．
[a] いずれの食品も，時間が経過し古くなると，発酵することにより自然にチラミンが増える可能性がある．
[b] アルコールは，MAO 阻害薬との相互作用で，重篤な起立性低血圧を起こしうるが，直接低血圧反応に影響を及ぼすわけではない．
[c] 白ワイン，ジン，ウォッカはチラミンを含まない．
（表は，Jonathan M. Himmelhoch, MD による）

チラミンによって引き起こされるのではない自然発生的な高血圧性危機はまれであるが，通常 MAO 阻害薬を初めて服用した後すぐに起こる．そのような経験のある患者は，一切の MAO 阻害薬を避けるべきである．

離脱

通常量の MAO 阻害薬の服用を急にやめてしまった場合には，覚醒，気分障害，身体症状などからなる，自然治癒性の中止後症候群が出現することがある．これらの症状を避けるために，投与量を数週間かけて漸減すべきである．

過量服薬

　薬剤が吸収された後，中毒症状が現れる前に1〜6時間の無症状期間がしばしばみられる．MAO阻害薬による中毒は激越が特徴的で，高体温，高血圧，多呼吸，頻脈，瞳孔散大，腱反射の亢進を伴う昏睡へと発展する．不随意運動がみられることがあり，特に顔と顎にみられる．尿を酸性化させることでMAO阻害薬の排泄を著しく促進でき，透析も有効な場合がある．高血圧が問題である場合には，フェントラミンとクロルプロマジンが有用である．モクロベミドの過量服薬だけは比較的軽く，可逆性の症状を起こす．

薬物相互作用

　表21-2に，MAO阻害薬に関連する薬剤や食物との相互作用を示した．抗うつ薬はむろんのこと，前駆物質も同様に避ける．他の医師や歯科医にかかるときには，MAO阻害薬の投与を受けていることを必ず話すように患者に教えるべきである．MAO阻害薬は，

表 21-2　MAO阻害薬投与中は使用を避けるべき薬剤

禁忌であるもの
　喘息治療薬
　降圧薬〔メチルドパ，グアネチジン(guanethidine)，レセルピン〕
　ブスピロン(buspirone)
　レボドパ
　アヘン類〔特にペチジン，デキストロメトルファン，プロポキシフェン(propoxyphene)，トラマドールなど．モルヒネ，コデインはやや安全〕
　デキストロメトルファンや交感神経作動薬を含む感冒，アレルギー，鼻閉の治療薬
　SSRI，クロミプラミン，ベンラファキシン(venlafaxine)，シブトラミン(sibutramine)
　交感神経作動薬〔アンフェタミン(amphetamine)，コカイン，メチルフェニデート，ドパミン，アドレナリン，ノルアドレナリン，イソプロテレノール，エフェドリン，プソイドエフェドリン(pseudoephedrine)，フェニルプロパノールアミン(phenylpropanolamine)〕
　L-トリプトファン

慎重に用いるもの
　抗コリン薬
　抗ヒスタミン薬
　ジスルフィラム
　ブロモクリプチン
　ヒドララジン
　鎮静・催眠薬
　コデイン併用の抱水テルピン水(terpin hydrate)
　三環系抗うつ薬(クロミプラミンを除く)，四環系抗うつ薬

SSRI：選択的セロトニン再取り込み阻害薬．

アルコールやバルビツレートを含む中枢神経抑制薬の作用を増強する．MAO阻害薬はセロトニン作動薬(たとえば，SSRI，クロミプラミンなど)と併用すべきでない．なぜなら，この組み合わせにより，セロトニン症候群が起こりうるからである．リチウムやトリプトファンと非可逆性MAO阻害薬との併用もセロトニン症候群を引き起こしうる．セロトニン症候群の初期症状は，振戦，筋緊張亢進，ミオクローヌス，自律神経症状で，幻覚や高体温に発展し，致死的となることもある．致死的な反応は，MAO阻害薬をペチジンまたはフェンタニルと併用した際に起こったという報告がある．

非可逆性MAO阻害薬を他の種類の抗うつ薬に変更する場合は，次の新しい薬剤を開始するまでに，MAO活性の回復のため，MAO阻害薬の最終投与後少なくとも2週間は空けなければならない．ある抗うつ薬から非可逆性MAO阻害薬へ切り替える場合は，薬物相互作用を避けるために，MAO阻害薬を開始するまでに10～14日，フルオキセチン(fluoxetine)では5週間は空けなければならない．これに対して，RIMAは最終投与後24～48時間で，MAO活性が完全に回復する．

肝酵素へのMAO阻害薬の作用はほとんど研究されていない．トラニルシプロミンは肝チトクロムP450(cytochrome P450：CYP)2C19を阻害する．モクロベミドはCYP2D6，CYP2C19，CYP1A2を阻害し，CYP2C19に対しては基質となる．

シメチジンとフルオキセチンは，モクロベミドの排泄を著しく減少させる．フルオキセチンとモクロベミドには，明らかな薬力学的，薬物動態学的相互作用は認められず，適切な投与量であれば，同時に投与することも可能である．

検査結果への影響

MAO阻害薬には血糖値を下げる作用がある．また，尿中のメタネフリン濃度を見かけ上，上昇させ，褐色細胞腫と神経芽腫の検査では，偽陽性になる場合がある．MAO阻害薬は，甲状腺機能の検査値をわずかに上昇させるとの報告がある．

投与量と臨床ガイドライン

どの非可逆性MAO阻害薬を選択するかについては，厳密な論理的根拠はない．表21-3に，MAO阻害薬の製剤と通常投与量を示した．フェネルジンは，投与開始時には15 mgの試験投与量で開始すべきである．外来患者では，投与量は最初の1週間で45 mgの分3まで増量でき，以後1週間ごとに1日あたり15 mgずつ増やしていき，4週目の終わりまでに1日90 mgの分割投与まで増量できる．トラニルシプロミンとイソカルボキサジドは10 mgの試験投与量で開始すべきで，最初の週の終わりには，30 mgの分3まで増量できる．多くの臨床医や研究者によると，投与量の上限は，イソカルボキサジドで1日50 mg，トラニルシプロミンで1日40 mgがよいという．少量のトラニルシプロミンを頻回投与することにより，降圧作用を減弱させることができる．

MAO阻害薬とTCA，SSRI，リチウムとの併用は，一般に禁忌であるが，これらの併用療法が，治療抵抗性うつ病の患者に対し，効果的かつ安全に用いられることもある．し

表 21-3　現在利用可能な MAO 阻害薬の製剤と通常投与量

一般名	商品名	1日通常投与量 (mg)	1日最大投与量 (mg)	製剤(経口)
イソカルボキサジド (isocarboxazid)	Marplan	20〜40	60	10 mg 錠
フェネルジン (phenelzine)	Nardil	30〜60	90	15 mg 錠
トラニルシプロミン (tranylcypromine)	Parnate	20〜60	60	10 mg 錠
ラサギリン (rasagiline)	AZILECT	0.5〜1	1	0.5，1 mg 錠
セレギリン	Eldepryl，エフピー	10	30	5 mg 錠*
モクロベミド (moclobemide)	Manerix	300〜600	600	100，150 mg 錠

*訳注：本邦では，2.5 mg 錠と口腔内崩壊錠がある．標準維持量は 1 日 7.5 mg，1 日 10 mg を超えないこと．

かし，細心の注意を払うべきである．

　特にフェネルジンとイソカルボキサジドは，肝毒性の可能性があるため，肝酵素の血中濃度を定期的にモニタリングすべきである．高齢者は，より若い成人よりも MAO 阻害薬の有害作用への感受性が高いと考えられる．MAO 活性は，年齢とともに上昇するので，成人と高齢者の MAO 阻害薬投与量は同量となる．小児への MAO 阻害薬投与については研究されていない．

　セレギリンの経皮投与が抗うつ作用をもたらすことを示唆する研究がある．セレギリンは少量で MAO_B を阻害するが，投与量が増えるに従って選択性は低くなる．

22 ネファゾドンとトラゾドン
Nefazodone and Trazodone

　ネファゾドン（nefazodone）とトラゾドン〈デジレル，レスリン〉は，薬力学的にも構造的にも互いに関連のある薬剤であり，うつ病の治療薬として承認された．ネファゾドンは，トラゾドンの類似体である．1995年にネファゾドンが導入された際には，選択的セロトニン再取り込み阻害薬（selective serotonin reuptake inhibitor：SSRI）関連の性機能障害や睡眠障害の原因にならないという理由で，広く用いられることが期待されていた．これらの有害作用がない一方で，ネファゾドンでは，問題となるような鎮静，悪心，眩暈感，視力障害などが起こることが知られている．結果として，臨床現場において広く使用されることはなかった．まれながらも致死性の肝毒性をもつという報告があったことによって，2004年，当初の製造メーカーはネファゾドンの製造を中止するに至った．米国では，ネファゾドンのジェネリック製剤が利用可能である．

　トラゾドンは，1981年にうつ病の治療薬として米国食品医薬品局（Food and Drug Administration：FDA）の承認を受けた．この新しいトリアゾロピリジンという化学構造をもつ薬剤は，三環系抗うつ薬とは区別され，臨床試験では，三環系抗うつ薬と比較してより優れた安全性と耐容性が示唆された．そのため，トラゾドンは，うつ病治療の主役であった，より古い薬剤に取って代わるであろうと，非常に期待されていた．しかし，トラゾドンには治療用量以下ですら極度の鎮静が認められるため，その臨床的な有用性は制限された．ところが，その催眠作用が，トラゾドンを，睡眠誘導薬として，標準的な睡眠薬の好ましい代替薬にした．従来の睡眠薬とは異なり，トラゾドンは規制物質ではない．

　2010年，FDAは，成人のうつ病の治療薬として，1日1回投与のトラゾドンの延長放出型（extended-release）製剤〈Oleptro〉を承認した．延長放出型製剤を承認する際の試験において，最も頻度が高かった有害事象は，傾眠，鎮静，眩暈感，便秘，視調節障害であった．驚くべきことに，傾眠または鎮静のために治療を中止したトラゾドン投与群の患者は，わずか4％であった．

ネファゾドン（nefazodone）

薬理学的作用

　ネファゾドンは，急速かつ完全に吸収されるが，代謝されやすく，生体利用率は経口投与量の約20％である．半減期は2〜4時間である．ネファゾドンと，主要な活性代謝産物であるヒドロキシネファゾドンは，4〜5日以内に定常状態に達する．ネファゾドンの代謝

は，高齢者，特に女性の場合，若年者の1/2程度である．そのため，高齢者には，より低用量が推奨される．ネファゾドンの重要な代謝産物は，m-クロロフェニルピペラジン(meta-chlorophenylpiperazine：mCPP)であるが，これはセロトニン作動作用があり，片頭痛，不安，体重減少を引き起こす．

ネファゾドンは，セロトニンの再取り込みと，それよりも弱いがノルアドレナリンの再取り込みを阻害するが，抗不安作用と抗うつ作用はセロトニン5-HT_{2A}受容体拮抗作用によると考えられている．ネファゾドンは，$α_1$アドレナリン受容体の弱い拮抗薬でもあり，起立性低血圧を生じやすくなる患者もいるが，持続勃起症を発現するほど強力ではない．

治療適応

ネファゾドンは，うつ病の治療に効果的である．通常有効量は1日300〜600 mgである．SSRIと直接比較して，ネファゾドンはオルガズムの阻害または性的欲求の減退を引き起こしにくい．ネファゾドンはまた，パニック症，うつ病または抑うつ症状に併存するパニック発作，全般不安症，月経前不快気分障害の治療や，慢性疼痛の管理にも効果的である．強迫症の治療には効果的ではない．また，ネファゾドンは急速眼球運動(rapid eye movement：REM)睡眠と睡眠持続性を増加させる．心的外傷後ストレス障害(posttraumatic stress disorder：PTSD)や慢性疲労症候群の患者にも使用される．他の抗うつ薬に治療抵抗性を示していた患者にも効果的かもしれない．

注意点と有害作用

ネファゾドンが中止される最も多い理由は，鎮静，悪心，眩暈感，不眠，脱力，激越である．多くの患者において，特異的な有害作用ではないが，あいまいな感覚を訴えることはある．また，ネファゾドンは，動くものを見たり，急激に頭を動かしたりした際に残像が見えるという視覚軌跡の原因となる．

ネファゾドンの使用において，安全性の面で最も懸念される点は，重度の肝酵素の増加であり，肝不全に至った例もある．それゆえ，ネファゾドンによる治療を受けている患者では，継続的な肝機能検査が必要である．肝臓への影響は，治療の早期にみられる可能性があり，ネファゾドンと肝臓で代謝される他の薬物とを併用した場合に，より発症しやすいようである．

ネファゾドン服用患者は，起立性低血圧のエピソードを起こしうる血圧の急降下を経験することがある．したがって，心臓の状態がよくない，脳卒中や心臓発作の既往，脱水，血液量減少の患者や，降圧薬治療を受けている患者には，注意深く用いるべきである．SSRIからネファゾドンへ切り替えた患者では，おそらくはネファゾドンにはSSRIの離脱症状を抑える作用がないために，有害作用の増加を経験しうる．代謝産物の1つであるmCPPは，これらの中止後症候群を，実際に増悪させる．10gを超えるネファゾドンの過量服薬でも生存例はあるが，アルコールとの併用時には，死亡例も報告されている．悪心，嘔吐，傾眠は，最も頻度が高い毒性の徴候である．

母体への作用は，主にその臨床使用が少ないために，SSRIと同様にまだよくわかっていない．したがって，ネファゾドンは，妊婦に対しては，胎児への危険性よりも母体への有

表22-1
ネファゾドン（1日300〜600 mg）で報告されている有害作用

有害作用	%
頭痛	36
口渇	25
眠気	25
悪心	22
眩暈感	17
便秘	14
不眠	11
脱力	11
頭部のふらふら感	10
視調節障害	9
消化不良	9
感染	8
錯乱	7
暗点	7

益性が上回るときにのみ使用すべきである．ネファゾドンが母乳中に分泌されるかどうかはわかっていない．したがって，授乳中の女性には，注意して使用すべきである．投与量は重篤な肝疾患のある患者には減らすべきだが，腎疾患の患者には調節の必要はない（表22-1）．

薬物相互作用

　ネファゾドンは，モノアミン酸化酵素（monoamine oxidase：MAO）阻害薬と併用すべきではない．またネファゾドンは，肝チトクロム P450（cytochrome P450：CYP）3A4 を阻害するため，トリアゾロベンゾジアゼピン系薬剤であるトリアゾラムやアルプラゾラムと特別な相互作用を有する．ネファゾドンの投与で，これらの薬剤の血中濃度はそれぞれ上昇する可能性があるが，概してネファゾドンの濃度は影響されない．ネファゾドンと併用する場合には，トリアゾラムの投与量を75%，アルプラゾラムの投与量を50%減らすべきである．

　ネファゾドンは，ジゴキシンの代謝を遅らせる可能性がある．したがって，双方の薬剤を併用している患者では，ジゴキシンの血中濃度を注意深くモニタリングしなくてはならない．また，ハロペリドールの代謝も遅らせるため，双方の薬剤を併用している患者では，ハロペリドールの投与量を減らすべきである．また，ネファゾドンの追加投与で，炭酸リチウムの有害作用が悪化する．

検査結果への影響

ネファゾドンが，検査結果に影響を及ぼすかどうかはわかっていない．

投与量と臨床ガイドライン

ネファゾドンには，50，200，250 mg の刻み目のない錠剤と，100，150 mg の刻み目のある錠剤がある[*1]．推奨される投与開始量は，100 mg の 1 日 2 回である．しかし，特に高齢者では，50 mg の 1 日 2 回投与で，よりよい耐容性が得られる可能性がある．有害作用の進展を制限するために，投与量は，1 週間以上空けて 1 日量を 100〜200 mg ずつ，漸増すべきである．至適治療量は 1 日 300〜600 mg の分 2 である．しかし，1 日 1 回，特に就寝前投与で有効とする研究報告もある．高齢患者には，通常投与量の約 2/3 の投与量で，1 日最大投与量を 400 mg とすべきである．他の抗うつ薬と同様に，ネファゾドンの臨床効果は通常，治療後 2〜4 週で発現する．月経前症候群の患者には，1 日平均約 250 mg の柔軟な投与量で治療する．

トラゾドン

薬理学的作用

トラゾドンは，胃腸管から迅速に吸収され，約 1 時間で最高血中濃度に達する．半減期は 5〜9 時間である．トラゾドンは肝臓で代謝され，その代謝産物の 75％は尿中に排泄される．

トラゾドンは，弱いセロトニン再取り込み阻害薬であり，セロトニン 5-HT$_{2A}$，5-HT$_{2C}$ 受容体の強力な拮抗薬である．トラゾドンの活性代謝産物は mCPP であるが，これは 5-HT$_{2C}$ 受容体の作動薬で，半減期は 14 時間である．mCPP は，片頭痛，不安，体重減少と関係があるとされてきた．トラゾドンの有害作用は，部分的に α_1 アドレナリン受容体への拮抗作用に関連している．

治療適応

■**うつ病**　トラゾドンの主な適応はうつ病である．トラゾドンが治療効果を得るのに十分な 1 日 250〜600 mg の投与量では，明らかな用量-反応関係がある．トラゾドンは，全体の睡眠時間を増加させ，睡眠中の覚醒の頻度や時間，REM 睡眠量を減らす．三環系抗うつ薬とは異なり，トラゾドンは，第 4 段階の睡眠を減らさない．それゆえ，不安や不眠を伴ううつ病患者により効果的である．

■**不眠**　トラゾドンには著明な鎮静作用があり，抗コリン作用がないうえに睡眠構造へよい影響を及ぼすことから（前述），不眠治療では第 1 選択薬の 1 つである．トラゾドンはうつ病による不眠や，他の薬剤により生じる不眠に効果的である．睡眠薬として使用する際の通常の投与開始量は，就寝時に 25〜100 mg である．

■**勃起障害**　トラゾドンは，持続勃起症のリスクを増大させる．トラゾドンは，性的刺

[*1] 訳注：本邦では使用できない．

激の結果としての勃起を増強する．それゆえ，勃起障害の男性の勃起時間と膨張具合を引き延ばすのに用いられてきた．この適応での投与量は，1日150〜200 mgである．トラゾドン誘発性の持続勃起症（3時間以上にわたる疼痛を伴う勃起の持続）は救急疾患である．男性の勃起障害の治療に対するトラゾドンの使用は，ホスホジエステラーゼ-5作動薬が導入されてからは，かなり減少してきている（第25章）．

■ **その他の適応**　　トラゾドンは，発達面の障害をもつ小児や，認知症を伴う高齢者の著しい焦燥のコントロールに，低用量（1日50 mg）で効果的である可能性がある．1日250 mgを超える投与量では，トラゾドンは，全般不安症に関連する緊張と不安を軽減する．また，統合失調症患者の抑うつの治療に用いられてきた．PTSDによる不眠や悪夢に対しても効果があるかもしれない．

注意点と有害作用

最も頻度が高い有害作用は，鎮静，起立性低血圧，眩暈感，頭痛，悪心である．口渇や胃腸管痛を経験する患者もいる．トラゾドンは，尿貯留，体重増加，便秘などのような抗コリン性有害作用とは関係しない．心室性期外収縮や僧帽弁逸脱をもつ患者の不整脈とトラゾドンの関連性についてふれた報告が2〜3ある．好中球減少は通常，臨床的に重要ではないが，患者に発熱や咽頭痛が生じたら，進行している可能性がある．

トラゾドンは，特に降圧薬と併用したり，食物と一緒ではなく本剤のみを高用量で服用した際は，4〜6時間で重大な起立性低血圧を引き起こす可能性がある．食物と一緒に投与すると，吸収は遅くなり，最高血中濃度も低くなるので，起立性低血圧のリスクは低下する．

自殺企図にはしばしば睡眠薬の服用を伴うので，トラゾドンの過量服薬時の症状や治療に精通していることが重要である．9 gを超えるトラゾドンの過量服薬でも生存例がある．過量服薬時の症状には，嗜眠，嘔吐，傾眠，頭痛，起立効果，眩暈感，呼吸困難，耳鳴，筋肉痛，頻脈，失禁，悪寒，昏睡などがある．治療は，催吐または胃洗浄と支持療法からなる．強制利尿は，排泄を早めうる．必要に応じて低血圧と鎮静の治療を行う．

トラゾドンは10,000人に1人の割合で，性的刺激なしに勃起が引き延ばされる持続勃起症を引き起こす．トラゾドン誘発性の持続勃起症は通常，治療のはじめの4週間，遅くとも18か月までに生じる．どのような投与量でも起こりうる．このような場合は，使用を中止し，他の抗うつ薬を使用すべきである．疼痛を伴う勃起または1時間以上の勃起持続が警告徴候であり，薬物の即時中止と臨床評価の根拠となる．持続勃起症の救急管理の第1段階は，メタラミノール（metaraminol）やアドレナリンなどのα_1アドレナリン作動性昇圧薬を海綿体に注入することである．報告された症例の約1/3で，外科的治療が必要であった．勃起機能の永久的な障害またはインポテンスに至った症例も散見される．

トラゾドンは，妊娠中や授乳中の女性には禁忌である．また，肝疾患や腎疾患の患者には注意深く使用すべきである．

薬物相互作用

トラゾドンは，他の中枢に作用する薬剤やアルコールなどの中枢神経抑制作用を増強す

る．トラゾドンと降圧薬の併用は，低血圧を引き起こす可能性がある．MAO阻害薬による不眠の治療にトラゾドンを用いた際に，高血圧性危機が出現したという報告はない．トラゾドンは，ジゴキシンとフェニトインの血中濃度を上昇させる可能性がある．ワルファリンとの併用は，注意すべきである．CYP3A4の阻害作用をもつ薬剤は，トラゾドンの主要代謝産物であるmCPPの血中濃度を上昇させ，有害作用を増強させうる．

検査結果への影響

トラゾドンが検査結果に影響を及ぼすかどうかはわかっていない．

投与量と臨床ガイドライン

トラゾドンには，50，100，150，300 mg錠がある[*2]．1日1回の投与で分割投与と同等の効果があり，日中の鎮静を減少させる．通常投与開始量は就寝前50 mgである．起立性低血圧や鎮静が問題にならないようなら，投与量は3日ごとに50 mgずつ増量することができる．トラゾドンの治療域は，1日200〜600 mgの分割投与である[*3]．最大の治療効果を得るのに，1日400〜600 mgの投与が必要であることを示唆する報告もある一方，1日250〜400 mgで十分とする報告もある．投与量はまず，1日300 mgまで漸増させる．その後，さらに増量する必要があるかどうかについては，改善の徴候があるかどうかをもとに患者を評価して判断する．

1日1回のトラゾドン製剤は，2分割可能な150 mgまたは300 mgの錠剤が利用可能である[*4]．延長放出型製剤の投与開始量は，1日1回150 mgである．3日ごとに，1日75 mg単位での増量が可能で，最大投与量は1日375 mgである．服薬は，毎日，同じ時刻（夕方遅く，できれば就寝時），空腹時に行うべきである．服用する際は，1錠まるごとか刻み目で半分に分割して飲み込むべきである．

[*2] 訳注：本邦では，25，50 mg錠がある．
[*3] 訳注：本邦では，1日200 mgまで．
[*4] 訳注：本邦では使用できない．

23 オピオイド受容体作動薬
Opioid Receptor Agonists

　オピオイド受容体作動薬は，構造的に異なる化合物による一群であり，疼痛管理に使用される．これらの薬剤は麻薬（ナルコティックス：narcotics）とも呼ばれる．鎮痛薬として非常に効果的である反面，これらの薬剤は依存を生じさせ，しばしば快楽を得るためにも転用される．痛みの緩和に一般に用いられるオピオイド受容体作動薬には，モルヒネ〈MSコンチン〉，ヒドロモルフォン（hydromorphone），コデイン〈リン酸コデイン〉，ペチジン〈オピスタン〉，オキシコドン〈オキシコンチン〉，ブプレノルフィン〈レペタン〉，ヒドロコドン（hydrocodone），トラマドール〈トラマール〉，フェンタニル〈フェンタニル〉がある．ヘロイン（heroin）はストリートドラッグとして使用される．メサドン〈メサペイン〉は疼痛管理およびアヘン剤（opiate）[*1]依存の治療に対しても用いられる．本章では疼痛管理でなく精神疾患の治療としてよく用いられるμオピオイド受容体作動薬に焦点をあてる．

　オピオイド系の薬理学は非常に複雑であることが分かってきている．オピオイド受容体には複数のタイプがあり，μ受容体とκ受容体は機能的に反対の内因性システムを有している（表23-1）．上記の麻薬性鎮痛薬として最も広く用いられている化合物はすべて，μオピオイド受容体作動薬である．しかし，鎮痛作用はκオピオイド受容体の遮断によっても得られる．ブプレノルフィンはμオピオイド受容体作動薬として主に働くが，同時にκオピオイド受容体拮抗薬としても働く．

　治療抵抗性のうつ病患者に対する代替的な治療や，境界性パーソナリティ障害患者の自傷行為に対する治療として，オピオイド受容体に作用する薬剤を用いることが関心を集めるようになっている．

　このような適応外使用の検討は，継続して定期的にアヘン類（opioid）を使用することで依存と耐性を生じ，不適応な使用や，機能障害，離脱症状につながる可能性があるというよく知られた事実によって制約される．近年，アヘン類，特に処方薬のアヘン類に関する使用，乱用，依存が広がってきている．

　複数の標準的な治療薬での治療に失敗した患者に対して，オピオイド受容体作動薬を使用する前に，薬物乱用の既往歴を確認し，適応外使用の根拠を記録し，治療の基本原則を確立し，書面での同意を得て，主治医にコンサルトし，しっかりと観察すべきである．「なくした」薬を再処方したり，まだ残薬がある時点で再処方したりしてはいけない．

[*1] 訳注：本書では，アヘン（opium）のあらゆる製剤や誘導体であるopiateをアヘン剤，アヘン由来でない合成麻薬であるopioidをアヘン類として訳すこととする．

表 23-1
μ, κ オピオイド受容体

受容体	作動作用	拮抗作用
μ受容体	鎮痛 多幸感 抗うつ 不安	不安 敵意
κ受容体	鎮痛 不快気分 抑うつ ストレス誘発不安	抗うつ

薬理学的作用

メサドンやブプレノルフィンは，胃腸管からすみやかに吸収される．肝臓の初回通過効果は，それぞれの薬剤の生体利用率に影響を及ぼすが，それぞれで異なっている．メサドンは，肝酵素によって生体利用率が経口投与量の約半分に低下するが，これは投与量を修正することで容易に調節できる．

ブプレノルフィンは，経口投与すると，胃腸管や肝臓の初回通過での代謝により，体内で利用されずに薬剤が排泄される．そのため，アヘン類の解毒に用いる場合，液剤か錠剤で舌下投与する．

メサドンは，経口投与後2～6時間で最高血中濃度に達する．血中半減期は，アヘン類未経験の者では最初は4～6時間で，いずれかのアヘン類を一定量で投与した後には24～36時間となる．メサドンは，強く蛋白質に結合し，体内に広く分布しているので，定常状態の血中濃度はほとんど変化がない．

舌下投与されたブプレノルフィンの排泄は2相に分かれており，最初の相は3～5時間の半減期で，後の相は24時間以上の半減期である．ブプレノルフィンは，受容体結合部位からゆっくり離れるので，1日おきの投与が可能である．

メサドンはμオピオイド受容体の純粋な作動薬として作用し，κまたはδオピオイド受容体の作動薬または拮抗薬としては，ほとんど作用しない．ブプレノルフィンは，μ受容体には部分作動薬として，κ受容体には強力な拮抗薬[*2]として作用するが，δ受容体に対しては作動薬と拮抗薬のどちらでもない．

[*2] 訳注：ブプレノルフィンは，かつてはκ受容体の強力な拮抗薬と考えられていたが，最近は，κ受容体に対する親和性はあるものの，拮抗薬としても作動薬としてもいずれも弱いとされる．

23 オピオイド受容体作動薬

治療適応

メサドン

メサドンは，アヘン類依存者の短期の解毒(7〜30日)や長期の解毒(180日まで)，そして維持治療(180日を超える治療)に用いられる．これらの目的では，メサドン維持治療プログラム(methadone maintenance treatment program：MMTP)と呼ばれる指定の診療所や，病院，刑務所でしか利用できない．メサドンはスケジュールII薬剤，つまり，特別な連邦政府の法律や規制で適用が厳しく管理されている薬剤である．

メサドン維持治療プログラムへの参加は死亡率を70％低下させる．また，アヘン類の違法な使用や他の物質の乱用，犯罪行為，そして，あらゆるタイプの感染症，最も重要なものとしては，ヒト免疫不全ウイルス(human immunodeficiency virus：HIV)，B型・C型肝炎ウイルスに感染するリスクを低下させる．妊娠中の女性では，胎児や新生児の罹患率や死亡率を低下させる．メサドン維持治療は生涯必要となることが多い．

あるアヘン類依存治療プログラムでは，段階的な解毒プログラムのプロトコールを用いている．そのプログラムでは，ヘロイン嗜癖者には，まず強力な作動薬のメサドンを用い，それから弱い作動薬のブプレノルフィン，最後にナルトレキソン(naltrexone)のようなオピオイド受容体拮抗薬に切り替え，維持する．この方法によりアヘン類の離脱症状は最小限になり，仮に起こったとしても，クロニジンで軽減できる．しかし，十分な認知行動療法の設定がなされている場合を除くと，オピオイド受容体拮抗薬による治療の服薬遵守性は低い．一方，メサドン維持治療を遵守しないとアヘン類離脱症状に陥るため，メサドンの使用が増え，認知行動療法は本質的な問題ではなくなる．それゆえ，モチベーションが高く，社会復帰した元ヘロイン嗜癖者には，心理社会的支援プログラムに参加せずに何年もメサドンを使うことのできる者もいる．

多くの報告から蓄積されたデータによると，メサドンは1日60 mgを超えた量を投与するとより効果的である．より嗜癖性の低い薬剤が無効である場合，慢性疼痛の管理にメサドンの鎮痛作用が用いられることがしばしばある．

■**妊娠** メサドン維持治療は，効果的な心理社会的支援と定期的な産科的モニタリングを組み合わせると，ヘロイン嗜癖の女性の分娩，新生児の転帰を有意に改善させる．ヘロイン嗜癖の妊娠女性がそのような維持プログラムへ参加すると，栄養失調，感染症，早期分娩，自然流産，妊娠高血圧腎症(子癇前症)，子癇，常位胎盤早期剝離，敗血症性血栓性静脈炎のリスクが低下する．

妊娠中のメサドンの投与量は，最小有効量にすべきであり，投薬中止は試みるべきではない．メサドンは第3トリメスター(妊娠の最後の3か月間)には，より速く代謝されるため，より高用量を要することがある．最高血中濃度に達した後に鎮静状態になることを避けるために，第3トリメスターには，毎日の投与を分2にして管理することもできる．メサドン治療では，催奇性は知られていない．

■**新生児のメサドン離脱症状** 新生児の離脱症状には，しばしば，振戦，甲高い泣き声，筋緊張や活動の亢進，睡眠障害や食欲不振，斑点形成，あくび，発汗，表皮剝離などがある．積極的な抗けいれん療法を要するけいれんも起こることがある．新生児は肝代謝

が未熟なために，離脱症状の発症が遅れたり遷延したりする．メサドンを服用している女性は，しばしばメサドン依存から児を緩やかに離脱させる手段として，授乳の開始を勧められることがあるが，メサドンを服用している間は，児に授乳すべきではない．

ブプレノルフィン

　ブプレノルフィンの鎮痛作用は，より嗜癖性の少ない薬剤が無効だった際の慢性疼痛管理に使われることがある．ブプレノルフィンは，μ受容体に対しては完全作動薬ではなく部分作動薬であり，κ受容体に対しては弱い拮抗薬[*2]であるため，比較的離脱症状は軽度であり，一般的に治療に用いられるμ受容体の完全作動薬よりも安全マージンが大きい．ブプレノルフィンは天井効果があり，この投与量を超えても作動薬としての効果は増強されず，薬の作用時間が伸びるだけである．この特徴により，呼吸抑制が少なく致死的な過量服薬の可能性が低いため，臨床的に高い安全性をもつ．ブプレノルフィンは，鎮静，悪心，嘔吐，便秘，眩暈感，頭痛，発汗などの典型的なアヘン類関連の有害作用を引き起こす可能性が十分にある．ブプレノルフィンを使う際に薬物動態学的に考慮すべきなのは，鎮痛効果を得るためには肝臓で代謝〔肝チトクローム P450（cytochrome P450：CYP）3A4 に触媒された N-脱アルキル化〕を受ける必要があるということである．この事実によって，なぜブプレノルフィンの恩恵を受けない患者がいるのかということが説明できるかもしれない．遺伝的な性質，グレープフルーツジュースおよびさまざまな薬剤〔フルオキセチン（fluoxetine）やフルボキサミンなど〕などは，ブプレノルフィンをその生物活性物質に代謝する個人の能力を低下させうる．

　静注による乱用の可能性を減らすため，ブプレノルフィンは麻薬拮抗薬であるナロキソン〈ナロキソン〉との合剤が舌下投与で使われてきた[*3]．ナロキソンは舌下からはほとんど吸収されないため，合剤が舌下投与された場合，ナロキソンはブプレノルフィンの有効性に影響を及ぼさない．もしアヘン類依存者が合剤を注射した場合は，ナロキソンが離脱症状を引き起こすため，舌下製剤が違法に注射される可能性を低下させることができる．

　患者にブプレノルフィンを導入し安定させることは，メサドンでの場合と似ているが，違いは，ブプレノルフィンは部分作動薬であるため，完全作動薬を直近に使用していた患者では離脱症状を引き起こす可能性があるということである．したがって，ブプレノルフィンを開始する前の 12〜24 時間は，短時間作用型のアヘン類の使用を避けなければならないし，メサドンのような長時間作用型のアヘン類は 24〜48 時間以上避けなければならない．医師は，ブプレノルフィンを開始する前に，患者を臨床的に評価し，客観的に観察できる離脱症状をもとに患者が軽度から中等度のアヘン類離脱状態であることを確定しないといけない．

　多くの場合，ブプレノルフィンは比較的低用量（2〜4 mg）で投与されるが，離脱症状が残存していれば，1〜2 時間以内に追加投与を行う．治療初日の 24 時間での目標は，離脱の徴候および症状を抑えることであり，そのための 24 時間投与量は 2〜16 mg である．2 日目以降は，メサドンの場合と同様，有害作用を最小限に抑えながら，離脱症状を完全に

[*3] 訳注：本邦では使用できない．

消失させ，薬物への渇望（クレイビング）をなくし，他のアヘン類を使いたいという強化を防ぐための適度な耐性を得，最終的には他のアヘン類を断つことができるように，投与量を増減する．投与量決定試験によると，1日6〜16 mgのブプレノルフィンの投与量は低用量（1日1〜4 mg）の場合と比べて，より優れた治療転帰と関連していることが報告されている．1日32 mgよりも高用量を使うことの有益性については何もエビデンスがないものの，ときに1日16 mgよりも多い投与量を必要としているように考えられる患者もいる．アヘン類依存の治療に関しては，舌下投与された4 mg程度のブプレノルフィンは経口投与された40 mgのメサドンと等価である．また，依存症患者のアヘン類離脱症状を抑える効果は，連日投与，隔日投与，週3回投与で同等であった．上記の合剤が，導入から維持にいたるまで，ほとんどの臨床場面で推奨される．ブプレノルフィン単剤は，妊娠している患者やナロキソンに対するアナフィラキシー反応が報告されている患者に対してのみ使用すべきである．

経皮パッチ，数週間にわたって血中濃度を至適治療域に維持できる長時間作用型デポ筋注製剤，6か月にわたって血中濃度を維持できる皮下ブプレノルフィンインプラントといった，新しい薬物送達システムを用いた製剤が研究されている．デポ剤とインプラントは，毎日服用する必要をなくし，服薬非遵守のリスクを事実上除くことができるかもしれない．

トラマドール

トラマドールの抗うつ作用は，治療抵抗性うつ病に対する単剤療法および増強療法として複数の報告で示されている．臨床および実験データによって，トラマドールは固有の抗うつ様作用をもつことが示唆されている．トラマドールは複雑な薬理学的作用をもつ．弱いμオピオイド受容体作動薬であり，セロトニン放出薬，ドパミン放出薬，5-HT_{2C}受容体拮抗薬，ノルアドレナリン再取り込み阻害薬，カプサイシン（TRPV1）受容体作動薬，M_1およびM_3ムスカリン性アセチルコリン受容体拮抗薬でもある．トラマドールが抗うつ薬のベンラファキシン（venlafaxine）と類似した構造をもつという事実は，トラマドールが抗うつ作用をもつというエビデンスとつじつまが合う．

ベンラファキシンとトラマドールは，いずれもノルアドレナリンとセロトニンの再取り込みを阻害し，レセルピン誘発症候群を完全に抑制する．いずれの薬剤も慢性疼痛に対する鎮痛作用をもつ．ベンラファキシンはオピオイド構造をもっていると思われ，ナロキソンはベンラファキシンの鎮痛作用を減弱させる．ベンラファキシンが非オピオイド作用ももつことは，その鎮痛作用がμオピオイド受容体拮抗薬であるナロキソンによって完全には遮断されないということから証明される．ベンラファキシンとトラマドールの構造的類似性を示唆するように，ベンラファキシンは尿中トラマドール濃度を調べるための液体クロマトグラフィーで偽陽性の結果を起こすことがある．

他の特徴としては，トラマドールは比較的長い半減期をもつため，乱用される可能性が低い．その習慣性は他のアヘン剤よりもはるかに弱いが，乱用，離脱症状，依存のリスクはある．トラマドールが鎮痛作用をもつには代謝を受ける必要がある．つまり，CYP2D6の代謝能低下者やCYP2D6阻害薬はトラマドールの効果を減弱させる（コデインも同様）．

注意点と有害作用

オピオイド受容体作動薬の最も頻度が高い有害作用は，頭部のふらふら感，眩暈感，鎮静，悪心，便秘，嘔吐，発汗，体重増加，性欲減退，オルガズム障害，不眠または不規則睡眠である．オピオイド受容体作動薬は，身体的・精神的依存を引き起こすのと同様に，耐性も誘発させうる．他の中枢神経系の有害作用としては，うつ病，鎮静，多幸感，不機嫌，焦燥，けいれん発作がある．せん妄もまれに報告される．中枢神経系以外で時折みられる有害作用としては，末梢性浮腫，尿貯留，発疹，関節痛，口渇，食欲不振，胆道攣縮，徐脈，低血圧，低換気，失神，抗利尿ホルモン様作用，瘙痒，じんま疹，視力障害がある．女性では，特に使用後の最初の6か月間で，月経不順がよくみられる．臨床的な意義は乏しいが，さまざまな内分泌検査値の異常もみられる．

多くの場合で，長期維持の間にオピオイド受容体作動薬の薬理学的な有害作用に対する耐性を獲得するため，導入期後はほとんど有害作用は認められない．

過量服薬

オピオイド受容体作動薬を過量服薬した場合の急性期には，鎮静，低血圧，徐脈，低体温，呼吸抑制，縮瞳，胃腸管運動の抑制がみられる．重度の有害作用では，昏睡，心停止，ショック，死亡がみられる．過量服薬のリスクは，治療の導入期や，既存の肝機能障害によって代謝機能が低下している患者で最も高くなる．1日たった50〜60 mgのメサドンによる導入期の第1週に死亡した例もある．

ブプレノルフィンの過量服薬のリスクは，メサドンの場合よりも低いようである．しかし，ブプレノルフィンをベンゾジアゼピン系薬剤と併用した場合，死をまねきうる．

離脱症状

メサドン使用の突然の中止は，3〜4日以内に離脱症状の引き金となり，その症状は通常は6日目に最強となる．離脱症状には，虚脱や不安，食欲不振，不眠，消化器症状，頭痛，発汗，のぼせ，悪寒がある．離脱症状は通常，2週間で消退する．しかし，落ち着きのなさや不眠などのメサドンの離脱症状は長引くことがある．

ブプレノルフィンに関連する離脱症状は，メサドンによるものと似ているが，程度は軽い．特に，ブプレノルフィンは，中止による離脱症状が比較的軽いので，メサドンを中止してオピオイド受容体拮抗薬へ切り替えるのを容易にするために使用されることがある．

薬物相互作用

オピオイド受容体作動薬は，アルコール，バルビツレート，ベンゾジアゼピン系薬剤，他のアヘン類，低力価のドパミン受容体拮抗薬，三環系ならびに四環系抗うつ薬，モノアミン酸化酵素(monoamine oxidase：MAO)阻害薬の中枢神経抑制作用を増強させうる．カルバマゼピン，フェニトイン，バルビツレート，リファンピシン，長期にわたる大量のアルコールは，肝酵素を誘導する可能性があり，そのため，メサドンまたはブプレノル

フィンの血中濃度が低下し，離脱症状に陥ることがある．しかし対照的に，肝酵素の誘導は，レボメタジル（levomethadyl）の活性代謝産物の血中濃度を上昇させるため，毒性を生じさせることがある．

　メサドン維持治療をしている者で，ナルトレキソン（naltrexone），ナルメフェン（nalmefene）およびナロキソンのような純粋のオピオイド受容体拮抗薬，ブプレノルフィンのような部分作動薬，または，ペンタゾシン〈ペンタジン，ソセゴン〉のような作動-拮抗混合薬を服用している場合は，急性のアヘン類離脱症状に陥る可能性がある．これらの症状は，クロニジンか，ベンゾジアゼピン系薬剤，またはその双方を使うことで軽快できる．

　短期間のアルコールの使用や，シメチジン，エリスロマイシン，ケトコナゾール，フルオキセチン，フルボキサミン，ロラタジン，キニジン，アルプラゾラムは，メサドンやブプレノルフィンの代謝を競合的に阻害して，血中濃度を上昇させたり，作用時間を遷延させたりする．尿をアルカリ化させる処方は，メサドンの排泄を減少させる．

　メサドン維持治療は，デシプラミン（desipramine）とフルボキサミンの血中濃度を上昇させうる．メサドンの使用は，ジドブジンの濃度を上昇させ，そのため，標準外の投与量でのジドブジン中毒の可能性を高める．さらに，in vitro のヒト肝ミクロソームの研究で，リトナビル，インジナビル，サキナビルを含むいくつかのプロテアーゼ阻害薬によって，メサドンの脱メチル化が競合的に阻害されることが証明された．この発見の臨床的意義は不明である．

　MAO阻害薬との致命的な薬物相互作用は，メサドン，レボメタジル，ブプレノルフィンの使用では関係はないが，フェンタニル，ペチジンの使用とは関係している．

　トラマドールはセロトニン再取り込みを阻害する薬剤と相互作用をもつかもしれない．この併用はけいれんやセロトニン症候群を引き起こしうる．これらの有害作用は，トラマドールの単剤療法において，通常の投与量でも過量服薬でも起こる可能性がある．トラマドールの薬物相互作用のリスクは，事実上すべてのクラスの抗うつ薬および特にブプロピオン（bupropion）などのけいれん閾値を下げる薬剤と併用されたときに上昇する．

検査結果への影響

　メサドンとブプレノルフィンは，他のアヘン類と区別するために，尿毒性については別々に検査されうる．メサドンとブプレノルフィンが，検査結果に影響を及ぼすかどうかはわかっていない．

投与量と臨床ガイドライン

メサドン

　メサドンには，5，10，40 mg の刻み目がある水分散性錠剤，40 mg の刻み目があるオブラート製剤，5 mg/5 mL，10 mg/5 mL，10 mg/mL の液剤，10 mg/mL の非経口薬がある[*4]．維持治療では，メサドンは通常，水かジュースに溶解して服用され，服薬遵守を確実にするために投与量を直接観察する．アヘン類の解毒の導入として，投与開始量

（15〜20 mg）のメサドンにより，通常はアヘン類の渇望や離脱症状が抑制される．しかし，1回または分割で1日40 mgまで増量する必要のある者もいる．過量服薬による急性中毒のリスクを低下させるために，治療導入期は，高用量を避けるべきである．

　その後，数週間かけて，投与量は少なくとも1日70 mgまで増量すべきである．最大投与量は通常1日120 mgであり，より多くを投与するには，規制当局の承認が必要である．1日60 mgを超える投与を行うと，60 mg未満の場合と比べて，違法なアヘン類からの離脱をきわめて完全に行えると考えられている．

　治療期間は，あらかじめ決めるべきではなく，治療に対する反応と心理社会的要因の評価に基づいて決めるべきである．メサドン維持治療プログラムに関するすべての研究では，アヘン類乱用の再発の予防には，短期プログラム（1年未満）よりも効果的な長期治療（数年）が推奨されている．しかし，実際には，6か月のメサドン維持治療プログラムでさえ，医療保険の契約や保険会社によって認められることは少ない．さらに，導入後6か月未満のメサドンからの離脱を奨励しているプログラムもあるが，これはあまり好ましくないと考えられている．というのは，メサドン維持治療を終えた者の80％以上が，実際には2年以内に違法薬物の使用に戻ってしまうからである．維持と離脱の双方の治療を提供するこれらのプログラムでは，圧倒的に大多数の参加者が維持治療に参加している．

ブプレノルフィン

　ブプレノルフィンには，1 mLのアンプルで0.3 mg/mLの注射剤がある[*5]．ブプレノルフィンのみ，またはブプレノルフィンとナロキソンの合剤（4：1）の舌下錠の処方は，アヘン類依存の維持治療のために用いられる．ブプレノルフィンは，短期のアヘン類の解毒には用いられない．8〜16 mg，週3回の維持投与により，効果的にヘロインの使用が減ることがわかっている．医師が個人の診療所でこの治療を行うためには，訓練を受け，認定を受けなければならない．米国には，多くの承認された訓練プログラムがある．

トラマドール

　トラマドールの疼痛以外に対する適当な使用法を確立するための対照比較試験は行われていない．トラマドールはさまざまな剤形が利用可能である．カプセル〔通常放出型（regular release），延長放出型（extended release）〕から，舌下錠（通常放出型，延長放出型，チュアブル錠），坐薬，注射剤まで多岐にわたる[*6]．アセトアミノフェンやアスピリンとの合剤もある．うつ病や強迫症の治療についての症例報告での投与量は，1日50〜200 mgの短期使用である．精神疾患の治療における長期使用についてはまだ研究されていない．

[*4] 訳注：本邦では，5，10 mg錠がある．
[*5] 訳注：本邦では，0.2 mg/mL，0.3 mg/1.5 mLの注射剤と，0.2，0.4 mgの坐薬，5，10，20 mgの貼付剤がある．
[*6] 訳注：本邦では，100 mg錠，25，50 mgのカプセルと口腔内崩壊錠，100 mg/2 mLの注射剤，トラマドール37.5 mg/アセトアミノフェン325 mgの錠剤がある．

24 オピオイド受容体拮抗薬：ナルトレキソン，ナルメフェン，ナロキソン

Opioid Receptor Antagonists: Naltrexone, Nalmefene, and Naloxone

　ナルトレキソン（naltrexone）とナロキソン〈ナロキソン〉は，競合的オピオイド受容体拮抗薬である．これらはオピオイド受容体に結合するが，活性化させることはない．本剤は，アヘン類（opioid）*1の完全アゴニストを使用している患者に対しては，アヘン類離脱作用を引き起こすため，オピオイド受容体拮抗薬として分類されている．
　ナルトレキソンは，オピオイド受容体拮抗薬のなかで最も広く用いられている．半減期が比較的長く，経口投与が有効で，不快気分を引き起こさず，1日1回の投与である．ナロキソンは，麻薬の過量投与の治療のために，ナルトレキソンよりも以前から用いられていたが，解毒されたアヘン剤（opiate）依存の再発予防にはあまり用いられなくなってきている．ナルトレキソンは，その導入以降，広範な精神疾患の治療に試行されており，なかでも摂食障害，自閉症，自傷行為，コカイン依存，ギャンブル依存，アルコール依存などへの使用が試みられている．ナルトレキソンは，1994年にアルコール依存症の治療薬として承認され，多くのジェネリック製剤も使用できる．月1回投与のデポ剤の注射剤も，2006年に承認された．ナルメフェン（nalmefene）は，アヘン類の効果からの完全あるいは部分的な拮抗治療や，アヘン類の過量投与が判明した場合，あるいは疑われた際の管理に用いられる．経口薬がいくつかの国では利用可能であるが，米国では利用できない．ナルメフェンは，しばしばアルコール依存症の治療に使用されるオピオイド受容体拮抗薬である．

薬理学的作用

　経口のオピオイド受容体拮抗薬は，胃腸管からすみやかに吸収されるが，肝臓での初回通過効果のため，未変化体で全身の循環系に到達するのは，ナルトレキソンでは投与量の60％，ナルメフェンでは投与量の40～50％のみである．ナルトレキソンと，その活性代謝産物である6-β-ナルトレキソールは，注射後1時間以内に最高血中濃度に達する．ナルトレキソンの半減期は1～3時間であり，6-β-ナルトレキソールの半減期は13時間である．ナルメフェンは約1～2時間で最高血中濃度に達し，半減期は8～10時間である．臨床的に，ナルトレキソンの単回投与は，アヘン類の報酬効果を72時間，効果的に阻害する．6-β-ナルトレキソールの作用は，単回投与後に125時間まで続くことがある．

---

*1 訳注：本書では，アヘン（opium）のあらゆる製剤や誘導体であるopiateをアヘン剤，アヘン由来でない合成麻薬であるopioidをアヘン類として訳すこととする．

ナルトレキソンとナルメフェンは，オピオイド受容体の競合的拮抗薬である．オピオイド受容体の薬理学を理解することにより，ナルトレキソンとナルメフェンの有害作用の違いを説明することができる．体内のオピオイド受容体は，薬理学的に，μ，κ，δ のいずれかに分類されている．κ，δ 受容体の活性化により，アヘン類とアルコールの消費は中枢において増強されると考えられているが，その一方，μ 受容体の活性化は，中枢と末梢の制吐作用に関連している．ナルトレキソンは，κ，δ 受容体の拮抗作用が比較的弱く，μ 受容体の拮抗作用が優勢であるため，アヘン類とアルコールの消費を減らすために効果のあるナルトレキソンの投与量では，μ 受容体も強く遮断することになり，その結果，悪心を生じさせることがある．反対に，ナルメフェンは，3つの受容体すべてを同じように強く遮断するため，アヘン類とアルコールの消費を減らすために有効なナルメフェンの投与量では，μ 受容体への作用は特に増強されない．したがって，ナルメフェンは，臨床的には胃腸管への有害作用がほとんどない．
　ナロキソンは μ 受容体に最も高い親和性を示すが，μ，κ，δ 受容体の競合的拮抗薬である．
　アヘン類依存に対するオピオイド受容体拮抗薬の作用は，オピオイド受容体への競合的阻害作用の点から容易に理解できるが，アルコール依存症に対するオピオイド受容体拮抗薬の作用は，より複雑である．おそらく，飲酒への欲求と効果が，オピオイド系と非オピオイド系の双方のいくつかの神経伝達系によって調節されていることに関係していると思われる．

治療適応

　認知行動療法とオピオイド受容体拮抗薬を併用すると，認知行動療法またはオピオイド受容体拮抗薬治療を単独で行った場合よりも成功率が高い．ナロキソン[*2]は，ナルトレキソン療法の導入の前に，患者の体内にアヘン類が存在しないことを確かめるスクリーニングテストに用いられる（表24-1）．

アヘン類依存

　解毒プログラムを行っている患者は，通常はヘロインなどの強力なオピオイド受容体作動薬から数日～数週にわたって離脱させられ，この間の緊急のアドレナリン離脱作用は，必要ならクロニジンにより治療される．ときに行われる段階的プロトコールでは，強力な作動薬を弱い作動薬に徐々に切り替え，その後，作動薬-拮抗薬の合剤を使用し，最終的には純粋な拮抗薬のみにする方法がとられる．たとえば，強力な作動薬であるヘロインの乱用者では，まず弱い作動薬であるメサドン〈メサペイン〉に切り替え，その後，部分作動薬であるブプレノルフィン〈レペタン〉やレボメタジル酢酸エステル（levomethadyl acetate：ORLAAM；一般には LAAM と呼ばれる）に変更し，最終的に，7～10日の休薬期間を経た後，ナルトレキソンやナルメフェンなどの純粋な拮抗薬を開始する．しかし，段

[*2] 訳注：原著では，ナルトレキソンとなっているが，誤りなので訂正した．

**表 24-1
ナロキソンチャレンジテスト**

ナロキソンチャレンジテストは，アヘン類離脱の臨床的徴候または症状を示している患者や，尿中にアヘン類が検出された患者には施行すべきではない．ナロキソンは，静注または皮下注により投与する

- **静注試験**：患者に適当なスクリーニング試験を行った後，ナロキソン 0.8 mg を無菌のシリンジに吸う．静注を選択した場合，ナロキソン 0.2 mg を注入し，針を患者の静脈内に置いたまま，30 秒間，離脱の徴候または症状のエビデンスを観察する．離脱のエビデンスがないときは，残りのナロキソン 0.6 mg を注入し，さらに 20 分間，離脱の徴候および症状を観察する
- **皮下注試験**：皮下注を選択した場合，0.8 mg を投与し，20 分間，離脱の徴候または症状を観察する
- **患者観察の状況と手法**：適切な観察期間，患者のバイタルサインを監視し，離脱の徴候を観察すべきである．患者に注意深く問いかけることも重要である．アヘン類離脱の徴候および症状には，以下のようなものがあるが，これらに限られるわけではない
  - ・離脱徴候：鼻づまりまたは鼻汁，流涙，あくび，発汗，振戦，嘔吐，立毛
  - ・離脱症状：温度覚の変化，筋骨格系の痛み，腹部けいれん，蟻走感（虫が皮下を這う感覚）
- **試験の説明：警告**――列挙した徴候または症状が認められれば，被験者に潜在的リスクがあるということなので，ナルトレキソンを投与すべきではない．離脱の徴候または症状が何も観察，出現，報告されない場合は，ナルトレキソンを投与することができる．患者がアヘン類を摂取していない状態にない，または離脱が続いているという疑いが少しでもあるときは，ナルトレキソンの投与は 24 時間見合わせ，再度，チャレンジテストを行う

階的な解毒によっても，ナルトレキソン治療開始後の最初の数週間は，なお軽い有害作用やアヘン類離脱症状が続くことがある．

オピオイド受容体作動薬の効力が減少するほど，その薬剤を中止した際の有害作用も減少する．したがって，純粋なオピオイド受容体拮抗薬を中止することに薬理学的な障壁はないため，社会的な環境と頻回の認知行動療法的介入が，アヘン類の断薬を支えるための非常に重要な因子となる．認知行動療法を併用していないほとんどの者は，耐えられない有害作用のため，3 か月以内にオピオイド受容体拮抗薬を中止してしまう．オピオイド受容体拮抗薬の服薬遵守は，うまく計画された支援プログラムへの参加回数によって高めることもできる．

治療の中心は，服薬遵守の問題とすべきである．アヘン類嗜癖の既往がある者が純粋なオピオイド受容体拮抗薬を中止した場合，アヘン類乱用が再発するリスクは非常に高い．なぜなら，強力なオピオイド受容体作動薬を再び使用すると，非常に「ハイ」な気分になるという報酬が得られるからである．反対に，服薬を遵守した場合は，1 年以上投薬を受けた後でも，ナルトレキソンの治療効果に対して耐性を生じることはない．長期の断薬を達成する前に，しばしば再発と寛解を繰り返すこともある．

オピオイド受容体拮抗薬を服用している患者には，高用量のオピオイド受容体作動薬が，ナルトレキソンやナルメフェンの受容体拮抗作用に勝り，危険で予期できないレベルの受容体の活性化を引き起こす可能性があると警告すべきである（後述の「注意点と有害作

用」参照).

急速解毒

オピオイド受容体拮抗薬の使用前に,一般に推奨される7～10日の休薬期間を設けなくてもよいように,急速解毒のプロトコールが発達してきた.クロニジン(アドレナリン離脱症状を軽減するため)と,オキサゼパム(oxazepam)などのベンゾジアゼピン系薬剤(筋けいれんと不眠を軽減するため)の持続的投与により,アヘン類を中止した最初の日から,オピオイド受容体拮抗薬の経口投与が可能となる.したがって,解毒は48～72時間で完了し,オピオイド受容体拮抗薬の維持治療をその時点から開始することができる.中等度の離脱症状が初日に起こることがあるが,その後,急速に消失する.

クロニジンの強い降圧作用のため,急速解毒を行う患者では,最初の8時間は血圧の頻回なモニタリングが必要である.したがって,外来患者の急速解毒の場合には,適切な救急処理の準備を整えておく必要がある.

急速解毒の主な利点は,アヘン類乱用から維持治療への移行を2～3日で終了できることである.できるだけ短時間で解毒を完了させることにより,解毒プロトコールの間にアヘン類乱用が再発するリスクは最小となる.

アルコール依存症

オピオイド受容体拮抗薬は,アルコール依存症の治療に対して,認知行動療法の補助としても用いられる.オピオイド受容体拮抗薬は,アルコール渇望とアルコール消費を減らし,再発の重症度を改善させる.アルコールの大量消費が再発するリスクは,効果的な認知行動療法単独と比較して,オピオイド受容体拮抗薬との併用により半減する.

より新しい薬剤であるナルメフェンは,アルコール依存症の治療に対して,先行薬であるナルトレキソンと比較して,多くの薬理学的・臨床的利点をもつ.ナルトレキソンは,1日300 mgの投与で〔これは,アルコールとアヘン類の依存の治療に対し推奨される量(1日50 mg)の6倍である〕,可逆的なトランスアミナーゼ値の上昇を引き起こす可能性があるが,ナルメフェンは肝毒性とは無縁である.臨床有効量のナルトレキソンで,患者の10～15%は有害作用(最も頻度が高いのは悪心)のため続けることができない.一方,ナルメフェンの有害作用による中止は,臨床有効量である1日20 mgではまれであり,過量(1日80 mg)でも10%である.さらに,その薬物動態学的な特性から,所定量のナルメフェンは,ナルトレキソンよりも持続性のオピオイド拮抗作用をもつ.

オピオイド受容体拮抗薬のアルコール渇望を減らす効果は,選択的セロトニン再取り込み阻害薬(selective serotonin reuptake inhibitor：SSRI)によって増強できる可能性があるが,この相互作用を十分に評価するためには,大規模試験によるデータがさらに必要である.

注意点と有害作用

オピオイド受容体拮抗薬は,アヘン類解毒後に薬剤を摂取しない状態を維持するために

24 オピオイド受容体拮抗薬

用いられるので，アヘン類を最後に摂取してから最初にオピオイド受容体拮抗薬を投与する前に，適切な断薬期間を設けるよう，注意が必要である．たとえば，ヘロインのような短時間作用型のアヘン類では少なくとも 5 日間，メサドンのような長時間作用型のアヘン類では少なくとも 10 日間必要である．アヘン類を摂取していないかどうかは，自己申告と尿スクリーニングによって決定すべきである．尿スクリーニングの結果が陰性であったにもかかわらず，アヘン類が体内にあるかどうかに疑問が残る場合は，**ナロキソンチャレンジテスト**を行うべきである．ナロキソンをチャレンジテストで用いることができるのは，ナルトレキソンやナルメフェンのオピオイド受容体拮抗作用は 24 時間以上続く場合があるのに対し，ナロキソンでは 1 時間以内であるためである．したがって，ナロキソンによって引き起こされる離脱作用が続く時間は比較的短い（後述の「投与量と臨床ガイドライン」参照）．急性アヘン類離脱の症状には，渇望，温度覚の変化，筋骨格系の痛み，消化器症状がある．アヘン類離脱の徴候として，錯乱，傾眠，嘔吐，下痢がある．ナロキソン注射がアヘン類離脱の徴候を少しでも引き起こす場合は，監視された急速解毒プロトコールの一部として行う場合を除き，ナルトレキソンやナルメフェンを投与すべきではない．

残存する離脱症候群と同じように，オピオイド受容体拮抗薬を服用している者の 10% が，一連の有害作用の影響を受ける．ナルトレキソンを服用中の 15% にのぼる者が，腹痛，腹部けいれん，悪心，嘔吐を経験するが，これは一時的に投与量を半分にすることや投薬の時間を変えることで改善されるかもしれない．ナルトレキソンの中枢神経系への有害作用は 10% に認められ，頭痛，活力減退，不眠，不安，神経過敏などがある．関節痛，筋肉痛はナルトレキソンを服用している者の 10% にみられ，発疹も起こりうる．

ナルトレキソンは，1 日 50 mg を超える量では，用量依存性の肝毒性を引き起こすことがある．ナルトレキソンを 1 日 300 mg 服用している者の 20% では，血清トランスアミナーゼ値が正常上限の 3～19 倍にもなることがある．ナルトレキソンによる肝細胞の傷害は，特異体質反応というよりも，用量依存性の毒性作用のようである．オピオイド受容体拮抗作用に必要な最小投与量のナルトレキソンでは，典型的には肝細胞の傷害は認められない．しかし，慢性のアルコール乱用による肝硬変などの肝疾患のある患者では，1 日 50 mg のナルトレキソンでも肝毒性がもたらされることもある．血清トランスアミナーゼ値は，ナルトレキソン療法の最初の 6 か月間は毎月，その後は臨床的な疑いがある場合にモニタリングすべきである．肝酵素の濃度は，ナルトレキソン療法の中止後，通常は基準値に戻る．

オピオイド受容体拮抗薬が薬理学的に活性があるときに鎮痛が必要な場合は，ベンゾジアゼピン系薬剤や非アヘン類性の鎮痛薬を選択するようにし，オピオイド受容体作動薬は避けるべきである．オピオイド受容体拮抗薬を服用中の患者には，低用量のアヘン類は何の効果もないが，より高用量のアヘン類は受容体遮断に打ち勝ち，鎮静を伴い，ときには昏睡や死に至ることもあるような，アヘン類過量服薬の症状を突然呈することがあることを説明すべきである．オピオイド受容体拮抗薬は，オピオイド受容体作動薬を服用している患者（少量のオピオイド受容体作動薬は，市販の制吐薬や鎮咳薬に入っている可能性もある），急性肝炎や肝不全の者，本剤に過敏症の者には禁忌である．

ナルトレキソンは，胎盤を通過するため，妊娠中の女性には，やむをえない必要性が胎

児への危険の可能性を上回るときのみ，オピオイド受容体拮抗薬を投与すべきである．オピオイド受容体拮抗薬が母乳中に分泌されるかどうかはわかっていない．

オピオイド受容体拮抗薬は比較的安全であるが，大量に摂取した場合には，胃腸管からの吸収を減らす処置と支持療法により治療する．

ブプレノルフィンはオピオイド受容体との親和性が高く置換が遅いので，ナルメフェンは，ブプレノルフィンによる呼吸抑制を完全には改善できない可能性がある．

薬物相互作用

ここまで，制吐薬や鎮咳薬だけでなく，薬物乱用に関連したオピオイド受容体作動薬も含め，オピオイド受容体拮抗薬と多くの薬剤との相互作用について述べてきた．広範にわたる肝代謝を受けるナルトレキソンは，肝酵素値に作用する他の薬剤に影響を及ぼしたり，及ぼされたりする可能性がある．しかし，この生じうる相互作用の臨床的な重要性についてはよくわかっていない．

いくつかの症例でオピオイド受容体拮抗薬と一緒に使用される，肝毒性の可能性のある薬剤の1つに，ジスルフィラムがある．有害作用は観察されていないが，そのような組み合わせを計画する際は，頻回に検査すべきである．オピオイド受容体拮抗薬は，チオリダジン（thioridazine）との併用で，鎮静を増強すると報告されているが，この相互作用は，おそらくすべての低力価のドパミン受容体拮抗薬にも当てはまるであろう．

ナルメフェンの静注は，全身麻酔の際の，ベンゾジアゼピン系薬剤，吸入麻酔薬，筋弛緩薬，筋弛緩回復薬の使用後に，有害反応をもたらすことなく投与されてきた．フルマゼニルとナルメフェンはともにけいれん発作を誘発することが前臨床研究で示されているため，これらの薬剤を併用する際は，注意が必要である．

検査結果への影響

ナルトレキソンとナルメフェンがオキシモルフォン（oxymorphone）の誘導体であることを考慮すると，競合的酵素免疫分析法（enzyme multiplied immunoassay technique：EMIT）のような特異性の低いスクリーニングテストでは，アヘン剤に対して尿検査で偽陽性となる可能性がある．薄層，ガス-液体，高圧液体クロマトグラフィーによる尿中のアヘン剤の同定は，ナルトレキソンによる影響を受けない．

投与量と臨床ガイドライン

急性アヘン類離脱症候群が発症しないように，アヘン類を摂取していない状態であることを確かめるため，いくつかの段階を踏むべきである．監視された解毒施設内で，ヘロイン，ヒドロモルフォン（hydromorphone），ペチジン，モルヒネなどの短時間作用型アヘン類では少なくとも5日間，メサドンなどの長時間作用型アヘン類では10日間以上経ってから，オピオイド受容体拮抗薬を開始すべきである．急速解毒プロトコールのときは，

より短時間となる．アヘン類解毒が完了したことを確かめるために，尿の薬物検査でアヘン類代謝産物がないことを確認する．しかし，尿中スクリーニングの結果が陰性でも，依然として生理学的にはアヘン類に依存の状態であり，オピオイド受容体拮抗薬により離脱症状が誘発される可能性がある．したがって，尿中スクリーニングテストが陰性であった場合でも，観察者によってアヘン類の断薬期間が適切であると確認されないときは，ナロキソンチャレンジテストを行うことが勧められる（**表24-1**）．

アヘン類依存やアルコール依存の治療のためのナルトレキソンの投与開始量は1日50 mgであり，ナロキソンチャレンジテストの結果が陰性であった場合でも，段階的な導入によりこの量に到達すべきである．多くの専門家が5，10，12.5，25 mgから始めて，アヘン類離脱の徴候を絶え間なく監視し，1時間から2週間で，50 mgの投与量に増量している．1日50 mgの量に耐えられるようであれば，1日おきに100 mgや，2日おきに150 mgを投与することができる．このような投与法により，服薬遵守は高められる．これに対応するナルメフェンの至適治療量は1日20 mgの分2である．ナルメフェンの投与計画に関するデータはないが，この1日量に到達するまで段階的に増やすことは，賢い戦略と考えられる．

服薬遵守を最大限にするため，家族が服薬を直接見届けることが推奨される．エタノールやアヘン類の代謝産物だけでなく，オピオイド受容体拮抗薬とその代謝産物の不定期な尿検査も行うべきである．オピオイド受容体拮抗薬は，患者がアヘン類やアルコール乱用を再発するリスクが心理学的になくなったと考えられるまで続けるべきである．これには，一般に少なくとも6か月間は必要で，外部からのストレスがある場合は，もっと長いこともある．

ナルメフェンは，静注，筋注，皮下注用の，ナルメフェン遊離塩基として1 mL中100 μgと1 mgの2つの濃度の無菌液が利用できる[*3]．100 μg/mLの製剤は1 mL中110.8 μgのナルメフェン塩酸塩を含み，1 mg/mLの製剤は1 mL中1.108 mgのナルメフェン塩酸塩を含む．どちらの製剤も1 mL中9 mgの塩化ナトリウムを含み，pHは塩酸で3.9に調整されている．薬物動態学的研究では，アヘン類活性の完全拮抗において，ナルメフェンはナロキソンよりも長く作用が持続することが示されている．

急速解毒

ナルメフェンは，ナルトレキソンより少ない有害作用で同等の効果をもつことが期待されているが，急速解毒では，ナルトレキソンを使用することが標準化されている．急速解毒のプロトコールでは，嗜癖患者ではアヘン類を突然中止し，中止した初日は，最初の8時間は30～60分ごとに血圧を測定し，経口で0.2 mgのクロニジンを2時間ごとに9回，最大で1.8 mgまで投与する．最初のクロニジン投与後1～3時間でナルトレキソン12.5 mgを投与する．筋けいれんとその後の不眠を減らすため，オキサゼパム30～60 mgなどの短時間作用型ベンゾジアゼピン系薬剤を，最初のクロニジン投与と同時に投与し，必要

[*3] 訳注：ナルメフェンは，EUではアルコール依存症の飲酒量低減を目的として，18 mgの経口薬が承認されている．本邦でもアルコール依存症の治療薬として，臨床試験が行われている．

ならば4〜6時間ごとに投与開始量の半分を投与する．オキサゼパムの1日の最大投与量は，180 mgを超えてはならない．急速解毒を行っている患者は，家で信頼できる付き添いと一緒にいるべきである．2日目には，初日と同量のクロニジンとベンゾジアゼピン系薬剤を投与し，ナルトレキソンは25 mgを朝1回投与する．比較的症状の軽い者は，3〜4時間で帰宅できる．ナルトレキソンの1日の維持量(50 mg)を3日目に開始し，クロニジンとベンゾジアゼピン系薬剤の量を段階的に5〜10日で漸減する．

25 ホスホジエステラーゼ-5 阻害薬
Phosphodiesterase-5 Inhibitors

1998年に開発されたシルデナフィル〈バイアグラ〉などのホスホジエステラーゼ(phosphodiesterase：PDE)-5阻害薬は，男性における重大な性機能障害である勃起障害の治療に革命をもたらした．その後，バルデナフィル〈レビトラ〉とタダラフィル〈シアリス〉という2つの同種の薬剤が発売された．これらは，すべて同じ働きをし，性機能に対する人々の期待に変化をもたらした．男性の勃起障害の治療のみに適応とされているが，女性においても効果があるという症例報告がある．性機能を増強すると信じられており，レクリエーション・ドラッグとして誤った使い方もなされている．PDE-5阻害薬は，世界中で少なくとも2,000万人以上の男性に使用されている．

シルデナフィルの開発によって，勃起の生理機能について，重要な情報がもたらされた．性的刺激によって，神経伝達物質である一酸化窒素(nitric oxide：NO)が放出され，それにより環状グアノシン一リン酸(cyclic guanosine monophosphate：cGMP)の合成が増加し，さらに陰茎海綿体の平滑筋弛緩が起こることによって，陰茎へ血液が流入し，結果として陰茎の膨張と勃起が起こる．cGMPの濃度はPDE-5によって調節されており，この酵素が阻害されるとcGMPは増加し，勃起機能は増強されることになる．NOの放出を引き起こすには性的刺激が必要であるため，PDE-5阻害薬は，そのような刺激がなければ作用を発現しない．これは，使用について患者に情報を与える際に，理解すべき重要な点である．同種の薬剤であるバルデナフィルとタダラフィルも同様に働き，PDE-5を阻害することにより，cGMPを増加させ，NOの血管拡張作用を増強する．このような理由で，PDE-5阻害薬はNO増強薬と呼ばれることもある．

薬理学的作用

これら3つの薬剤は，経口投与後かなりすみやかに胃腸管から吸収され，空腹時なら30～120分(平均で60分)で最高血中濃度に達する．脂溶性であるため，高脂肪食と一緒に摂取すると，吸収速度は最大60分まで遅れ，最高血中濃度は1/4程度低下する．PDE-5阻害薬は，主に肝チトクロムP450(cytochrome P450：CYP)3A4により代謝されるため，臨床的に重大な薬物相互作用につながる可能性があるが，相互作用のすべてが報告されているわけではない．投与量の80%は糞便中に，13%は尿中に排泄される．65歳以上の高齢者では，排泄量が減少するので，18～45歳の成人と比べると，血中濃度が40%上昇する．排泄量は，重篤な腎不全や肝不全が存在する場合にも減少する．

シルデナフィルとバルデナフィルの平均半減期は3〜4時間であり，タダラフィルでは約18時間である．タダラフィルは摂取の5日後でも血流中から検出される．この長い半減期のために，タダラフィルは，36時間にわたって効果が続く，いわゆるウィークエンド・ピルとして販売されている．シルデナフィルは空腹時には摂取後約30分で作用が発現し，タダラフィルとバルデナフィルはそれより多少早く作用が発現する．

臨床医は，PDE-5阻害薬がそれ自体の作用で勃起を引き起こすわけではないという重要な臨床上の所見に留意する必要がある．そうではなく，まずは性的刺激によりもたらされた，性的に興奮した精神状態によって，陰茎の神経活動が惹起される必要があり，次にNOが海綿体に放出され，一連の勃起反応のきっかけとなる．NO増強薬は，これらの反応の結果生じた勃起を維持させるのである．このように，PDE-5阻害薬は性的興奮刺激を十分に活用するのであって，前戯や情緒的興奮の代用物ではない．

治療適応

勃起障害は，伝統的には，器質性，心因性，混合性に分類されてきた．最近の20年で，勃起障害の原因に関する一般的な考え方は，心因性から器質性へと変化してきた．器質性の原因には，糖尿病，高血圧，高コレステロール血症，喫煙，末梢血管疾患，骨盤・脊髄損傷，骨盤・腹部手術(特に前立腺の手術)，多発性硬化症，末梢神経障害，パーキンソン病などがある．勃起障害はしばしば，アルコール，ニコチン，他の乱用物質，処方薬によっても生じる．

PDE-5阻害薬は，投与前の勃起障害の重症度や，人種，年齢にかかわらず有効である．シルデナフィルに反応を示している人のなかには，抗うつ薬，抗精神病薬，降圧薬，利尿薬を服用している男性だけではなく，冠動脈疾患，高血圧，他の心疾患，末梢血管疾患，糖尿病，うつ病，冠動脈バイパス術，根治的前立腺切除術，経尿道的前立腺切除術，二分脊椎，脊髄損傷のある男性もいる．しかし，反応率はさまざまである．

シルデナフィルは，男性における選択的セロトニン再取り込み阻害薬(selective serotonin reuptake inhibitor：SSRI)により誘発された無オルガズム症の治療に効果があるという報告がある．また，女性における性的抑制に対しても治療効果があるという症例報告もある．

注意点と有害作用

PDE-5阻害薬の使用に関連して起こりうる最も重大な有害作用は，心筋梗塞である．米国食品医薬品局(Food and Drug Administration：FDA)は，PDE-5阻害薬により心筋梗塞が直接引き起こされるリスクと，高血圧，アテローム性動脈硬化性心疾患，糖尿病などの基礎疾患，その他アテロームを形成しやすい状態と関連して生じる心筋梗塞のリスクとを区別した．そして，承認されている投与法に従っている場合，PDE-5阻害薬単剤では死亡リスクを高めることはないという結論を出した．しかし，性行為により酸素要求量が増加し，心筋にストレス負荷が生じる．こうして，冠動脈灌流が重度に障害され，結果と

して心不全が生じる可能性がある．したがって，心筋梗塞，脳卒中，腎機能障害，高血圧，糖尿病の既往のある場合や，70歳以上の場合は，内科医や心臓専門医とPDE-5阻害薬の使用計画について検討すべきである．心疾患の評価では，特に運動負荷と硝酸剤の使用に注意を向けるべきである．

種類は何であれ，有機硝酸剤を使用している患者では，PDE-5阻害薬の使用は禁忌である．また，亜硝酸アミル（popper）は，同性愛の男性がオルガズムの強度を高めるために流行している乱用物質で，いかなる勃起促進薬とも併用すべきではない．有機硝酸剤とPDE阻害薬の組み合わせは，急激な血圧低下を起こし，心筋梗塞や死亡を引き起こすほどにまで冠動脈灌流を減少させうる．

有害作用は用量依存性であり，高用量では高率に起こる．有害作用で最も頻度が高いのは，頭痛，紅潮，胃痛である．やや頻度が低い有害作用としては，鼻閉，尿路感染症，視覚異常〔色味を帯びた視覚（通常，青みを帯びる），光線過敏性の上昇，視調節障害〕，下痢，眩暈感，発疹がある．市販前の試験では，持続勃起症の報告は1例もなかった．過量服薬の場合には，保存的管理を行う．タダラフィルでは，患者の約10％で背中や筋肉の痛みがある．

近年，シルデナフィルを服用中の男性に非動脈炎性前部虚血性視神経症（nonarteritic anterior ischemic optic neuropathy：NAION）と呼ばれる重篤な状態が生じたことが14例確認されており，これに関する報告が50本ある．これは視神経への血流が制限される疾患で，恒久的な視野欠損を起こす可能性がある．シルデナフィルを使用して24時間以内に，目のかすみや，ある程度の視野欠損などの症状が起こる．発生率は非常にまれであり，100万人に1人である．報告された症例では，多くの患者は既存の眼障害があり，それがリスクを上昇させていた可能性がある．また，多くは心疾患や糖尿病の既往があり，これらが内皮障害に対する脆弱性をもたらしていた可能性もある．

視覚障害に加え，2010年には，PDE-5阻害薬の使用後，29例に難聴が報告されたことに基づき，難聴の可能性についての警告もなされた．通常，難聴は薬の使用後数時間から数日で起こり，いくつかの症例では片側性で一時的なものであった．

ヒトの胎児の成長発育や，精巣の形態学的・機能的変化に及ぼす影響についてはデータがない．しかし，PDE-5阻害薬は必要不可欠な治療ではないため，妊娠中には使用すべきでない．

持続勃起症の治療

フェニレフリン〈ネオシネジン〉は，純粋なα作動薬であり，β作用が最小限であるため，持続勃起症の治療の第1選択薬である．特に薬物誘発性の短時間持続勃起症（6時間以内）の場合，陰茎を萎縮させるためにフェニレフリンの海綿体内注射を使用することができる．1アンプルのフェニレフリン（1 mg/mL）を生理食塩水9 mLで希釈する．29ゲージ針を用いて，0.3〜0.5 mLを陰茎海綿体に10〜15分間隔で注射する．バイタルサインのモニタリングをし，血腫の形成を防ぐために注射部位を圧迫しなければならない．

フェニレフリンは経口薬も利用可能であり，10〜20 mgを4時間ごとに必要に応じて投

与する．ただし，経口薬では，注射剤と同程度の有効性と作用発現時間は認められないかもしれない．

薬物相互作用

PDE-5阻害薬の主要代謝経路はCYP3A4によるものである．比較的重要でないものとしては，CYP2C9による経路がある．これらの酵素を誘導したり阻害したりする物質は，シルデナフィルの血中濃度と半減期に影響を及ぼす．たとえば，800 mgのシメチジンは非特異的なCYPの阻害薬で，シルデナフィルの血中濃度を56％上昇させる．エリスロマイシンは，シルデナフィルの血中濃度を182％上昇させる．CYP3A4のより強力な阻害薬としては，ケトコナゾール，イトラコナゾール，ミベフラジル（mibefradil）などがある．対照的に，リファンピシンはCYP3A4を誘導し，シルデナフィルの血中濃度を低下させる．

検査結果への影響

検査結果への影響は，今までのところ報告されていない．

投与量と臨床ガイドライン

シルデナフィルには，25，50，100 mg錠がある[*1]．推奨投与量は50 mgで，性行為の1時間前に服用する．作用は30分以内に発現し，持続時間は通常4時間であるが，健康な若年男性では8〜12時間持続するかもしれない．有効性と有害作用に基づいて，投与量を25〜100 mgの間で増減する．シルデナフィルは1日1回限りの使用が推奨される．女性が使用する場合，適応外使用となるが，投与量のガイドラインは，男性のそれに準じる．

65歳以上の高齢者，肝硬変や重篤な腎機能障害の患者，CYP3A4阻害薬を服用している患者では，シルデナフィルの血中濃度は上昇する可能性がある．このような場合，投与開始量は25 mgとすべきである．

シルデナフィルには経鼻吸入スプレー剤が開発されており[*2]，この剤形では，吸入後5〜15分の間に作用が発現する．この剤形は水溶性が高く，すみやかに直接血中に吸収されるため，使用がより簡便であろう．

バルデナフィルには，2.5，5，10，20 mg錠がある[*3]．投与開始量は通常10 mgで，食事とは別に，性行為の約1時間前に服用する．投与量は有効性と有害作用に基づき，最大20 mgまで増量または5 mgまで減量できる．最大服用回数は1日1回である．シルデナフィルと同様，肝機能障害の患者や，何らかのCYP3A4阻害薬を服用している患者で

[*1] 訳注：本邦では，勃起障害に対しては，25，50 mg錠と50 mgの口腔内崩壊錠がある．
[*2] 訳注：本邦では使用できない．
[*3] 訳注：本邦では，5，10，20 mg錠がある．

は，投与量を調節する必要があるかもしれない．バルデナフィルには 10 mg の口腔内崩壊錠も利用可能である[*4]．性行為の約 60 分前に舌の上で溶かす．1 日 1 回より多くは使ってはいけない．

　タダラフィルには，経口薬として 2.5, 5, 20 mg 錠がある[*5]．推奨投与量は性行為の前の 10 mg であるが，有効性と有害作用に基づき，20 mg まで増量したり 5 mg まで減量したりできる．ほとんどの患者で 2.5 もしくは 5 mg 錠の 1 日 1 回の投与が可能である．肝機能障害の患者や，CYP3A4 を阻害する可能性のある薬剤を併用している患者では，他の 2 剤と同様の注意が必要である．他の PDE-5 阻害薬と同じく，いかなる種類の硝酸剤も併用は禁忌である．

[*4] 訳注：本邦では使用できない．
[*5] 訳注：本邦では，勃起障害に対しては，5, 10, 20 mg 錠がある．

26 選択的セロトニン・ノルアドレナリン再取り込み阻害薬
Selective Serotonin-Norepinephrine Reuptake Inhibitors

現在，米国では，4種類の選択的セロトニン・ノルアドレナリン再取り込み阻害薬（serotonin-noradrenaline reuptake inhibitor：SNRI）が承認されている．それは，ベンラファキシン（venlafaxine），デスベンラファキシンコハク酸塩（desvenlafaxine succinate），デュロキセチン〈サインバルタ〉，レボミルナシプラン（levomilnacipran）である．第5のSNRIであるミルナシプラン〈トレドミン〉は，他の国では抗うつ薬として利用可能だが，米国では線維筋痛症の治療薬として米国食品医薬品局（Food and Drug Administration：FDA）の承認を受けている．SNRIという用語は，これらの薬剤の治療効果が，神経細胞のセロトニンとノルアドレナリンのトランスポーターをともに阻害していることによってもたらされているという考えを反映している．SNRIはしばしば二重（dual）再取り込み阻害薬と呼ばれるが，クロミプラミン，イミプラミン，アミトリプチリン（後二者の機能的区分はそれほど広くない）といった三環系抗うつ薬（tricyclic antidepressant：TCA）などの広い機能的区分の抗うつ薬も同様である．SNRIとTCAとの差は，SNRIは，他の受容体，特にムスカリン受容体，ヒスタミン受容体，α・βアドレナリン受容体ファミリーへの結合能が比較的弱いことである．この違いは重要であり，結果として，SNRIは，より古い二重再取り込み阻害薬よりも優れた耐容性をもつ．

ベンラファキシン（venlafaxine）とデスベンラファキシン（desvenlafaxine）

治療適応

ベンラファキシンは，うつ病，全般不安症，社交不安症，パニック症といった4つの疾患の治療に承認されている．デスベンラファキシンでは，現在のところ，うつ病がFDAに承認された唯一の適応である．

- **うつ病**　FDAは，いかなる種類の抗うつ薬についても，他の抗うつ薬よりも有効性が高いとは認めていない．これは，差異がないことを意味するものではないが，今日まで，その優位性を十分に示す研究はない．セロトニンとノルアドレナリンの双方の直接的な調節が，ノルアドレナリンまたはセロトニン単独の神経伝達を選択的に強化する薬剤よりも高い抗うつ作用をもたらすのではないかということは，以前から議論されてきた．この治療上の有益性は，神経伝達の増強に対するシナプス後順応を強化すること，2つの細胞内シグナル伝達経路を同時に活性化すること，脳由来神経栄養因子（brain-derived neurotropic factor：BDNF）などの関連する遺伝子の活動性に対して追加的に

影響すること，あるいはきわめて単純に，うつ病の症状をより広くカバーすることによりもたらされる可能性がある．この仮説を支持する臨床的なエビデンスは，デンマーク大学抗うつ薬研究グループによって，二重再取り込み阻害薬であるクロミプラミンが，選択的セロトニン再取り込み阻害薬(selective serotonin reuptake inhibitor：SSRI)のシタロプラム(citalopram)やパロキセチンと比較して，優位性をもつと報告した2つの研究によって最初に明らかになった．これは，TCAであるデシプラミン(desipramine)とフルオキセチン(fluoxetine)の併用療法群とデシプラミン単剤療法群とを比較した他の前向き研究によっても，さらに支持された．入院患者を対象としてTCAとSSRIの効果を比較した25の研究のメタ解析は，最も強力なエビデンスである．特記すべき点は，TCAは全般的に中等度の優位性をもつことが示されているが，SSRIに対する優位性は，二重再取り込み阻害薬と考えられているクロミプラミン，アミトリプチリン，イミプラミンを使用した研究によってほぼ完全に説明できることである．直接比較研究のメタ解析は，SSRIと比べてベンラファキシンは，うつ病患者において高い寛解率を示す可能性があることを示唆している．ベンラファキシンの優位性の差は，約6%である．デスベンラファキシンは，有効性に関して他の部類の抗うつ薬との大規模な比較はされていない．

- ■**全般不安症**　延長放出型(extended-release)のベンラファキシンは，全般不安症の治療に対して承認されている．6か月にわたる臨床試験では，1日75〜225 mgの投与量が，全般不安症に関連した不眠，集中困難，落ち着きのなさ，易刺激性，過剰な筋緊張の治療に有効であった．
- ■**社交不安症**　延長放出型のベンラファキシンは，社交不安症の治療に対して承認されている．この効果は12週間の研究によって確立された．
- ■**その他の適応**　症例報告や非対照比較試験によると，ベンラファキシンは，強迫症，パニック症，広場恐怖，社交恐怖，注意欠如・多動症，うつ病とコカイン依存の合併した患者の治療に有用な可能性がある．慢性疼痛症候群に対しても使用され，有効である．

注意点と有害作用

　ベンラファキシンは，より広く処方されているSSRIと同様の安全性と耐容性をもつ．ベンラファキシンとデスベンラファキシンの治療に関連して発現する有害作用のうちで最も頻度が高いのは，悪心である．低用量から治療を始めることにより，悪心を軽減しうる．特に重症の場合には，選択的5-HT_3受容体拮抗薬やミルタザピンの処方により，治療誘発性の悪心をコントロールできる．

　ベンラファキシンとデスベンラファキシンは，性的な有害作用とも関連し，顕著な性欲減退とオルガズムや射精の遅延と関係がある．直接的で詳細な性機能の評価をした場合，これらの有害作用の発生率は30〜40%を上回る可能性もある．

　ほかに頻度が高い有害作用として，頭痛，不眠，眠気，口渇，眩暈感，便秘，無力症，発汗，神経過敏などがある．いくつかの有害作用は抗コリン作用のようにみえるが，これらの薬剤は，ムスカリンあるいはニコチン受容体の結合能をもたない．したがって，ノルアドレナリン作動作用が原因と考えられる．

　高用量のベンラファキシンによる治療は，持続性高血圧のリスクを高める．うつ病患者

に対する瞬間放出型(instant release)製剤を用いた研究では，持続性高血圧は用量依存性であり，1日100〜300 mgでは3〜7%，1日300 mgを超えると，リスクを13%上昇させることが示されている．このデータでは，ベンラファキシンは，治療前に降圧薬を服用して血圧の低下が得られた患者では，血圧コントロールに悪影響を及ぼさなかった．延長放出型製剤を用いた対照比較研究では，ベンラファキシンはプラセボと比較して，約1%しか高血圧のリスクを上昇させなかった．これらの研究では，ベンラファキシンの投与量の上限は自由裁量であったので，高血圧について非常に小さい問題しか起こさなかった．しかし，延長放出型製剤を高用量で用いる場合には，血圧のモニタリングを行うことが推奨される．

　ベンラファキシンとデスベンラファキシンは，しばしば中止後症候群と関係がある．この症候群は，急激な減薬や中止の際に一群の有害作用が現れることが特徴であり，眩暈感，口渇，不眠，悪心，神経過敏，発汗，食欲不振，下痢，眠気，知覚異常などが出現する．長期間の治療を中止する際は，可能なときは常に，漸減することが勧められる．場合によっては，少量の持続放出型(sustained-release)のフルオキセチンに置換することが，この過渡期を通過するのに役立つことがある．

　ベンラファキシンは，発売前の試験では過量服薬による死亡例はなかったが，心電図上の変化(QT間隔延長，脚ブロック，QRS間隔延長など)，頻脈，徐脈，低血圧，高血圧，昏睡，セロトニン症候群，けいれん発作が報告されている．その後，典型的には他の薬剤やアルコール，あるいはその双方と一緒にベンラファキシンを服用したことと関連して，過量服薬の死亡例が記録されている．

　ベンラファキシンとデスベンラファキシンの，妊娠中や授乳中の女性への使用に関する情報は，現段階では得られていない．ベンラファキシンとデスベンラファキシンは，母乳中に分泌される．妊娠中や授乳中の女性へのベンラファキシンの使用は，危険性と有益性を注意深く検討すべきである．

薬物相互作用

　ベンラファキシンは主に肝臓で肝チトクロムP450(cytochrome P450：CYP)2D6によって代謝される．親薬剤と主要な代謝産物は基本的に同力価であるため，この酵素を阻害する薬剤であっても，通常は治療上の悪影響を及ぼさない．ベンラファキシンはそれ自体が弱いCYP2D6の阻害薬であるので，デシプラミンやリスペリドンのような基質の濃度を上昇させることがある．in vitroおよびin vivoの研究では，ベンラファキシンは，CYP1A2，CYP2C9，CYP2C19，CYP3A4をほとんど，または全く阻害しないことが示されている．

　ベンラファキシンは，薬力学的な相互作用(セロトニン症候群など)のリスクがあるため，モノアミン酸化酵素(monoamine oxidase：MAO)阻害薬を服用中の患者では禁忌である．ベンラファキシンを中止してから少なくとも7日間は，MAO阻害薬を開始すべきではない．非定型抗精神病薬，ベンゾジアゼピン系薬剤，リチウム，抗けいれん薬とベンラファキシンとの併用についてはデータが乏しい．したがって，併用する場合は，臨床的評価を行うべきである．

検査結果への影響

ベンラファキシンが検査結果に影響を及ぼすかどうかはわかっていない．

投与量と投与法

ベンラファキシンには，25，37.5，50，75，100 mg 錠と，37.5，75，150 mg の延長放出型カプセルがある[*1]．錠剤と延長放出型カプセルは同力価であり，一方で安定した者は同量の他方に変更ができる．即時放出（immediate-release）錠は悪心を引き起こす傾向があり，1日に複数回投与する必要があるためにほとんど用いられないので，以下の投与量の記述は延長放出型カプセルを想定したものである．

うつ病患者では，ベンラファキシンは用量-反応曲線を描く．投与開始量は1日75 mg の1日1回である．しかし，ほとんどの患者では，有害作用，特に悪心を軽減するため，はじめの4～7日間は投与量を37.5 mg とする．便利な開始時のキットは，1週間用として37.5 mg と75 mg の双方が用意されている．すみやかに増量したい場合には，4日目から1日150 mg に増やすことができる．一般に，投与量は，4日またはそれ以上おきに，1日75 mg ずつ増量できる．延長放出型カプセルの推奨される最大投与量は1日225 mg であるが，FDA によって1日375 mg までの増量が認められている．腎臓や肝臓の機能が大きく低下している患者では，ベンラファキシンの投与量を半分にすべきである．中止する際には，中止後症候群を避けるため，2～4週間にわたって漸減すべきである．

うつ病と，全般不安症や社交不安症に用いられる投与量は，わずかに違いがある．たとえば，これらの疾患の治療では，用量-反応関係は認められない．また，一般には平均してより少ない投与量が用いられており，ほとんどの患者では1日75～150 mg である．

デスベンラファキシンは，50，100 mg の延長放出錠が利用可能である[*2]．ほとんどの患者で，至適治療量は1日50 mg である．一部の患者ではより高用量を要するかもしれないが，臨床試験では，増量しても治療上の有益性は大きくならないことが示されている．投与量の増加とともに，有害作用や服薬中止の割合が上昇する．

デュロキセチン

薬理学的作用

デュロキセチンは，薬剤による重度の悪心のリスクを低下させるため，遅延放出型（delayed-release）カプセルが用いられている．よく吸収されるが，吸収され始めるまで2時間かかる．最高血中濃度になるのは服用後6時間である．食物は最高血中濃度に達する時間を6～10時間遅らせ，吸収量を約10%少なくする．デュロキセチンの消失半減期は約12時間（8～17時間）である．3日後に血中濃度が定常状態になる．代謝は，主に CYP2D6 と CYP1A2 によって行われる．デュロキセチンは，肝臓で代謝され，多くの代謝産物となる．約70%は代謝産物として尿中に排泄され，約20%は糞便に排泄される．

[*1] 訳注：本邦では使用できない．
[*2] 訳注：本邦では使用できない．

デュロキセチンは90％が蛋白と結合している．

治療適応
- **うつ病**　ベンラファキシンとは異なり，デュロキセチンとSSRIを比較した研究は少ない．これらの研究は，効果の点でいくらかの優位性を示唆してはいるが，パロキセチンやフルオキセチンが低用量の固定開始量であったのに対して，デュロキセチンは研究によっては1日120mgもの高用量を用いていることから，信頼性に乏しい．それゆえ，デュロキセチンが，うつ病治療においてSSRIよりも優れている点があるかどうかは，適切にデザインされた研究でのより多くのエビデンスを待つ必要がある．
- **糖尿病による神経障害性疼痛とストレス性尿失禁**　デュロキセチンは，FDAによって糖尿病による神経障害性疼痛の治療に対する承認を受けた最初の薬剤である．疼痛を含む身体症状やうつ病患者における身体症状に対する効果が研究されてきたが，ベンラファキシンやTCAなどの，他に広く使われている薬剤との比較はなされていない．目下のところ，デュロキセチンは，自発的な膀胱排泄のコントロールが行えないストレス性尿失禁の治療に対して承認待ちの状態である．これは女性の失禁で最も頻度が高いタイプである．ストレス性尿失禁治療に対するデュロキセチンの作用は，仙骨部脊髄における作用と関係があり，尿道括約筋の活動を増強させる．この適応に対して，デュロキセチンは，〈Yentreve〉という名称で市販されている．

注意点と有害作用
最も頻度が高い有害作用は，悪心，口渇，眩暈感，便秘，疲労感，食欲不振，傾眠，発汗である．臨床試験で治療を中止する原因となった有害作用のなかで，最も頻度が高いものは悪心であった．性機能障害の実際の頻度は不明であり，体重に対する長期の影響についてもわかっていない．臨床試験では，デュロキセチンによる治療で，プラセボと比較して，血圧の平均が収縮期で2mmHg，拡張期で0.5mmHg上昇した．同じ至適治療量で，ベンラファキシンとデュロキセチンの血圧に対する効果を比較した研究はない．

糖尿病があるまたは糖尿病のリスクがある入院患者にデュロキセチンを使用する際は，綿密なモニタリングが勧められる．デュロキセチンは，長期治療では，血糖値とヘモグロビンA1c値を上昇させることが示されている．

多量の飲酒をする患者では，肝臓へ作用する可能性があるため，デュロキセチンは投与すべきではない．肝機能障害，末期腎不全，狭偶角緑内障の患者にも処方すべきではない．

デュロキセチンの突然の中止は，ベンラファキシンと同様に，中止後症候群を生じさせることがあるため，避けるべきである．中止の際は，漸減することが推奨される．

妊娠中や授乳中の女性へのデュロキセチンの投与は，有益性が危険性を上回っている場合を除いて避けるべきである．

薬物相互作用
デュロキセチンは中等度のCYP阻害薬である．

検査結果への影響

デュロキセチンが検査結果に影響を及ぼすかどうかはわかっていない．

投与量と投与法

デュロキセチンには，20，30，60 mg 錠がある[*3]．推奨最大投与量は1日60 mgである．20，30 mg 錠は，治療の開始時や，有害作用を軽減するため1日2回投与する際に有用である．臨床試験では，1日120 mg まで試されたが，1日60 mg を超えて増量しても，より効果的であるという一貫した報告は認められなかった．すなわち，デュロキセチンは，用量-反応曲線を描かないようである．さらに，60 mg を超える量の単回投与は，耐容性に問題があった．したがって，1日80 mg や120 mg を使用する際には，40 mg または60 mg を1日2回投与する．デュロキセチンの臨床経験は限られているため，1日60 mg を超えてどこまでの量が必要であるかや，耐容性を得るために投与量の分割を要するかについては，よくわかっていない．

ミルナシプランとレボミルナシプラン（levomilnacipran）

ミルナシプランは，線維筋痛症の治療薬としてのみ FDA の承認を受けている．いくつかの国では，抗うつ薬としてのミルナシプランの一般的な使用を承認しているが，有効性は十分に確立されていない[*4]．ベンラファキシンと比較すると，ミルナシプランはセロトニン再取り込み阻害能よりも，ノルアドレナリン取り込み阻害能が約5倍強い．ミルナシプランは，約8時間の半減期をもち，50〜250 mg の間の投与量では直線状の薬物動態を示す．ミルナシプランは肝臓で代謝され，活性代謝産物はもたない．

ミルナシプランは，12.5，25，50，100 mg 錠が利用できる[*5]．通常，ミルナシプランの推奨投与量は以下のとおりである．1日目は12.5 mg を1日1回，2〜3日目は12.5 mg を1日2回，4〜7日目は25 mg を1日2回，7日目以降は50 mg を1日2回である．

レボミルナシプランは，成人のうつ病の治療薬として2013年に FDA に承認された[*6]．レボミルナシプランは，ラセミ体であるミルナシプランの活性型の鏡像体である．*in vitro* の研究では，レボミルナシプランはセロトニン再取り込み阻害能よりもノルアドレナリン再取り込み阻害能がより強く，ドパミンや他の神経伝達物質には直接には影響しない．レボミルナシプランは，1日1回投与の持続放出製剤として服用される．臨床試験では，40，80，120 mg の投与量で，プラセボと比較して症状を改善させた．

プラセボ対照比較試験で最も頻度が高かった有害作用は，悪心，便秘，発汗，心拍数増加，勃起障害，頻脈，嘔吐，動悸である．有害作用の発生率は，基本的に40〜120 mg の間で同等であった．用量依存性の有害作用は，排尿困難と勃起障害のみであった．

[*3] 訳注：本邦では，20，30 mg のカプセルがある．
[*4] 訳注：本邦では，うつ病にのみ適応がある．
[*5] 訳注：本邦では，12.5，15，25，50 mg 錠がある．
[*6] 訳注：本邦では使用できない．

27 選択的セロトニン再取り込み阻害薬
Selective Serotonin Reuptake Inhibitors

　最初の選択的セロトニン再取り込み阻害薬(selective serotonin reuptake inhibitor：SSRI)であるフルオキセチン(fluoxetine)は，米国で発売され，うつ病に対する劇的な治療反応性の報告が現れるとともに，臨床医と一般大衆の双方の支持を得た．そのおかげで患者は，口渇，便秘，鎮静，起立性低血圧，頻脈といった初期の抗うつ薬〔すなわち，三環系抗うつ薬(tricyclic antidepressant：TCA)やモノアミン酸化酵素(monoamine oxidase：MAO)阻害薬〕に関連してよくみられる有害作用を経験せずに済む．過量服薬した場合に，いかなる既存の抗うつ薬と比べても有意に安全である．フルオキセチンの普及は，うつ病とその治療に対する長年にわたるスティグマの改善に大きな影響を与えた．
　のちにセルトラリン〈ジェイゾロフト〉，パロキセチン〈パキシル〉，フルボキサミン〈デプロメール，ルボックス〉，シタロプラム(citalopram)，エスシタロプラム〈レクサプロ〉，ビラゾドン(vilazodone)などのSSRIが導入された．これらの薬剤はいずれもうつ病の治療において，同等に有効である．それらの中には，米国食品医薬品局(Food and Drug Administration：FDA)によって，うつ病，強迫症，心的外傷後ストレス障害(posttraumatic stress disorder：PTSD)，月経前不快気分障害(premenstrual dysphoric disorder：PMDD)，パニック症，社交恐怖(社交不安症)など，多様な適応が承認されているものもある(表27-1)．なお，FDAはフルボキサミンを抗うつ薬として承認していないが，これはマーケティング上の決定のためであるという事実を銘記しておく．他の国では抗うつ薬と考えられている．
　すべてのSSRIは同等に有効であるが，薬力学，薬物動態学，有害作用においては有意な相違を認める．これらの相違は，個々の患者間の臨床的な反応に影響を及ぼす可能性がある．このことは，なぜある患者には，特定のSSRIが臨床的によりよい反応を示すかを説明することができる．いくつかの有害作用の観点からは，SSRIは，かつての臨床試験が示すよりも問題をはらんでいることが明らかとなった．悪心，性機能障害，体重増加などのQOLと関係する有害作用は，SSRI治療の有益性を損なうことがある．SSRIを突然中止した際には，苦しい離脱症候群が起こりうる．これは特にパロキセチンに関して当てはまるが，他の半減期の短いSSRIの中止時にも起こりうる．

表 27-1 米国における成人および小児に対する選択的セロトニン再取り込み阻害薬の最近の治療適応

	シタロプラム (citalopram) 〈Celexa〉	エスシタロプラム (Lexapro, レクサプロ)	フルオキセチン (fluoxetine) 〈Prozac〉	フルボキサミン 〈Luvox, デプロメール, ルボックス〉	パロキセチン 〈Paxil, パキシル〉	セルトラリン 〈Zoloft, ジェイゾロフト〉	ビラゾドン (vilazodone) 〈Viibryd〉
うつ病	成人	成人	成人[a]および小児	—	成人[c]	成人	成人
全般不安症	—	成人	—	—	成人	—	—
強迫症	—	—	成人および小児	成人および小児	成人	成人および小児	—
パニック症	—	—	成人	—	成人[c]	成人	—
心的外傷後ストレス障害	—	—	—	—	—	成人	—
社交不安症	—	—	成人	—	成人[c]	成人	—
神経性過食症	—	—	成人	—	—	—	—
月経前不快気分障害	—	—	成人[b]	—	成人[d]	—	—

[a] 成人では,週1回投与による継続治療や維持治療が承認されている.
[b] 〈Sarafem〉として発売されている.
[c] パロキセチンと調節放出型パロキセチンに適応がある.
[d] 調節放出型パロキセチンは,月経前不快気分障害に対する適応がある.

薬理学的作用

薬物動態学

　SSRI 間の最も大きな違いは，その血中半減期である．フルオキセチンは，最も長い半減期（4～6 日）をもち，その活性代謝産物は 7～9 日の半減期をもつ．セルトラリンの半減期は 26 時間で，そのより活性の低い代謝産物は 3～5 日の半減期をもつ．著明な薬理学的活性のある代謝産物をもたない他の 4 剤の半減期は，シタロプラムが 35 時間，エスシタロプラムが 27～32 時間，パロキセチンが 21 時間，フルボキサミンが 15 時間である．通常，SSRI は経口投与でよく吸収され，その作用のピークは 3～8 時間である．セルトラリンの吸収は食物によって，わずかに促進される．

　血漿蛋白結合の割合においても SSRI 間で違いがあり，セルトラリン，フルオキセチン，パロキセチンは最も強く，エスシタロプラムは最も弱く結合する．

　すべての SSRI は，肝臓において肝チトクロム P450（cytochrome P450：CYP）酵素により代謝される．SSRI は幅広い治療指数をもつため，他の薬剤が SSRI の血中濃度を問題になるほど上昇させることはほとんどない．SSRI を含む薬物相互作用で最も重要なものは，SSRI が併用薬剤の代謝を阻害することにより生じるものである．SSRI はそれぞれ，多くの薬剤の代謝を遅延させたり阻害したりする可能性がある（**表 27-2**）．フルボキサミンは，この点において最も問題となる．また，いくつかの CYP 酵素に著明な作用を及ぼ

表 27-2　肝チトクロム P450（CYP）を阻害しうるよく処方される抗うつ薬

阻害の程度	CYP1A2	CYP2C	CYP2D6	CYP3A
高	フルボキサミン	フルオキセチン（fluoxetine） フルボキサミン	ブプロピオン（bupropion） フルオキセチン パロキセチン	フルボキサミン ネファゾドン（nefazodone） 三環系抗うつ薬
中	三級アミン三環系抗うつ薬 フルオキセチン	セルトラリン	二級アミン三環系抗うつ薬 シタロプラム（citalopram） エスシタロプラム セルトラリン	フルオキセチン セルトラリン
低	ブプロピオン ミルタザピン ネファゾドン パロキセチン セルトラリン ベンラファキシン（venlafaxine）	パロキセチン ベンラファキシン	フルボキサミン ミルタザピン ネファゾドン ベンラファキシン	シタロプラム エスシタロプラム ミルタザピン パロキセチン ベンラファキシン

す．臨床的に顕著な薬物相互作用の例は，CYP1A2の相互作用を介したフルボキサミンとテオフィリン，CYP1A2阻害を介したフルボキサミンとクロザピン，CYP3A4阻害を介したフルボキサミンとアルプラゾラムおよびクロナゼパムである．フルオキセチンとパロキセチンも，CYP2D6アイソザイムに重要な作用を及ぼし，薬剤の活性型への変化を阻害することによって，コデインやヒドロコドン(hydrocodone)のようなアヘン剤の効果を妨げる可能性がある．このように，アヘン剤とフルオキセチンおよびパロキセチンの併用は，鎮痛作用を阻害する．セルトラリン，シタロプラム，エスシタロプラムが，相互作用のために治療を複雑にすることはほとんどない．

ビラゾドン(5〜80 mg)の薬物動態は，投与量に比例する．血中濃度の定常状態には，約3日で達する．ビラゾドンの排泄は，まず肝代謝によって行われ，終末相における半減期は約25時間である．

薬力学

SSRIは，セロトニン再取り込み阻害作用によって治療効果を生むと考えられている．ノルアドレナリンやドパミンの再取り込み阻害作用はほとんどないことが，その名前の由来である．しばしば，十分な臨床的活性とセロトニントランスポーターの飽和が，投与開始量ですでに達成されることがある．この場合，たいていは，より高用量で抗うつ作用が増強されることはなく，有害作用のリスクが増大する．

シタロプラムとエスシタロプラムは，ノルアドレナリンやドパミンの再取り込み阻害作用がほとんどなく，ヒスタミンH_1，γアミノ酪酸(γ-aminobutyric acid：GABA)，ベンゾジアゼピン受容体に対する親和性が非常に低い，最も選択的なセロトニン再取り込み阻害薬である．他のSSRIも，同様の特性をもつ．例外として，フルオキセチンはわずかにノルアドレナリン再取り込みを阻害し，5-HT_{2C}受容体に結合する．また，セルトラリンはわずかにノルアドレナリンとドパミン再取り込みを阻害し，パロキセチンは高用量では有意な抗コリン作用をもち，一酸化窒素合成酵素に結合する．最近になって承認されたSSRIであるビラゾドンは，5-HT_{1A}受容体作動作用をもつ．5-HT_{1A}受容体作動作用の臨床的意味は，まだ明らかにされていない．

薬力学的相互作用は，フルオキセチンとオランザピンの併用による抗うつ作用に現れているように思われる．これらの薬剤を同時に服用すると，脳内のノルアドレナリン濃度が上昇する．SSRIとトリプタン製剤〔スマトリプタン，ナラトリプタン，リザトリプタン，ゾルミトリプタン〕の併用は，重大な薬力学的相互作用の原因となり，セロトニン症候群を引き起こしうる(「注意点と有害作用」を参照)．しかし，頭痛の予防のために低用量のSSRIを服用しながらも，有害作用を経験せずにトリプタン製剤を使用している患者は多い．同様の作用が，SSRIとトラマドールを併用した際にも起こりうる．

治療適応

うつ病

米国では，フルボキサミンを除くすべてのSSRIが，FDAによって，うつ病の治療薬と

して承認されている．MAO 阻害薬，TCA，ベンラファキシン(venlafaxine)，ミルタザピンなどのセロトニン・ノルアドレナリン活性をもつ抗うつ薬は，SSRI と 1 対 1 で比較して，若干高い寛解率を示すといういくつかの研究がある．SSRI が第 1 選択の治療薬としての役割を担い続けているのは，使用における簡便性，安全性，作用の幅広さのためである．

それぞれの SSRI を直接比較して，一方が他方よりも一貫して優れているということは示されていない．また，患者によって SSRI に対する反応性はさまざまであると考えられる．ある SSRI に対して反応性の悪い患者の 50%以上は，他の SSRI には反応するという．したがって，最初の SSRI で反応しなかった患者に対しては，SSRI 以外の抗うつ薬に切り替える前に，他の SSRI を試してみるのが最善である．

薬剤のもつ独特な有害作用の特徴をもとに，それぞれの患者に合った SSRI を選択する試みを行っている臨床医もいる．たとえば，最も賦活化し，刺激を与える SSRI はフルオキセチンであると考え，無気力な患者に対しては，鎮静作用があると思われるパロキセチンではなくフルオキセチンを選択するのである．しかし，この違いは通常，患者によりさまざまである．臨床試験データの分析では，SSRI はより軽症のうつ病患者よりも重症の症状をもつ患者により有効であることが示されている．

■**自殺**　FDA は，小児と青年における，抗うつ薬と自殺念慮および自殺関連行動に対するブラック・ボックス警告を発してきた．この警告は，10 年間の臨床試験データの分析に基づいている．最近の包括的なデータの再分析により，プラセボと比較して，抗うつ薬で治療されている成人および老年期患者の自殺念慮および自殺関連行動は，治療経過とともに減少することが示されている．若年層(youths)においては，相違は認めなかった．成人では，うつ病の症状が軽快することによって，自殺念慮および自殺関連行動が減少している．あらゆる年齢層で，うつ病の重症度は薬物療法によって改善し，その重症度は自殺念慮および自殺関連行動と有意に関連している．セロトニン・ノルアドレナリン再取り込み阻害薬(serotonin-noradrenaline reuptake inhibitor：SNRI)や SSRI による治療でうつ病の症状が軽快することは，自殺に対する保護的効果をもたらすと考えられる．若年層においては，うつ病の治療における反応性にもかかわらず，自殺念慮および自殺関連行動に対する有意な効果は認めなかった．効力のある薬物療法を受けている若年層において，自殺のリスクを上昇させるというエビデンスは見いだされていない．すべての抗うつ薬と同様に，SSRI は，抑うつエピソードの短縮や予防といった一次的な作用の結果として，潜在的な自殺を予防することを銘記しておくことが重要である．臨床現場では，SSRI が開始された際に，特に不安や焦燥を感じる患者もいる．これらの徴候は，自殺念慮を誘発したり悪化させたりしうる．それゆえ，自殺リスクが最大となる SSRI の投与開始後数日間から数週間は，すべてのうつ病患者に対して，頻回に経過を観察すべきである．

■**妊娠中と産褥期のうつ病**　抗うつ薬の服用を中止したり，中止を試みたり，変更したりした女性は，妊娠中にうつ病を再発する割合が非常に高く，その割合は 68〜100%である．それゆえ，多くの女性は，妊娠中も産褥期も，薬物療法を続ける必要がある．母親のうつ病が，乳児の発達に及ぼす影響はわかっていない．妊娠中の SSRI への曝露が

より，主な先天奇形のリスクが上昇することはない．ゆえに妊娠時にSSRIの服用を中止した母親が，うつ病を再発するリスクは，妊娠中の胎児がSSRIに曝露するリスクよりも数倍高いとされている．

SSRIを服用している母親の児は，分娩後に，特別ケアの新生児室への入室が増加するというエビデンスがいくつかある．パロキセチンによる中止後症候群の可能性もある．しかし，SSRIの使用と関連した臨床的に有意な新生児の障害はない．

学童期初期までの経過を観察したいくつかの研究では，妊娠中にフルオキセチンを投与しても，周産期障害や胎児の先天奇形，全般性の知能指数の低下，言語発達遅滞，またはその他の特定の行動障害は認められていない．

産褥期のうつ病(精神病像の有無に限らず)は，ほんの一握りの母親で起こる．産褥期の抑うつ(blue)が数週間以上続く場合や，妊娠中にうつ状態となった場合には，SSRIの投与を開始する臨床医もいる．患者に産褥期うつ病のリスクがあり，分娩後，その女性に他害の恐れがあれば，新生児を守るためにも，妊娠中からあらかじめSSRIを投与し始めても差し支えない．

妊娠後期にSSRIを服用した母親の新生児は，わずかであるが肺高血圧症の発症リスクがあるかもしれない．この有害作用のリスクに関するデータは確かではないが，1,000出生児中1～2児と算定されている．妊娠中は，パロキセチンを避けるべきである．

FDAは，パロキセチンを胎児危険度分類のカテゴリーDに位置づけている．2005年にFDAは，第1トリメスター(妊娠の最初の3か月間)にパロキセチンを服用した場合，先天奇形のリスク，特に心奇形のリスクが上昇すると注意を喚起した．パロキセチンは通常，妊娠中は服用すべきではないが，すでにパロキセチンを服用している女性のなかには，新生児への潜在的リスクよりパロキセチンを継続する有益性のほうが大きい場合もあるかもしれない．妊娠中あるいは妊娠を計画しており，パロキセチンを服用している女性は，妊娠中のパロキセチン服用による潜在的リスクについて主治医と話し合うべきである．

FDAの警告は，第1トリメスターにパロキセチンを服用した女性は，他の抗うつ薬を服用した女性や一般女性と比較して，心奇形をもつ新生児を産むリスクが約1.5～2倍高まるという研究結果に基づいている．これらの研究によれば，心奇形のほとんどは生命にかかわるものではなく，主として心筋の内壁に起こり，必要であれば修復がなされる(心房または心室中隔欠損症)．これらの中隔欠損症のなかには自然治癒するものもある．これらの研究の1つでは，妊娠初期にパロキセチンを服用した女性の新生児の心奇形のリスクは，一般女性のリスクが1%であるのと比較して，2%であったとしている．また，他の研究では，第1トリメスターにパロキセチンを服用した女性の新生児の心奇形のリスクは，同時期に他の抗うつ薬を服用した女性の新生児の心奇形のリスクが1%であったのに比較して，1.5%であったとしている．この研究ではまた，第1トリメスターにパロキセチンを服用した女性が何らかの先天奇形をもつ新生児を出産するリスクが，他の抗うつ薬を服用した女性の2倍であると示している．

SSRIは母乳中からはほとんど検出されず，乳児において有害な作用は何ら検出されていない．セルトラリンとエスシタロプラムの濃度は，母乳中において特に低い．しか

し，一部の症例では，平均値以上の濃度が報告されている．SSRIの使用に関しては，全くリスクがないと断定することはできない．それゆえ，患者へ潜在的なリスクを伝達しておくことは重要である．

■**高齢者および身体疾患合併患者のうつ病**　SSRIは，高齢者や身体疾患合併患者を治療する際に，安全で耐容性が高い．心毒性，抗コリン性，抗ヒスタミン性，αアドレナリン性の有害作用はほとんどない．パロキセチンには，便秘や認知を悪化させうる抗コリン作用がいくらかある．SSRIは，わずかな認知障害や出血時間の延長，低ナトリウム血症を起こす可能性があり，高齢者や身体疾患合併患者にとっては健康への影響が懸念される．SSRIは，脳梗塞後のうつ病にも有効であり，号泣（crying）の症状を劇的に改善する．

■**小児のうつ病**　小児と青年におけるSSRIの使用は，議論の的となってきた．これらの薬剤の効果を明白に実証した研究はほとんどなく，自殺や暴力の衝動を増加させるかもしれないと報告されている．しかし，小児と青年のなかには，抑うつや不安に関して，これらの薬剤に劇的な反応を示す者もいる．フルオキセチンは最も一貫して小児と青年双方のうつ病の症状の軽減に効果を示してきた．これは臨床試験の質のたまものかもしれない．セルトラリンは，とりわけ認知行動療法との併用によって，この年齢層の社交不安症の治療に効果を示してきた．若年層における未治療の抑うつや不安がもたらす潜在的な否定的影響と，どのような小児と青年が薬物療法に反応しうるかについて多くの点で不確実であることを考えると，いかなるSSRIに関しても，患者の包括的な管理下においてのみ開始すべきである．

不安症

■**強迫症**　フルボキサミン，パロキセチン，セルトラリン，フルオキセチンは，18歳以上の強迫症患者の治療に適応とされる．フルボキサミンとセルトラリンはまた，6～17歳の強迫症患者の治療薬としても承認されている．強迫症患者の約50％は，小児期や青年期に症状を呈し始めるといわれ，これらの半分以上が薬物療法によく反応する．有益な反応の場合には劇的な改善がみられるかもしれない．長期にわたる観察によれば，遺伝的要因があり，生涯続くような強迫症のモデルの場合，小児期の発症時から生涯にわたって，薬物療法と認知行動療法を持続的に行うことが最もよいとされる．

強迫症に対するSSRIの投与量は，うつ病に対する投与量よりも多い．治療開始後数週間で反応がみられることもあるが，最大効果が現れるまでに数か月かかることもある．SSRIにより強迫症の症状が十分に軽減されなかった患者が，少量のリスペリドンの追加により改善することがしばしばある．この組み合わせで投与する際には，リスペリドンの錐体外路系有害作用とは別に，プロラクチン値の上昇についても注意深く観察すべきである．高プロラクチン血症は，臨床的には，女性化乳房，乳汁漏出（男女ともに），無月経として明らかになることがある．

現在，多くの障害が，強迫症スペクトラムの範疇として考えられている．これには，抜毛癖，眉毛抜き，鼻ほじり，爪噛み，皮膚のしみを強迫的に取り除く，リストカット，などの自殺念慮のない自傷行為に特徴づけられる状態や症状が含まれる．これらの行動

は，SSRIによって改善することがある．その他のスペクトラム障害としては，強迫賭博，強迫購買，心気症，醜形恐怖症がある．
- **パニック症**　パロキセチンとセルトラリンは，広場恐怖の有無にかかわらず，パニック症の治療に適応がある．これらの薬剤は，ベンゾジアゼピン系薬剤のアルプラゾラムやクロナゼパムのような即効性はないが，うつ病を合併するパニック症の治療には，ベンゾジアゼピン系薬剤よりもはるかに優れている．シタロプラム，フルボキサミン，フルオキセチンもまた，自然発症または誘発性のパニック発作を減少させうる．フルオキセチンは，初期には不安症状を増悪させる場合があるので，パニック症患者の場合は，1日5 mgの低用量から開始し，徐々に増量しなければならない．この有害作用に対処するため，低用量のベンゾジアゼピン系薬剤が投与されることがある．
- **社交恐怖**　SSRIは，社交恐怖の治療にも有効である．SSRIは，症状と生活上の障害の双方を軽減させる．反応率は，これまで標準的な治療法であった，MAO阻害薬のフェネルジン（phenelzine）に匹敵するものである．SSRIは，MAO阻害薬やベンゾジアゼピン系薬剤よりも安全である．
- **心的外傷後ストレス障害（PTSD）**　PTSDに対する薬物療法では，3つの特異的な症状クラスター，すなわち，再体験，回避，過覚醒を標的とする必要がある．長期治療では，SSRIは，PTSDに特異的な症状クラスターに対し，TCAやMAO阻害薬に比べ，より広範囲の治療スペクトラムをもつようである．ベンゾジアゼピン系薬剤の併用は，急性症状に有効である．SSRIは，侵入症状と回避症状の双方で著明な改善を示す．
- **全般不安症**　SSRIは，特定の恐怖症，全般不安症，分離不安症の治療に有効である可能性がある．薬物療法が有効かどうかを見極めるために，特別な注意を払って，徹底的に個々の症例を評価することが第1歩である．そのうえで，認知行動療法または精神療法を追加することで，よりよい効果が得られる可能性がある．

神経性過食症と他の摂食障害

フルオキセチンは，過食症の治療に適応とされるが，精神療法と併用するのが最善である．1日投与量は，60 mgのほうが20 mgよりも有意に効果がある．いくつかの対照比較研究では，フルオキセチン1日60 mgは，プラセボと比較して，有意にむちゃ食いと自己誘発性嘔吐を減少させたと示されている．治療初期には，認知行動療法を単独で行うことを推奨している専門家もいる．3～6週間で反応がない場合には，フルオキセチンの投与を追加する．フルオキセチンと精神療法について，どのくらいの治療期間が適切かは，まだわかっていない．

神経性過食症の入院患者に対する1つの二重盲検プラセボ対照比較試験では，フルボキサミンは，統計学的有意には有効ではなかった．

- **神経性やせ症**　フルオキセチンは，神経性やせ症の入院患者で，併存する気分障害と強迫症状に対する治療に用いられてきた．しかし，7か月と，24か月にわたって行われた，少なくとも2つの注意深い研究によれば，フルオキセチンが全般的な結果に影響を及ぼしたり，体重の維持に効果があったりしたとはいえなかった．神経性やせ症の有効な治療法は，認知行動療法，対人関係療法，精神力動的療法，家族療法などに加えて，

SSRIを投与することであろう．
- ■肥満　フルオキセチンは，行動プログラムと組み合わせると，体重減少にわずかながら効果がある．フルオキセチンなどのSSRIを投与されたすべての患者では，有意な割合で，はじめは体重が減少し，のちに増加する．しかし，すべてのSSRIで，初期の体重増加も起こりうる．

月経前不快気分障害（PMDD）

　PMDDは，正常な機能を障害する不快気分と行動の変化によって特徴づけられ，月経の始まる1週間前に起こる．セルトラリン，パロキセチン，フルオキセチン，フルボキサミンは，PMDDの症状を改善するという報告がなされている．フルオキセチンとセルトラリンの対照比較試験では，月経周期の期間中ずっと，または黄体期(排卵と月経の間の2週間)のみに投与された場合のいずれにおいても，同じように有効であったとされている．

　さらにフルオキセチンは，明確に有意ではないものの，月経周期の長さを4日以上，長くしたり短くしたりと変化させるという観察結果もある．SSRIの月経周期の長さに対する作用についてははっきりしないが，生殖年齢の女性では，注意深くモニタリングすることが必要であろう．

適応外使用

- ■早漏　SSRIの抗オルガズム作用は，男性の早漏に対する治療に有効である．SSRIは，男性が早漏であるカップルの性行為の時間を有意に長くし，性的満足の度合いを改善すると報告されている．フルオキセチンとセルトラリンは，この目的に有効であることが示されている．
- ■性嗜好異常　SSRIは，性嗜好異常患者の強迫行為を減少させるかもしれない．また，異常な性的幻想，衝動，行動に費やされる1日あたりの平均時間を減少させる．性嗜好異常関連の行動よりも性的強迫に対してより反応するというエビデンスがある．
- ■自閉症　強迫行為，社会的関与の低下，そして攻撃性は，自閉症に顕著な特徴であるが，これらは，SSRIやクロミプラミンのようなセロトニン作動薬に反応しうる．セルトラリンとフルボキサミンは，対照比較試験でも適応外使用の試験でも，成人の自閉スペクトラム症の患者の攻撃性，自傷行為，常同行為，ある程度の言語発達の遅れ，（まれに）社会的関与の欠如などを和らげることが示されている．フルオキセチンは，小児期，青年期，成人期の自閉症の特徴に効果があることが報告されてきた．

注意点と有害作用

　SSRIの有害作用は，発症時，継続期間，重症度の観点から考慮する必要がある．たとえば，悪心と神経過敏(jitteriness)は初期に起こり，通常は中等度の，期間が限定された有害作用である．SSRIは共通の有害作用特性をもつが，個々のSSRIがもたらす有害作用の頻度と重症度は，患者によって異なるかもしれない．

性機能障害

すべてのSSRIは性機能障害を引き起こす．性機能障害はSSRIの長期使用と関連する有害作用のなかで最も頻度が高いものであり，50〜80%で発生すると考えられている．最も頻度が高い訴えは，オルガズムの欠如や抑制と性欲減退である．これらは用量依存性であることを示唆する報告もあるが，はっきりと証明されていない．他の大多数のSSRIの有害作用とは異なり，性機能の抑制は最初の数週間では治まらず，通常，薬剤を服用しているうちは継続する．時間が経てば，改善する症例もある．

SSRI誘発性の性機能障害を改善させる方法は，非常に多く言及されているが，著効すると証明されたものはない．投与量を減量することや，ブプロピオン(bupropion)やアンフェタミン(amphetamine)を追加することを推奨する報告もある．勃起障害に用いるシルデナフィルのような薬剤を用いて，SSRI誘発性の性機能障害の治療に成功したとする報告もある．最終的には，性機能障害を起こしにくいミルタザピンやブプロピオンなどの抗うつ薬に切り替えることが必要となるかもしれない．

胃腸管系有害作用

胃腸管系有害作用は非常に頻度が高く，5-HT$_3$受容体への作用を介しているところが大きい．最も頻度が高い胃腸管系の訴えは，悪心，下痢，食欲不振，嘔吐，腹部膨満感，消化不良などである．セルトラリンとフルボキサミンが最も強い消化器症状を生じさせる．パロキセチンの場合，即時放出型(immediate-release)製剤と比べ，遅延放出型(delayed-release)製剤では，治療開始後の1週間，強い胃腸管系有害作用がより少なかった．しかし，パロキセチンは抗コリン作用のため，しばしば便秘を引き起こす．悪心と軟便はたいてい，用量依存性の一時的なもので，通常，数週間以内に消失する．腹部膨満感と下痢は，特にセルトラリンで治療中には持続することがある．治療初期に食欲不振が起こることがあり，フルオキセチンで最も頻度が高い．SSRI誘発性の食欲不振と体重減少は，服用開始後すぐに出現し，20週でピークとなり，以後は元のレベルに戻ることが多い．SSRI服用中の患者の約1/3で体重が増加し，ときには9 kg(20ポンド)以上増えることもある．この作用は，新陳代謝機能，食欲の増加，またはその双方を介して起こる．これは徐々に起こり，通常は食事制限や運動療法に抵抗性である．パロキセチンは，特に若い女性では，他のSSRIと比べ，体重増加の頻度が高く，急速で，顕著である．

心血管系作用

すべてのSSRIは，健常者であってもQT間隔を延長させ，とりわけ過量服薬した際には，薬剤性QT延長症候群を引き起こす．QTc間隔延長のリスクは，一般的な手法となりつつある抗うつ薬と抗精神病薬を併用した場合に上昇する．シタロプラムは最もQT間隔を延長させるSSRIとして際立っている．シタロプラムの20 mgと60 mgが成人のQT間隔に及ぼす影響を評価した研究では，プラセボと比較して，20 mgでは最大平均8.5ミリ秒，60 mgでは最大平均18.5ミリ秒のQTc間隔延長を認めた．40 mgではQTc間隔の延長は12.6ミリ秒と推定された．この結果に基づいて，FDAはシタロプラムの使用について次の勧告を発表した．

- 肝機能障害のある患者，61歳以上，CYP2C19代謝能低下者(poor metabolizer)，シメチジン併用患者に対しては，1日20 mgを超えないことが望ましい
- 1日40 mgを超えて処方しない
- 先天性QT延長症候群の患者には使用しない
- シタロプラムの投与前には低カリウム血症と低マグネシウム血症を治療しておく
- 臨床的適応がある場合は電解質をモニタリングする
- うっ血性心不全，徐脈性不整脈，QT間隔延長をきたす薬剤を併用している患者に対しては，より頻回の心電図検査を考慮する

　SSRI中毒入院患者469人のレビューにおいて，シタロプラムは致死性のリズム異常を引き起こすリスクが高いということが確認された．それゆえ，患者は，シタロプラムを服用中に心拍やリズムに異常な徴候や症状を経験した場合は，早急に処方医と連絡をとるべきである．

　ビラゾドン(20, 40, 60, 80 mg)のQTc間隔に与える影響が評価されたが，その影響は小さいと観察されている．プラセボ調整，ベースライン補正後の最大QTc間隔の90%信頼区間の上限は，個別補正法(QTcI)によると10ミリ秒未満であった．これは臨床的意義の閾値以下である．しかし，80 mgが臨床的に高用量の曝露状態を表す最適量か否かは不明である．

　アンドロゲン値の減少がQTc間隔延長を引き起こすので，SSRIで治療中の前立腺がんを合併している患者のアンドロゲン遮断療法に関しては，潜在的リスクに勝るか否かを医師は検討すべきである．

　デキストロメトルファンとキニジンの合剤〈Nuedextra〉は，概して不調和で不適切な状況で起こる，強制的で，突然の，頻繁な笑い/泣きのエピソードで特徴づけられる情動調節障害(pseudobulbar affect)の治療に利用できる．キニジンはQT間隔を延長させたり，CYP2D6の強力な阻害薬でもあるので，QT間隔を延長させたり，CYP2D6によって代謝される他の薬剤と併用すべきではない．本剤は，QT間隔を延長させたりCYP3A4を阻害する薬剤と併用する場合，とりわけ心疾患をもった患者に使用する場合には注意を要する．

　分娩前のSSRIの使用は，曝露された新生児のQT間隔延長と関係することがある．分娩直前にSSRIに曝露された新生児52例とマッチングされた52例の対照群との比較では，SSRI曝露群でQTc間隔の平均値が有意に長かった．SSRI曝露群では5例(10%)に顕著なQTc間隔延長(>460ミリ秒)を認めたのに対し，対照群では1例も認めなかった．曝露群で観察された最も長いQTc間隔は543ミリ秒であった．薬剤関連性の再分極異常は，後に続く心電図上の記録では正常化した．

頭痛

　SSRIによる頭痛の発生率は18～20%であるが，プラセボよりも1%高いだけである．フルオキセチンは，最も頭痛を起こしやすい．一方，すべてのSSRIは，多くの患者の片頭痛と緊張型頭痛を効果的に予防する．

中枢神経系有害作用

- **不安** フルオキセチンは不安を引き起こしやすく，特に治療開始後の最初の数週間に多い．しかし，これらの初期の不安症状は通常，数週間のうちに完全に消失する．パロキセチンやエスシタロプラムでは，不安の頻度はかなり低く，混合性の不安症やうつ病患者などで，鎮静が必要とされる場合には，よりよい選択薬となりうる．
- **不眠と鎮静** 不眠や鎮静の領域におけるSSRIの主な作用は，うつ病や不安の治療の結果，睡眠を改善することである．しかし，SSRIを服用中の患者の約25%は，睡眠の問題や重度の傾眠，極度の疲労感を訴える．フルオキセチンは最も不眠を起こしやすいため，朝に服用するのがよい．セルトラリンとフルボキサミンは不眠と傾眠を同程度に起こし，シタロプラムと特にパロキセチンは，傾眠を生じさせることが多い．エスシタロプラムは，異性体であるシタロプラムよりも睡眠を障害することが多いようである．SSRIを朝に服用することを好む患者がいる一方で，就寝前に服用することが効果的である患者もいる．SSRI誘発性の不眠は，ベンゾジアゼピン系薬剤やトラゾドン（臨床医は持続勃起症のリスクについて説明しなければならない），他の鎮静作用のある薬剤で治療することができる．SSRI誘発性の重度の傾眠のため，他のSSRIやブプロピオンに切り替える必要のあることが多い．
- **その他の睡眠への作用** SSRI服用患者の多くが，きわめて鮮明な夢と悪夢を思い出すという報告がある．彼らは睡眠を「忙しい」と述べる．SSRIの睡眠への他の作用には，歯ぎしり，むずむず脚症候群，夜間のミオクローヌス，発汗がある．
- **感情鈍麻** 感情鈍麻はたいてい見逃されるが，SSRIの長期使用と関連してよくみられる有害作用である．患者は，感情的刺激に対して泣くことができないとか，無気力，無関心，情動の平坦化（感情の幅の限定）などを訴える．薬剤の服用によってうつ病や不安が軽減されるにもかかわらず，この有害作用のために治療が中止されることも多い．
- **あくび** SSRIを服用中の患者への頻回の臨床的観察により，あくびの増加が明らかになる．この有害作用は，疲労や夜間の睡眠不足によるものではなく，SSRIの視床下部への作用の結果として起こる．
- **けいれん発作** SSRI服用中の患者の0.1～0.2%でけいれん発作がみられるが，この発生率は他の抗うつ薬と同等で，プラセボ群との間に有意差はないとされている．SSRIを最大量（たとえば，フルオキセチン1日100 mg以上）で投与すると，さらに頻度は高くなる．
- **錐体外路症状** SSRIは，まれにアカシジア，ジストニア，振戦，歯車様固縮，斜頸，後弓反張，歩行障害，運動緩慢などを起こす．まれではあるが，遅発性ジスキネジアの報告もある．良好にコントロールされていたパーキンソン病患者が，SSRIの服用により，運動系症状の急性増悪を経験することがある．

抗コリン作用

パロキセチンは，用量依存性に，口渇，便秘，鎮静などを引き起こす弱い抗コリン作用を有する．しかし，パロキセチン服用中の患者のほとんどには，コリン性の有害作用を経験しない．他のSSRIは口渇と関係しているが，ムスカリン作用によるものではない．

血液学的有害作用

　SSRIは，血小板凝集機能に障害を引き起こすことがあるが，血小板数を減少させるわけではない．この薬理学的影響は，打撲しやすさ，過度の出血，出血時間の延長などにより明らかになる．患者がこれらの徴候を示すときには，出血時間の検査が必要である．抗凝固薬やアスピリンと一緒にSSRIを服用している患者は，特に注意深く観察すべきである．SSRIと非ステロイド性抗炎症薬(nonsteroidal anti-inflammatory drug：NSAID)の併用は，胃出血リスクの顕著な上昇と関連する．併用が必要な場合には，プロトンポンプ阻害薬の使用を考慮すべきである．

電解質・糖代謝の障害

　SSRIは血糖値を急激に下げることがあるので，糖尿病患者では注意深く観察すべきである．薬理学的作用の結果か否かは証明されていないが，長期使用は血糖値の上昇と関連しうる．抗うつ薬の服用患者は，糖尿病の発症リスクが上昇したり，うつ病の治療を受けている結果として，糖尿病や他の身体疾患であると診断されやすいという特性をもつ可能性がある．

　とりわけ高齢者や利尿薬による治療を受けている患者では，SSRIによる低ナトリウム血症や抗利尿ホルモン不適切分泌症候群(syndrome of inappropriate secretion of antidiuretic hormone：SIADH)がみられることがある．

内分泌系有害作用，アレルギー反応

　SSRIは，プロラクチン値の上昇をきたし，男性にも女性にも乳房肥大と乳汁漏出を生じさせることがある．乳房の変化は服用を中止すれば回復するが，数か月経過してから起こることもある．

　さまざまなタイプの発疹が，患者の約4％にみられる．これらのうちの一部では，アレルギー反応が肺を含めて全身性に生じ，まれには線維化をきたし，呼吸困難に至ることもある．薬剤に関連した発疹の生じた患者では，SSRIを中止しなければならないであろう．

セロトニン症候群

　SSRIを，MAO阻害薬やL-トリプトファン，リチウムなどと併用すると，血中セロトニン濃度が中毒量に達し，**セロトニン症候群**と呼ばれる一群の症状を引き起こしうる．重篤で致死的にもなりうるセロトニンの過剰刺激の症状は，状況が悪くなるに従って，以下の順序で現れる．(1)下痢，(2)落ち着きのなさ，(3)過度の激越，腱反射亢進，急激なバイタルサインの変動を起こしうる自律神経系の不安定状態，(4)ミオクローヌス，けいれん発作，高体温，コントロールできない戦慄，筋硬直，(5)せん妄，昏睡，けいれん重積，心血管系虚脱が現れ，さらには死亡することもある．

　セロトニン症候群の治療では，原因薬剤を中止し，ただちに，ニトログリセリン，シプロヘプタジン，メチセルギド(methysergide)，冷却ブランケット，クロルプロマジン，ダントロレン，ベンゾジアゼピン系薬剤，抗けいれん薬，人工換気，筋弛緩薬などによる包括的な支持療法を施行する．

発汗

SSRI で治療中に，発汗を経験する患者がいる．発汗は周囲の温度と関係なく起こる．夜間の発汗により，ベッドシーツはびしょぬれになり，寝巻きを取り替えることが必要になる．1 日 1～2 mg のテラゾシンは発汗を著明に和らげることが多い．

過量服薬

臨床試験において観察されたビラゾドンの過量服薬(200～280 mg)と関連する有害作用は，セロトニン症候群，無気力，落ち着きのなさ，幻覚，見当識障害などであった．

SSRI 離脱

SSRI の服用を突然中止すると，特に半減期の短いパロキセチンやフルボキサミンでは，離脱症候群が引き起こされる．この症状としては，眩暈感，脱力，悪心，頭痛，反跳性うつ状態，不安，不眠，集中力低下，上気道症状，知覚異常(paresthesia)，片頭痛様症状などがある．通常，最低 6 週間以上の治療後でなければ出現せず，たいてい出現後 3 週間で自然に消失する．SSRI 服用の最初の 1 週間に一時的な有害作用のあった患者は，中止後症候群が出現しやすい．

フルオキセチンは，離脱症候群の最も少ない SSRI である．なぜなら，代謝産物の半減期は 1 週間以上であり，薬物自体が効果的に徐々に減少していくからである．それゆえ，フルオキセチンは，他の SSRI の終了に伴う，中止後症候群を治療するのに用いられることがある．ただし，フルオキセチンでも同様に，遅延性の弱い離脱症候群が起こることもある．

薬物相互作用

SSRI は，ほとんど他の薬剤の作用を阻害しない．セロトニン症候群(表 27-3)は，MAO 阻害薬や L-トリプトファン，リチウム，セロトニンの再取り込みを阻害する他の抗うつ薬との併用で起こりうる．フルオキセチン，セルトラリン，パロキセチンは，TCA の血中濃度を上昇させ，臨床毒性を呈しうる．表 1-2 に，in vitro での CYP 酵素の分析に基づく，薬物動態学的な相互作用を起こしうる多くの薬剤を示したが，臨床的に問題となる相互作用はまれである．CYP2D6 を阻害する SSRI は，ヒドロコドンとオキシコドンの鎮痛作用を阻害しうる．これらの薬剤は，タモキシフェンの効果も減弱しうる．SSRI と NSAID の併用は，胃出血のリスクを上昇させる．

SSRI，特にフルボキサミンは，クロザピンの血中濃度を上昇させ，けいれんのリスクを上昇させるので，クロザピンと併用すべきでない．また，ゾルピデム誘発性の幻覚を含む有害作用の持続時間と程度を増悪させる可能性がある．

フルオキセチン(fluoxetine)

フルオキセチンは TCA と併用できるが，TCA は低用量に抑えるべきである．なぜなら，フルオキセチンは CYP2D6 酵素により代謝されるが，この酵素が十分に機能しない

表 27-3　セロトニン症候群

下痢	ミオクローヌス
発汗	腱反射亢進
振戦	見当識障害
運動失調	気分変動

アイソザイムをもつ患者（いわゆる代謝能低下者）の約 7% では，フルオキセチンが他の薬剤の代謝を阻害するからである．フルオキセチンは，カルバマゼピン，抗腫瘍薬，ジアゼパム，そしてフェニトインの代謝を遅延させることがある．ベンゾジアゼピン系薬剤，抗精神病薬，リチウムなどの血中濃度に影響を及ぼすフルオキセチンの薬物相互作用も報告されている．フルオキセチンやその他の SSRI も，ワルファリンと相互作用があり，出血と打撲のリスクを上昇させる．

セルトラリン

セルトラリンは，血漿蛋白に結合しているワルファリンと置き換わり，プロトロンビン時間を延長させる可能性がある．CYP2D6 酵素と強く相互作用をもつわけではないが，その薬物相互作用は，おおむねフルオキセチンの特徴と同様である．

パロキセチン

パロキセチンは，CYP2D6 酵素のより強い阻害薬であるため，フルオキセチンやセルトラリンよりも強い薬物相互作用のリスクをもっている．シメチジンは，セルトラリンとパロキセチンの血中濃度を上昇させ，フェノバルビタールとフェニトインは，パロキセチンの血中濃度を低下させる．パロキセチンは CYP2D6 酵素に対する阻害能をもつ可能性があるため，他の抗うつ薬，フェノチアジン系薬剤，抗不整脈薬との併用は注意深く行うべきである．また，ワルファリンの抗凝固作用を増強させうる．パロキセチンとトラマドールとの併用は，高齢者でセロトニン症候群を誘発する可能性がある．

フルボキサミン

すべての SSRI のなかで，フルボキサミンは，薬物相互作用のリスクが最も高いようである．また，CYP3A4 酵素により代謝されるが，この酵素はケトコナゾールにより阻害される．フルボキサミンは，アルプラゾラム，トリアゾラム，ジアゼパムの半減期を延ばすので，これらの薬剤とは併用すべきではない．フルボキサミンは，テオフィリンの血中濃度を 3 倍に，ワルファリンの血中濃度を 2 倍に上昇させ，臨床的に重要な事態を引き起こす．それゆえ，特にワルファリンでは血中濃度を頻回にモニタリングし，それに基づいて投与量を調節すべきである．フルボキサミンは，クロザピン，カルバマゼピン，メサドン，プロプラノロール，ジルチアゼムの濃度を上昇させ，活性を高める．フルボキサミンは，ロラゼパム，ジゴキシンとは有意な相互作用をもたない．

シタロプラム(citalopram)

シタロプラムは，いかなる CYP 酵素も阻害しない．シメチジンとの併用は，シタロプラムの血中濃度を約 40％上昇させる．シタロプラムは，ジゴキシン，リチウム，ワルファリン，カルバマゼピン，イミプラミンなどの代謝に有意に影響を及ぼさず，また，シタロプラムの代謝もこれらの薬剤から影響を及ぼされることはない．シタロプラムは，メトプロロールの血中濃度を 2 倍に上昇させるが，通常は血圧にも心拍数にもほとんど作用しない．シタロプラムと，CYP3A4 または CYP2D6 の強力な阻害薬との併用についてのデータは，今のところ得られていない．

エスシタロプラム

エスシタロプラムは，CYP2D6 を中等度に阻害し，デシプラミン(desipramine)とメトプロロールの血中濃度を有意に上昇させる．

ビラゾドン(vilazodone)

ビラゾドンは，強力な CYP3A4 阻害薬と併用する場合には，20 mg まで減量すべきである．CYP3A4 の誘導薬との併用は，不適切な薬物濃度をもたらしたり，有効性を減弱したりしうる．ビラゾドンの全身曝露に対する CYP3A4 の誘導薬の影響は，今のところ評価されていない．

検査結果への影響

SSRI は，いずれの検査結果にも影響を及ぼさない．

投与量と臨床ガイドライン

フルオキセチン(fluoxetine)

フルオキセチンには，10，20 mg のカプセル，刻み目がある 10 mg 錠，1 週間ごとに投与する 90 mg の腸溶カプセル，20 mg/5 mL の経口濃縮液剤がある[*1]．フルオキセチンは，〈Sarafem〉として月経前不快気分障害の治療薬としても発売されている．うつ病に対しては，投与開始量は経口で 1 日 10～20 mg であり，有害作用として不眠を起こす可能性があるため，通常は朝 1 回投与する．悪心を最小限に抑えるために，食物と一緒に服用すべきである．フルオキセチンおよびその代謝産物の半減期は長いので，定常状態の濃度に達するまでに 4 週間を要する．うつ病の治療に対しては，20 mg が効果的であり，より高用量を投与しても効果は同等であることが多い．推奨最大投与量は，製造メーカーによると 1 日 80 mg である．不安や落ち着きのなさといった初期の有害作用を最小限に抑えるために，刻み目がある 10 mg 錠や液剤を用いて，1 日 5～10 mg を投与開始量とする臨床医もいる．また，フルオキセチンは半減期が長いので，1 日おきで始めることもできる．

[*1] 訳注：本邦では使用できない．

他の疾患に対して有効なフルオキセチンや他の SSRI 投与量は，概して，うつ病に用いられる量とは異なる．

セルトラリン

　セルトラリンには，刻み目がある 25, 50, 100 mg 錠がある[*2]．うつ病に対しては，1 日 1 回 50 mg から開始すべきである．胃腸管系有害作用を抑えるため，1 日 25 mg から始め，3 週間後に 50 mg に増量する臨床医もいる．1〜3 週間で反応のない患者は，1 日 1 回投与で，毎週 50 mg ずつ，最大で 200 mg まで増量することにより効果が得られる場合がある[*3]．朝でも夕でも投与可能で，食後の服用は，胃腸管系有害作用を軽減する可能性がある．セルトラリンの経口濃縮液剤(20 mg/1 mL)は 12%のアルコールを含んでおり，使用前に希釈しなければならない．パニック症に使用する場合には，パニック発作を引き起こすリスクを減らすため，25 mg から開始すべきである．

パロキセチン

　即時放出型パロキセチンには，刻み目がある 20 mg 錠と，刻み目がない 10, 30, 40 mg 錠，オレンジ風味の 10 mg/5 mL の経口懸濁液がある[*4]．うつ病に対して用いる場合は，通常，1 日 10〜20 mg 程度から開始する．1〜3 週間で良好な反応がみられない場合には，増量を検討すべきである．増量するときは，1 週間に 10 mg ずつ，最大 50 mg まで増量できる[*5]．胃腸の不調を呈する患者では，食物と一緒に服用するとよい．パロキセチンは 1 日量を夕方 1 回投与することができる．より高用量の場合は，分 2 で服用してもよい．

　遅延放出型のパロキセチンであるパロキセチン CR には，12.5, 25, 37.5 mg 錠がある[*6]．うつ病におけるパロキセチン CR の投与開始量は 1 日 25 mg で，パニック症では 1 日 12.5 mg である．

　パロキセチンは，服用中に中止すると血中濃度が急激に低下するので，SSRI のなかで最も中止後症候群を起こしやすい．突然の中止による症状の発症を抑えるために，2〜3 週ごとに減量し，徐々に投与量を落とす必要がある．

フルボキサミン

　フルボキサミンは，抗うつ薬として FDA に承認されていない唯一の SSRI である．社交不安症や強迫症に適応をもつ．フルボキサミンには，刻み目がない 25 mg 錠と，刻み目がある 50, 100 mg 錠がある[*7]．1 日投与量は，50〜300 mg が効果的である[*8]．通常，最初の 1 週間の投与開始量は，50 mg, 1 日 1 回，就寝前であり，その後，有害作用や反

[*2] 訳注：本邦では，25, 50, 100 mg 錠と口腔内崩壊錠がある．
[*3] 訳注：本邦では，1 日 100 mg が最大投与量である．
[*4] 訳注：本邦では，5, 10, 20 mg 錠と口腔内崩壊錠がある．
[*5] 訳注：本邦では，うつ病に対しては 1 日 40 mg が最大投与量である．
[*6] 訳注：本邦では，12.5, 25 mg の調節放出錠がある．
[*7] 訳注：本邦では，25, 50, 75 mg 錠がある．
[*8] 訳注：本邦では，1 日 150 mg が最大投与量である．

応に応じて投与量を調節する．1日の総投与量が 100 mg を超える場合には分 2 にすることもできる．最初の 2 週間に悪心が出現する場合には，一時的に投与量を減らすか，ゆっくりと増量する必要がある．有害作用を最小限に抑えるために，夕方 1 回の投与とすることもできるが，半減期が短いため，服用間で離脱が起こる可能性がある．延長放出型製剤として，100, 150 mg がある[*9]．すべてのフルボキサミン製剤は食物と一緒に服用するとよい．フルボキサミンは半減期が短いため，突然の中止により，中止後症候群を引き起こす可能性がある．

シタロプラム(citalopram)

シタロプラムには，20, 40 mg 錠と，10 mg/5 mL の液剤がある[*10]．通常，最初の 1 週間の投与開始量は 1 日 20 mg であり，その後，1 日 40 mg まで増量する．高齢者や肝機能障害患者では，1 日 20 mg が推奨されており，20 mg で反応がない場合のみ 1 日 40 mg に増量する．錠剤は 1 日 1 回とすべきである．服用は，朝でも夕方でも，また，食事と一緒でも別でもよい．

エスシタロプラム

エスシタロプラムには，刻み目がある 10, 20 mg 錠と，5 mg/5 mL の経口液剤がある[*11]．エスシタロプラムの推奨投与量は 1 日 10 mg である．臨床試験では，1 日 20 mg を使用しても，さらなる改善は認められなかった．

ビラゾドン(vilazodone)

ビラゾドンには 10, 20, 40 mg 錠がある[*12]．ビラゾドンの推奨投与量は，1 日 40 mg である．1 日 1 回 10 mg で開始し，同用量で 7 日間投与した後，1 日 1 回 20 mg を 7 日間投与し，最終的には 1 日 1 回 40 mg まで増量すべきである．ビラゾドンは食物と一緒に服用するとよい．食物と一緒に服用しないと，血中濃度が不適切となり，結果として薬剤の有効性を減弱させる可能性がある．ビラゾドンの小児への使用は承認されていない．小児患者に対する安全性と有効性は研究されていない．また，年齢に基づいた用量調整は推奨されていない．軽度または中等度の肝機能障害をもつ患者に対する用量調整も推奨されていない．重度の肝機能障害をもつ患者に対して，ビラゾドンの投与量を検討した研究は行われていない．軽度，中等度，重度のいずれの腎機能障害をもつ患者における用量調整も推奨されていない．

妊娠中や授乳中の女性

パロキセチンを除いた SSRI は，妊娠中に女性の治療が必要であると考えられるならば，安全に服用できる．ビラゾドンのヒトへの投与に関しては，妊娠中の使用に関する対照比

[*9] 訳注：本邦では使用できない．
[*10] 訳注：本邦では使用できない．
[*11] 訳注：本邦では，10 mg 錠がある．
[*12] 訳注：本邦では使用できない．

較試験のデータも，母乳中の薬物濃度に関するデータもない．

一過性のQTc間隔延長が，妊娠中にSSRIで治療された妊婦の新生児に認められた．

作用の消失

十分量の維持治療中に，SSRIへの反応が減弱したり，完全に反応を消失したりして，抑うつ症状が再発する患者もいることが報告されている．このいわゆる"poop-out"現象の正確な機序は明らかではないが，実際に認められる．SSRIへの反応が弱くなった場合は，投与量を増減するか，その薬剤を漸減してからもう一度同じ薬剤を投与する，他のSSRIやSSRIでない他の抗うつ薬に切り替える，ブプロピオンや他の薬剤で作用の増強を図る，などを検討する．

28 セロトニン・ドパミン拮抗薬と類似作動薬（第2世代あるいは非定型抗精神病薬）

Serotonin-Dopamine Antagonists and Similarly Acting Drugs (Secondgeneration or Atypical Antipsychotics)

　セロトニン・ドパミン拮抗薬（serotonin-dopamine antagonist：SDA）は，第2世代抗精神病薬または非定型抗精神病薬としても知られる，多様な薬理学的作用をもつ薬剤であり，より古いドパミン受容体拮抗薬（dopamine receptor antagonist：DRA）におおよそ取って代わった．「非定型」という用語が用いられる理由は，これらの薬剤の有害作用特性がDRAと異なること，特に錐体外路症状のリスクがDRAよりも低いこと，そして，作用の及ぶ症状の範囲がDRAよりも広いことが挙げられる．初期の抗精神病薬とは対照的に，SDAはドパミン系とセロトニン系の双方に有意な影響を与える．SDAの薬理は複雑であり，それぞれの薬剤が複数の神経伝達物質に影響する．すべてのSDAが統合失調症の治療に適応がある．これらの第2世代抗精神病薬のほとんどは，双極性障害の治療における単剤あるいは付加療法にも承認されている．うつ病の治療における付加療法に承認されているものもある．

　2013年の時点で，以下の10種の第2世代抗精神病薬が米国食品医薬品局（Food and Drug Administration：FDA）によって承認されている．リスペリドン〈リスパダール〉，リスペリドン長時間作用型筋注製剤〈リスパダールコンスタ〉，オランザピン〈ジプレキサ〉，オランザピン延長放出型（extended-release）注射用懸濁液，クエチアピン〈セロクエル〉，クエチアピン延長放出型製剤，ジプラシドン（ziprasidone），アリピプラゾール〈エビリファイ〉，パリペリドン〈インヴェガ〉，パリペリドンパルミチン酸エステル〈ゼプリオン〉，アセナピン（asenapine），ルラシドン（lurasidone），イロペリドン（iloperidone），そしてクロザピン〈クロザリル〉である．

　DRAと比較して，SDAが全般的な耐容性において向上したといえるかどうかは，議論の余地がある．SDAのほとんどでは，錐体外路症状のリスクは確かに低いが，全くないわけではない一方で，しばしば著明な体重増加を引き起こし，そのために糖尿病に発展する可能性が上昇してしまう．オランザピンとクロザピンは，体重増加と薬剤性糖尿病のほとんどの症例で，その原因となっているようである．他の薬剤では，有害作用のリスクはより低い．しかし，FDAがすべてのSDAについて添付文章への記載を要請している警告表示によれば，服用中のすべての患者は頻回にモニタリングすべきであり，また以下の要因について考慮することが推奨される．

1．肥満，糖尿病，脂質代謝異常，高血圧，そして心血管疾患に関する既往歴および家族歴
2．身長および体重〔肥満度指数（body mass index：BMI）を計算するため〕

3．腹囲（臍の高さで）
4．血圧
5．空腹時血糖値
6．空腹時脂質特性

　すでに糖尿病を有していた患者は，ヘモグロビン A1c 値や場合によってはインスリン値も含めて，定期的にモニタリングしなければならない．これらの薬剤のなかで，クロザピンは独自の位置を占めている．有害作用があり，毎週の血液検査を必要とするため，第 1 選択薬とはならない．クロザピンは躁病とうつ病の双方にきわめて有効であるが，FDA はこれらの疾患への適応を認めていない．

作用機序

　SDA の抗精神病作用はドパミン D_2 受容体の遮断によるものと推測されている．SDA がより古い抗精神病薬と異なっている点は，セロトニン（5-HT）受容体のいくつかの亜型，とりわけ $5-HT_{2A}$ 受容体に対する作用の比率が高く，他の神経伝達物質系に対しても作用が強い点である．これらの特性のため，SDA の各薬剤における耐容性特性が独自のものとなっている，と推測されている．すべての SDA は，化学構造，受容体親和性，有害作用特性においてそれぞれ異なっている．受容体親和性のバランスが一致する SDA はなく，おのおのの受容体との相互作用がそれぞれ臨床効果にどの程度貢献しているかはわかっていない．

治療適応

　SDA は当初は統合失調症と急性躁病の治療に承認されたが，一部のものはうつ病および治療抵抗性うつ病の付加療法にも承認されている．心的外傷後ストレス障害や不安症にも有用である．認知症に関連する行動障害にも使用される傾向があるが，すべての SDA の添付文書中にある FDA のブラック・ボックス警告では，認知症関連精神病の高齢者に使用された際，死亡リスクがプラセボ服用者と比較してより高い（1.6〜1.7 倍）という有害作用が記載されている．これらの薬剤はすべて，統合失調症における第 1 選択薬と考えられるが，クロザピンだけは，血液学的有害作用があり，毎週の血液検査を必要とするため，第 1 選択薬ではない．

統合失調症と統合失調感情障害

　SDA は，成人期と青年期のいずれにおいて，統合失調症や統合失調感情障害のような急性・慢性の精神病の治療に有効である．統合失調症の陽性症状の治療では，SDA は定型抗精神病薬（DRA）と同等かそれ以上の作用をもち，陰性症状の治療では DRA よりも優れている[*1]．DRA で治療を受けた患者と比較すると，SDA で治療を受けた患者は，再発がより少なく，入院や救急外来受診の回数，精神保健専門職員への電話の回数，デイプログラ

ムでの治療期間もより少なかった.

　クロザピンは生命を脅かす重篤な有害作用を起こしうるので，他のすべての抗精神病薬に抵抗性を示す統合失調症患者のみに使用するのが適切である．そのほかにクロザピンの適応となるのは，重篤な遅発性ジスキネジアを生じた患者（一部の症例では高用量投与で消失しうる）や錐体外路症状の閾値が低い患者である．クロザピンに耐容性のある患者では，長期治療が問題なく施行されている．クロザピンの効果は，リスペリドンによる増強療法で高まる[*1]．リスペリドンは，クロザピンの血中濃度を高めるため，ときとして臨床上の劇的な改善につながる．

気分障害

　すべてのSDAは（クロザピンを除いて），急性躁病の治療でFDAの承認を受けている．これらのうちの一部（アリピプラゾール，オランザピン，クエチアピンおよびクエチアピン延長放出型製剤）は，双極性障害の維持治療における単剤あるいは付加療法にも承認されている．SDAは，統合失調症の抑うつ症状を改善する．また，うつ病の急性期治療では，すべてのSDAが抗うつ薬の作用を増強することが臨床経験からも臨床試験からも示されている[*1]．この方面では，オランザピンがフルオキセチン（fluoxetine）との併用で治療抵抗性うつ病に対して承認されており，アリピプラゾールとクエチアピン延長放出型製剤も，うつ病に対する抗うつ薬の付加療法に適応がある．クエチアピンとクエチアピン延長放出型製剤は双極性うつ病に対しても承認されている．オランザピンとフルオキセチンの合剤〈Symbax〉は，急性期の双極性うつ病の治療で承認されている．

その他の適応

　統合失調症患者の約10%に，他人への攻撃行為や暴力行為が認められるが，SDAはそのような攻撃性の治療にも有用である．また，未承認の適応として，AIDS関連認知症，自閉スペクトラム症，トゥレット症，ハンチントン病，レッシュ・ナイハン症候群がある．リスペリドンとオランザピンは，小児の攻撃性や自傷行為を抑制するのに用いられてきた．これらの薬剤はまた，反抗挑発症や素行症の併存する注意欠如・多動症の小児に対して，メチルフェニデート[*2]やデキストロアンフェタミン（dextroamphetamine）のような交感神経作動薬と併用して投与されている．SDA（特にオランザピン，クエチアピン，クロザピン）は，重篤な遅発性ジスキネジアのある患者に有用である．SDAは精神病性うつ病や，頭部外傷，認知症，医薬品服用に続発する精神病にも有用である．

　SDAによる治療は，統合失調症患者の自殺や水中毒のリスクを軽減する．治療抵抗性の強迫症患者は，SDAに反応することがある．しかし，SDAで治療を受けた患者のうち少数では，治療誘発性の強迫症の症状が出現することも指摘されてきた．境界性パーソナリ

[*1] 訳注：これらの記述に十分なエビデンスはない．
[*2] 訳注：本邦では，2007年11月，〈リタリン〉は，難治性うつ病の適応が外された．ナルコレプシーの適応はあるが，流通制限が実行され，ナルコレプシーに精通した医師が〈リタリン〉を処方し，管理薬剤師のいる薬局で調剤するという制度になった．

ティ障害の患者のなかには SDA で改善する者もいるかもしれない．

　従来型抗精神病薬(DRA)による治療は，初回精神病エピソードに使用すれば，統合失調症の進行を抑制する効果があることを示唆するいくつかのデータがある．SDA の使用によって，統合失調症の初期徴候のあるリスクの高い患者の病状悪化を防げるか，そしてそれによって長期予後を改善できるかどうかについては，現在研究中である．

有害作用

　SDA の有害作用の特性は類似しているが，その出現頻度や重症度はかなり異なっている．個々の SDA で頻度の高い特異的な有害作用は，後述する該当薬剤についての解説のなかで強調することにする．

リスペリドン

治療適応

　リスペリドンは成人の統合失調症の急性期および維持治療に，また，13～17 歳の青年期の統合失調症の治療に適応がある．リスペリドンはまた，成人あるいは 10～17 歳の児童・青年の，双極 I 型障害の急性躁病エピソードあるいは混合エピソードに対する短期治療にも適応がある．リスペリドンとリチウムあるいはバルプロ酸との併用は，双極 I 型障害の急性躁病エピソードあるいは混合エピソードに対する短期治療に適応がある．

　リスペリドンはまた，5～16 歳の児童・青年における，自閉スペクトラム症に関連した易刺激性の治療にも適応がある．易刺激性の症状としては，他者への攻撃，故意の自傷，かんしゃく発作および気分の急速な変化などがある．

薬理学的作用

　リスペリドンは，ベンズイソキサゾール誘導体である．肝臓の初回通過効果による広範な代謝を受けて，9-ヒドロキシリスペリドンとなるが，この代謝産物はリスペリドンと同等の抗精神病作用を有する．リスペリドンは 1 時間以内に，代謝産物は 3 時間以内に，最高血中濃度に達する．リスペリドンは 70％の生体利用率をもつ．リスペリドンと 9-ヒドロキシリスペリドンの半減期は，合わせて平均で 20 時間であるから，1 日 1 回の投与で効果がある．リスペリドンは，セロトニン 5-HT_{2A} 受容体，ドパミン D_2 受容体，$α_1$・$α_2$ アドレナリン受容体およびヒスタミン H_1 受容体の拮抗薬である．ムスカリン性アセチルコリン受容体への親和性は低い．リスペリドンは，D_2 受容体の拮抗薬としてはハロペリドールと同程度に強力であるが，1 日 6 mg 以下で投与した場合には，ハロペリドールよりも錐体外路症状をきわめて起こしにくい．

投与量

　リスペリドンの推奨投与量の幅と投与回数は，臨床で使用され始めたころと変わってきた．リスペリドンには，0.25, 0.5, 1, 2, 3, 4 mg 錠と，1 mg/mL の経口液剤がある[*3]．

投与開始量は通常，就寝前に 1〜2 mg であり，その後 1 日 4 mg まで増やすことができる．ポジトロン断層撮影法（positron emission tomography：PET）による研究では，1 日 1〜4 mg の投与量で治療効果に必要なだけの D_2 受容体の遮断を達成できることが示されている．リスペリドンは当初，半減期が短いため，1 日 2 回の投与が必要と考えられていたが，その後の研究により 1 日 1 回の投与でも有効性は同等であることが示された．1 日の投与量が 6 mg を超えると，有害作用，特に錐体外路症状の発生率が高くなる．血中濃度と治療効果の間には相関関係はない．青年と児童に対する投薬ガイドラインは成人のものとは異なっており，投与開始量はより低い．投与量が増えると有害作用はより多くなる．

リスペリドンは，0.5，1，2 mg の口腔内崩壊錠〈リスパダール OD 錠〉も使用できる．またデポ剤〈リスパダールコンスタ〉としても利用可能であるが，その際には 2 週間ごとに筋注する．その際の投与量は 25，50，75 mg である．リスペリドン・デポ剤投与開始後最初の 3 週間は，リスペリドンの経口薬を併用し，その後に中止すべきである．

有害作用

リスペリドンの錐体外路症状はもっぱら用量依存性であり，そのため当初の推奨投与量よりも低用量で使用される傾向にある．体重増加，不安，悪心，嘔吐，鼻炎，勃起障害，オルガズム障害，色素沈着の増加は，リスペリドンの使用と関連している．リスペリドンの中止の理由として最も頻度の高いものは，錐体外路症状，眩暈感，多動，傾眠，悪心である．著しいプロラクチン値の上昇も起こりうる．体重増加は，成人よりも小児で起こる頻度が高い．

薬物相互作用

パロキセチンやフルオキセチンのような薬剤によるチトクロム P450（cytochrome P450：CYP）2D6 の阻害は，リスペリドンの活性代謝産物の生成を阻害する可能性がある．リスペリドンの CYP2D6 に対する阻害作用は弱く，他の薬剤にはほとんど影響を及ぼさない．リスペリドンを選択的セロトニン再取り込み阻害薬（selective serotonin reuptake inhibitor：SSRI）と併用すると，プロラクチン値の著明な上昇を引き起こし，乳汁漏出と乳房肥大をきたすことがある．

パリペリドン

治療適応

パリペリドンは統合失調症の急性期および維持治療に適応がある．またパリペリドンは，統合失調感情障害の急性期治療における単剤療法，あるいは気分安定薬や抗うつ薬への付加療法に適応がある．

[*3] 訳注：本邦では，0.5，1，2，3 mg 錠と口腔内崩壊錠，1%細粒，1 mg/mL の内用液，25，37.5，50 mg/バイアルの筋注製剤がある．

薬理学的作用

パリペリドンはベンズイソキサゾール誘導体であり，リスペリドンの主要な活性代謝産物である．投与から約24時間後に最高血中濃度に到達し，4～5日以内に定常状態になる．肝アイソザイムのCYP2D6とCYP3A4がパリペリドンの代謝と排泄に果たす役割は限定的であるため，軽度または中等度の肝障害を有する患者にも用量調整の必要はない．

投与量

パリペリドンには，3，6，9 mg錠がある[*4]．推奨投与量は6 mgで1日1回朝の服用である．食物とともに服用してもよいし，それだけを服用してもよい．延長放出錠も使用可能であり，3，6，9 mg錠を1日1回服用する．1日12 mg以上は服用しないよう推奨されている．パリペリドンの長時間作用薬〈ゼプリオン〉は，1か月に1回の筋注でよい．〈ゼプリオン〉は，滅菌水に溶解された白または灰白色の延長放出型懸濁液のかたちで使用され，パリペリドンパルミチン酸エステルとして，39，78，117，156，234 mgがある．製剤中の薬物は加水分解を受けて，その一部が活性物質のパリペリドンとなる．これは，パリペリドンとして，それぞれ25，50，75，100，150 mgの投与量に相当する．

〈ゼプリオン〉はあらかじめ充填されたシリンジにピストンのストッパーと先端のキャップが取り付けられたかたちで供給されている．キットには2本の安全注射針が添付されている〔3.81 cm（1.5インチ）で22ゲージのものと，2.54 cm（1インチ）で23ゲージのもの〕．半減期は25～49日である．月1回，117 mgの注射が推奨されているが，臨床状況に応じて投与量の増減も可能である．はじめの2回の注射は三角筋に行うべきであるが，それは三角筋への注射は臀筋の場合に比べて血中濃度が28%高くなるからである．それ以降の注射は臀筋と三角筋と交互に行うとよい．

有害作用

パリペリドンの投与量は，腎機能障害のある患者では減量すべきである．非常に熱かったり寒かったりする場合，パリペリドンは気温への感受性を高めてしまうことがある．パリペリドンはQT(QTc)間隔を延長することがあるので，同様の有害作用をもつ他の薬剤との併用は避けるべきである．併用により，起立性低血圧，頻脈，傾眠，アカシジア，ジストニア，錐体外路症状およびパーキンソニズムをきたすことがある．

オランザピン

治療適応

オランザピンは統合失調症の治療に適応がある．オランザピンの経口薬は，双極Ⅰ型障害の躁病エピソードもしくは混合エピソードの急性期治療およびその維持治療に適応がある．オランザピンの経口薬はまた，双極Ⅰ型障害の躁病エピソードもしくは混合エピソードの治療におけるリチウムあるいはバルプロ酸への付加療法にも適応がある．またオラン

[*4] 訳注：本邦では，3，6，9 mg錠，25，50，75，100，150 mg/シリンジの筋注製剤がある．

ザピンはフルオキセチンとの併用で，双極Ⅰ型障害の抑うつエピソードの治療に使用することができる．

オランザピンの経口薬とフルオキセチンの併用は，治療抵抗性うつ病の治療に適応があるが，オランザピン単剤療法では同疾患への適応はない．

薬理学的作用

オランザピンの約85％は胃腸管より吸収される．投与量の約40％は肝臓での初回通過効果による代謝を受けて，不活性化される．5時間以内に最高血中濃度に達し，半減期は平均で31時間（21〜54時間）である．したがって，1日1回の投与である．5-HT_{2A}とD_2受容体の拮抗作用に加え，D_1，D_4，$α_1$，5-HT_{1A}，H_1，M_{1-5}ムスカリン性アセチルコリン受容体の拮抗作用がある．

投与量

オランザピンには，2.5，5，7.5，10，15，20 mg 錠および口腔内崩壊錠〈ジプレキサザイディス錠〉がある[*5]．精神病の治療における投与開始量は通常5 mg または10 mg，急性躁病の治療では10 mg または15 mg を，1日1回投与する．口腔内崩壊錠には，5，10，15，20 mg があり，錠剤を飲み込むのが困難な患者や，薬剤を頬に含んで誤魔化す患者には有用であろう．

開始時の1日投与量は5〜10 mg が推奨されている．1週間後には1日10 mg まで増量してもよい．半減期が長いので，増量のたびに血中濃度が定常状態に達するまで1週間は待たなければならない．臨床で用いられる投与量はさまざまであり，通常は1日5〜20 mg の範囲であるが，治療抵抗性の患者には1日30〜40 mg が必要となる．しかし，使用上の注意には，高用量になると錐体外路症状や他の有害作用が増加すること，オランザピンが承認されるに至った主要な試験では，1日20 mg を超える投与量については研究されていないことが記されている．オランザピンの注射剤は，統合失調症および双極性障害に関連した急性の精神運動焦燥の治療に適応があり，筋注での投与量は10 mg である．ベンゾジアゼピン系薬剤との同時投与は承認されていない．

その他の製剤

オランザピンは持続放出型注射用懸濁液としても供給されており，長時間作用型の非定型抗精神病薬筋注製剤として，統合失調症の治療に適応がある．これは臀部に深く注射するものであり，静脈内や皮下には注射してはならず，また三角筋への注射も承認されていない．注射を行う前に，施術者はシリンジを数秒間引いて，血液がみえないことを確認すべきである．同製剤の添付文書には，注射後せん妄鎮静症候群について，枠つき警告が記載されている．患者は重度の鎮静（昏睡も含む）のリスクがあり，登録された施設で注射後3時間は観察されなければならない．対照比較研究では，注射後せん妄鎮静症候群のすべ

[*5] 訳注：本邦では，2.5，5，10 mg 錠，5，10 mg の口腔内崩壊錠，1％細粒，10 mg/バイアルの筋注製剤がある．

ての患者は回復し，死亡例は報告されていない．この症候群はおそらく，血管の不慮の破裂に起因するオランザピン濃度の上昇によって生じると考えられており，極度の鎮静あるいはせん妄が生じる．患者は臨床上適切に治療されるべきであり，必要であれば，蘇生術の可能な施設で監視下に置くべきである．注射は，投薬ガイドラインに従って，2週あるいは4週ごとに行う．

薬物相互作用

フルボキサミンとシメチジンはオランザピンの血中濃度を上昇させ，カルバマゼピンとフェニトインは低下させる．エタノールは25%以上もオランザピンの吸収を増加させるため，鎮静作用が増強する．オランザピンは，他の薬剤の代謝にはほとんど影響を及ぼさない．

有害作用

クロザピンを除けば，オランザピンは体重増加の程度と頻度が他のSDAよりも常に高い．体重増加は投与量とは相関がなく，持続的なものである．臨床試験のデータによると，そのピークは9か月後であり，その後はよりゆっくりと増え続ける．傾眠，口渇，眩暈感，便秘，消化不良，食欲増進，アカシジア，振戦は，オランザピンの使用と関連している．トランスアミナーゼ値の上昇のため，使用を中止しなければならない患者が少数(2%)ではあるが存在する．錐体外路症状のリスクは用量依存性である．製造メーカーは，オランザピンによる治療中，血糖値とトランスアミナーゼ値を定期的に検査するよう推奨している．FDAはSDAで治療を受けた認知症患者は脳卒中のリスクが上昇したと警告したが，このリスクは小さく，治療によって行動の制御障害が改善されうることのほうが重視される．

クエチアピン

治療適応

クエチアピンは統合失調症の治療に適応がある．また，双極Ⅰ型障害の躁病エピソードに対する急性期治療でも，単剤療法で，またリチウムあるいはジバルプレックス(divalproex)[*6]への付加療法に適応がある．またクエチアピンは，双極Ⅰ型障害の抑うつエピソードに対する急性期治療での単剤療法，および双極Ⅰ型障害の維持療法でのリチウムまたはジバルプレックスへの付加療法にも適応がある．

薬理学的作用

クエチアピンは，構造的にはクロザピンに関連したジベンゾジアゼピン系薬剤であるが，生化学的作用はクロザピンとは明らかに異なる．クエチアピンは胃腸管からすみやか

[*6] 訳注：腸溶の遅延放出型のバルプロ酸とバルプロ酸ナトリウムの1：1合剤．本邦では未発売の製剤である．詳細は32章参照のこと．

に吸収され，1〜2時間で最高血中濃度に達する．定常状態における半減期は約7時間であるので，1日に2〜3回投与するのが最適である．D_2と5-HT_2受容体の拮抗薬であることに加え，5-HT_6，D_1，H_1，$α_1$，$α_2$受容体も遮断する．ムスカリン性アセチルコリン受容体とベンゾジアゼピン受容体の遮断作用は弱い．クエチアピンの受容体拮抗作用は，他の抗精神病薬に比べ全般的に弱く，錐体外路症状は出にくい．

投与量

クエチアピンには，25，50，100，200，300，400 mg錠がある[*7]．25 mgを1日2回投与することから始め，2〜3日ごとに25〜50 mgずつ，1日300〜400 mgを目標に増量する．これまでの研究によれば，1日300〜800 mgの範囲の投与量で効果が認められている．実際には，より積極的な投与量を設定しても，耐容性があり，効果もより大きくなる．目標の投与量にはよりすみやかに到達してよいことや，患者によっては1日1,200〜1,600 mgもの高用量で有益となることも，明らかにされている．高用量を投与する際には，繰り返し心電図検査を行うべきである．半減期が短いにもかかわらず，クエチアピンは多くの患者で1日1回の投与が可能であるが，これは，血中濃度が著しく低下したときでもクエチアピンの受容体占拠率は保たれていた，という報告と矛盾しない．25〜300 mgのクエチアピンの就寝前投与は，不眠に対して行われてきた．

その他の製剤

クエチアピン延長放出型製剤[*8]の生体利用率は，等量のクエチアピンを分2または分3で投与した場合と同程度である．クエチアピン延長放出型製剤は1日1回，多くは就寝の3〜4時間前に服用するが，その際には，最高血中濃度の上昇を避けるために，食事は摂らないようにする．通常の投与開始量は300 mgであり，400〜800 mgまで増量可能である．

クエチアピン延長放出型製剤は，上記のクエチアピンの適応をすべて取得しており，加えて，うつ病の治療における抗うつ薬への付加療法にも適応がある．

薬物相互作用

クエチアピンと他の薬剤との相互作用の有無については詳しく研究されている．フェニトインがクエチアピンのクリアランスを5倍上昇させることを除けば，重大な薬物相互作用は知られていない．QT間隔を延長させる薬剤との併用や，QT間隔延長の危険因子を有する患者への投与は避けねばならない．FDAはクエチアピンについて新たな警告を追加し，上記の投与量のクエチアピンを特定の薬剤と併用するとQT間隔が延長しうる，と処方医に注意を喚起した．QTc間隔を延長するとわかっていて，クエチアピンとの併用を避けなければならない薬剤としては，クラスⅠa群抗不整脈薬(たとえば，キニジン，プロカインアミド)，クラスⅢ群抗不整脈薬(たとえば，アミオダロン，ソタロール)，抗精神病

[*7] 訳注：本邦では，12.5，25，50，100，200 mg錠，50%細粒がある．
[*8] 訳注：本邦では使用できない．

薬〔たとえば，ジプラシドン，クロルプロマジン，チオリダジン(thioridazine)〕，抗生物質〔たとえば，ガチフロキサシン，モキシフロキサシン〕，あるいは，QTc間隔を延長させることが知られている他のあらゆる部類の薬剤〔たとえば，ペンタミジン，レボメタジル酢酸エステル(levomethadyl acetate)，メサドン〕などがある．クエチアピンの使用は，トルサード・ド・ポアント(torsade de pointes)や突然死のリスクを高めうるような状況でも避けるべきであるが，具体的には，(1)徐脈などの不整脈の既往，(2)低カリウム血症や低マグネシウム血症，(3)QTc間隔を延長させる他の薬剤の服用中，(4)QT間隔の先天性の延長の存在，などが挙げられる．市販後に報告された事例でも，クエチアピンを過量服薬した患者でQT間隔の延長がみられた．

有害作用

最も頻度が高い有害作用は，傾眠，起立性低血圧，眩暈感である．これらは通常，一過性のものであり，初期に投与量を漸増していくことで最もよく管理できる．クエチアピンは投与量にかかわらず，最も錐体外路症状を引き起こしにくいSDAであるので，ドパミン作動薬誘発性精神病を発症したパーキンソン病患者の治療には，特に有用である．プロラクチン値の上昇はまれであり，起こったとしても一過性かつ軽度である．クエチアピンの服用により，一部の患者では一過性に軽度の体重増加が生じるが，患者によってはかなり体重が増加することもある．クエチアピンと糖尿病発症の因果関係は，オランザピンとの因果関係ほどは明らかになっていない．心拍数の軽度の増加，便秘，肝トランスアミナーゼ値の一過性の上昇も引き起こすことがある．動物実験の結果から当初懸念された白内障は，臨床で使用されるようになってからは裏づけられていない．それでも治療の初期に，また以後は定期的に，レンズ体の異常を検査するのが賢明であろう．

ジプラシドン(ziprasidone)

治療適応

ジプラシドンは統合失調症の治療に適応がある．また，双極Ⅰ型障害の躁病もしくは混合エピソードに対する急性期および維持治療におけるリチウムもしくはバルプロ酸への付加療法に適応がある．

薬理学的作用

ジプラシドンは，ベンゾイソチアゾリル・ピペラジン系薬剤である．2～6時間後に最高血中濃度に達する．定常状態の血中濃度には，治療開始後1～3日で達し，5～10時間持続する．定常状態における平均の終末相半減期は5～10時間であるので，1日2回の投与が必要であると推奨されている．ジプラシドンを食物と一緒に服用すると，生体利用率は2倍になるため，食物とともに服用すべきである．

ジプラシドンの筋注製剤では，約1時間で最高血中濃度に達し，半減期は2～5時間である．

ジプラシドンは，他のSDAと同様に，5-HT$_{2A}$とD$_2$受容体を遮断する．また，5-HT$_{1D}$，

5-HT$_{2C}$, D$_3$, D$_4$, α$_1$, H$_1$受容体の拮抗薬でもある．D$_1$, M$_1$, α$_2$受容体への親和性はきわめて低い．セロトニン 5-HT$_{1A}$受容体に対する作動薬活性も有し，セロトニンとノルアドレナリンの再取り込み阻害薬でもある．これは，統合失調症ではない患者に対してジプラシドンが抗うつ様作用を示したという臨床報告と矛盾しない．

投与量

ジプラシドンには，20，40，60，80 mg のカプセルがある[*9]．ジプラシドンの筋注では，1 バイアル(20 mg/mL)を単回で使用する．ジプラシドンの経口投与では，1 日 40 mg を分 2 で開始すべきである．研究により有効性が示されているのは，1 日 80〜160 mg の範囲で，分 2 で投与された場合においてである．臨床現場では，1 日 240 mg もの投与量が使われることもある．筋注での推奨投与量は 10〜20 mg であるが，10 mg の場合は 2 時間ごと，20 mg の場合は 4 時間ごとに投与する．筋注での 1 日最大投与量は 40 mg である．

QTc 間隔を延長する他の薬剤との相互作用を除くと，ジプラシドンには，臨床的に有意な薬物相互作用はほとんどないようである．

有害作用

最も頻度が高い有害作用は，傾眠，頭痛，眩暈感，悪心，頭部のふらふら感である．中枢神経系以外での重大な有害作用はほとんどなく，体重増加にもほとんど関連せず，持続的なプロラクチン値の上昇も引き起こさない．QTc 間隔延長に対する懸念のため，ジプラシドンを第 1 選択薬として使うのを思いとどまる臨床医もいる．1 日 40 mg または 120 mg で治療されている患者では，QTc 間隔が延長することが示されている．ジプラシドンと，QTc 間隔を延長させる他の薬剤を併用するのは禁忌とされる．これらの薬剤としては，ドフェチリド(dofetilide)，ソタロール，キニジン，他のクラス I a・III 抗不整脈薬，メソリダジン(mesoridazine)，チオリダジン，クロルプロマジン，ドロペリドール，ピモジド，スパルフロキサシン(sparfloxacin)，ガチフロキサシン，モキシフロキサシン，ハロファントリン(halofantrine)，メフロキン，ペンタミジン，三酸化ヒ素，レボメタジル酢酸エステル，ドラセトロンメシル酸塩(dolasetron mesylate)，プロブコール，タクロリムスなどが挙げられるが，これだけではない．先天性の QT 延長症候群の患者や，不整脈の既往のある患者には，ジプラシドンの使用は避けるべきである．

アリピプラゾール

アリピプラゾールは強力な 5-HT$_{2A}$受容体拮抗薬であり，統合失調症および急性躁病の双方の治療に適応がある．また，うつ病における抗うつ薬の増強療法についても承認されている．アリピプラゾールは D$_2$受容体拮抗薬であるだけではなく，D$_2$受容体部分作動薬でもある．D$_2$受容体部分作動薬は，D$_2$受容体において内因性のドパミンに拮抗すること

[*9] 訳注：本邦では使用できない．

で，ドパミン活動を機能的に減弱させる．

治療適応

アリピプラゾールは統合失調症の治療に適応がある．統合失調症と統合失調感情障害の患者に対し，ハロペリドールおよびリスペリドンと比較した4〜6週の短期研究では，アリピプラゾールは同等の効果をもつことが示された．1日15, 20, 30 mgの投与量で有効性が示されている．長期研究では，1日15〜30 mgの投与量で，維持治療における有効性が示唆されている．

アリピプラゾールは，双極Ⅰ型障害の躁病および混合エピソードにおける急性期および維持治療に適応がある．また，双極Ⅰ型障害の躁病および混合エピソードの急性期治療におけるリチウムもしくはバルプロ酸への付加療法にも使用される．

アリピプラゾールは，うつ病の治療における抗うつ薬への付加療法にも適応がある．また，自閉症に関連する易刺激性の治療にも適応がある．

その他の使用

反抗挑発症もしくは素行症のある，攻撃的な小児や青年に関する研究では，症例の約60%で良性の反応が認められた．この研究では，嘔吐や傾眠の有害作用を回避するために，アリピプラゾールの投与開始量をより低く設定していた．

薬理学的作用

アリピプラゾールは吸収がよく，3〜5時間で最高血中濃度に達する．食物によって吸収が影響されることはない．平均消失半減期は，約75時間である．また，半減期が96時間である弱い活性代謝物がある．比較的半減期が長いので，1日1回投与すればよい．高齢者ではクリアランスが低下する．アリピプラゾールは線形の薬物動態を示し，主にCYP3A4とCYP2D6により代謝される．99%が蛋白質と結合している．アリピプラゾールは，授乳中のラットの母乳中に分泌される．

その作用機序は，拮抗薬というより調整薬(modulator)として作用し，シナプス後D_2受容体とシナプス前自己受容体の双方に作用する．理論的には，この機序により，辺縁系の過剰なドパミン活動と前頭前野のドパミン活動の低下(統合失調症において存在すると考えられている異常)をともに改善する，と考えられている．線条体領域における完全なD_2受容体遮断は生じないので，錐体外路症状は最小限になると期待される．アリピプラゾールは$α_1$アドレナリン受容体拮抗薬でもあるため，起立性低血圧が引き起こされる患者もいる．いわゆる非定型抗精神病薬と同様，アリピプラゾールは，5-HT_{2A}受容体拮抗作用ももつ．

薬物相互作用

ケトコナゾール，フルオキセチン，パロキセチン，キニジンはアリピプラゾールの血中濃度を上昇させる．リチウムとバルプロ酸は，双極性障害の治療でアリピプラゾールと併用されることが多いが，これらはアリピプラゾールの定常状態の血中濃度には影響を及ぼ

さない．降圧薬との併用で低血圧が引き起こされることがある．CYP2D6の活性を阻害する薬剤は，アリピプラゾールの排泄を減少させる．

投与量と臨床ガイドライン

アリピプラゾールには，5，10，15，20，30 mg錠がある[*10]．有効治療域は，1日10～30 mgである．1日10～15 mgで開始するが，悪心，不眠，アカシジアのような問題があるため，推奨されているよりも低い投与開始量が用いられるようになってきた．5 mgで開始すると，耐容性が上昇すると考える臨床医が多い．

有害作用

最も頻度が高い有害作用は，頭痛，傾眠，焦燥，消化不良，不安，悪心である．錐体外路症状の出現頻度は高くはないが，アリピプラゾールによりアカシジア様の賦活作用が引き起こされる．落ち着きのなさや焦燥として訴えられ，苦痛が非常に強く，投薬を中止しなければならないことがしばしばある．不眠もよくある訴えである．これまでのデータでは，体重増加や糖尿病の発生率がアリピプラゾールによって増加することは示されていない[*11]．通常，プロラクチン値の上昇は起こらない．アリピプラゾールは，QTc間隔にも明らかな変化は引き起こさない．けいれんの報告はある．

アセナピン（asenapine）

治療適応

アセナピンは，統合失調症の成人に対する急性期治療，双極Ⅰ型障害の成人における躁病および混合エピソード（精神病性の特徴の有無にかかわらず）に対する急性期治療に承認されている．

薬理学的作用

アセナピンはさまざまな受容体に親和性があり，それにはセロトニン（5-HT_{2A}，5-HT_{2C}），ノルアドレナリン（α_2，α_1），ドパミン（D_3やD_4受容体への親和性が，D_2受容体よりも高い）およびヒスタミン（H_1）の受容体が含まれる．ムスカリン性アセチルコリン（M_1）受容体への親和性は無視できるほどに低いため，口渇，視調節障害，便秘および尿貯留の発生率は低い．舌下投与（推奨）した場合の生体利用率は35％であり，1時間で最高血中濃度に達する．アセナピンはグルクロン酸抱合およびCYP1A2での酸化によって代謝されるので，フルボキサミンやその他のCYP1A2阻害物質との併用は慎重に行う必要がある．

[*10] 訳注：本邦では，3，6，12 mg錠と，3，6，12，24 mgの口腔内崩壊錠，1％の散剤，0.1％内用液，300，400 mg/シリンジ，300，400 mg/バイアルの筋注製剤がある．

[*11] 訳注：本邦では，糖尿病性ケトアシドーシス，糖尿病性昏睡等の死亡の報告があるため，本薬剤投与中は高血糖の徴候や症状に注意することが警戒されている．

投与量

　アセナピンには，5，10 mgの舌下錠があり[*12]，舌の下に置いて服用する．アセナピンの生体利用率は，嚥下されると2%以下となるのに対し，舌下で吸収されると35%である．錠剤は数秒で唾液に溶解し，口腔内粘膜から吸収される．舌下投与により，初回通過時の肝代謝は回避される．アセナピンの血中濃度を低下させるおそれがあるため，服用後10分間は飲食を避けるよう，患者に助言する必要がある．統合失調症に対して推奨される投与開始量および目標投与量は，1回5 mgの1日2回である．双極性障害の場合，1回10 mgの1日2回投与から開始したうえで，必要があれば，耐容性に応じて5 mgの2回投与に減量してもよいかもしれない．統合失調症の急性期治療では，10 mgの1日2回投与にすると有益性が高まるというエビデンスはないが，明らかに有害な反応が著しく増加する．双極Ⅰ型障害および統合失調症の双方において，最大投与量は1回10 mgの1日2回を超えてはならない．それ以上の投与量の安全性は，臨床研究では評価されていない．

有害作用

　統合失調症および双極性障害の治療において最も頻度が高い有害作用には，傾眠，眩暈感，アカシジア以外の錐体外路症状および体重増加がある．臨床試験では，52週後の平均体重増加量は0.9 kgであり，その時点では，脂質特性や血糖値の変化はみられなかった．また臨床試験では，アセナピンはプラセボと比較して，QTc間隔を2〜5ミリ秒の範囲で延長させた．アセナピンを服用した患者のなかで，QTc間隔が基礎値よりも60ミリ秒以上延長したり，QTc間隔が500ミリ秒を超えたりした者はいなかった．それでもアセナピンを，QTc間隔を延長させる他の薬剤と併用したり，先天性のQT間隔延長や心不整脈の既往のある患者に使用したり，トルサード・ド・ポワントの発生率を上昇させうる状況で使用したりするのは，避けなければならない．アセナピンはプロラクチン値を上昇させることがあり，その上昇は長期投与の間，持続しうる．乳汁漏出，無月経，女性化乳房および勃起不全が生じうる．

クロザピン

治療適応

　クロザピンは，標準的治療法が成功しなかった患者に対する最も有効性の高い薬物療法であるだけでなく，重症の遅発性ジスキネジアを有する患者にも有益であることが示されている．クロザピンはジスキネジアを抑制するが，クロザピンを中止すると異常運動は再び出現してしまう．非常にまれではあるが，確かに，クロザピンは遅発性ジスキネジアを引き起こすことがある．クロザピンが使用されうる他の臨床的状況としては，他の薬剤による錐体外路症状に耐え切れない精神病の患者，治療抵抗性躁病，重症精神病性うつ病，特発性パーキンソン病，ハンチントン病，および自殺衝動のある統合失調症もしくは統合失調感情障害の患者などがある．クロザピンへの反応が示されている他の治療抵抗性障害

[*12] 訳注：本邦では使用できない．

には，広汎性発達症，小児自閉症，そして強迫症(単剤もしくは SSRI との併用)がある．クロザピンの使用そのものが強迫症状を引き起こすことは非常にまれである[*13]．

薬理学的作用

クロザピンはジベンゾジアゼピン系薬剤である．すみやかに吸収され，約 2 時間で最高血中濃度に達する．1 日 2 回投与すれば，1 週間以内で定常状態に達する．消失半減期は約 12 時間である．クロザピンには 2 つの主要な代謝産物があり，そのうちの 1 つである N-ジメチルクロザピンには，いくらかの薬理学的活性があるかもしれない．クロザピンは，$5-HT_{2A}$，D_1，D_3，D_4，α (特に α_1) 受容体の拮抗薬である．D_2 受容体拮抗薬としての力価は比較的低い．PET による検査結果では，ハロペリドール 10 mg は，線条体の D_2 受容体の 80% を占拠したのに対し，臨床有効量のクロザピンは，同部位の D_2 受容体の 40～50% しか占拠しなかった．おそらく，この D_2 受容体の占拠率の違いにより，錐体外路症状を引き起こさないのであろう．クロザピンやクエチアピンなどの SDA は，(DRA と比較すると)D_2 受容体とより緩やかに結合し，その「急速な解離(fast dissociation)」の結果，ドパミンの正常な神経伝達が可能となる，という仮説も唱えられてきた．

投与量

クロザピンには，25，100 mg 錠がある[*14]．投与開始量は通常，1 回 25 mg の 1 日 1～2 回投与であるが，より用心深く治療する場合は 1 回 12.5 mg の 1 日 2 回の投与である．投与量は 2～3 日ごとに 25 mg ずつ漸増し，1 日 300 mg の分 2～3 まで増量できる．1 日 900 mg まで投与可能である．クロザピンの血中濃度検査は反応不良の患者に有用であるかもしれない．研究により，血中濃度が 350 mg/mL 以上で反応がより良好になることが示されている．

薬物相互作用

クロザピンは，無顆粒球症の発症や骨髄抑制に関与する他の薬剤と一緒に用いるべきではない．そのような薬剤として，カルバマゼピン，フェニトイン，プロピルチオウラシル，スルホンアミド(sulfonamide)，カプトプリルなどがある．クロザピンとリチウムを併用すると，けいれん，錯乱，運動障害のリスクが上昇する．抗精神病薬(神経遮断薬)悪性症候群の既往のある患者では，リチウムをクロザピンと併用すべきではない．クロミプラミンは，けいれんの閾値を下げると同時にクロザピンの血中濃度を上昇させることで，けいれんのリスクを上昇させる．リスペリドン，フルオキセチン，パロキセチンおよびフルボキサミンは，クロザピンの血中濃度を上昇させる．パロキセチンの付加投与は，クロザピン関連の好中球減少症を促進する可能性がある．

[*13] 訳注：クロザピンが強迫症状を誘発することはよく知られている．
[*14] 訳注：本邦では，25，100 mg 錠があるが，統合失調症の診断，治療に精通し，重篤な副作用に十分に対応でき，かつクロザリル患者モニタリングサービス(CPMS)に登録された医師・薬剤師のいる登録医療機関・薬局において，登録患者にのみ処方できる．

有害作用

最も頻度が高い有害作用は，鎮静，眩暈感，失神，頻脈，低血圧，心電図上の変化，悪心，嘔吐である．他に頻度が高い有害作用としては，疲労感，体重増加，さまざまな消化器症状(最も多いのは便秘)，抗コリン作用，主観的な筋力低下がある．流涎は治療初期に出現する有害作用の1つであり，特に夜間に顕著となる．多くの患者が「枕が唾液でびしょぬれになる」と訴える．この有害作用は，唾液の嚥下が障害されることによって起きている可能性が高い．クロニジンやアミトリプチリンが流涎を軽減するという報告もあるが，最も現実的な解決法は枕の上にタオルを敷くことである．

1日600 mg以上クロザピンを服用している患者では，けいれんのリスクは約4%である．白血球減少症，顆粒球減少症，無顆粒球症，発熱が患者の約1%で発生する．治療開始後の1年間では，クロザピン誘発性無顆粒球症のリスクは0.73%である．2年目でのリスクは，0.07%である．好中球減少症については，1年目のリスクは2.32%，2年目では0.69%である．クロザピンの使用が禁忌となるのは，白血球が3,500/μL未満のとき，骨髄障害の既往，クロザピン治療中の無顆粒球症の既往がある場合，およびカルバマゼピンなど骨髄抑制のある他の薬剤が使用されている場合だけである．

投与開始から6か月間は，無顆粒球症発症のおそれのために，毎週の白血球数検査が必要である．6か月間白血球数が正常範囲にあれば，その後の血液検査は2週ごとに減らしてよい．モニタリングは高価であるが，無顆粒球症の初期徴候を知ることにより，致死的な転帰を予防できる．白血球数が3,000/μLを下回るか，顆粒球数が1,500/μLを下回ったら，クロザピンを中止しなければならない．そして，血液内科にコンサルトし，骨髄検体の採取も考慮すべきである．無顆粒球症の患者には，クロザピンを再投与してはならない．医師または患者が必要な血液検査を実施しないまま服薬を続けることのないよう，モニタリングの証明書がなければクロザピンは調剤できないことになっている．

胸痛，息切れ，発熱，頻呼吸のような症状のある患者は，ただちに心筋炎や心筋症について評価を行わなければならない．これらの疾患はまれではあるが，死に至りうる重篤な有害作用である．この場合，クレアチニンホスホキナーゼ心筋型アイソザイム(creatine phosphokinase with myocardial band：CPK-MB)の機能およびトロポニン値の測定，心電図検査を繰り返し行いながら，クロザピンをすみやかに中止することが推奨される．

イロペリドン(iloperidone)

治療適応

イロペリドンは成人の統合失調症の急性期治療に適応がある．児童および青年におけるイロペリドンの安全性と有効性は確立されていない．

薬理学的作用

イロペリドンは，他の抗精神病薬の誘導体ではない．いくつかの神経伝達物質系に対する複雑な拮抗作用をもっている．イロペリドンはD_3受容体に強い親和性があり，次いで親和性の高い順に，$α_{2C}$，$5\text{-}HT_{1A}$，D_{2A}，そして$5\text{-}HT_6$受容体となる．ヒスタミン受容体へ

の親和性は低いが，他の抗精神病薬の場合と同様に，この受容体への結合親和性の臨床的意義は不明である．

イロペリドンは2～4時間で最高血中濃度に達するが，半減期は肝アイソザイムによる代謝によって違ってくる．イロペリドンは主としてCYP2D6およびCYP3A4によって代謝されるため，これら2つのアイソザイムの強力な阻害物質と同時に投与する場合は，イロペリドンの投与量を半減しなければならない．半減期は，CYP2D6の代謝能拡張者(extensive metabolizers)では18～26時間であるのに対し，同酵素の代謝能低下者(poor metabolizers)では31～37時間である．注意すべき点は，白人の7～10%，アフリカ系アメリカ人の3～8%はCYP2D6の基質を代謝する能力を欠いていることである．そのため用量調整は，このような落し穴に留意しながら行う必要がある．イロペリドンは，重度の肝障害のある患者には慎重に使用すべきである．

有害作用

イロペリドンはQT間隔を延長し，おそらく不整脈や突然死と関連している．イロペリドン12 mgを1日2回投与すると，QTc間隔は9ミリ秒延長する．QTc間隔を延長する他の薬剤との同時投与は，相加的な影響をもたらしうる．そのような同時投与は，トルサード・ド・ポアントのような，生命に危険を及ぼしかねない心不整脈を引き起こしうるため，避けなければならない．心血管疾患，低カリウム血症，低マグネシウム血症，徐脈，先天的なQT間隔の延長，およびCYP3A4あるいはCYP2D6の阻害物質の同時投与は，QT間隔延長のリスクを上昇させる．

最も頻度が高い有害作用は，眩暈感，口渇，疲労感，鎮静，頻脈および起立性低血圧である(投与量やその調整法にもよる)．強力なD_2受容体拮抗薬であるにもかかわらず，錐体外路症状やアカシジアの発生率はプラセボと同程度である．短期および長期臨床試験における平均体重増加量は2.1 kgである．使用経験が比較的限られているため，イロペリドンの体重や脂質に対する影響は，正確にはわかっていない．患者によっては，プロラクチン値が上昇してしまう．市販前の段階で，持続勃起症が3例報告されている．

投与量

イロペリドンの投与量は，起立性低血圧を避けるため，ゆっくり調整しなければならない．イロペリドンは用量調整用包装(titration pack)のかたちでも市販されており，1日2回投与計画に基づいて，約4日かけて有効量(12 mg)まで漸増することになっている．通常，1日目には1回1 mgの1日2回から開始し，1日2回投与計画に沿って毎日増量し，4日目までに12 mgにする．推奨最大投与量は12 mgの1日2回投与(1日24 mg)であり，食事と関係なく服用可能である[*15]．

[*15] 訳注：本邦では使用できない．

ルラシドン塩酸塩（lurasidone HCl）

治療適応
　ルラシドン塩酸塩は 1 日 1 回経口投与する非定型抗精神病薬であり，統合失調症に適応がある．これまでのところ，ルラシドンに関する臨床経験は少ない．

有害作用
　最も頻度が高い有害反応は，他の新しい抗精神病薬でみられるものと同様である．これには，傾眠，アカシジア，悪心，パーキンソニズム，焦燥が含まれるが，これだけではない．臨床試験時のデータによると，最近承認された 2 つの SDA（アセナピンとイロペリドン）に比べ，体重増加や代謝の変化を起こすことは少ないようである．これが確かな事実であるかどうかは，本剤についてより豊富な臨床経験が積まれるまで待たなければ判断できないであろう．

薬物相互作用
　ルラシドンを，ジルチアゼムのような中程度の CYP3A4 阻害薬と併用する場合，投与量は 40 mg を超えてはならない．強力な CYP3A4 阻害薬（たとえば，ケトコナゾール）とは併用してはならない．また，強力な CYP3A4 誘導薬（たとえば，リファンピシン）とも併用してはならない．

投与量
　ルラシドンには，20，40，80，120 mg 錠がある[*16]．初期の用量調整は不要である．推奨投与開始量は 1 日 1 回 40 mg であり，薬剤は食物と一緒に服用すべきである．1 日 40～120 mg までの投与量が有効であることが示されてきた．1 日 120 mg として有益性が増大するという知見は得られていない一方，有害反応は投与量に相関して増加するようである．それでも，患者によっては推奨最大投与量である 1 日 160 mg が有益である者もいるようである．腎障害のある患者では，それに合わせて投与量を調整することが推奨されている．中等度から重度の腎障害では，ルラシドンの投与量は 1 日 80 mg を超えてはならない．重度の肝障害では，1 日 40 mg を超えてはならない．

SDA の臨床ガイドライン

　すべての SDA は，初回精神病エピソードの治療に適しているが，クロザピンは，他のすべての抗精神病薬に反応しない患者にだけ使用する．最初の SDA に反応しない場合は，他の SDA を試してみるべきである．薬剤は，患者の臨床像と過去の薬剤反応に基づいて選択すべきである．SDA が十分な有効性を発揮するには 4～6 週間かかり，その臨床効果が完全に明らかになるのには 8 週間もかかることがある，と考えられてきたが，最近の研

[*16] 訳注：本邦では使用できない．

表 28-1 よく使用される第 2 世代抗精神病薬の統合失調症における通常投与量[a]の比較[*]

一般名〈商品名〉	通常投与開始量	維持治療での投与量	用量調整法	推奨最大投与量
アリピプラゾール〈Abilify〉	錠剤：10〜15 mg, 1日1回	1日10〜30 mg	増量は2週間未満では行わない	1日30 mg
アセナピン〈Saphris〉	舌下錠：5 mg, 1日2回	10 mg, 1日2回	用量調整不要	1日20 mg
クロザピン〈Clozaril〉	錠剤：12.5 mg, 1日1〜2回	1日150〜300 mgの分割投与、または200 mgの夜1回	2日目に25〜50 mgに増量、ずつ、目標投与量の300〜450 mgまで増量可能。それ以降は、1週に1〜2度、1日100 mgを超えない範囲で増量する	1日900 mg
イロペリドン（iloperidone）〈Fanapt〉	錠剤：1 mg, 1日2回	1日12〜24 mg, 分割投与	1 mgの1日2回で開始し、2, 4, 6, 8, 12 mgの1日2回へと7日間で変更する	1日24 mg
ルラシドン（lurasidone）〈Latuda〉	錠剤：40 mg, 1日1回	1日40〜80 mg	用量調整不要	1日120 mg
オランザピン〈Zyprexa〉	錠剤または口腔内崩壊錠：5〜10 mg, 1日1回	1日10〜20 mg	増量は必要に応じて、1日1回投与で5 mgずつ、1週間以上空けて行うことが推奨される	1日20 mg
パリペリドン〈Invega〉	延長放出錠：3〜9 mg, 1日1回	1日3〜6 mg	血中濃度は投与後の約24時間後に最大となる	1日12 mg
クエチアピン〈Seroquel〉	錠剤：25 mg, 1日2回	寛解維持に必要な最小投与量	2日目、3日目は耐容性があれば、1日2〜3回投与で1回投与量を25〜50 mgずつ増量し、4日目までに目標投与量の1日500 mg（分2〜3）にする。さらに調整を要する場合、1日2回投与で25〜50 mgずつ、2日以上空けて変更する	1日800 mg

薬剤	開始用量	通常用量	コメント	最大用量
リスペリドン〈Risperdal〉	錠剤または内用液：1 mg, 1日1回	2~6 mg, 1日1回	2日目に2 mgの1日1回に、3日目には4 mgの1日1回に増量する。より緩徐な調整が適する患者をいう。さらなる増量が必要な場合、1日1~2 mgずつ、1週間以上空けて行うことが推奨される	1日1~6 mg
リスペリドン（長時間作用型筋注製剤）〈Consta〉	注射液：25 mg, 2週ごと	25~50 mg, 2週ごと	はじめにリスペリドンの経口投与を3週間行う	2週間で50 mg
ジプラシドン (ziprasidone)〈Geodon〉	カプセル：20 mg, 1日2回、食物と一緒に	20~80 mg, 1日2回	用量調整は個々の患者の臨床像に基づいて行い、2日以上間隔を空ける	80 mg, 1日2回
ジプラシドン (筋注)〈Geodon〉	注射液：急性の焦燥に10~20 mg、必要に応じて1日40 mgまで増量	使用不可	急性の焦燥に、10 mgを2時間ごと、または20 mgを4時間ごとに投与できる。最大投与量は1日40 mg	急性の焦燥に、1日40 mg、連続3日を超えないこと

[a] 一部の患者には用量調整が必要であろう。
*訳注：本邦の製剤については付表を参照。
（それぞれの薬剤に関する情報は U.S. Prescribing Information から得られた。）

訳注：付表
本邦で使用できる第 2 世代抗精神病薬

一般名	商品名	製剤	含有量
アリピプラゾール	エビリファイ	錠	3, 6, 12 mg
		口腔内崩壊錠	3, 6, 12, 24 mg
		散	1%
		内用液	0.1%
		筋注	300, 400 mg
クロザピン	クロザリル	錠	25, 100 mg
オランザピン	ジプレキサ	錠	2.5, 5, 10 mg
		口腔内崩壊錠	5, 10 mg
		細粒	1%
		筋注	10 mg
パリペリドン	インヴェガ	錠	3, 6, 9 mg
	ゼプリオン	筋注	25, 50, 75, 100, 150 mg
クエチアピン	セロクエル	錠	25, 50, 100, 200 mg
		細粒	50%
リスペリドン	リスパダール	錠	1, 2, 3 mg
		口腔内崩壊錠	0.5, 1, 2, 3 mg
		細粒	1%
		内用液	1 mg/mL
	リスパダールコンスタ	筋注	25, 37.5, 50 mg

究によってこのような見解に対する疑念が生じている．最近のメタ解析の結果では，明らかな有益性はすでに 2～3 週の時点でみられ，早期の反応や治療失敗は，それに続く時期での反応あるいは治療失敗の予測因子であることが示唆されている．とはいえ，使用開始後の数週間は，SDA の作用を増強するために，高力価の DRA やベンゾジアゼピン系薬剤を用いるのは，実践として許容できるものである．急性期の焦燥に対して，ロラゼパム 1～2 mg を経口または筋注[*17]で投与してもよい．効果が確認されれば，耐容できる範囲で投与量を減らすことができる．特に治療抵抗性の患者では，SDA の治療で臨床上の改善がみられるまでに，6 か月かかる場合もある．

　すべての SDA は，使用に当たって，低用量から開始し，治療用量まで漸増しなければならない．その理由は，有害作用が起こりうるからである．36 時間以上 SDA の服用を中止した場合には，初期の用量調整計画に戻って薬剤を再開しなければならない．オランザピンあるいはクロザピンの服用を中止すると決めた後は，発汗，紅潮，下痢，多動などのコリン反跳現象を避けるため，時期にかかわらず可能なときに，投与量を漸減すべきであ

[*17] 訳注：本邦には注射剤はない．

る．

　臨床医がある患者について，SDAを試すのが適切と認められる症例であると判断したら，SDAによる治療の危険性と有益性を患者とその家族に説明しなければならない．クロザピンの場合，インフォームドコンセントの手続きを診療録に記載しておく．患者の病歴聴取には，血液疾患，てんかん，心血管疾患，肝疾患，腎疾患，薬物乱用に関する情報を含める必要がある．肝疾患や腎疾患が存在する場合には，低用量からの開始が必要である．起立性低血圧を評価するため，身体診察では，臥位と立位の血圧測定も行うべきである．検査としては，心電図，白血球数を含む数回の血算（これにより白血球数の平均を算出できる），肝機能および腎機能の検査を行うべきである．血糖値，脂質特性，体重の定期的なモニタリングが推奨されている．

　DRAからSDAへの切り替えは，急速に行える場合もあるが，より賢明なのは，DRAを漸減中止しながらSDAを漸増することであろう．クロザピンとオランザピンはいずれも抗コリン作用をもつので，両者間での切り替えであれば，コリン反跳現象が起きるリスクはほとんどない．リスペリドンからオランザピンへの切り替えでは，3週間以上かけてリスペリドンを漸減しながら，同時にオランザピンを1日10 mgから開始する．リスペリドン，クエチアピン，ジプラシドンは抗コリン作用をもたないので，DRA，オランザピンあるいはクロザピンからこれらの薬剤に急速に切り替えると，コリン反跳現象を起こすかもしれない．この現象には，流涎，悪心，嘔吐，下痢といった症状が含まれる．コリン反跳現象のリスクを軽減するには，リスペリドン，クエチアピン，ジプラシドンは，切り替えの初期には抗コリン薬で増強し，その後，抗コリン薬を漸減するのがよい．SDAの開始や中止はいつも，緩徐に行うべきである．

　新しい薬剤の投与を開始するときは，前の薬剤と同時に投与する期間を設けるのが賢明である．興味深いことに，患者によっては，切り替えのため2つの薬剤を服用している期間に臨床症状が顕著に改善したのに，その後，新しい薬剤単剤になると元の状態に近づいてしまう，ということがある．しかし，2種類のSDA，あるいはSDAとDRAを併用する治療戦略の有効性と安全性については，ほとんどわかっていない．

　DRAのデポ剤を定期的に注射されている患者に対し，SDAへの切り替えを行うことになった場合，SDAの初回投与は次回の注射予定日に行う．

　クロザピン服用中に無顆粒球症を発症した患者は，安全にオランザピンに切り替えることができるが，無顆粒球症の最中にオランザピン投与を開始すると，通常なら3～4日で済む回復期間が11～12日まで長引く場合もある．そのため，無顆粒球症が回復するのを待ってからオランザピンを開始するのが賢明である．オランザピンによる無顆粒球症の出現や再発は，クロザピンの服用中に無顆粒球症になった患者においてでさえ，報告されていない．

　妊娠中の女性によるSDAの使用については研究されていないが，リスペリドンがプロラクチン値をときに正常上限の3～4倍にまで上昇させうることについては考慮すべきである．薬剤は母乳中にも分泌されるので，授乳中の女性は服用すべきではない．いくつかのSDAの投与量を**表28-1**に示す．

29 精神刺激薬とアトモキセチン
Stimulant Drugs and Atomoxetine

　精神刺激薬（stimulant drug）は動機づけ，気分，活力，覚醒度を亢進させる．神経伝達物質であるアドレナリンの生理学的作用に類似しているため，交感神経作動薬（sympathomimetic）とも呼ばれる．いくつかの化合物が，このグループに含まれる．

　近年，精神刺激薬は，注意欠如・多動症（attention deficit hyperactivity disorder：ADHD）の小児および成人における，集中困難や多動といった症状の治療に，最も一般的に用いられる．逆説的ではあるが，多くのADHD患者は，本剤によって鎮静効果を得る．また，交感神経作動薬はナルコレプシーにおいて覚醒度を高める．

　アンフェタミン（amphetamine）は最初の合成精神刺激薬である．19世紀後半に製造され，1880年代半ばにバイエルンの兵士によって，戦闘中の警戒態勢，覚醒，活力，自信を維持するために用いられた．それ以来，ほとんどの戦争において，同様の方法で用いられてきた．アンフェタミンは，1930年代に，鼻づまりの除去に〈Benzedrine〉吸入器として市販されるまでは，臨床的には広く用いられていなかった．精神刺激作用が注目されると，ナルコレプシーに関連する眠気の治療に用いられた．これらの薬剤の急速な効果発現，即時の行動への作用，耐性発現傾向は，脆弱性のある患者に，乱用と依存のリスクをもたらすために，規制薬物に分類された．それらの製造，流通，使用は，州および国の機関によって規制されている．2005年，ペモリン〈ベタナミン〉は，緊急の治療を要する肝毒性の著しいリスクのために，市場から回収された．

　交感神経作動薬は，同等の効果を有する薬剤がないために，ADHDとナルコレプシーの患者に広く用いられてきた．これらは，二次的なうつ病や重度の無関心につながるある種の認知障害〔たとえば，後天性免疫不全症候群（acquired immunodeficiency syndrome：AIDS），多発性硬化症，脳卒中後うつ病，認知症，閉鎖性頭部外傷〕の治療においても，特定の治療抵抗性うつ病に対する抗うつ薬治療の増強療法と同等に，有効であるとみなされてきた．

　アトモキセチン〈ストラテラ〉は精神刺激薬ではないが，ADHDに対する適応を有するので，本章で扱う．

薬理学的作用

　これらの薬剤はすべて，胃腸管からよく吸収される．アンフェタミンとデキストロアンフェタミン（dextroamphetamine）は，2～3時間で最高血中濃度に達し，半減期は約6時

間である．したがって，1日1〜2回の服用が必要になる．メチルフェニデートには，即時放出型（immediate-release）〈リタリン〉，持続放出型（sustained-release），延長放出型（extended-release）〈コンサータ〉がある．即時放出型のメチルフェニデートは，1〜2時間で最高血中濃度に達し，2〜3時間の短い半減期をもつため，1日数回の投与が必要である．持続放出型のメチルフェニデートは，4〜5時間で最高血中濃度に達し，有効半減期は即時放出型の2倍である．延長放出型は6〜8時間で最高血中濃度に達し，1日1回投与で12時間の作用があるようにつくられている．デクスメチルフェニデート（dexmethylphenidate）は，約3時間で最高血中濃度に達し，1日2回で処方される．

　L-リジン-D-アンフェタミン（L-lysine-D-amphetamine）としても知られるリスデクスアンフェタミン・ジメシラート（lisdexamfetamine dimesylate）は，アンフェタミンのプロドラッグである．この製剤では，デキストロアンフェタミンが，アミノ酸のL-リジンと結合している．リスデクスアンフェタミンは，赤血球中の酵素によって，分子中のリジンが外れて活性化する．これによって，デキストロアンフェタミンが血中へ徐々に放出される．この製剤は，持続作用が延長されることに加えて，乱用の可能性を低下させる唯一のプロドラッグである．リスデクスアンフェタミンは，6〜12歳までの小児と成人のADHDの治療に，他の治療法（すなわち，心理療法，疾病教育，社会療法）を含む治療プログラム全体に欠くべからざるものとして適応を有する．3〜5歳の患者における安全性と有効性は，確立されていない．約75％のデキストロアンフェタミンと25％のレボアンフェタミン（levoamphetamine）の合剤である〈Adderall〉とは対照的に，リスデクスアンフェタミンは，単一のデキストロ光学異性体のアンフェタミン分子である．これによって，ほとんどの場合で耐容性が高まるが，一部の患者にとっては，混合された異性体の調合が有益となることもある．

　メチルフェニデート，デキストロアンフェタミン，アンフェタミンは，間接的に交感神経に作用するが，これは，シナプス前神経細胞からのカテコラミン放出の一次効果によるものである．臨床効果は，ドパミン，ノルアドレナリンの双方の放出促進に関係している．デキストロアンフェタミンとメチルフェニデートはまた，弱いカテコラミン再取り込み阻害作用とモノアミン酸化酵素（monoamine oxidase：MAO）阻害作用をもつ．

　モダフィニル〈モディオダール〉に特有の作用機序は解明されていない．ナルコレプシーやカタプレキシーは，視床下部の神経ペプチドであるヒポクレチンの欠乏が原因である．ヒポクレチン産生神経細胞は，モダフィニルの投与後に活性化される．モダフィニルは，ドパミン系を介して作用するわけではないようである．モダフィニルによって引き起こされる覚醒は，α_1アドレナリン受容体拮抗薬であるプラゾシンによって弱められる．すなわち，モダフィニルは明らかにα_1アドレナリン作動性を有しており，モダフィニルのもつ覚醒作用はその作用による可能性がある．モダフィニルは，ノルアドレナリン再取り込み阻害作用を有するといういくつかのエビデンスがある．アルモダフィニル（armodafinil）は，モダフィニルのR-光学異性体であり，両者は類似した臨床効果と有害作用を有している．

治療適応

注意欠如・多動症（ADHD）

　交感神経作動薬は，小児のADHD治療の第1選択薬であり，小児の約75％に効果的である．メチルフェニデート[*1]とデキストロアンフェタミンには同等の効果があり，15～30分以内に作用する．ペモリンは，十分な効果に達するのに3～4週間必要であり，毒性のためほとんど使用されない．交感神経作動薬は，過活動を減少させ，注意を増強させ，衝動性を抑制する．また，ADHDに随伴する反抗行動を抑える可能性もある．多くの患者は，学校でも放課後でも薬を服用している．反応する患者では，交感神経作動薬の使用は，学業成功の決定要因となるかもしれない．

　交感神経作動薬により，過活動，衝動性，不注意などのADHDの中核症状が改善し，教師や家族，他の大人，同輩などと，よりよい社会的関係を築けるようになる．交感神経作動薬は，幼少期から成人期までに存在するさまざまなADHDの症状のほとんどに効果がある．本剤を用いたADHDの長期治療の成功は，生涯にわたる薬理学的管理を必要とするような，遺伝的な影響を受けて起こる神経化学の不均衡によるとされる一種のADHDのモデルを支えるものである．

　メチルフェニデートは，初期投与薬として最もよく用いられている．投与量は1回5～10 mgを3～4時間ごとであり，最大で20 mgを1日4回か，1日1 mg/kgまで増量できる．即時放出型に比べ効果が低いとする者もいるが，20 mgの持続放出型を用いると，作用は6時間持続し，学校で服用する必要がなくなるとする専門家が多い．デキストロアンフェタミンは，1 mgあたりメチルフェニデートの2倍の効果があり，6～8時間有効である．ある1剤の交感神経作動薬に反応しない患者の約70％では，他の薬剤が有効である．異なったクラスの薬剤に切り替える前に，残りのすべての交感神経作動薬を試してみるべきである．交感神経作動薬はチックを悪化させるので，ADHDとチック症を伴う患者には避けるべきであるという従来の考え方は，最近では疑問視されている．低用量の交感神経作動薬は，チックの頻度を上昇させたり重症化させたりすることはないようである．ADHDに選択しうる交感神経作動薬の代替薬には，ブプロピオン（bupropion）や，ベンラファキシン（venlafaxine），グアンファシン（guanfacine）[*2]，クロニジン，三環系抗うつ薬などがある．モダフィニルがADHDの症状を改善させるか否かを決定するには，さらなる研究が必要とされる．

　交感神経作動薬の短期使用は多幸感を導くが，多幸感と交感神経活性に対しては耐性が生じやすい．

[*1] 訳注：本邦では，2007年11月，〈リタリン〉は，治療抵抗性うつ病の適応が外された．ナルコレプシーの適応はあるが，2008年早々から，流通制限が実行され，ナルコレプシーに精通した登録医が〈リタリン〉を処方し，管理薬剤師のいる薬局で調剤するという制度になっている．〈コンサータ〉には，ADHDの保険適応があるが，こちらも登録医制となっている．

[*2] 訳注：本邦では，2005年に販売が中止された．

ナルコレプシーと過眠

 ナルコレプシーは，突然の睡眠発作(**ナルコレプシー**)，突然の姿勢筋緊張低下〔脱力発作(**カタプレキシー**)〕，入眠時(hypnagogic)または出眠時(hypnopompic)の随意運動失調(**睡眠麻痺**)，入眠時または出眠時の**幻覚**からなる．交感神経作動薬はナルコレプシーの睡眠発作を減少させ，他の過眠状態時の覚醒をも改善させる．モダフィニルは，ナルコレプシーの治療，夜勤に順応できない者や，閉塞性睡眠時無呼吸のために良眠できない者に対し，抗睡眠薬として適応がある．

 他の交感神経作動薬は，パイロットや兵士など，睡眠不足になりがちだが，眠ってはならない状況下にある人の，覚醒や運動機能の正確性を維持するためにも用いられている．ナルコレプシー患者では，ADHD患者と異なり，交感神経作動薬の治療効果に対して，耐性が生じるかもしれない．

 モダフィニルは，アンフェタミン様薬剤と直接比較して，過度の賦活化のリスクは低く，覚醒維持には同等の効果がある．

うつ病

 交感神経作動薬は通常，標準的抗うつ薬治療の増強療法として，治療抵抗性のうつ病に用いられる．単剤療法として交感神経作動薬を使用することがある適応としては，標準的抗うつ薬の有害作用のリスクが高い高齢者のうつ病，身体疾患(特にAIDS)のある患者におけるうつ病，アヘン類の長期的使用による鈍麻状態，迅速な反応が重要だが，電気けいれん療法は禁忌である臨床状況，などがある．無為・無気力を伴ううつ状態の患者にも有益であるかもしれない．

 デキストロアンフェタミンは，うつ病による仮性認知症と認知症とを鑑別するのに役立つ．うつ状態の患者は，概して5 mg投与で意識清明度が上昇し，認知が改善する．交感神経作動薬は，ほとんどのうつ病患者では，抗うつ作用に対する耐性が急速に生じるので，短期間(2〜4週間)のみ有効であると考えられている．しかし，交感神経作動薬による長期治療が，一部の患者に有益であったとする報告もある．

脳損傷による脳障害

 交感神経作動薬は，脳卒中，外傷，腫瘍，慢性感染症により神経学的欠損のある患者の意識清明度や認知，動機づけ，運動機能を改善する．交感神経作動薬による治療によって，患者は，より早期に，また精力的にリハビリテーションプログラムへ参加するようになる．脳卒中後の傾眠と無関心は，交感神経作動薬の長期投与に反応しうる．

肥満

 交感神経作動薬には食欲抑制作用があるため，肥満の治療に用いられる．食欲抑制作用に対しては，耐性が生じたり，乱用の可能性が高いため，肥満への使用は制限されている．交感神経作動薬のなかでは，フェンテルミン(phentermine)が食欲抑制に最も広く用いられている．フェンテルミンは，フェンフルラミン(fenfluramine)とフェンテルミンの合剤(適応外使用)である"fen-phen"のphenのほうであり，この合剤は，フェンフルラミンと

デクスフェンフルラミン（dexfenfluramine）が，心臓弁膜症や原発性肺高血圧症，大脳セロトニン作動神経線維の非可逆的損失などのため市場から撤退するまで，体重減少を促進させるのに広く用いられていた．フェンフルラミンの毒性は，神経末端からの大量のセロトニンの放出を促進することによる．この作用機序はフェンテルミンにはない．フェンテルミンの単剤療法では，フェンフルラミンやデクスフェンフルラミンによって生じるのと同じ有害作用は報告されていない．

注意深いカロリー摂取制限や適切な運動は，どんな体重減少プログラムにおいても成功の核となる．交感神経作動薬は，せいぜい1週間で0.45 kg（1ポンド）の体重を減少させる程度で，最初の2～3週間だけ，食欲抑制物質として効果的である．その後は，食欲抑制作用は減弱する傾向にある．

疲労感

多発性硬化症患者の70～90％に疲労感を認める．モダフィニルやアルモダフィニル，アンフェタミン，メチルフェニデート，ドパミン受容体作動薬であるアマンタジンは，この疲労感に対し有効な場合がある．慢性疲労症候群のようなその他の疲労感は，多くの場合，交感神経作動薬に反応する．

注意点と有害作用

アンフェタミン様薬剤の最も頻度が高い有害作用は，胃痛，不安，易刺激性，不眠，頻脈，不整脈，不快気分である．交感神経作動薬は通常，食欲抑制作用を有するが，この作用に関しては耐性が生じる．小児のADHD患者における有害作用の治療は，通常，簡単である（表29-1）．本剤はまた，心拍数の増加と血圧の上昇を引き起こし，動悸を起こす可能性もある．頻度が低い有害作用として，チック，それと似た症状のトゥレット症，ジスキネジアなどの運動障害が誘発される可能性があるが，これらの症状は7～10日かけて自然治癒することが多い．交感神経作動薬を服用している者で，これら運動障害の1つが生じたら，投与量と障害の重症度の関連をしっかりと確認してから投与量を調節しなければならない．重症例では，リスペリドン，クロニジン，グアンファシンによる増強が必要である．メチルフェニデートは，患者の1/3でチックを増悪させる．これらの患者は，メチルフェニデート誘発性のチックが投与分の代謝に応じて急速に改善されるグループ（多い）と，チックが数か月持続するが最終的には自然治癒するグループ（少ない）のいずれかに分類される．

縦断研究によると，交感神経作動薬が成長抑制を引き起こすことはないようである．交感神経作動薬は，緑内障，高血圧，心血管疾患，甲状腺機能亢進症，不安症，精神病性障害，けいれん性障害を悪化させうる．

交感神経作動薬の高用量投与は，口渇，瞳孔散大，歯ぎしり，蟻走感，過剰な熱狂，落ち着きのなさ，感情不安定，ときにけいれん発作などを引き起こしうる．高用量で長期使用すると，妄想型統合失調症と似た幻覚性障害が生じうる．けいれん発作はベンゾジアゼピン系薬剤で，心臓への作用はβアドレナリン受容体拮抗薬で，発熱は冷却ブランケット

表 29-1
注意欠如・多動症で頻度が高い精神刺激薬誘発性の有害作用の管理

有害作用	管理
食欲不振，悪心，体重減少	・食物と一緒に投与する ・カロリー補充剤を用い，食事の強制をやめる
不眠，悪夢	・投与時間を早める ・短時間作用型に切り替える ・午後や夜間の投与をやめる ・他の薬剤の補助的な使用を考慮する(例:抗ヒスタミン薬，クロニジン，抗うつ薬)
眩暈感	・血圧をモニタリングする ・水分摂取を勧める ・長時間作用型に切り替える
反跳現象	・精神刺激薬の投薬を重複させる ・長時間作用型，または長時間作用型と短時間作用型との併用に切り替える. ・他の薬剤の補助的な使用や代替薬を考慮する(例:クロニジン，抗うつ薬)
易刺激性	・症状の経過を調べる(症状のピークや離脱期について) ・併存する症状の評価をする ・投与量を減らす ・他の薬剤の補助的な使用や代替薬を考慮する(例:リチウム，抗うつ薬，抗けいれん薬)
不快気分，不機嫌，激越	・併存する疾患の診断を考慮する(例:気分障害) ・投与量を減らす，または長時間作用型に切り替える ・他の薬剤の補助的な使用や代替薬を考慮する(例:リチウム，抗けいれん薬，抗うつ薬)

(Wilens TE, Blederman J. The stimulants. In: Shaffer D, ed. *The Psychiatric Clinics of North America: Pediatric Psychopharmacology.* Philadelphia: Saunders, 1992 から許可を得て転載)

で，せん妄はドパミン受容体拮抗薬で治療できる．交感神経作動薬の過量服薬により，高血圧，頻脈，高体温，中毒性精神病，せん妄，異常高熱，けいれん発作，昏睡，胸痛，不整脈，心ブロック，低血圧，ショック，悪心が引き起こされることがある．アンフェタミンの中毒性作用は 30 mg で認められうるが，特異的な毒性は 2 mg の低用量でも起こりうる．一方，生存例は 500 mg まで報告されている．

交感神経作動薬使用の最も重要な制限因子となる有害作用は，精神的・身体的依存と関連する作用である．ADHD の治療に用いられる投与量では，精神依存が実質的に起こることはない．より問題となるのは，乱用や売買のために，交感神経作動薬を横取りするかもしれない青年や成人の同居人の存在である．

交感神経作動薬の使用は，妊娠中，特に第 1 トリメスター(妊娠の最初の 3 か月間)は避

29 精神刺激薬とアトモキセチン

けるべきである．デキストロアンフェタミンとメチルフェニデートは母乳中に分泌されるが，モダフィニルとアルモダフィニルが分泌されるかどうかはわかっていない．

薬物相互作用

交感神経作動薬と，三環系抗うつ薬や四環系抗うつ薬，ワルファリン，プリミドン，フェノバルビタール，フェニトイン，フェニルブタゾン（phenylbutazone）の併用は，これらの代謝を減少させ，結果として，血中濃度を上昇させる．交感神経作動薬は，多くの降圧薬，特にグアネチジン（guanethidine）の治療効果を減弱させる．交感神経作動薬をMAO阻害薬と併用するときは，十分に注意すべきである．

検査結果への影響

デキストロアンフェタミンは，副腎皮質ステロイドの血中濃度を高めたり，分析方法によっては，尿中副腎皮質ステロイドの検査値に誤った結果を生じることがある．

投与量と投与法

アンフェタミンの使用は，政府の有識者によって過度に規制されてきたと考える精神科医が多い．アンフェタミンは，米国麻薬取締局（Drug Enforcement Agency）でスケジュールⅡ薬剤に指定されている．アンフェタミンを受け取る患者の登録簿を保管している州もある．このような制度のため，患者も医師も守秘義務違反にあたるのではないかと心配し，また医師は役所が処方内容を誤解するかもしれないと気をもむことになる．そのため，たとえ患者に有益であったとしても，交感神経作動薬の処方を差し控える医師もいるであろう．

交感神経作動薬の投与量と剤形については，**表 29-2** に示した．多くの患者が，他の精神刺激薬で治療した後に，リスデクスアンフェタミン〈Vyvanse〉に切り換えるために，本剤の投与量は特殊なケースである．リスデクスアンフェタミンの換算表を**29-3**に示した．リスデクスアンフェタミンは，20, 30, 40, 50, 60, 70 mgのカプセルが利用可能である[*3]．投与量は患者の治療必要性と反応性に応じて個別に取り扱うべきである．最小投与量から開始すべきであり，最初に治療開始した患者も他剤から変更した患者も，推奨投与量は1日1回朝30 mgである．投与量は約1週間の間隔で10〜20 mgずつ増量または減量してよい．午後の服用は，不眠のリスクのため，避けるべきである．薬剤は食事と一緒でも別でも服用してよい．

デキストロアンフェタミン，メチルフェニデート，アンフェタミン，ベンズフェタミン（benzphetamine），メタンフェタミン（methamphetamine）はスケジュールⅡ薬剤で，州によっては，3通の処方箋が必要となる．フェンジメトラジン（phendimetrazine）とフェ

[*3] 訳注：本邦では使用できない．

表 29-2　精神科領域でよく用いられる交感神経作動薬*

一般名	商品名	剤形	投与開始時の1日投与量	ADHDに対する1日通常投与量[a]	日中の過剰な眠気[b]に対する1日通常投与量	1日最大投与量
アンフェタミン・デキストロアンフェタミン（amphetamine-dextroamphetamine）	Adderall	錠剤：5, 10, 20, 30 mg	5〜10 mg	20〜30 mg	5〜60 mg	小児：40 mg 成人：60 mg
アルモダフィニル（armodafinil）	Nuvigil	錠剤：50, 150, 250 mg	50〜150 mg	150〜250 mg	250 mg	
アトモキセチン	Strattera	錠剤：10, 18, 25, 40, 60 mg	20 mg	40〜80 mg	使用しない	小児：80 mg 成人：100 mg
フォカリン（dexmethylphenidate）	Focalin	カプセル：2.5, 5, 10 mg	5 mg	5〜20 mg	使用しない	20 mg
デキストロアンフェタミン（dextroamphetamine）	Dexedrine, Dextrostat	ERカプセル：5, 10, 15 mg 錠剤：5, 10 mg	5〜10 mg	20〜30 mg	5〜60 mg	小児：40 mg 成人：60 mg
リスデクスアンフェタミン（lisdexamfetamine）	Vyvanse	カプセル：20, 30, 40, 50, 60, 70 mg	20〜30 mg			70 mg
メタンフェタミン（methamphetamine）	Desoxyn	錠剤：5 mg ER錠：5, 10, 15 mg	5〜10 mg	20〜25 mg	一般に使用しない	45 mg
メチルフェニデート	Ritalin, Methidate, Methylin, Attenade	錠剤：5, 10, 20 mg SR錠：10, 20 mg	5〜10 mg	5〜60 mg	20〜30 mg	小児：80 mg 成人：90 mg
	Concerta	ER錠：18, 36 mg	18 mg	18〜54 mg	まだ確定せず	54 mg
	Quillivant XR	経口懸濁液：5 mg/mL	20 mg			60 mg
モダフィニル	Provigil	錠剤：100, 200 mg	100 mg	使用しない	400 mg	400 mg

ER：延長放出型、SR：持続放出型
[a] 6歳以上の小児
[b] 閉塞性睡眠時無呼吸、ナルコレプシー、交代勤務睡眠障害
*訳注：本邦では、アトモキセチン（ストラテラ）には、5, 10, 25, 40 mgカプセルと0.4%内用液がある。ペモリン（ベタナミン）には10, 25, 50 mg錠、モダフィニル（モディオダール）には、100 mg錠がある。メチルフェニデート（リタリン）には、10 mg錠と1%散があるが、ナルコレプシー以外は保険適応でない。〈コンサータ〉には、18, 27 mg錠がある。

表 29-3
リスデクスアンフェタミン(lisdexamfetamine)〈Vyvanse〉の投与量等価換算

リスデクスアンフェタミン〈Vyvanse〉とアンフェタミン・デキストロアンフェタミン〈Adderall XR〉

Vyvanse	Adderall XR	
20 mg	5 mg	
30 mg	10 mg	
40 mg	15 mg	
50 mg	20 mg	
60 mg	25 mg	
70 mg	30 mg	

リスデクスアンフェタミン〈Vyvanse〉,アンフェタミン・デキストロアンフェタミン〈Adderall IR〉,デキストロアンフェタミン〈Dexedrine〉

Vyvanse	Adderall IR	Dexedrine
30 mg	10 mg	7.5 mg
50 mg	20 mg	15 mg
70 mg	30 mg	22.5 mg

IR:即時放出型,XR:延長放出型.

ンメトラジン(phenmetrazine)はスケジュールⅢ薬剤で,モダフィニル,アルモダフィニル,フェンテルミン,ジエチルプロピオン(diethylpropion),マジンドール〈サノレックス〉はスケジュールⅣ薬剤である.

　治療前評価として,心機能,特に高血圧や頻脈に注意すべきである.チックやジスキネジアなどの運動障害が存在するかどうかも調べたほうがよい.これらは,交感神経作動薬の投与により症状が悪化しうる.チックがある場合,交感神経作動薬を用いずに,クロニジンや抗うつ薬で代用する臨床医が多い.しかし,最近のデータによると,交感神経作動薬は,運動性チックを若干増悪させるだけで,実のところ,音声チックは抑える可能性があることがわかっている.肝機能と腎機能は評価すべきで,代謝が障害されている患者では交感神経作動薬を減量すべきである.

　ADHD 患者は,即時放出型のメチルフェニデートを朝8時,昼12時,夕方4時に服用することができる.デキストロアンフェタミン,アンフェタミン・デキストロアンフェタミン合剤,持続放出型のメチルフェニデート,18 mg の延長放出型のメチルフェニデートは,朝8時に1回服用する.メチルフェニデートの投与開始量は,通常の2.5 mg から,持続放出型の 20 mg までである.これで不十分であれば,投与量は最大で小児で80 mg,成人で 90 mg まで増量できる[*4].デキストロアンフェタミンの投与量は,1日2.5〜40 mg

---
[*4] 訳注:本邦では,ナルコレプシーに対しては 60 mg まで,ADHD に対しては,18歳未満の患者で54 mg まで,18歳以上の患者で 72 mg までである.

で，1日0.5mg/kgまで増量できる．

　〈Quillivant XR〉は，経口投与を意図したメチルフェニデート塩酸塩の1日1回の延長放出型の液剤として供給されている[*5]．〈Quillivant XR〉は1日1回経口投与され，推奨投与量は6歳以上の患者で毎朝20mg，食事と一緒でも別でも服用してよい．投与量は1週間に10〜20mgずつ増量してもよいが，60mgを超える1日投与量は研究されておらず，推奨されていない．正確な投与量を保証するために，投与前に，少なくとも10秒間，〈Quillivant XR〉のボトルを力強くふる．投与の45分〜12時間後は，薬剤の臨床効果が明らかである．

　モダフィニルの投与開始量は，医学的に問題のない場合は朝200mgで，肝機能障害がある場合は朝100mgとする．2回目として午後に100mgか200mgを服用する患者もいる．1日600〜1,200mgで安全に使用されてきたが，1日の推奨最大投与量は400mgである[*6]．有害作用は，1日400mgを超えると目立ってくる．アンフェタミン様薬剤と比較して，モダフィニルは覚醒を促進するが，注意力や易刺激性を減少させる．日中の過剰な眠気がある場合は，朝のモダフィニル投与による活動性を，午後のメチルフェニデート投与で延長させる．アルモダフィニルは，実質的にはモダフィニルと同一であるが，1日投与量が50〜250mgの範囲である点で異なっている[*7]．

アトモキセチン

　アトモキセチンは，小児，青年，成人のADHDの治療薬として米国食品医薬品局（Food and Drug Administration：FDA）に承認された最初の非精神刺激薬である．アトモキセチンは，上述した精神刺激薬の適応を共有するために本章で扱う．

薬理学的作用

　アトモキセチンは，シナプス前のノルアドレナリントランスポーターの選択的な阻害によって，治療効果を生むと考えられている．経口投与後，よく吸収される．食物による影響も最小限である．高脂肪食は吸収率を低下させうるが，吸収量を減らすことはない．最高血中濃度には約1〜2時間後に達する．至適治療域では，血中のアトモキセチンの98％が，蛋白質（主にアルブミン）に結合している．アトモキセチンの血中半減期は約5時間で，主に肝チトクロムP450（cytochrome P450：CYP）2D6経路で代謝される．この酵素の代謝能低下者（poor metabolizer）では，曲線下面積（area under the curve：AUC）と最高血中濃度のいずれもが，通常または代謝能拡張者（extensive metabolizer）の約5倍に達する．CYP2D6酵素を阻害する薬剤を患者が服用しているかどうかを考慮することは重要である．たとえば，アトモキセチンの抗うつ薬様の薬理学的作用を期待して，選択的セロトニン再取り込み阻害薬（selective serotonin reuptake inhibitor：SSRI）や他の抗うつ薬に付加することがありうる．フルオキセチン（fluoxetine），パロキセチン，ブプロピオ

[*5] 訳注：本邦では使用できない．
[*6] 訳注：本邦では，100mg錠があり，1日最大投与量は300mgである．
[*7] 訳注：本邦では使用できない．

ンなどの薬剤は，CYP2D6 の阻害薬であるので，アトモキセチンの血中濃度を上昇させる可能性がある．

治療適応

アトモキセチンは ADHD の治療に用いられる．アトモキセチンは，精神刺激薬が作用しすぎていたり，他の耐えがたい有害作用を経験している患者には，使用を考慮すべきである．乱用の可能性はないので，ADHD と物質乱用のいずれをも有している患者や，ADHD の症状を訴えているが精神刺激薬を探し求めている疑いのある患者，回復途上にある患者の治療に選択するのは妥当である．

アトモキセチンは，統合失調症患者の治療に用いると，認知機能を改善するかもしれない．また，標準的治療に反応しない患者の抗うつ薬の代替薬や付加薬としても用いられる．

注意点と有害作用

頻度が高い有害作用には，腹部不快感，食欲不振とその結果としての体重減少，性機能障害，眩暈感(dizziness)，めまい(vertigo)，易刺激性，気分変動などがある．血圧や心拍数の軽度上昇もみられることがある．アトモキセチンを服用している患者の少数に，重度の肝機能障害がみられる場合もある．黄疸(皮膚や眼球結膜の黄染，瘙痒感)や検査で肝機能障害を認める患者では，中止すべきである．MAO 阻害薬の服用と同時に，または MAO 阻害薬の服用後 2 週間以内に，アトモキセチンを服用すべきではない．また，狭隅角緑内障の患者も，服用すべきではない．

推奨される 1 日最大投与量の 2 倍以上の過量服薬による影響はわかっていない．アトモキセチンの過量服薬の治療についての特別な情報は得られていない．

投与量と臨床ガイドライン

アトモキセチンには，10，18，25，40，60 mg 錠がある[*8]．体重 70 kg 以下の小児と青年では，1 日約 0.5 mg/kg から開始し，最短で 3 日後に 1 日約 1.2 mg/kg を目標に増量し，朝 1 回，または朝と午後の遅い時間または夕方の早い時間に等分して投与すべきである．より小さな小児と青年では，1 日 1.4 mg/kg または 100 mg を超えてはならず，いずれにせよ，それより少量とすべきである．体重 70 kg を超える小児と青年および成人では，1 日 40 mg から開始し，最短で 3 日後に 1 日約 80 mg を目標に増量すべきである．朝 1 回，または朝と夕方に等分して投与できる．至適の反応に到達しない患者では，さらに 2〜4 週間後に，最大 100 mg まで増量できる．体重 70 kg を超える小児と青年および成人においても，1 日の推奨最大投与量は 100 mg である．

[*8] 訳注：本邦では，5，10，25，40 mg のカプセルと 0.4％内用液がある．

30 甲状腺ホルモン
Thyroid Hormones

　甲状腺ホルモン（レボチロキシン〈チラーヂン S〉とリオチロニン〈チロナミン〉）は，精神科領域において，単剤で，または増強薬として，うつ病や急速交代（ラピッド・サイクラー）型双極Ⅰ型障害患者の治療に使用される．これらの薬剤は，抗うつ薬治療抵抗例を反応例に変えることもある．また，リチウム療法で甲状腺機能低下が進んでいる患者への補充を目的としても使用される．治療抵抗例に対する治療処置としての甲状腺ホルモンの使用成功例は，1970 年代初頭に最初に報告された．その後の研究では相反する結果もあるが，ほとんどの報告で，トリヨードサイロニン（T_3）の服用患者は，プラセボ服用患者の約 2 倍，抗うつ薬に反応することが示されている．これらの研究では，T_3 は，三環系抗うつ薬と選択的セロトニン再取り込み阻害薬（selective serotonin reuptake inhibitor：SSRI）の増強療法として効果的であることが認められている．それにもかかわらず，多くの内分泌学者は，骨粗鬆症や不整脈のリスクを引き合いに出して，抗うつ薬の増強薬としての甲状腺ホルモンの使用に異議を唱えている．

薬理学的作用

　甲状腺ホルモンは経口投与されるが，胃腸管からの吸収は一定でない．空腹時に投与すると，吸収は促進される．脳では，サイロキシン（T_4）は血液脳関門を通過し，神経細胞に拡散する．そして，そこで生理学的活性をもつ T_3 に変換される．T_4 の半減期は 6～7 日，T_3 は 1～2 日である．
　甲状腺ホルモンが抗うつ薬の効果に及ぼす影響の作用機序はわかっていない．甲状腺ホルモンは，遺伝子の広範囲にわたる転写を調節している細胞内受容体に結合する．その遺伝子には，いくつかの神経伝達物質受容体が含まれる．

治療適応

　精神科領域における，甲状腺ホルモンの主な適応は，抗うつ薬の増強薬としてである．甲状腺機能の検査測定値と，抗うつ薬と併用した甲状腺ホルモン補充療法の反応性との間には，明らかな関連性は見いだされていない．6 週間，適量の抗うつ薬を投与しても反応しない患者には，リチウムや甲状腺ホルモンによる増強療法が選択されうる．甲状腺ホルモンを試す前に，リチウムによる増強療法を用いる臨床医が多い．いくつかの対照比較試験では，リオチロニンの使用により，抗うつ薬治療抵抗例の 50％が反応例に変わったと報

告されている.

リオチロニンの投与量は，抗うつ薬の増強療法として，1日25〜50μgである．リオチロニンは，三環系抗うつ薬の増強薬として第1に用いられてきたが，すべての抗うつ薬の作用を増強することを示唆するエビデンスもある．

甲状腺ホルモンは，小児患者や高齢患者に特別な問題を引き起こさないとされてきたが，心疾患をもっているかもしれない高齢患者には，注意して用いるべきである．

注意点と有害作用

増強のために通常使用される投与量，すなわち，1日25〜50μgでは，有害作用は頻繁には発生しない．最も頻度が高い甲状腺ホルモンに関連する有害作用は，一過性頭痛，体重減少，動悸，神経過敏，下痢，腹痛，発汗，頻脈，血圧上昇，振戦，不眠である．骨粗鬆症もまた，長期治療で起こりうるが，リオチロニンによる増強療法に関する研究ではみられなかった．甲状腺ホルモンの過量服薬は心不全と死に至る可能性がある．

甲状腺ホルモンは，心疾患，狭心症，高血圧の患者には，投与すべきではない．また，甲状腺中毒症，未治療の副腎機能不全，急性心筋梗塞の患者には禁忌である．妊婦には，甲状腺機能指標の検査値をモニタリングすることにより，甲状腺ホルモンを安全に投与することができる．甲状腺ホルモンは，母乳中には最小限しか分泌されないので，乳児に問題を引き起こすことはない．

薬物相互作用

甲状腺ホルモンは，凝固因子の異化亢進によりワルファリンや他の抗凝固薬の作用を増強する．また，糖尿病患者のインスリン必要量と心疾患患者のジギタリス必要量を増加させうる．心機能代償不全のリスクがあるため，交感神経作動薬やケタミン，マプロチリンと同時に投与すべきではない．SSRIや，三環系ならびに四環系抗うつ薬，リチウム，カルバマゼピンの投与は，甲状腺機能が正常の患者や甲状腺ホルモン補充を受けている患者の血中T_4値を穏やかに低下させ，血中甲状腺刺激ホルモン値を上昇させる．このような相互作用があるため，血中濃度を頻回にモニタリングすべきであり，投与量の増加や甲状腺ホルモン補充療法の開始が必要となることもある．

検査結果への影響

レボチロキシンが，甲状腺機能指標以外の検査に影響を及ぼしたとする報告はない．しかし，リオチロニンは，内因性のT_4放出を抑制するので，T_4値に依存する甲状腺機能検査のいかなる結果も下げることになる．

甲状腺機能検査

甲状腺機能検査には，競合的蛋白結合による T_4 の測定($T_4[D]$)や，特定の抗原抗体反応を含む放射免疫測定(radioimmunoassay：RIA)による測定($T_4[RIA]$)などがある．T_4 の90％以上は血清蛋白に結合し，甲状腺刺激ホルモン(thyroid-stimulating hormone：TSH)分泌や細胞内代謝に関与している．他に甲状腺機能の指標となるものは，遊離 T_4 指数(FT_4I)，T_3 摂取率，RIA による血中総 T_3 値($T_3[RIA]$)などである．これらの検査は，抑うつ症状と関連しうる甲状腺機能低下症を鑑別するために用いられる．うつ病やそれに関連した倦怠感を訴える患者の約10％が，甲状腺機能低下をきたす疾患の初期であったという報告がある．リチウムは，甲状腺機能低下症の原因となり，ごくまれではあるが甲状腺機能亢進症の原因ともなりうる．新生児の甲状腺機能低下症は知的障害の原因となるが，出生時に診断されていれば予防できる．

甲状腺刺激ホルモン放出ホルモン刺激試験

甲状腺刺激ホルモン放出ホルモン(thyrotropin-releasing hormone：TRH)刺激試験は，甲状腺機能検査の結果でごくわずかな異常が認められ，診断閾値以下であるが甲状腺機能低下症が疑われる患者に適応となる．この異常は，臨床的にはうつ病の原因と考えられる．また，リチウム誘発性甲状腺機能低下症の可能性のある患者にも用いられる．手順は，プロチレリン(TRH)〈TRH 注〉の 0.5 mg[*1]を静注し，血中 TSH 値を急激に上昇させ，15，30，60，90分後の血中 TSH 値を測定する．7 mIU/mL 以下の上昇は反応の抑制と考えられ，うつ病の診断と関連することがある．うつ病患者の8％が，何らかの甲状腺疾患を有している．

投与量と臨床ガイドライン

リオチロニンには，5，25，50 μg 錠がある[*2]．レボチロキシンには，12.5，25，50，75，88，100，112，125，150，175，200，300 μg 錠がある[*3]．リオチロニンは，1日 25 μg または 50 μg を抗うつ薬で治療中の患者に加える．リオチロニンは，利用可能なすべての抗うつ薬の増強薬として用いられてきた．リオチロニン補充療法は，2～3週間続けるのが適切である．リオチロニン補充療法が成功したら，2か月間続け，その後3～7日ごとに1日 12.5 μg ずつ減量すべきである．

[*1] 訳注：原文では"500 mg"とあるが，明らかな誤りなので訂正した．
[*2] 訳注：本邦では，5，25 μg 錠がある．
[*3] 訳注：本邦では，12.5，25，50，75，100 μg 錠と，0.01％の散剤がある．

31 三環系ならびに四環系抗うつ薬
Tricyclics and Tetracyclics

　イミプラミン〈トフラニール〉が抗うつ作用を有するという1957年の報告は，新しいクラスの抗うつ薬，すなわち三環系抗うつ薬（tricyclic antidepressant：TCA）の開発につながった．同様に，イミプラミンがノルアドレナリンの再取り込みを阻害したという発見は，うつ病におけるカテコラミンの役割に関する研究につながった．イミプラミンの導入後，他のさまざまな抗うつ薬が開発されたが，それらは基本的には三環系構造を有し，比較的似たような効果を示した．その後，他の複素環系の化合物もまた上市されたが，それらは構造式がいくらか類似しており，比較的同等の二次特性を有していた．かつては，アミトリプチリン〈トリプタノール〉とイミプラミンが，米国における2大抗うつ薬であった．しかし，抗コリン作用と抗ヒスタミン作用による有害作用のためにそれらの使用は減少し，ノルトリプチリン〈ノリトレン〉とデシプラミン（desipramine）がより普及するようになった．ノルトリプチリンは，起立性低血圧が少なく，デシプラミンは抗コリン作用が少ない．抗うつ薬として導入されたが，現在では，パニック症，全般不安症，心的外傷後ストレス障害（posttraumatic stress disorder：PTSD），強迫症，疼痛症候群などにも治療適応がある．神経伝達物質に，より選択的な作用をもつ，またはユニークな作用機序をもつ，新規の抗うつ薬が導入されたことで，三環系および四環系抗うつ薬の処方量は急激に減少してきている．特に過量服薬時において，新規の薬剤は安全性も改善されたことから，より古い薬剤の使用はさらに減少した．それにもかかわらず，三環系および四環系抗うつ薬は，抗うつ作用の面から，比類なき位置を占めている．**表31-1**に，三環系および四環系抗うつ薬とそれらの利用可能な剤形を示す．

薬理学的作用

　多くのTCAは，経口投与後，完全に吸収され，初回通過効果により，ほとんどが代謝される．2～8時間で最高血中濃度となり，半減期は10～70時間と幅がある．ノルトリプチリン，マプロチリン〈ルジオミール〉，そして特にプロトリプチリン（protriptyline）は長い半減期を有する．これらの薬剤では，1日1回投与が可能であり，また，定常状態に達するまでに5～7日を要する．イミプラミンパモ酸塩（imipramine pamoate）はデポ型の筋注製剤であるが，その適応は限られている[*1]．

[*1] 訳注：本邦では使用できない．

TCAは，肝臓において，肝チトクロム P450(cytochrome P450：CYP)酵素群によって代謝を受ける．臨床的に問題となる薬物相互作用は，TCAとキニジン，シメチジン，フルオキセチン(fluoxetine)，セルトラリン，パロキセチン，フェノチアジン系薬剤，カルバマゼピン，クラスⅠc群抗不整脈薬のプロパフェノンやフレカイニドとの間に起こりうる．これは，CYP2D6 に対する競合によるものと考えられる．TCAとこれらの薬剤との併用により，TCA の代謝が遅延し，血中濃度が上昇する．さらに，CYP2D6 の遺伝的な多型により，TCAの血中濃度は最大で 40 倍の個体差を示しうる．TCA の投与量は，肝臓の TCA 代謝率に応じて，補正していく必要があるであろう．

TCAは，ノルアドレナリンとセロトニンのトランスポーター部位を阻害し，これらの神経伝達物質のシナプスでの濃度を上昇させる．これらのそれぞれのトランスポーターに対する親和性は薬剤によって異なり，すべての TCA のなかで，クロミプラミン〈アナフラニール〉は最もセロトニン選択的であり，デシプラミンは最もノルアドレナリン選択的である．TCA のもう 1 つの作用は，ムスカリン性アセチルコリン受容体，ヒスタミン H_1 受容体，$α_1$・$α_2$ アドレナリン受容体に対する拮抗作用である．これらの他の受容体への作用の強さによって，それぞれの薬剤の有害作用の特徴が決定づけられる．アモキサピン〈アモキサン〉，ノルトリプチリン，デシプラミン，マプロチリンは，最も抗コリン作用が弱く，ドキセピン(doxepin)は最も抗ヒスタミン作用が強い．TCAは，選択的セロトニン再取り込み阻害薬(selective serotonin reuptake inhibitor：SSRI)と比較して，便秘，鎮静，口渇，頭部のふらふら感を起こしやすいが，性機能障害，有意な長期に及ぶ体重増加，睡眠障害を起こしにくい．ほとんどの TCA の半減期と血中クリアランスは，ほぼ等しい．

治療適応

以下の適応は SSRI の適応でもあり，臨床上も TCA からの切り替えが広範囲に行われてきた．SSRI による有害作用に耐えられない患者にとっては，TCA は妥当な代替薬である．

うつ病

抑うつエピソードの治療と予防は，TCA の第 1 の適応である．TCA は，双極Ⅰ型障害患者のうつ病の治療に効果的である一方で，より新しい抗うつ薬〔特に SSRI やブプロピオン(bupropion)〕と比較して，躁転，軽躁転，交代(cycling)を引き起こしやすい．それゆえ，双極Ⅰ型障害や双極Ⅱ型障害の抑うつエピソードを治療するために，TCA をルーチンに用いることは推奨されない．

メランコリー症状，抑うつエピソードの既往，うつ病の家族歴があれば，その治療効果は増大する．すべての利用可能な TCA は，うつ病の治療効果の点でほぼ同等である．しかし，患者によっては，ある三環系ならびに四環系抗うつ薬が効果的で，別の抗うつ薬は効果的でないということもあるかもしれない．精神病症状を伴う抑うつエピソードの治療には，抗精神病薬と抗うつ薬の併用が必要となることが多い．

クロミプラミンは，抗うつ薬として世界中で用いられているが，米国では強迫症の治療

31 三環系ならびに四環系抗うつ薬

表 31-1
三環系ならびに四環系抗うつ薬の製剤*

一般名〈商品名〉	錠剤	カプセル	注射剤	液剤
イミプラミン〈Tofranil〉	10, 25, 50 mg	75, 100, 125, 150 mg	12.5 mg/mL	—
デシプラミン (desipramine)〈Norpramin, Pertofrane〉	10, 25, 50, 75, 100, 150 mg	—	—	—
トリミプラミン〈Surmontil〉	—	25, 50, 100 mg	—	—
アミトリプチリン〈Elavil〉	10, 25, 50, 75, 100, 150 mg	—	10 mg/mL	—
ノルトリプチリン〈Aventyl, Pamelor〉	—	10, 25, 50, 75 mg	—	10 mg/5 mL
プロトリプチリン (protriptyline)〈Vivactil〉	5, 10 mg	—	—	—
アモキサピン〈Asendin〉	25, 50, 100, 150 mg	—	—	—
ドキセピン (doxepin)〈Sinequan〉	—	10, 25, 50, 75, 100, 150 mg	—	10 mg/mL
マプロチリン〈Ludiomil〉	25, 50, 75 mg	—	—	—
クロミプラミン〈Anafranil〉	—	25, 50, 75 mg	—	—

*訳注：本邦の製剤については付表を参照.

薬としてのみ承認されている．

広場恐怖を伴うパニック症

イミプラミンは，広場恐怖を伴うパニック症に対して，その効果が最もよく研究されているTCAであるが，その他のTCAも，通常投与量で効果的である．TCAは投与初期には不安を引き起こすため，投与開始量は少量とし，ゆっくりと増量すべきである．少量のベンゾジアゼピン系薬剤が，初期の有害作用に対処するために用いられることがある．

全般不安症

不安症の治療に対するドキセピンの使用は，米国食品医薬品局(Food and Drug Administration：FDA)で承認されている．イミプラミンもまた効果的であるという報告がある．もうあまり用いられていないが，不安症とうつ病が混合したタイプの障害に対して，クロルジアゼポキシドとアミトリプチリンの合剤〈Limbitrol〉が利用可能である[*2]．

訳注：付表
本邦で使用できる三環系ならびに四環系抗うつ薬

一般名	商品名	剤形	含有量
三環系抗うつ薬			
ノルトリプチリン[*1]	ノリトレン	錠	10, 25 mg
イミプラミン[*1]	イミドール	錠	10, 25 mg
	トフラニール	錠	10, 25 mg
トリミプラミン[*1]	スルモンチール	錠	10, 25 mg
		散	10%
アミトリプチリン[*1]	トリプタノール	錠	10, 25 mg
クロミプラミン[*1]	アナフラニール	錠	10, 25 mg
		注	25 mg/2 mL
ロフェプラミン[*1]	アンプリット	錠	10, 25 mg
ドスレピン[*1]	プロチアデン	錠	25 mg
アモキサピン[*2]	アモキサン	カプセル	10, 25, 50 mg
		細粒	10%
四環系抗うつ薬			
マプロチリン[*1]	ルジオミール	錠	10, 25 mg
ミアンセリン[*3]	テトラミド	錠	10, 30 mg
セチプチリン[*3]	テシプール	錠	1 mg

[*1] モノアミン再取り込み阻害薬．
[*2] モノアミン再取り込み阻害薬（本邦では，三環系抗うつ薬として分類されている）．
[*3] シナプス前 α_2 アドレナリン受容体拮抗薬．

強迫症

　強迫症は，SSRI と同様に，クロミプラミンにも特異的に反応するようである．改善がみられ始めるまでに，通常 2〜4 週かかるが，さらなる症状の軽減には，4〜5 か月かかることもある．いかなる TCA も，強迫症に対してはクロミプラミンほどの効果はない．クロミプラミンはまた，強迫症状が顕著なうつ病患者に対しても選択される薬剤である．

疼痛

　TCA は，慢性の神経障害性疼痛の治療や，片頭痛の予防に広く用いられている．アミトリプチリンは，TCA のなかで最もしばしばこの目的のために用いられる．一般に，疼痛治療の際の投与量は，うつ病のそれと比較して，より低用量である．たとえば，75 mg のアミトリプチリンが効果的でありうる．また，これらの効果は，より急速に現れる．

[*2] 訳注：本邦では使用できない．

31 三環系ならびに四環系抗うつ薬

その他の症候群

小児の遺尿症は，しばしばイミプラミンで治療される．胃潰瘍は，しばしば抗ヒスタミン作用をもつドキセピンで治療される．TCA のその他の適応には，ナルコレプシー，悪夢障害，PTSD がある．また，小児期や青年期において，注意欠如・多動症，睡眠時遊行症(夢遊病)，分離不安症，睡眠驚愕障害などにも用いられることもある．クロミプラミンは，早漏，運動障害，自閉症の小児における強迫行動の治療にも用いられるが，TCA は，一部の小児や青年に対して，突然死を引き起こすことがあるので，小児には使用すべきではない．

注意点と有害作用

TCA は，広範囲にわたる，問題となるような有害作用に関連しており，過量服薬の際には，死に至りうる．

精神的作用

TCA は，感受性の高い患者においては，躁転や軽躁転を引き起こす可能性がある．また，精神病状態を悪化させることもある．300 ng/mL を超える高い血中濃度では，TCA の抗コリン作用が，錯乱やせん妄の原因となりうる．認知症患者は，特にこれらに対して脆弱である．

抗コリン作用

抗コリン作用は，しばしば薬剤の許容用量を，比較的低い量に制限してしまう原因となる．一部の患者では，継続的に治療していると，抗コリン作用に耐性を生じることもある．抗コリン作用には，口渇，便秘，視調節障害，せん妄，尿貯留などがある．シュガーレスガムやあめ，フッ化物配合トローチが口渇を軽減しうる．ベタネコールを1回25〜50 mg，1日3〜4回用いることで，排尿の停滞を改善することができ，また，性交前 30 分に服用すれば，勃起障害の治療にもなる．狭隅角緑内障は，抗コリン薬によって悪化することがあり，緑内障発作には，縮瞳薬による緊急治療を必要とする．TCA は，狭隅角緑内障を合併する患者では避け，SSRI に変更すべきである．特に TCA とドパミン受容体拮抗薬または抗コリン薬とを併用した場合には，重篤な抗コリン作用による錯乱やせん妄を伴う中枢神経系抗コリン性症候群が誘発されることがある．抗コリン性のせん妄を診断したり治療したりするためには，フィゾスチグミン(physostigmine)の筋注または静注を行う．

心臓への作用

至適治療量の TCA 投与中には，心電図上の所見として，頻脈，T 波の平坦化，QT 間隔延長，ST 低下がみられることがある．イミプラミンは，至適治療域でキニジン様作用をもつことが知られており，実際に，心室性期外収縮を減じうる．TCA は収縮時間を延長するため，伝導障害の既往のある患者への使用は禁忌である．心疾患の既往のある患者に TCA を投与するのは，SSRI や他のより新しい抗うつ薬が無効であるとわかった場合の

みにすべきであり，低用量から開始し，心機能を注意深く観察しながら徐々に増量する．すべてのTCAは，特に若年者において，数か月にわたり持続する頻脈を起こす可能性があり，これは服用を中止すべき有害作用のうち最も頻度が高いものである．過量服薬の際にみられるような高い血中濃度では，不整脈の原因ともなる．

その他の自律神経系作用

起立性低血圧は，最も頻度の高い心血管系の自律神経系有害作用であり，TCAを中止する最大の理由の1つである．この有害作用により転倒して負傷することもある．ノルトリプチリンは，この問題が最も起こりにくいとされる．起立性低血圧は，カフェインを避けることや，1日2L以上の水分を摂取すること，塩分の摂取量を増やす（ただし，高血圧を治療中の患者を除く）ことによって治療する．降圧薬を服用中の患者では，投与量を減らすことによって，起立性低血圧のリスクを減らすことができる．その他の自律神経系症状として，多汗，動悸，血圧上昇などが現れることがある．0.02〜0.05 mg，1日2回のフルドロコルチゾンに反応する患者もいるが，フルドロコルチゾンなどのミネラルコルチコイドの毒性を考慮すれば，SSRIに切り替えるほうが望ましい．TCAを服用している患者では，外科手術中に高血圧が出現することがあるので，待機手術前の数日間は服用を中止すべきである．

鎮静

鎮静は，TCAでよくみられる作用であり，不眠が問題とされているならば，むしろ好ましい作用といえよう．TCAの鎮静作用は，抗コリン作用と抗ヒスタミン作用によるものである．アミトリプチリン，トリミプラミン〈スルモンチール〉，ドキセピンは最も強力な鎮静作用をもつ薬剤であり，イミプラミン，アモキサピン，ノルトリプチリン，マプロチリンもこの作用が比較的強い．デシプラミンとプロトリプチリンは，鎮静作用が最も弱い薬剤である．

神経学的作用

小刻みで速い振戦が起こりうる．舌と上肢のミオクローヌス様単収縮と振戦がよくみられる．まれな有害作用には，言語障害，知覚異常（paresthesia），腓骨神経麻痺，運動失調などがある．

アモキサピンは，その代謝産物の1つがドパミン拮抗作用をもつため，パーキンソニズムやアカシジア，そしてジスキネジアすら起こすこともあるという点が特徴的である．また，まれではあるが，悪性症候群を引き起こすこともある．マプロチリンは，あまりにも急激に増量したり，あまりにも長時間にわたって高用量で維持したりする場合には，けいれんを誘発することがある．クロミプラミンとアモキサピンは，このクラスの他のTCAよりもけいれん誘発閾値を下げやすい．しかし，すべてのTCAは，てんかんや器質性脳疾患の既往のある患者などのけいれんのリスクのある患者を除けば，けいれんを起こしにくい．実際にはそのような患者にもTCAを投与できるが，投与開始量は低く抑えるべきで，その後もゆっくりと増量していく必要がある．

アレルギーと血液学的作用

マプロチリンで治療されている全患者の4～5％に発疹がみられる．黄疸はまれである．TCAのまれな合併症として，無顆粒球症，白血球増加症，白血球減少症，好酸球増加症がある．しかし，TCAによる治療の開始後数か月間に，喉頭炎と発熱を起こすようなら，すぐに血算を行うべきである．

肝臓への作用

TCAは，しばしば軽度で，自然治癒性の血中トランスアミナーゼ値の上昇を引き起こしうるので，検査を行うべきである．また，患者の0.1～1％に，劇症急性肝炎を起こしうる．これは生命を脅かす可能性があるので，この場合は抗うつ薬は中止すべきである．

その他の有害作用

中等度の体重増加もよくみられる．ドパミン受容体に拮抗するアモキサピンは，高プロラクチン血症，インポテンス，乳汁漏出，無オルガズム症，射精障害などの原因ともなる．他のTCAもまた，女性化乳房や無月経を起こす．抗利尿ホルモン不適切分泌症候群（syndrome of inappropriate secretion of antidiuretic hormone：SIADH）も報告されている．その他，悪心，嘔吐，肝炎などがある．

■**催奇性と妊娠関連のリスク**　三環系および四環系抗うつ薬と催奇性の間に，明確な関連は確立されていないが，形態発生に関する報告は散見される．TCAは胎盤を通過するため，新生児に薬物離脱が起こる可能性がある．離脱症候群には，多呼吸，チアノーゼ，易刺激性，吸引反射の低下が含まれる．可能であれば，出産前の1週間は，三環系および四環系抗うつ薬を中止すべきである．最近，ノルアドレナリンとセロトニンのトランスポーターが胎盤で同定された．それらは，胎児におけるこれらのアミンの除去に重要な役割を果たしているようである．妊娠中のこれらのトランスポーターにおける再取り込み阻害薬の作用に対する知見は限定されているが，TCAに曝露された80例の小児の知能や言語発達を，他の非催奇性物質に曝露された84例と比較した研究によれば，TCAの有害作用は認められなかった．TCAは，血漿と同程度の濃度で母乳中にも分泌される．しかしながら，実際に与えられる量は少ないので，乳児における血中薬物濃度は，通常は検出不能または非常に低い．反復性のうつ病患者においては，再発のリスクは重大な関心事であり，これは妊娠中または産後に増大しうるので，治療の継続または中止による危険性と有益性について患者と相談し，慎重に検討する必要がある．

注意点

TCAは，新生児に，多呼吸，チアノーゼ，易刺激性，吸引反射の低下などの離脱症候群を起こしうる．母乳中へ移行するが，乳児の血中濃度は，通常は測定限界以下である．肝疾患や腎疾患のある患者には，慎重に投与すべきである．心臓に対する重篤な有害作用のリスクがあるので，電気けいれん療法と同時にTCA投与を行うべきではない．

薬物相互作用

モノアミン酸化酵素(MAO)阻害薬
　モノアミン酸化酵素(monoamine oxidase：MAO)阻害薬を投与して14日以内は，TCAを投与すべきではない．

降圧薬
　TCAは，降圧薬の治療効果を軽減する．プロプラノロールなどのβアドレナリン受容体拮抗薬やクロニジンの降圧作用も，TCAによって阻害されうる．TCAとメチルドパの併用は，激越を引き起こすことがある．

抗不整脈薬
　TCAのもつ抗不整脈特性は，キニジンのそれを増強しうる．その作用は，キニジンによるTCAの代謝阻害によって，さらに増強される．

ドパミン受容体拮抗薬
　TCAとドパミン受容体拮抗薬の併用により，それぞれの血中濃度が上昇する．デシプラミンの血中濃度は，ペルフェナジンとの併用により，2倍に上昇しうる．ドパミン受容体拮抗薬はまた，TCAの抗コリン作用や鎮静作用を増強しうる．セロトニン・ドパミン拮抗薬との併用もまた，それらの作用を増強する．

中枢神経抑制薬
　アヘン類，アルコール，抗不安薬，睡眠薬，それに市販の感冒薬などは，TCAとの併用時に，TCAの中枢神経抑制作用を増強する．TCAによって鎮静されている場合には，運転や危険な機械の使用は控えるように忠告すべきである．

交感神経作動薬
　TCAと交感神経作動薬との併用は，重篤な心血管系有害作用の原因となる．

経口避妊薬
　経口避妊薬は，肝酵素を誘導することによって，TCAの血中濃度を低下させることがある．

その他の薬物相互作用
　ニコチンは，TCAの血中濃度を低下させうる．また，アスコルビン酸，塩化アンモニウム，バルビツレート，喫煙，カルバマゼピン，抱水クロラール，リチウム，プリミドンによっても血中濃度が低下しうる．一方，アセタゾラミド，炭酸水素ナトリウム，アセチルサリチル酸，シメチジン，サイアザイド系利尿薬，フルオキセチン，パロキセチン，フルボキサミンによって血中濃度は上昇しうる．特に，フルオキセチン，フルボキサミン，

表 31-2
三環系ならびに四環系抗うつ薬に対する臨床情報

一般名	商品名*	成人の通常投与量 (mg/日)	至適治療域 (ng/mL)
イミプラミン	Tofranil	150～300	150～300[a]
デシプラミン(desipramine)	Norpramin, Pertofrane	150～300	150～300[a]
トリミプラミン	Surmontil	150～300	?
アミトリプチリン	Elavil, Endep	150～300	100～250[b]
ノルトリプチリン	Pamelor, Aventyl	50～150	50～150[a](最大)
プロトリプチリン(protriptyline)	Vivactil	15～60	75～250
アモキサピン	Asendin	150～400	?
ドキセピン(doxepin)	Adapin, Sinequan	150～300	100～250[a]
マプロチリン	Ludiomil	150～230	150～300[a]
クロミプラミン	Anafranil	130～250	?

? : 至適治療域は不明.
[a] 厳密な範囲は検査室間でばらつきがある.
[b] 親化合物や脱メチル化代謝産物を含む.
*訳注：本邦の商品名については付表を参照.

パロキセチンと併用すると，TCAの血中濃度は3～4倍にまで上昇しうる．

検査結果への影響

TCAは，低濃度で存在し，他の検査結果にはほとんど影響を及ぼさない．一部の定型抗精神病薬では，TCAとの構造上の類似性と定型抗精神病薬も低濃度であることから，血中濃度の測定に干渉する可能性がある．

投与量と臨床ガイドライン

TCAを服用する予定のある患者に対しては，身体診察と，血算，分画をも含めた白血球数，肝機能検査を含めた血清電解質などの臨床検査をルーチンに行わなければならない．心電図はすべての患者，特に40歳以上の女性と30歳以上の男性に行うべきである．QTc間隔が450ミリ秒以上の者には禁忌である．投与開始量は少量とし，徐々に増量する．TCAに代わりうる効果的な薬剤が利用可能なので，TCAに関連した有害な相互作用を起こしうる病状がある者には，新しい薬剤を用いるべきである．

高齢者や小児では，若年成人よりもTCAの有害作用に対する感受性が高い．小児では，TCAの使用中は，定期的な心電図のモニタリングが必要である．

利用可能なTCAを，表31-1に示した．また，TCAの通常投与量と至適治療域は，薬

剤によって異なる(**表31-2**)．プロトリプチリン以外のすべての TCA は，1日 25 mg から開始し，耐容性を考慮して増量していく．初期に分割投与することで，重篤な有害作用をまねく可能性は低下する．しかし，アミトリプチリンのような鎮静作用をもつ薬剤は，睡眠を誘発するために，就寝前に1日量のほとんどを投与すべきであろう．最終的に，就寝前に1日量をまとめて投与してもかまわない．臨床上，最も起こしやすい過ちは，患者に耐容性があり，なおかつ至適治療量の上限以下でしか投与していないにもかかわらず，臨床上の改善がみられないという理由で，増量をやめてしまうことである．増量するときは，脈拍数や起立性の血圧低下の程度を定期的に測定すべきである．

ノルトリプチリンは，投与量を1日 25 mg から開始すべきである．ほとんどの患者は，血中濃度が 100 ng/mL に達するのに，1日 75 mg しか必要としない．しかし，必要があれば，1日 150 mg まで増量できる．アモキサピンは1日 150 mg から開始し，1日 400 mg まで増量する．プロトリプチリンは1日 15 mg から開始し，1日 60 mg まで増量する．マプロチリンは，投与量を急激に増量したり，高用量で維持継続する場合，けいれんの発生率が上昇する．マプロチリンは1日 25 mg から開始し，4週間以上かけて1日 225 mg まで増量できる．6週間だけ，その投与量を維持した後は，1日 175〜200 mg まで減量すべきである．

慢性疼痛患者は，TCAを開始した際に，特に有害作用への感受性が高い可能性がある．それゆえ，治療は低用量から開始し，少しずつ増量していく．しかし，1日 10〜75 mg のアミトリプチリンやノルトリプチリンなどを低用量で長期間用いる治療によって，症状の軽減を経験する慢性疼痛患者もいる．

小児には，TCA 以外に手段がないときを除いて投与すべきではない．小児の場合，イミプラミンを体重1 kg あたり1日 1.5 mg から開始し，体重1 kg あたり1日 5 mg 以内にする．遺尿症に対しては通常，就寝前に 50〜100 mg を投与する．クロミプラミンは1日 50 mg から開始し，体重1 kg あたり1日 3 mg，または1日 200 mg を超えないようにする．

治療を中止する際には，まず最大投与量の 3/4 に減量し，さらに1か月間投与を継続しなければならない．その際，症状の再発が全くなければ，投与量を4〜7日ごとに 25 mg（プロトリプチリンでは 5 mg）ずつ漸減できる．悪心，胃部不快感，発汗，頭痛，頸部痛，嘔吐などのコリン性の反跳症候群は，投与量を漸減することで予防できる．そのような症候群が出現した際には，少量を再投与するか，よりゆっくりと減量するとよい．また，TCA を突然中止した後に，反跳性の躁病や軽躁病が出現したという報告も多々みられる．

血中濃度と治療薬剤モニタリング

血中濃度の臨床的測定は，薬剤を一定量投与し始めてから5〜7日後の，最終投与時から8〜12時間後に行うべきである．吸収や代謝には個人差があるため，TCA を同量投与しても，血中濃度に 30〜50 倍の開きがみられる．ノルトリプチリンは，血中濃度が 50 ng/mL 以下か，150 ng/mL を超えると，その作用が減弱するという独特な至適治療域をもつ．

血中濃度の測定は，服薬遵守の確認，薬剤が効果不足の場合の理由の評価，将来治療す

る際の有効治療域の予測に有用である．しかし，いかなるときも，医師が治療するのは患者であって，決して血中濃度ではない．至適治療域以下の血中濃度で十分な臨床反応が得られる患者もいれば，至適治療域以上の血中濃度になって初めて（有害作用を経験せずに）反応する患者もいる．しかし後者の場合は，たとえば，心電図などで，注意深く患者の状態をモニタリングすべきである．

過量服薬

TCAの過量服薬は，重篤かつしばしば致死的な状態を生む．これらの薬剤の処方は繰り返し行うべきでなく，自殺のリスクのある患者には一度に1週間分以上を渡すべきではない．アモキサピンは，他のTCAと比較して，過量服薬した際に，死に至りやすい．新しい抗うつ薬は，過量服薬に対し比較的安全である．

過量服薬の症状として，激越，せん妄，けいれん，深部腱反射亢進，腸管や膀胱の麻痺，血圧や体温の調節障害，瞳孔散大などがみられる．患者は，その後，昏睡状態に陥り，呼吸抑制に至る．治療抵抗性の不整脈も起こりうる．TCAは半減期が長いために，過量服薬後3～4日間は，不整脈のリスクがあり，そのため，集中治療室での厳重な管理が必要である．

32 バルプロ酸
Valproate

　バルプロ酸〈デパケン〉は，双極Ⅰ型障害の躁病エピソードの治療薬として承認されているが，精神科領域において最も広く用いられる気分安定薬の１つである．作用発現が早く，耐容性も良好である．さらに，長期間を通じて，躁病エピソードの再発の頻度や重症度を軽減させることが，多数の研究によって示唆されている．

化　学

　バルプロ酸(valproate)は，単鎖枝カルボン酸である．胃で，急速に酸の形に変わるために，バルプロ酸(valproic acid)と呼ばれる．バルプロ酸は，さまざまな剤形が上市されており，単剤だけでなく，錠剤およびふりかけ形状(開けて食物に薄くふりかけることができる)で利用可能な腸溶の遅延放出型(delayed-release)のバルプロ酸とバルプロ酸ナトリウムの１：１合剤であるジバルプレックス(divalproex)ナトリウムや，バルプロ酸ナトリウム注射剤などもある．延長放出型(extended-release)の製剤も使用できる．これらの薬剤は，生理学的なpHによって，バルプロ酸(valproic acid)がバルプロ酸イオン(valproate ion)に解離するというだけで，治療学的には等価である．

薬理学的作用

　いずれの製剤であっても，バルプロ酸は，経口投与後１〜２時間で，急速かつ完全に吸収され，経口投与後４〜５時間で，最高血中濃度に達する．バルプロ酸の血中半減期は10〜16時間である．蛋白結合能が高いが，高用量では蛋白結合が飽和する．蛋白結合していないバルプロ酸の血中濃度が50〜100 μg/mL以上で治療効果を現すようになる．遊離型バルプロ酸は，血液脳関門を通過することが可能で，薬理活性をもつと考えられる．延長放出型の製剤は，より低い最高血中濃度とより高い最低血中濃度を示し，１日１回投与が可能である．バルプロ酸は主に，肝臓におけるグルクロン酸抱合とミトコンドリアでのβ酸化によって代謝される．

　バルプロ酸の至適治療効果に関する生化学的な根拠は，ほとんどわかっていない．仮説としては，γアミノ酪酸(γ-aminobutyric acid：GABA)神経伝達系機能の増強，電位依存性ナトリウムチャンネルの調整，視床下部外の神経ペプチドに対する作用などがある．

32 バルプロ酸

治療適応

現在，バルプロ酸は，複雑部分発作に対する単剤療法または付加療法，単純および複雑欠神発作に対する単剤療法および付加療法，欠神発作を含む複雑発作に対する付加療法で承認されている．ジバルプレックスは，片頭痛予防の追加効能を有する．

双極Ⅰ型障害

- **■急性躁病**　急性躁病患者の約2/3は，バルプロ酸に反応する．躁病患者の多くは通常，バルプロ酸の血中濃度が $50\,\mu g/mL$ を超えて（$50 \sim 150\,\mu g/mL$）から1〜4日後には反応する．漸増法を用いると，投与開始後1週間以内にこの血中濃度に達するが，より新しい急速経口投与法を用いると，1日で至適治療域に達し，5日以内に躁状態を制御できる．バルプロ酸による短期抗躁作用は，リチウム，カルバマゼピン，セロトニン・ドパミン拮抗薬，ドパミン受容体拮抗薬などの作用と相加的である．過敏性の躁病に対しては，リチウムまたはプラセボよりもバルプロ酸のほうが，有意に良好に反応することが，多数の研究によって示唆されている．認知機能，皮膚，甲状腺，腎機能に対する有害作用が起こりにくいので，小児や高齢者における急性躁病の治療に関しては，リチウムよりもバルプロ酸のほうが好ましい．
- **■急性双極性うつ病**　バルプロ酸は，双極Ⅰ型障害の抑うつエピソードの短期間の治療に対しては，いくぶんの作用は示すが，躁病エピソードに対するほどではない．バルプロ酸は，抑うつ症状のなかでは，不快気分よりも興奮の治療に対して，より有効である．臨床現場では，バルプロ酸は，躁病や急速交代（ラピッド・サイクラー）型への進行を予防するために，抗うつ薬への付加薬として最もよく用いられる．
- **■予防**　研究報告によれば，バルプロ酸は，双極Ⅰ型障害の予防に効果的であり，躁病エピソードを，より少なく，より軽く，より短くする．直接比較では，バルプロ酸は，少なくともリチウムと同等の効果をもち，耐容性はリチウムよりも高い．バルプロ酸は，ラピッド・サイクラー型またはウルトラ・ラピッド・サイクラー型の双極性障害，不快気分または混合性躁病，一般身体疾患による躁病，物質乱用やパニック発作を合併した患者，リチウムによる治療で完全寛解しない患者に，特に効果的である．

統合失調症と統合失調感情障害

バルプロ酸は，統合失調症と統合失調感情障害の患者への抗精神病薬治療に対する反応率を改善しうる．統合失調感情障害に対しては，バルプロ酸単剤では，双極Ⅰ型障害に対するほどの効果はない．また，バルプロ酸単剤では精神病症状に対する治療効果がないため，典型的には他の薬剤と併用して用いられる．

その他の精神疾患

バルプロ酸は，アルコール離脱と再発予防，パニック症，心的外傷後ストレス障害，衝動抑制の障害，境界性パーソナリティ障害，攻撃的行動，認知症などの，さまざまな精神疾患への効果の可能性が研究されてきた．これらの症例への使用に関するエビデンスは弱

表 32-1
バルプロ酸のブラック・ボックス警告*と他の警告

重篤な有害作用	管理上考慮すべきこと
肝毒性	まれ，特異体質性の事象 成人の推定リスク(1：118,000) リスクが最も高い患者(1：800)の特徴(多剤併用，2歳未満，知的障害)
膵炎	まれ，肝毒性と同様 臨床での発生率は 2,416 人中 2 人(0.08％) 市販後調査では，発生率は上昇しなかった 再投与にて再発 無症候性のアミラーゼ上昇は予測因子にならない
高アンモニア血症	まれ，カルバマゼピンとの併用により起こりやすくなる 粗大振戦と関連，L-カルニチンに反応しうる
尿素サイクル関連障害	バルプロ酸の中止と蛋白質の摂取制限 潜在的な尿素サイクル障害の評価 ジバルプレックス(divalproex)は，尿素サイクル障害の患者には禁忌
催奇性	神経管欠損(バルプロ酸で 1〜4％) すべての妊娠・出産可能な若年女性に対する妊娠前教育と葉酸・ビタミン B 複合サプリメントの投与
高齢者における傾眠	通常投与量よりもゆっくりと増量 飲食物摂取の定期的なモニタリング
血小板減少	臨床的に症状(すなわち，紫斑，歯茎出血)が出現していれば減量 血小板減少は，血中バルプロ酸濃度が，女性では 110 μg/mL 以上，男性では 135 μg/mL 以上で起こりやすい

*訳注：米国で，該当薬が有害作用の原因となりうる旨を示す，最もレベルの高い警告．

く，観察される治療効果は，併存する双極性障害の治療に関連している可能性がある．

注意点と有害作用

　バルプロ酸による治療は，耐容性も安全性もおおむね高いが，かなり多くのブラック・ボックス警告や他の警告がある(表32-1)．2つの最も重篤なバルプロ酸の有害作用は，膵臓と肝臓に起こる．致死性の肝毒性の危険因子は，若年齢(3歳以下)，フェノバルビタールの併用，神経疾患(特に先天性の代謝異常)の存在などである．バルプロ酸のみで治療されている患者における致死性の肝毒性の出現率は，10万人あたり 0.85 人であり，10歳以上の患者の死亡例は報告されていない．それゆえ，成人の精神疾患患者におけるこの有害作用のリスクは低いと思われる．しかし，バルプロ酸で治療されている患者において，無

気力，倦怠感，拒食，悪心，嘔吐，浮腫，腹痛などが出現した場合には，重篤な肝毒性の可能性を考慮しなければならない．肝機能検査値の軽微な上昇が，重度の肝毒性に発展することはない．まれに膵炎も報告されている．これは，治療開始後6か月以内にしばしば起こり，時折，死に至ることもある．膵機能は，血中アミラーゼ値で評価・追跡できる．他に起こりうる治療上の重篤な結果としては，高アンモニア血症による脳障害と血小板減少である．血小板減少や血小板機能不全は，高用量で最も起こりやすく，出血時間の延長につながる．

妊娠中のバルプロ酸の使用に関しては，複数の問題がある．それゆえ，バルプロ酸による治療を必要とする女性は，妊娠する予定があれば医師に知らせるべきである．第1トリメスター（妊娠の最初の3か月間）におけるバルプロ酸の服用は，3〜5％の神経管欠損のリスクと関連している．同様に，心臓および他の器官系に影響を及ぼす奇形リスクの上昇とも関連している．バルプロ酸による子宮内曝露に関しても，妊娠中にバルプロ酸を服用している母親から生まれた子どもでは，認知発達によくない影響が及ぼされる可能性があるという，複数の報告も示されている．これらの子どもは，他の抗てんかん薬に曝露された子どもと比較して，6歳の時点におけるIQがより低かった．胎児におけるバルプロ酸の曝露は，用量依存性に，6歳の時点における複数の領域にまたがる認知能力の低下と関連する．バルプロ酸の曝露はまた，自閉スペクトラム症のリスクも高めうる．

バルプロ酸による催奇性〔最も有名なものは神経管欠損（たとえば，二分脊椎）〕のリスクは，第1トリメスターにバルプロ酸を服用した全女性の約1％〜4％である．バルプロ酸による神経管欠損のリスクは，葉酸サプリメント（1日1〜4 mg）の補給により低下させることができる．バルプロ酸を服用している妊娠可能なすべての女性には，葉酸サプリメントを投与すべきである．バルプロ酸を服用中の母親から授乳を受けている乳児では，バルプロ酸の血中濃度が母親の1〜10％となっているが，乳児でのリスクに関するデータはない．それゆえ，バルプロ酸は，授乳中の女性に対しては，禁忌ではない．肝疾患のある患者には，投与すべきではない．また，バルプロ酸は，特に青年期や若年の成人女性には，問題のある薬剤でありうる．バルプロ酸を服用中の女性に，多囊胞性卵巣を認めたという報告がある．この症候群の診断基準を完全に満たさなくとも，これらの女性の多くが，月経不順，脱毛，多毛となる．これらの作用は，インスリン抵抗や高インスリン血症によって引き起こされるメタボリックシンドロームの結果として起こると考えられている．

頻度が高い有害作用としては，悪心，嘔吐，消化不良，下痢などの消化器症状がある（**表32-2**）．消化器症状は，特に急激に増量した際には，投与1か月以内に起こりやすい．緩衝されていない（unbuffered）バルプロ酸では，腸溶の「ふりかけ形状」や遅延放出型ジバルプレックスナトリウム製剤よりも消化器症状が起こりやすい．鎮静，運動失調，構音障害，振戦などの神経学的有害作用も起こりやすい．バルプロ酸誘発性振戦は，βアドレナリン受容体拮抗薬やガバペンチンによく反応する可能性がある．他の神経学的有害作用に対しては，通常は，バルプロ酸の減量を必要とする．

体重増加は，特に長期治療においては，有害作用として頻度が高く，厳格なカロリー摂取制限による治療が最善でありうる．脱毛症は5〜10％に起こり，まれな例として，全身の体毛の脱毛も報告されている．バルプロ酸による脱毛症に対して，亜鉛やセレンを含む

表 32-2　バルプロ酸の有害作用

よく起こる	まれ
消化器症状	致死性の肝毒性（主に小児）
悪心	可逆性の血小板減少
鎮静	血小板機能不全
振戦	凝固障害
体重増加	浮腫
脱毛症	出血性膵炎
たまに起こる	無顆粒球症
嘔吐	脳症と昏睡
下痢	呼吸筋衰弱と呼吸不全
運動失調	
構音障害	
肝トランスアミナーゼ値の持続的な上昇	

ビタミン・サプリメントなどを勧める医師もいる．患者の5～40％で，正常上限の3倍程度の，持続性だが臨床的には重要ではない，肝トランスアミナーゼ値の上昇を認めるが，通常は無症候で，中止により解決する．1日1,000 mg以上の高用量のバルプロ酸では，まれに，抗利尿ホルモン不適切分泌症候群（syndrome of inappropriate secretion of antidiuretic hormone：SIADH）様の軽度から中等度の低ナトリウム血症を起こす可能性があるが，減量によって回復しうる．バルプロ酸の過量服薬により，昏睡や死に至ることがある．

薬物相互作用

　バルプロ酸は通常，他の向精神薬などと併用される．リチウムとの併用の際，両薬剤の血中濃度がいずれも至適治療域に維持されているならば，唯一の相互作用は，薬物誘発性の振戦の増悪であり，β受容体拮抗薬により，通常は治療されうる．バルプロ酸とドパミン受容体拮抗薬の併用は，バルプロ酸に（アルコールなどの）他の中枢神経抑制物質を付加した際にみられるように，鎮静を増強する可能性がある．また，錐体外路症状を重症化させるが，これは通常，抗パーキンソン病薬に反応する．バルプロ酸は通常，カルバマゼピンやセロトニン・ドパミン拮抗薬とは，安全に併用できる．バルプロ酸と向精神薬との相互作用のうちで，おそらく最もやっかいなものは，ラモトリギンとの間で起こる．ラモトリギンは双極性障害の治療薬として承認されているので，これら2つの薬剤による併用療法を受けている患者は増加している．バルプロ酸はラモトリギンの血中濃度を2倍以上に上昇させ，重篤な発疹（スティーブンス・ジョンソン症候群と中毒性表皮壊死症）のリスクを上昇させる．

表 32-3
バルプロ酸と他の薬剤との薬物相互作用

薬剤	報告されているバルプロ酸との薬物相互作用
リチウム	振戦の増強
抗精神病薬	鎮静の増強，錐体外路症状の増強，せん妄と昏迷(1報告)
クロザピン	鎮静の増強，錯乱(1報告)
カルバマゼピン	急性精神病(1報告)，運動失調，悪心，傾眠(1報告)，血中バルプロ酸濃度を低下させうる
抗うつ薬	アミトリプチリンとフルオキセチン(fluoxetine)は，血中バルプロ酸濃度を上昇させうる
ジアゼパム	バルプロ酸によって血中濃度が上昇する
クロナゼパム	欠神発作(まれ．てんかんの既往のある患者でのみ報告されている)
フェニトイン	バルプロ酸によって血中濃度が低下する
フェノバルビタール	バルプロ酸によって血中濃度が上昇する，鎮静の増強
他の中枢神経抑制薬	鎮静の増強
抗凝固薬	抗凝固作用増強の可能性

　カルバマゼピン，ジアゼパム，アミトリプチリン，ノルトリプチリン，フェノバルビタールの血中濃度も，バルプロ酸との併用時には上昇する．フェニトインとデシプラミン(desipramine)の血中濃度は，バルプロ酸との併用時には低下する．バルプロ酸の血中濃度は，カルバマゼピンとの併用時には低下し，グアンファシン(guanfacine)＊，アミトリプチリン，フルオキセチン(fluoxetine)との併用時には上昇する．バルプロ酸は，カルバマゼピン，ジアゼパム，アスピリンにより，血漿蛋白から遊離されうる．アスピリンやワルファリンなどの抗凝固作用を望ましくない形で増強しうるので，これらの抗凝固薬で治療されている患者では，バルプロ酸の導入時にはモニタリングが必要である．バルプロ酸と他の薬剤との薬物相互作用については，**表 32-3** に示す．

検査結果への影響

　バルプロ酸は，検査での血中遊離脂肪酸値の上昇の原因となりうる．バルプロ酸の代謝産物は，尿ケトン体の偽陽性と甲状腺検査値の偽性の異常をもたらしうる．

投与量と臨床ガイドライン

　治療前の評価として，肝機能の基準値，血算，血小板数，妊娠の検査を行うべきである．

＊訳注：本邦では2005年に販売が中止された．

表 32-4
バルプロ酸による治療中に推奨される臨床検査

治療前
　肝機能検査を中心とした標準的な生化学スクリーニング
　白血球数と血小板数を含む血算

治療中
　1か月後に肝機能検査．そこで異常がなければ，その後は6〜24か月ごとに検査
　1か月後に血小板数を含む血算．そこで正常であれば，その後は6〜24か月ごとに血算

肝機能検査値が異常であった場合
　軽度のトランスアミナーゼ値の上昇（基準値の3倍以内）：1〜2週間ごとにモニタリング．悪化せずに，患者がバルプロ酸に反応していれば，結果を1〜3か月ごとにモニタリング
　顕著なトランスアミナーゼ値の上昇（基準値の3倍以上）：バルプロ酸の減量または中止．トランスアミナーゼ値が正常化し，患者がバルプロ酸に反応すれば，薬剤の増量または再投与

表 32-5
米国で使用できるバルプロ酸*

一般名	商品名	剤形（投与量）	最高血中濃度到達時間
バルプロ酸(valproate)ナトリウム注射液	Depacon	注射液（100 mg/mL）	1時間
バルプロ酸(valproic acid)	Depakene	シロップ（250 mg/5 mL）	1〜2時間
	Depakene	通常はカプセル（250 mg）	1〜2時間
ジバルプレックス(divalproex)ナトリウム錠	Depakote	遅延放出錠（125, 250, 500 mg）	3〜8時間
ジバルプレックスナトリウム細粒入りカプセル	Depakote	散剤カプセル（125 mg）	ジバルプレックス錠と比較して，ジバルプレックス散剤は作用発現が速く，吸収はゆっくりであり，最高血中濃度はやや低い

*訳注：本邦で使用できるものは以下のとおり．バルプロ酸ナトリウムで，〈デパケン〉〔錠剤（100, 200 mg），細粒（20, 40%），シロップ（5%）〕，〈デパケンR〉〔錠剤（100, 200 mg）〕，〈セレニカR〉〔錠剤（200, 400 mg），細粒（40%）〕，〈バレリン〉〔錠剤（100, 200 mg），シロップ（5%）〕など．

さらに，基礎疾患に膵障害や凝固障害が疑われる場合には，アミラーゼと凝固系の検査を含めるべきである．これ以外に，肝トランスアミナーゼ値は，治療開始後1か月目と，その後は6〜24か月ごとに検査すべきである．しかし，頻回の検査が重篤な器官毒性を予測するとは限らないので，患者への指導を検討する際に，何らかの疾患の即時評価の必要性を強調するのであれば，より慎重に行う．正常上限の3倍程度の肝トランスアミナーゼ値の無症候性の上昇はよく起こることで，投与量の変更を必要としない．表32-4に，バル

プロ酸で治療する際に推奨される臨床検査を列挙する．

現在，利用可能なバルプロ酸を**表32-5**に示す．急性の躁病の治療には，1日20〜30 mg/kg で経口投与を開始すると，症状のコントロールが促進される．通常，耐容性は高いが，高齢者では過鎮静や振戦をきたしうる．攻撃的行動は，バルプロ酸の静注により，急速に鎮静されうる．急性の躁病でなければ，悪心，嘔吐，鎮静などの有害作用を軽減するためにも，薬物療法は徐々に開始するとよい．開始当日は，食後に 250 mg を服用する．増量は3〜6日かけて行い，経口投与量を1日3回(1回 250 mg)まで増量できる．血中濃度の測定は，測定日の最初の服用前の朝に行う．抗けいれん作用をもつ至適治療域は 50〜150 μg/mL であるが，200 μg/mL まで上昇させることもある．精神疾患の治療に対しても同じ血中濃度域で使用するのがよい．多くの対照比較試験でも，50〜125 μg/mL で使用されている．ほとんどの患者が，1日 1,200〜1,500 mg を分割投与することにより，至適治療域に達する．症状がうまくコントロールできれば，就寝前に全量を1回投与としてもよい．

33 栄養補助食品と医療用食品
Nutritional Supplements and Medical Foods

今日,非常に多くのハーブや栄養補助食品が販売されている.それらのなかには,精神活性特性を有すると主張されているものもあり,特定の精神症状の治療に有望であることが示されているものも多い.特定の化合物は有益でありうるが,多くの場合,最終的な結論を出すにはデータの量と質がまだ不十分である.それにもかかわらず,一部の患者は,標準的な薬物療法の代わりに,または標準的な薬物療法と組み合わせて,これらの物質を使用することを好む.ハーブまたは栄養補助食品の使用を選択する場合には,それらの使用により,効果の証明されている治療介入が犠牲にされる可能性があることや,有害作用が起こりうるということは,心に留めておくべきである.さらなる研究が必要であるが,これまでに公表された情報によれば,栄養補助食品を摂取している可能性がある患者の診断と治療における臨床的関心は小さい.

さらに,ハーブおよび非ハーブの補助食品は,処方薬や市販薬の作用を増強したり,減弱したりしうる.それゆえ,臨床医は,これらの物質に関する最新の研究結果に精通していることが重要である.臨床研究が不足しているために,臨床医は,特に向精神薬が処方されている場合には,薬物相互作用の結果として有害作用が起こる可能性を非常に警戒しなければならない.なぜならば,多くの植物医薬は,生体内に生理的変化を引き起こす成分を含有しているからである.

栄養補助食品

米国では,「栄養補助食品(nutritional supplement)」という用語と「栄養補助食品(dietary supplement)」という用語は,読み替え可能である.1994年の米国「栄養補助食品健康教育法(Dietary Supplement Health and Education Act:DSHEA)」では,栄養補助食品の定義を,食事を補うことを意図する「栄養成分」を含む,経口摂取される品目としている.これらの成分には,ビタミン,ミネラル,ハーブ,植物,アミノ酸,および酵素,組織,腺,代謝産物などの物質が含まれる.この法律によれば,これらの製品は補助食品としてラベル表示しなければならず,通常の食品として販売できないことがある.

DSHEAは,栄養補助食品を特別なカテゴリーに位置づけしており,それゆえに,管理規制は処方薬や一般用医薬品のそれと比較して緩和されている.医薬品とは異なり,栄養補助食品は,米国食品医薬品局(Food and Drug Administration:FDA)に承認を求める必要がなく,FDAもその有効性を評価しない.栄養補助食品はFDAによって規制されていないので,その内容と品質は,売られている店によって驚くほどに異なる.ハーブや補

(本文は288ページに続く)

表 33-1 精神科領域で使用される栄養補助食品

名称	成分	使用法	有害作用	相互作用	投与量	コメント
ドコサヘキサエン酸（DHA）	ω-3多価不飽和脂肪酸	注意欠如症、失読症、認知障害、認知症	抗凝固作用、軽度消化器症状	ワルファリン	適応による	外科手術の前は使用を中止
コリン	コリン	胎児の脳発達、病エピソード、認知障害、遅発性ジスキネジア、がん	原発性遺伝性トリメチルアミン尿症の患者では制限、発汗、高血圧、うつ病	メトトレキサート、B₆・B₁₂・葉酸とともにホモシステインの代謝に関与	300〜1,200 mg 3g超でトリメチルアミン尿症と関連	すべての細胞の構造と機能に必要
L-α-グリセリルホスホリルコリン（α-GPC）	大豆レシチン由来	成長ホルモン分泌促進、認知障害	未知	未知	1日 500〜1,000 mg	未知の部分が多い
ホスファチジルコリン	細胞膜の一部のリン脂質	躁病エピソード、アルツハイマー病を含む認知障害、遅発性ジスキネジア	下痢、吸収不良時には脂肪便、抗リン脂質抗体症候群では回避	未知	1日 3〜9 g、分割投与	大豆、ヒマワリ、アブラナが主原料
ホスファチジルセリン	大豆と卵黄から分離したリン脂質	アルツハイマー病を含む認知障害、おそらく記憶の問題の回復	抗リン脂質抗体症候群では回避、胃腸管系の有害作用	未知	大豆由来のものは100 mgを1日3回	ウシ脳由来のものは、ウシ海綿状脳症（BSE）の潜在リスクがある
亜鉛	金属元素	免疫障害、創傷治癒、認知障害、神経管欠損の予防	消化器症状、高用量では銅欠乏の可能性、免疫抑制	ビスホスホネート、キノロン、ペニシリン、銅、システイン含有の食物、カフェイン、鉄	典型的には1日15 mg 1日30 mg超で有害作用	亜鉛がかぜ症候群の治療と予防に効果があると支持する報告もあるが、支持しない報告もあるため、さらなる研究が必要

アセチル-L-カルニチン	L-カルニチンのアセチルエステル	神経保護、アルツハイマー病、ダウン症候群、脳卒中、エイズ、高齢者のうつ病	軽度消化器症状、けいれん、アルツハイマー病の一部で攻撃性の増加	ヌクレオチド類似物、バルプロ酸、ピバル酸含有抗生物質	1日 500〜2,000 mg、分割投与	牛乳や肉に少量含まれる
フペルジン A	ホンバトウゲシバ由来の植物アルカロイド	アルツハイマー病、加齢による記憶力低下、炎症性障害	けいれん、不整脈、喘息、過敏性腸症候群	アセチルコリンエステラーゼ阻害薬とコリン作動薬	1日 60〜200 μg	ホンバトウゲシバは、古くから中国の民間薬として、発熱や炎症の治療に用いられる
ニコチンアミドアデニンジヌクレオチド (NADH)	ミトコンドリアとサイトゾルに存在するジヌクレオチド	パーキンソン病、アルツハイマー病、慢性疲労、心血管疾患	消化器症状	未知	1日 5 mg、または 5 mg を1日2回	NADH の前駆体はニコチン酸
S-アデノシル-L-メチオニン (SAMe)	必須アミノ酸のL-メチオニンの代謝産物	気分高揚、変形性関節症	軽躁症状、過活動筋運動、がん患者には慎重投与	未知	1日 200〜1,600 mg、分割投与	うつ病の治療に関してはいくらか効果的であるという複数の報告がある
5-ヒドロキシトリプトファン (5-HTP)	セロトニンの直前の前駆物質	うつ病、肥満、不眠、線維筋痛症、頭痛	カルチノイド腫瘍患者または MAO 阻害薬服用患者でセロトニン症候群のリスク	SSRI、MAO 阻害薬、メチルドパ、セントジョーンズワート、フェニキシベンザミン、セロトニン拮抗薬、セロトニン作動薬	1日 100〜2,000 mg、カルビドパとの併用はより安全	5-HTP とカルビドパとの併用は、欧州でうつ病の治療に用いられる

(次ページへ続く)

33 栄養補助食品と医療用食品

表33-1 (続き)

名称	成分	使用法	有害作用	相互作用	投与量	コメント
フェニルアラニン	必須アミノ酸	うつ病、痛覚脱失、白斑	フェニルケトン尿症患者では禁忌、遅発性ジスキネジアや高血圧症を悪化させうる	MAO阻害薬と抗精神病薬	2つの剤形あり 1日 500〜1,500 mgのD,L-フェニルアラニン 1日 375〜2,250 mgのD,L-フェニルアラニン	野菜、ジュース、ヨーグルト、味噌に含まれる
ミオイノシトール	イノシトールの主要な栄養学的活性形態	うつ病、パニック発作、強迫症	双極性障害患者は躁病誘発、消化器症状	SSRIとセロトニン作動薬(スマトリプタン)の作用増強の可能性	うつ病、パニック発作には、12 gを分割投与	アルツハイマー病、自閉症、統合失調症の治療に関する有効性は示されていない
ビンポセチン	ビンカミン(植物由来)の半合成誘導体	虚血性脳卒中、認知症	消化器症状、眩暈感、不眠、口渇、頻脈、低血圧、紅潮	ワルファリン	食事とともに1日 5〜10 mg 1日 20 mgを超えない	欧州、メキシコ、本邦では、脳血管障害や認知障害の治療薬として用いられる
ビタミンE群	必須脂溶性ビタミン、トコフェロールやトコトリエノールから合成	免疫増強、抗酸化作用、一部のがん、心血管疾患の予防、神経障害、糖尿病、月経前症候群	出血傾向のある患者では出血を悪化、出血性脳卒中のリスクを上昇させる可能性、血栓性静脈炎	ワルファリン、抗凝固薬、フラジオマイシン、スタチンの作用増強の可能性	剤形によるトコトリエノールは食事とともに1日 200〜300 mg トコフェロールは1日 200 mg	ビタミンE群は、外科手術の1か月前から中止
グリシン	アミノ酸	統合失調症、痙縮軽減、てんかん	無尿の患者または肝不全の患者には避ける	鎮痙薬の作用増強	補助食品としては1日 1 gを分割投与 統合失調症には1日 40〜90 g	

メラトニン	松果体ホルモン	不眠, 睡眠障害, 時差ぼけ, がん	1gでは排卵を阻害する可能性, けいれん, 酪酊様症状, うつ病, 頭痛, 健忘	アスピリン, NSAID, β遮断薬, イソニアジド, 鎮静薬, コルチコステロイド, セイヨウカノコソウ, カワカワ(カバ), 5-HTP, アルコール	就寝前に0.3〜3 mgを短時間で服用	メラトニンは概日リズムのタイミングを定め、季節性の反応を調整する
魚油	魚由来の油脂	双極性障害, 中性脂肪低下, 高血圧, 血栓減少	血友病には慎重投与, 軽度の胃腸の不調, 排泄物の魚臭	ワルファリン, アスピリン, NSAID, ニンニク, イチョウ葉	剤形や適応による 通常は1日約3〜5g	外科手術の前には中止

MAO：モノアミン酸化酵素, SSRI：選択的セロトニン再取り込み阻害薬, NSAID：非ステロイド性抗炎症薬.
(Mercedes Blackstoneによる)

助食品の汚染，偽装，誤認が重大な問題となっている．精神科領域で使用される栄養補助食品を**表33-1**に示す．

医療用食品

近年，FDAは，「医療用食品(medical food)」と呼ばれる栄養補助食品の新しいカテゴリーを導入した．FDAによると，オーファン・ドラッグ法(Orphan Drug Act)では，医療用食品という用語は，「医師の監督下で経口摂取されたり経腸投与されたりするために処方された食品や，一般に認められた科学的原理に基づいて，明確な栄養学的な必要性が医学的評価によって確立されている，疾患や状態の特定の栄養管理を意図した食品」と定義されている．

医療用食品と栄養補助食品の規制分類には，明確な区別がある．医療用食品は，対象とされる特定の疾患の患者からなる集団の特有の栄養学的な必要性を満たすということが，医学的評価に基づいて示されなければならない．一方，栄養補助食品は，一般健康成人を対象としており，最終製品の有効性の証明は必要ない．医療用食品は，医師の監督下で用いられる必要性があるという点で，より広範なカテゴリーに分類される特定の栄養素を得るための食品や，健康増進のための食品とは区別される．

医療用食品は，FDAによる市販前の承認を受ける必要がない．しかし，医療用食品の製造メーカーは，良好な製造基準や食品施設の登録などの必要条件に準拠する必要がある．医療用食品は疾病を治療することを意図しているため，栄養補助食品にはないいくつかの追加法規がある．たとえば，コンプライアンス・プログラムは，すべての医療用食品の製造メーカーにおける年1回の検査を必要としている．

要約すると，医療用食品と考えられる食品は，最低でも以下の基準を満たさなければならない．(1)製品は，経口または経管で投与できる食物でなければならない，(2)製品は，特有の栄養の必要性がある特定の医学的障害，疾患，状態の栄養管理のためとラベル標示しなければならない，(3)製品は，医師の監督下で用いられることが意図されていなければならない．向精神作用をもつ最も一般的な医療用食品を**表33-2**に示す．

植物医薬

植物医薬(phytomedicinal；ギリシャ語で植物を意味する"phyto"に由来する)は，さまざまな疾患を治療するために用いられる，または数百年にわたって用いられてきたハーブや植物の製剤である．植物医薬は，栄養補助食品に分類され，医薬品には分類されない．それゆえ，処方薬や一般用医薬品を管理する規制は免除されている．植物医薬の製造メーカーは，市販前の安全性情報をFDAに提供する必要も，市販後に安全性報告を提出する必要もない．現在，市場では数多くのハーブ薬が売買されている．向精神作用をもつ最も一般的なものを，**表33-3**に示す．この表に，わかっている限りの，成分と適応(使用法)，有害作用，投与量，コメント(特に精神科領域でよく用いられる処方薬との間の薬物相互作用に関するコメント)などを列挙した．たとえば，うつ病の治療に用いられるセントジョー

表 33-2
一般的な医療用食品

医療用食品	適応	作用機序
カプリル酸トリグリセリド	アルツハイマー病	脳の代替エネルギー源であるケトンの血中濃度を上昇，肝臓で代謝
L-メチル葉酸	うつ病	セロトニン，ノルアドレナリン，ドパミンの合成を調節，SSRI と併用，1 日 15 mg
S-アデノシル-L-メチオニン(SAMe)	うつ病	ホルモンや，セロトニンやノルアドレナリンなどの神経伝達物質の合成に関与する自然界に存在する分子
L-トリプトファン	睡眠障害 うつ病	必須アミノ酸，セロトニンの前駆物質，睡眠潜時を減少，通常投与量は 1 日 4〜5 g
ω-3 脂肪酸	うつ病 認知(の改善)	エイコサペンタエン酸(EPA)とドコサヘキサエン酸(DHA)，脂質代謝に直接的作用，抗うつ薬の増強薬として使用
テラミン	睡眠障害 認知機能の向上	コリン系の調整，アセチルコリンやグルタミン酸を増加
N-アセチルシステイン	うつ病 強迫症	グルタミン酸系の神経伝達を弱毒化するアミノ酸，SSRI の増強薬として使用
L-チロシン	うつ病	生体アミン(アドレナリン，ノルアドレナリン)の前駆物質となるアミノ酸
グリシン	うつ病	N-メチル-D-アスパラギン酸(NMDA)受容体を活性化させるアミノ酸，脳内の興奮性神経伝達を促進する可能性
シチロシン	アルツハイマー病 虚血性脳損傷	コリン供与体は脳内のリン脂質やアセチルコリンの合成に関与，1 日 300〜1,000 mg，記憶力を改善する可能性
アセチル-L-カルニチン	アルツハイマー病 記憶力低下	脳内の酸化障害を予防しうる抗酸化物質

ンズワート(セイヨウオトギリソウ)〔ワート(wort)は古い英単語で，根やハーブを意味する〕は，アミトリプチリン，アルプラゾラム，パロキセチン，セルトラリンなどの，ある一定の向精神薬の作用を減弱させる．不安状態の治療に用いられるカワカワ(カバ)は，肝毒性と関連している．

有害作用

すべての植物医薬，栄養補助食品，医療用食品に，有害作用は起こりうる．また，他の薬剤との毒性のある相互作用も起こる可能性がある．粗悪品も多く，特に植物医薬では目立つ．多くのハーブでは，一定の標準処方がほとんど，または全く定まっていない．医療用食品は FDA による試験が行われていない．しかし，厳格な任意のコンプライアンスは必要である．これらの物質の多くにおいて，安全性の特性や有害作用の知識は，厳密に研

(本文は 300 ページに続く)

33 栄養補助食品と医療用食品

表 33-3 向精神作用をもつ植物医薬

名称	成分	使用法	有害作用[a]	相互作用	投与量[a]	コメント
イワベンケイ, Arctic weed, golden root, *Rhodiola rosea* L.	MAO阻害薬, βエンドルフィン, 他の薬剤の増強薬, モノテルペン, アルコール, フラボノイド	抗不安, 気分高揚, 抗うつ	試験では報告されていない		100 mg(1日2回)〜200 mg(1日3回)	MAO阻害薬様の薬剤との併用注意
ビンロウジュ, ビンロウの実, *Areca catechu* L.	アレコリン, グバコリン	意識変容による疼痛抑制と気分高揚	副交感神経作用の過負荷:唾液増加, 振戦, 徐脈, けいれん, 胃腸障害, 口腔内潰瘍	副交感神経作動薬は避ける。アトロピン様薬は作用を減弱させる	不確定。8〜10 gでは人体に有害	実を噛むことによって用いている。かつては歯肉病の噛み鎮痛薬や, 駆虫薬として用いられたこともあった。長期使用によって口腔内に悪性腫瘍が出来ることがある
アシュワガンダ, Ashwaganda, Winter cherry, *Withania somnifera*(L.) Dunal	インドニンジンとも呼ばれる。インド原産。フラボノイド[b]	抗不安, 不安のレベルを低下させる, 男女ともに性欲を改善, ストレスホルモンのコルチゾールの濃度を低下させる	傾眠と眠気	なし	食前に1錠を1日2回から開始し, 1日4錠まで徐々に増量	なし
	アルカロイド, ステロイドラクトン	鎮静, 関節炎の治療, 抗腫瘍形成作用がありうる	甲状腺中毒症, 心臓と副腎に対する望ましくない作用		不確定	吸煙で摂取する

[a] 多くの植物医薬においては, 服用量や有害作用における信頼できる, 矛盾のない, または妥当なデータが存在しない。
[b] フラボノイドは, 多くのハーブに存在する。これは, 酸化によるDNAの変質などを防ぐ抗酸化物質として働く, 植物の副産物である。

植物名	成分	用途	副作用	相互作用	用量	コメント
ベラドンナ、セイヨウハシリドコロ Atropa belladonna L.	アトロピン、スコポラミン、フラボノイド	抗不安	頻脈、不整脈、口内乾燥症、散瞳、排尿困難、便秘	抗コリン薬との相乗作用、三環系抗うつ薬、アマンタジン、キニジンとの併用を避ける	1日0.05~0.10mg、1回最大投与量は0.20mg	強いにおいと刺激的で苦い味、毒性をもつ
コノテガシワ Platycladus orientalis (L.f.) Franco	植物誘導体	鎮静薬として用いられる。他の用途としては、動悸、パニック、盗汗、便秘。ADHDにも有効であり得る	未知	なし	確立されていない	なし
ダイダイの花 Citrus aurantium L.	フラボノイド、リモネン	鎮静、抗不安、催眠	光線過敏症	不確定	チンキ剤は1日2~3g、原末は1日4~6g、エキス剤は1日1~2g	エビデンスは矛盾、健胃薬として用いられることもある
アメリカショウマ、ブラックコホシュ Cimicifuga racemosa L.	トリテルペン、イソフラボン酸	月経前症候群、更年期症状、月経困難症	体重増加、胃腸障害	男性または女性ホルモンとの間に、有害な相互作用を起こしうる	1日1~2g、5g以上では、嘔吐、頭痛、眩暈感、心血管虚脱の原因となりうる	根はエストロゲン受容体阻害薬として作用するため、エストロゲン様作用があるかどうかは疑わしい
ブラックホー Viburnum prunifolium L.	スコポレチン、フラボノイド、カフェイン酸、トリテルペン	鎮静、月経困難症における子宮の鎮痙作用	不確定	抗凝固作用を増強	1日1~3g	データは不十分
ハナビシソウ、カリフォルニアポピー Eschscholtzia californica L.	インキノリンアルカロイド、青酸グリコシド	うつ病における鎮静、催眠、抗不安	傾眠	ハナビシソウとイヨウカノコソウ、セントジョーンズワート、トケイソウの併用は興奮を起こしうる	1日2g	作用に関する臨床的または経験的な証拠は、得られていない

(次ページへ続く)

33 栄養補助食品と医療用食品

表 33-3
(続き)

名称	成分	使用法	有害作用[a]	相互作用	投与量[a]	コメント
カゼイン	カゼインペプチド	抗ストレス、睡眠を改善しうる	通常は乳製品からの摂取。降圧薬との相互作用で、血圧低下の恐れ。眠気の原因となり、アルコールやベンゾジアゼピン系薬剤の摂取時は避ける	なし	1~2錠を1日1~2回	
イヌハッカ、キャットニップ、Nepeta cataria L.	吉草酸	片頭痛における鎮静、鎮痙	頭痛、倦怠感、悪心、幻覚作用	不確定	不確定	小児では、せん妄を起こす
カモミール、Matricaria chamomilla L.	フラボノイド	鎮静、抗不安	アレルギー反応	不確定	1日2~4g	おそらくはGABA作動性
オトメアゼナ、Bacopa monnieri (L.)	フラボノイド	抗不安、鎮静、てんかん、喘息	軽度胃部不快感	起こしうる	300~450mgを1日4回	データは不十分
冬虫夏草、Cordyceps sinensis (Berkeley) Saccardo.	約400種が知られる、中国チベット高原の高緯度地方で最初に発見された菌属。抗酸化物質	脱力、疲労感、高齢者の性改善のために用いられてきた	胃部不快感、口渇、悪心	なし	1日3~6g	なし

名称	成分	用途	相互作用	用量	副作用
オランダエンゴサク, *Corydalis bulbosa* (L.)	イソキノリンアルカロイド	軽症うつ病における鎮静、抗うつ	不確定	不確定	過量服薬により、間代性けいれんと筋肉の振戦が起こる
シクラメン, *Cyclamen europaeum* L.	トリテルペン	月経時の抗不安	不確定	不確定	高用量では、呼吸器系の虚脱を起こしやすい
ムラサキバレンギク, *Echinacea purpurea* (L.)	フラボノイド、多糖類、カフェイン酸誘導体、アルカミド	傾眠、倦怠感、呼吸器や下部尿路感染症における免疫系の賦活	不確定	1日1~3g	HIV/AIDSの患者への使用に関しては賛否両論あり、急性鼻炎(鼻感冒)には無効の可能性
マオウ, シナマオウ, エフェドラ, *Ephedra sinica* Stapf.	エフェドリン、プソイドエフェドリン	傾眠、倦怠感、呼吸器疾患における賦活	交感神経作動薬やセロトニン系薬剤との間で相乗作用。MAO阻害薬を避ける	1日1~2g	速成耐性(タキフィラキシー)や依存が起こりうる(市場より撤退)
イチョウの葉, *Ginkgo biloba* L.	フラボノイド、ギンコリドA, B	せん妄、認知症の症状の軽減、集中力や記憶力の改善、おそらくはSSRI誘発性機能障害の改善	血小板活性化因子の作用を阻害するため、抗凝固薬との併用に注意、出血時間を延長する可能性がある	1日120~240mg	4~5週間の使用により、アルツハイマー病患者の認知機能が改善されると報告されている。作用機序はおそらく、血流増加による
チョウセンニンジン, *Panax ginseng* C. A. Mey	トリテルペン、ジンセノサイド	疲労感の軽減、気分高揚、免疫系の賦活	鎮静薬、催眠薬、MAO阻害薬、糖尿病治療薬、ステロイドなどと併用しない	1日1~2g	アレルギー皮膚反応、胃腸の不調、頭痛
					不眠、高血圧、浮腫(人参乱用症候群と呼ばれる)
					さまざまな亜種が存在する。韓国産(最も高価)、中国産、日本産、米国産(*Panax quinquefolius*)

(次ページへ続く)

栄養補助食品と医療用食品

表 33-3（続き）

名称	成分	使用法	有害作用 [a]	相互作用	投与量 [a]	コメント
ギョリュウモドキ, Calluna vulgaris (L.)	フラボノイド, トリテルペン	抗不安, 催眠	不確定	不確定	不確定	効果に関する証拠はない
カミメボウキ, Ocimum tenuiflorum (L.)	カミメボウキ, 熱帯地方原産のシソ科の芳香植物, フラボノイド	戦闘ストレスに用いる. かぜ症候群, 頭痛, 胃疾患, 炎症, 心臓病にも用いる	長期使用に関するデータなし. 血液凝固時間の延長, 外科手術中の出血リスクの上昇, 血糖値の低下	なし	剤形による. 推奨投与量は, 1日2軟カプセルを, 8オンス (約240 mL) の水で服用	なし
ホップ, Humulus lupulus L.	フムロン, ルプリン, フラボノイド	気分の障害や落ち着きのなさにおける鎮静, 抗不安, 催眠	エストロゲン依存性腫瘍 (乳がん, 子宮体がん, 子宮頸がん) 患者には禁忌	フェノチアジン系抗精神病薬や中枢神経抑制薬との併用で高体温	1日 0.5 g	肝チトクロムP450系により代謝される薬剤の血中濃度を低下させうる
ニガハッカ, ブラックホアハウンド, Ballota nigra L.	ジテルペン, タンニン	鎮静	不整脈, 下痢, 低血糖, 自然流産の可能性	セロトニン作動薬の作用を増強しうる. 薬剤の血糖降下作用を増強しうる	1日 1〜4 g	流産を起こしうる
ムラサキフトモモ, Syzygium cumini (L.)	オレイン酸, ミリスチン酸, パルミチン酸, リノール酸, タンニン	抗不安, 抗うつ	不確定	不確定	1日 1〜2 g	民間薬, 1回投与量は, 30種子 (1.9 g) 粉末
カンナ*, Sceletium tortuosum (L.)	アルカロイド, メセンブリン	抗不安, 気分高揚, 共感をもたらず, COPDの治療	鎮静, 鮮明な夢, 頭痛	大麻の作用を増強, PDE阻害薬	50〜100 mg	データは不十分

＊訳注：本邦のカンナとは異なる植物.

名称	成分	用途	副作用	薬物相互作用	用量	備考
カヴァカヴァ（カバ），Piper methysticum G. Forst.	カバラクトン，カバピロン	鎮静，催眠，鎮痙	傾眠，認知障害，長期投与による皮疹，肝毒性	抗不安薬，アルコールとの間に相乗作用，レボドパやドパミン作動薬との併用を避ける	1日600〜800 mg	おそらくはGABA作動性，肝因性のうつ病性の禁忌，自殺のリスクを増加しうる
クラトン，Mitragyna speciosa (Korth.) Havil.	アルカロイド	興奮，鎮静	持続勃起症，睾丸肥大，離脱，うつ病，疲労感，不眠	構造はヨヒンビン(yohimbine)に類似	不確定	噛む，水で抽出，タール製剤
ラベンダー，Lavandula angustifolia Mill.	ヒドロキシクマリン，タンニン，カフェイン酸	鎮静，催眠	頭痛，悪心，錯乱	他の鎮静薬との間に相乗作用	1日3〜5 g	過量服薬により死亡の恐れがある
コウスイハッカ，レモンバーム，Melissa officinalis L.	フラボノイド，カフェイン酸，トリテルペン	催眠，抗不安，鎮静	不確定	中枢神経抑制薬の作用を増強，甲状腺ホルモンとの併用により有害作用	1日8〜10 g	データは不十分
L-メチル葉酸	葉酸は食物に含まれるB群の1つで，健康な細胞（特に赤血球）の構成に必須．L-メチル葉酸とレボメフォラートは活性型葉酸	うつ病治療の付加処方．単剤ではうつ作用なし．葉酸とL-メチル葉酸は，妊娠中の葉酸欠乏の治療や胎児の神経管欠損の予防にも用いられる	胃腸系の有害作用が報告されている	なし	15 mg，食事と無関係に1日1回	FDAは「医療用食品」と考えており，唯一，処方薬として利用可能である．指示どおりに用いれば，妊娠中に服用しても安全である
ヤドリギ，Viscum album L.	フラボノイド，トリテルペン，レクチン，ポリペプチド	精神的，身体的消耗における抗不安	液果は，催吐，緩下作用をもつとされる	結核などの慢性感染症患者には禁忌	1日10個	液果は，小児では死亡の原因となる

（次ページへ続く）

表 33-3（続き）

名称	成分	使用法	有害作用[a]	相互作用	投与量[a]	コメント
オウシュウヨモギ, Artemisia vulgaris L.	セスキテルペンラクトン, フラボノイド	鎮静, 抗うつ, 抗不安	アナフィラキシー, 接触皮膚炎, 幻覚を起こしうる	抗凝固薬の作用を増強	1日 5～15 g	子宮収縮を促進しうる. 流産を起こしうる
N-アセチルシステイン (NAC)	アミノ酸	アセトアミノフェン過量服薬の解毒薬や, 抜毛癖の治療におけるSSRIの増強薬として用いる	発疹, 筋けいれん, 血管性浮腫が起こりうる	活性炭, アンピシリン, カルバマゼピン, クロキサシリン, オキサシリン, ニトログリセリン, ペニシリンG	1日 1,200～2,400 mg	抗酸化作用とグルタミン酸調節作用がある. アセトアミノフェン過量服薬の使用量は, 強迫症治療の試験薬として用いた投与量の20～40倍である. 統合失調症に対する効果は示されていない
マチン, ホミカ, Strychnos nuxvomica L. (毒ナッツ)	インドールアルカロイド, ストリキニーネ, ブルシン, 多糖類	片頭痛や更年期症状に対する抗うつ	けいれん, 肝障害, 死亡, ストリキニーネの強毒性	不確定	1日 0.02～0.05 g	中毒症状は, 1粒の摂取でも起こりうる. 致死量は1～2 gである
エンバク, カラスムギ, Avena sativa L.	フラボノイド, オリゴ糖, 多糖類	ストレス, 不眠, アヘンやタバコからの離脱時の抗不安, 催眠	腸閉塞または他の腸の運動不全症候群, 鼓腸	不確定	1日 3 g	エンバクには時折, 真菌性の発がん物質であるアフラトキシンが混存していることがある

ω-3脂肪酸	エイコサペンタエン酸(EPA)、ドコサヘキサエン酸(DHA)、α-リノレン酸(LNA)の3つからなる	心臓病、高コレステロール血症、高血圧の治療に、栄養補助食品として用いられる。うつ病、双極性障害、統合失調症、ADHDの治療にも有用であり得る。NSAIDで鎮痛をはかる際に併用すると、潰瘍のリスクを減じうる	放屁、鼓腸、おくび、下痢を引き起こしうる	血液希釈液の効果を増強しうる。インスリンやメトホルミンなどの糖尿病治療薬の使用時には空腹時血糖値を上昇させうる	1日1~4g	水銀やPCBで汚染されている恐れがある
チャボトケイソウ、Passiflora Incarnata L.	フラボノイド、青酸グリコシド	抗不安、鎮静、催眠	認知障害	不確定	1日4~8g	過量服薬により、うつ病になる
ホスファチジルセリン、ホスファチジルコリン	リン脂質	アルツハイマー病、年齢に関連した精神機能低下、若年者における思考力の改善。ADHD、うつ病、予防的運動によるストレス、運動成績の改善	不眠、胃腸の不調	なし	100mgを1日3回	なし
ヒメハギ属、Polygala L.	ヒメハギ属は、約500種の頭花植物からなり、一般にミルクワートやスネークルートなどと知られるがヒメハギ科に属する	不眠、健忘、精神錯乱、動悸、けいれん、不安、無気力の治療に用いられる	潰瘍または胃炎の患者には禁忌、長期に使用すべきではない	なし	1.5~3g(乾燥根)、1.5~3g(エキス液)、2.5~7.5g(チンキ剤)、ヒメハギ茶(最大で1日3杯)	なし

(次ページへ続く)

表 33-3
（続き）

名称	成分	使用法	有害作用[a]	相互作用	投与量[a]	コメント
ジオウ属、Rehmannia L.	イリドイド配糖体	コルチゾールの分泌亢進、狼瘡、関節リウマチ、多発性硬化症に用いられる。喘息症状を改善しうる。更年期症状、脱毛症、インポテンスの治療に用いられる	腸管運動抑制、鼓脹、悪心、腹部けいれん	なし	未知	なし
S-アデノシルメチオニン（SAMe）	SAMe	関節炎、線維筋痛症に用いられる。うつ病に対して、SSRIの増強薬として効果がありうる	胃腸症状、不安、悪夢、不眠、パーキンソニズムの悪化	SSRIまたはSNRIとの併用によりセロトニン症候群になりうる。しかし、ペチジン、ペンタゾシン、トラマドールと相互作用	1日400〜1,600 mg	アミノ酸のメチオニンとATPから合成される自然界に存在する分子。ヒトの細胞内代謝においては、メチル基の供与体として働く
アカバナルリハコベ、Anagallis arvensis L.	フラボノイド、トリテルペン、ククルビタシン、カフェイン酸	抗うつ		不確定	1.8 gの粉末を1日4回	花は毒性がある
ブルースカルキャップ、Scutellaria lateriflora L.	フラボノイド、モノテルペン	抗不安、鎮静、催眠	認知障害、肝毒性	アルコールと併用した際、ジスルフィラム様の反応を起こしうる	1日1〜2 g	このハーブのヒトに対する使用を支持する情報はほとんどない

名称	作用	副作用	相互作用	用量	備考
セントジョーンズワート、セイヨウオトギリソウ、Hypericum perforatum L.	ヒペリシン、フラボノイド、キサントン	抗うつ、抗不安、鎮静	頭痛、光線過敏症（重篤なこともある）、便秘	セルトラリンとの併用により、躁転が報告されている。SSRIやMAO阻害薬と併用しない。セロトニン症候群を起こしうる。アルコールやアヘン類と併用しない	1日100〜950 mg	米国国立衛生研究所（NIH）の臨床試験下にある。MAO阻害薬またはSSRIとして作用する可能性がある。軽度の抑うつ気分に対しては4〜6週間使用しただけ、改善を認めなければ、他の治療を試みるべきである
エゾヘビイチゴの葉、Fragaria vesca L.	フラボノイド、タンニン	抗不安	イチゴアレルギーのある者には禁忌	不確定	1日1g	このハーブのヒトに対する使用を支持する情報はほとんどない
タラゴン、Artemisia dracunculus L.	フラボノイド、ヒドロキシクマリン	催眠、食欲増進	不確定	不確定	不確定	このハーブのヒトに対する使用を支持する情報はほとんどない
吉草、セイヨウカノコソウ、Valeriana officinalis L.	バレポトリエート、吉草酸、カフェイン酸	鎮静、筋弛緩、催眠	認知障害、運動障害、胃腸の不調、肝毒性、長期使用で、接触アレルギー、頭痛、落ち着きのなさ、不眠、散瞳、心機能障害	アルコールや中枢神経抑制薬との併用は避ける	1日1〜2g	化学的に不安定な可能性がある
ワイルドレタス、Lactuca virosa L.	フラボノイド、クマリン、ラクトン	鎮静、麻酔、乳汁分泌促進	頻脈、多呼吸、視覚障害、発汗	不確定	不確定	苦みがある。サラダやジュースに加える。活性型はアヘンにきわめて類似している

ADHD：注意欠如・多動症　ATP：アデノシン三リン酸　COPD：慢性閉塞性肺疾患　FDA：米国食品医薬品局　MAO：モノアミン酸化酵素　NSAID：非ステロイド性抗炎症薬　PCB：ポリ塩化ビフェニル　PDE：ホスホジエステラーゼ　SNRI：セロトニン/ノルアドレナリン再取り込み阻害薬　SSRI：選択的セロトニン再取り込み阻害薬

究されてこなかった．臨床試験が不足しているため，また一部のハーブでは流産を引き起こすことがあるため，妊娠中は避けるべきである．また，これらの物質の多くは母乳中に分泌されるため，授乳中も禁忌である．

臨床医は常に，精神医学的評価をしている間のハーブ，医療用食品，栄養補助食品の使用歴を知るように心掛けるべきである．

また，これらの物質を利用している患者を批判しないことが重要である．多くは，以下のようなさまざまな理由でこれらの物質を利用している．(1)文化的な伝統の一部として，(2)医師を信用していない，または通常の医療に満足していないため，(3)特定の物質によって，症状が軽減したという経験から．患者は，これらの物質の服用が許可されるならば，伝統的な精神療法にもより協力的になると思われるため，医師は患者に心を開き続け，すべての効果を暗示のせいにしないように心掛けるべきである．これらの化合物の多くには，人体に身体的な変化をもたらす成分が含まれているので，向精神薬が処方されている場合には，薬物相互作用の結果として起こる有害作用の可能性について，特に警戒しなければならない．

34 抗肥満薬
Weight Loss Drugs

　精神疾患患者では，肥満の頻度が高いために，体重管理を行うことは精神科薬物療法の重要な要素の1つになっている．それゆえ，薬剤を選択する際には，高血圧や糖尿病，高脂血症などの身体疾患の存在を考慮に入れる必要がある．ごく少数の例外を除いて，気分障害や不安症，精神病に使用される向精神薬のほとんどは，有害作用として有意な体重増加のリスクをもっている．多くの患者では，たとえその薬剤が症状の治療に有効であったとしても，体重増加が起こってしまった場合には，治療を拒否もしくは中止する可能性がある．そういった理由で，臨床医は薬剤による体重増加もしくは一般的な肥満を軽減する治療法について十分な情報を提供することが重要となる．

　標準的な減量治療では，継続的な食事療法と身体的な活動により体重を管理することが推奨されている．しかし，精神的な症状で苦しんでいる患者では，精神疾患のためにこれらの努力を継続する能力が損なわれており，標準的な減量治療が困難であるかもしれない．加えて，一部の向精神薬が満腹感や代謝に与える生理学的な影響によって，食事や運動のみによりこれらを克服することは，不可能とまではいえないが，非常に困難である．これらの理由により，体重減少を惹起する薬剤の処方が必要となる可能性がある．

　本章では，肥満を管理するために用いられる薬剤を2種類に分類する．(1)減量薬として米国食品医薬品局(Food and Drug Administration：FDA)から承認されている薬剤，(2)本来は体重減少以外の適応をもつが，有害作用として体重減少をきたす薬剤である．

体重減少を適応として FDA に承認されている薬剤

　FDA に抗肥満薬として承認されているすべての薬剤は，高血圧や2型糖尿病，脂質代謝異常など体重に関連した合併症を少なくとも1つ以上並存しており，BMI が $30\,\text{kg/m}^2$ 以上(肥満)，もしくは $27\,\text{kg/m}^2$ 以上(過体重)の成人患者で，継続的な体重管理のためにカロリー制限食と運動療法の補助として適応が認められている．

フェンテルミン(phentermine)

　フェンテルミン塩酸塩は，交感神経刺激性アミンであり，アンフェタミン(amphetamine)と類似した薬理活性をもつ．減量治療中の短期間の補助療法が適応であるが，実際

には多くの患者が延長して使用している．すべての交感神経刺激薬と同様に，進行した動脈硬化症や心血管疾患，中等度から重度の高血圧，甲状腺機能亢進症，既知の交感神経刺激性アミンへの過敏性もしくは特異反応の存在，焦燥状態，緑内障が禁忌である．

フェンテルミンは，薬物乱用の既往がある患者に対して処方する際には，注意すべきである．モノアミン酸化酵素（monoamine oxidase：MAO）阻害薬服用後14日以内に服用すると，高血圧性危機をきたす可能性がある．糖尿病では，食事療法に加えてフェンテルミン塩酸塩を使用することにより，インスリンの必要量が変わる可能性がある．また，グアネシジンの降圧効果を減弱させる可能性がある．フェンテルミンは，胎児危険度分類でカテゴリーXに指定され，妊娠中は禁忌である．発がん性，変異原性，妊孕性への影響ついては，試験が行われていない．

フェンテルミンは，朝食前空腹時に1日1回服用すべきである．錠剤は，分割してもよいが，粉砕すべきでない．通常の睡眠パターンを壊さないために，1日のうちでも早い時間に服用すべきである．もし，1日1回以上服用する場合には，最後の服用は就床のおよそ4〜6時間前にすべきである．フェンテルミンの推奨投与量は，患者により異なっている．60歳以下の成人では，15〜37.5 mgカプセルを，朝食前もしくは朝食後1〜2時間に，1日1回服用する．15〜37.5 mg錠の場合も，朝食前もしくは朝食後1〜2時間に，1日1回服用する．1日1回服用する代わりに，15〜37.5 mgを，食前に半量ずつ服用してもよい．15, 30 mgカプセルの経口樹脂製剤も利用可能であり，朝食前に1日1回服用する．

フェンテルミン/トピラマート延長放出型（extended-release）製剤

本剤は，フェンテルミンとトピラマート〈トピナ〉の合剤である．フェンテルミン/トピラマート合剤は，2012年に延長放出型製剤としてFDAに承認された．それぞれの有効成分は，異なる機序を介して体重減少と関連している．

本剤の有害作用には，知覚異常（parasthesia），眩暈感，味覚異常，不眠，便秘，口渇，腎結石，代謝性アシドーシス，二次性閉塞隅角緑内障などがあるが，これらに限られるものではない．本剤の使用により，口唇口蓋裂のリスクが5倍に上昇するため，胎児危険度分類でカテゴリーXに指定されている．このため，本剤は，資格を有する医師のみが処方することができる．

剤形は錠剤であり，食事摂取の有無にかかわらず，朝に1日1回投与すべきである．午後の投与は不眠の可能性があるため，避けるべきである．推奨投与法は以下のとおりである．治療開始は，3.75 mg/23 mg（フェンテルミン/トピラマート合剤）を1日1回14日間投与する．14日後に，推奨投与量の7.5 mg/46 mgの1日1回に増量する．7.5 mg/46 mg投与12週後に体重減少の評価を行う．もし，7.5 mg/46 mgで，ベースラインの体重から少なくとも3％減少しなかった場合には，薬剤の中止もしくは増量を行う．増量する場合には，11.25 mg/69 mgを1日1回14日間投与し，その後15 mg/92 mgにする．15 mg/92 mgに増量して12週後に，再度，体重減少を評価する．もし，15 mg/92 mgの投与量で，ベースラインの体重から少なくとも5％の体重減少が認められなかった場合には，漸減中止する．

フェンジメトラジン(phendimetrazine)

　フェンジメトラジンは，アンフェタミンと密接に関連している交感神経刺激性アミンである．米国麻薬取締局(Drug Enforcement Agency：DEA)ではスケジュールIII薬剤に分類されている．

　本薬剤の処方は全面的に制限されている．最もよく使用される剤形は，105 mg の延長放出型カプセルであり，これは，35 mg の即時放出(immediate-release)錠を4時間の間隔を空けて3回服用した場合の効果に相当する．対照比較試験では，いずれの製剤も消失半減期が，3.7 時間である．フェンジメトラジン 35 mg の即時放出錠の吸収半減期は，明らかに延長放出型カプセルよりも短い．主な排泄経路は腎臓であり，ほとんどの薬剤と代謝産物が排泄される．

　フェンジメトラジンの禁忌は，フェンテルミンと同様である．心血管疾患(冠動脈疾患，脳梗塞，不整脈，うっ血性心不全，コントロール不良の高血圧，肺高血圧症など)の既往歴や，MAO 阻害薬服用後 14 日以内，甲状腺機能亢進症，緑内障，焦燥状態，薬物乱用の既往，妊娠中，授乳中，その他の食欲抑制薬や中枢神経系刺激薬との併用，そして既知の交感神経刺激薬への過敏性もしくは特異反応の存在などが含まれている．体系的な研究が行われていないために，体重減少をきたす市販薬や漢方薬との併用は避けるべきである．

　フェンジメトラジン酒石酸塩は，胎児危険度分類でカテゴリー X に指定され，妊婦では体重減少による恩恵を得られない可能性が高く，胎児に有害である可能性があるため，妊娠中は禁忌である．フェンジメトラジン酒石酸塩持続放出型(sustained-release)製剤の発がん性，変異原性，妊孕性への影響ついては，試験が行われていない．

　MAO 阻害薬やアルコール，インスリン，経口血糖降下薬との薬物相互作用が認められる．フェンジメトラジンは，アドレナリン受容体拮抗薬による降圧効果を減弱する．フェンジメトラジンの小児に対する有効性と安全性は確立していない．17 歳以下の患者への投与は推奨されない．

　フェンジメトラジンの有害作用には，発汗，紅潮，振戦，不眠，焦燥，眩暈感，頭痛，精神病症状，視調節障害などが報告されている．血圧上昇，動悸，頻脈もよく認められる．胃腸管系有害作用には，口渇，悪心，胃痛，下痢，便秘がある．尿生殖器系有害作用には，頻尿や排尿障害，性欲変化がある．

　フェンジメトラジン酒石酸塩は，化学構造上も薬理学的にもアンフェタミンと関連している．アンフェタミンおよび関連する精神刺激薬は，広く乱用されてきた．そのため，体重減少プログラムにフェンジメトラジンを使用することが適切かどうかを評価する際には，乱用される可能性があることを常に考慮すべきである．

　フェンジメトラジンの急性過量服薬は，落ち着きのなさ，混乱，好戦性，幻覚，パニック状態などの症状により明らかとなる．中枢刺激の後には，たいてい疲労感や抑うつが伴う．頻脈，不整脈，高血圧，低血圧，循環虚脱などの心血管系症状も出現する．消化器症状には，悪心，嘔吐，下痢，腹部けいれんなどがある．中毒になると，けいれん，昏睡，そして死に至る．急性過量服薬の治療は，大部分は対症的なものとなる．胃洗浄とバルビツレートによる鎮静を行う．高血圧が著明であった場合には，硝酸塩製剤や即効性 α 受容体拮抗薬の使用を考慮すべきである．

ジエチルプロピオン(diethylpropion)

　ジエチルプロピオンは，その誘導体の抗うつ薬であるブプロピオン(bupropion)に先行して発売された．ジエチルプロピオンは，2種類の製剤が発売されている．1つは25 mg錠であり，もう1つは75 mgの延長放出錠である．通常は食事の1時間前に1日3回服用するか，1日1回午前中に服用(延長放出錠)する．延長放出錠はそのまま飲み込む必要があり，粉剤したり，噛んだり，割ったりしてはいけない．1日最大投与量は75 mgである．

　有害作用には，口渇，不快な味，落ち着きのなさ，不安，眩暈感，抑うつ，振戦，胃部不快感，嘔吐，頻尿などがある．医学的な注意が必要な有害作用には，頻脈，動悸，視調節障害，発疹，瘙痒，呼吸困難，胸痛，失神，足首や足の腫脹，発熱，咽頭痛，悪寒，排尿痛などがある．ジエチルプロピオンは，胎児危険度分類でカテゴリーBに指定され，乱用の可能性は低い．DEAは，スケジュールIV薬剤に指定している．

オルリスタット(orlistat)

　オルリスタットは，食物脂肪の吸収を抑制し，その結果，摂取カロリーを減少させる．オルリスタットは，胃および膵臓由来のリパーゼ(腸において中性脂肪を分解する酵素)を阻害することにより作用する．リパーゼの活性が遮断されると，食物中の中性脂肪は，吸収可能な遊離脂肪酸に加水分解されず，消化されないまま排泄される．オルリスタットは，ごく微量しか吸収されず，ほとんどは便中に排泄される．

　オルリスタットによる体重減少効果は，中程度ではあるが確実である．体重減少プログラムとして使用する際には，30～50%の患者で5%もしくはそれ以上の体重減少が期待できる．およそ20%の患者で，少なくとも10%以上の体重減少が達成できる．オルリスタット中止後は，3分の1の患者で，減量した体重が元に戻る．

　オルリスタット治療の利点は，血圧低下作用と，2型糖尿病のリスクも低下することである．

　オルリスタットで観察される最も頻度が高い有害作用は，胃腸管に関連するものであり，脂肪便，鼓腸，便失禁，頻回のもしくは緊急の排便などがある．これらの症状を予防するために，高脂肪食は避け，低脂肪でカロリーを制限した食事が推奨される．皮肉なことに，オルリスタットは高脂肪食と同時に投与して，三環系抗うつ薬のような向精神薬治療に伴う便秘の治療に使用されることもある．有害作用は，治療開始初期が最も重度であり，経過とともに頻度は低下する．肝障害と腎障害は，オルリスタットにより起こりうる重篤な有害作用である．2010年に，重篤な肝障害のまれな症例に関する新たな安全性情報が，オルリスタットの添付文書に追記された．急性腎障害の頻度は，オルリスタット使用者では非使用者よりも高い．肝機能障害，腎機能障害，閉塞性胆管疾患，膵臓疾患をもつ患者では，注意をして使用すべきである．吸収不良症候群，オルリスタットへの過敏症がある者，膀胱機能が低下している者，妊娠中や授乳中の女性には禁忌である．オルリスタットは，胎児危険度分類でカテゴリーXに指定される．

　オルリスタットの使用により，脂溶性ビタミンやその他の脂溶性栄養素の吸収が制限される．ビタミンA，D，E，Kおよびβカロチンを含む総合ビタミン剤を，できれば就床

前に1日1回服用すべきである．

オルリスタットは，免疫抑制剤であるシクロスポリンの血中濃度を低下させるため，これら2つの薬剤を同時に投与すべきではない．さらに，オルリスタットは，抗不整脈薬であるアミオダロンの吸収を阻害する．

標準的な投与量である120 mgの毎食前3回服用で，食事脂肪のおよそ30％の吸収を阻害する．しかし，より高用量を使用したとしても，目立った効果の増強は認められない．

オルリスタットの市販薬は，60 mgのカプセルであり，これは処方薬であるオルリスタットの半分の投与量である．

ロルカセリン（lorcaserin）

本剤は，幻覚を誘発する可能性が指摘されているためFDAから承認を保留されている．ロルカセリンの正確な作用機序は不明であるが，食物摂取量を減少させ，視床下部神経のセロトニン 5-HT_{2C} 受容体を選択的に活性化して満腹感を引き起こす．

健常者に対するロルカセリン15 mgまたは40 mgの1日1回服用が，QTc間隔に与える影響について評価されている．プラセボおよび個別補正法（QTcI）を用いてベースラインQT間隔で補正したQTc間隔は，最大でも規制対象となる閾値である10ミリ秒以下である．

ロルカセリンは，胃腸管から吸収され，服用後1.5～2時間で最大血中濃度に到達する．絶対的な生体利用率はわかっていない．ロルカセリンの血中半減期はおよそ11時間である．1日2回服用した場合，服用開始3日後から定常状態となり，およそ70％が蓄積すると推定されている．

ロルカセリンは，食事と一緒にもしくは食事とは別に服用可能である．

ロルカセリン塩酸塩は，血漿蛋白と中等度（～70％）に結合する．

ロルカセリンは，肝臓で複数の酵素系による代謝を受け，代謝産物は尿中に排泄される．ロルカセリンとその代謝産物は血液透析では排除できない．重篤な腎機能障害をもつ患者（クレアチンクリアランスが30 mL/分未満）および末期腎疾患患者に対する使用は推奨されない．

中等度の肝障害をもつ患者では，ロルカセリンの半減期は，59％延長し19時間である．ロルカセリンの曲線下面積（area under the curve：AUC）は，軽度および中等度の肝障害患者では，それぞれおよそ22％および30％高い．軽度および中等度の肝障害患者では，用量調節の必要性はない．

性別による用量調節の必要はない．ロルカセリンの薬物動態に性別は影響を及ぼさない．年齢による用量調節も必要ない．

ロルカセリンは，肝チトクロム P450（cytochrome P450：CYP）2D6 を介した代謝を阻害する．

体重減少を適応として FDA に承認されていない薬剤

トピラマート

　トピラマートと次の項で説明するゾニサミド〈エクセグラン〉は，5 章にも記載しているが，いずれも明確な体重減少作用を有するためにここでも記載しておく．

　トピラマートは，抗てんかん薬および成人の片頭痛の予防に対して承認を受けている．トピラマートによる体重減少作用は，FDA により承認されているその他の抗肥満薬に匹敵する可能性がある．小規模な臨床試験および豊富な症例報告により，トピラマートは SSRI や第 2 世代抗精神病薬による体重増加を防ぐ可能性が示唆されている．トピラマートは，食欲の抑制作用と満腹感の増強作用の双方を通して体重に影響を与える．これらの作用は，GABA 活性の増強作用，電位依存性イオンチャンネルの調整作用，興奮性グルタミン酸受容体に対する抑制作用，炭酸脱水素酵素の阻害作用などの薬理学的作用の複合的な結果であると考えられる．

　トピラマートによる体重減少作用は，投与量と使用期間によって異なっている．1 日 100〜200 mg を，1 か月以上投与した場合と 1 か月未満投与した場合とを比較すると，前者でより体重減少作用が大きい．大規模試験において，プラセボ服用者と比較して，トピラマートで治療を受けている患者では，10％以上体重が減少する可能性が 7 倍高かった．臨床現場では，多くの患者が投与開始量である 1 日 25 mg で体重減少を認めている．

　トピラマートの最も頻度が高い有害作用は，典型的には口腔周囲の知覚異常，味覚障害（味覚倒錯），認知速度の遅延や身体活動の低下を伴う精神運動制止などである．通常，単語や名前の想起の問題で特徴づけられる集中力や記憶力の障害もしばしば報告される．情緒不安定や気分変動を経験する患者もいる．内科的な有害作用としては，腎結石や急性狭隅角緑内障のリスクの上昇がある．患者は視力の変化を報告することが多い．腎結石の既往がある患者では，適切な量の水分を補給するように指導すべきである．

　トピラマートは，25，50，100，200 mg 錠と，15，25，50 mg のカプセルがある[*1]．

ゾニサミド

　ゾニサミドは，サルファ剤と関連する薬剤であり，トピラマートと多くの面で類似している．ゾニサミドの作用機序は，明らかになっていない．

　トピラマートと同様に，認知機能障害の原因となりうるが，その頻度はトピラマートよりも低い．

　ゾニサミドは，胎児危険度分類でカテゴリー C に指定される．動物実験で，催奇性のエビデンスが確認されている．動物実験において，胎児形態異常や胎児死亡が，ヒトにおける至適治療域と同等かそれ以下の投与量もしくは母体中の血中濃度で報告されている．それゆえ，妊娠中の使用は，胎児を重大な危険にさらす可能性がある．

　最も頻度が高い有害作用は，眠気，食欲不振，眩暈感，頭痛，悪心，焦燥，易刺激性である．ゾニサミドは，発汗減少症とも関連している．腎結石のリスクは 2〜4％である．結

[*1] 訳注：本邦では，25，50，100 mg 錠，10％細粒がある．

石を引き起こすことが明らかなトピラマートやアセタゾラミドなどの薬剤との併用はすべきでない．まれではあるが重篤な有害作用には，スティーブンス・ジョンソン症候群，中毒性皮膚壊死症や代謝性アシドーシスがある．

体重減少を目的とした適切な投与量は確立されていない．一般的に，ゾニサミドは100 mg の就寝前投与を2週間，その後2週ごとに100 mg ずつ増量し，200〜600 mg を1日1〜2回投与する．

メトホルミン

メトホルミン〈グリコラン〉は，2型糖尿病の治療薬である．その作用は，肝臓におけるグルコース産生抑制，胃腸管におけるグルコース吸収阻害，インスリン感受性の上昇，末梢におけるグルコース取り込みおよびその調整の改善などである．インスリンの分泌は，増加しない．

第2世代抗精神病薬と併用した場合には，体重と腹囲を減少させることが明らかとなっている．メトホルミンは，おそらく抗精神病薬によるメタボリック症候群に対する治療では，最も強いエビデンスをもっている．いくつかの研究で，メトホルミンによって抗精神病薬による体重増加が予防できる，もしくは回復したということが示されている．メトホルミンによる体重に対する効果は，体重減少に対して適応が認められているその他の薬剤に匹敵する．メトホルミンの追加投与による体重減少作用は，初めて第2世代抗精神病薬を投与された患者でより強く認められる可能性がある．これらの作用は，クロザピンとオランザピンで治療を受けている患者で顕著である．現在のエビデンスによると，第2世代抗精神病薬の開始により，生活習慣への介入にもかかわらず，体重増加が認められた場合には，メトホルミンを考慮すべきである．

頻度が高い有害作用には，悪心，嘔吐，腹痛，食欲不振がある．胃腸管系有害作用は，分割したり，食後に服用したり，遅延放出型（delayed-release）製剤を用いることで軽減できる．

乳酸アシドーシスの重大なリスクが存在する．この有害作用は，腎機能が低下した患者で頻度が高い．非常にまれ（9/100,000人/年）であるが，死亡率は50％に上る．メトホルミンとアルコールの併用がリスクを上昇させる．腎機能のモニタリングと飲酒の回避が重要である．

メトホルミンによる体重減少作用は，慢性の統合失調症患者でも明らかである．メトホルミンの長期使用は，安全かつ有効と考えられている．

体重減少の補助として用いる際のメトホルミンの適切な投与量は確立されていない．多くの報告では，1日500〜2,000 mg の範囲で投与される．糖尿病治療に用いる際の最大投与量は，850 mg の1日3回投与である．通常は，薬の影響をみるために，より少量から始めることが多い．

メトホルミンには，500, 800, 1000 mg 錠があり[*2]，現在はすべて後発品である．メトホルミン SR（slow release）および XR（extended release）は，500 mg と750 mg があ

[*2] 訳注：本邦では，250, 500 mg 錠がある．

る．これらの製剤は，胃腸管系の有害作用を軽減し，錠剤数の負担を軽減することにより，患者の服薬遵守を向上させることを目的としている．

アンフェタミン（amphetamine）

　アンフェタミンは，精神刺激薬であり，注意欠如・多動症とナルコレプシーの治療薬として承認されている．アンフェタミンには食欲抑制作用があり，そのために長い間，この目的で適応外処方されてきた．これまで述べてきた薬剤には，その有効性に関連してアンフェタミン様の特徴をもつものがある．アンフェタミンとその他の精神刺激薬については，29章で議論する．

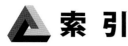
索引

※和文，欧文の順に収載．〈 〉内は薬剤の商品名を表す．ページ番号の後の f は図，t は表を表す．

▼ 和文索引

あ

〈アーテン〉 41, 41t, トリヘキシフェニジルも
みよ
〈アイオナール〉 63t, セコバルビタールもみよ
亜鉛 284t
アカシジア
  βアドレナリン受容体拮抗薬 37
  抗コリン薬 42, 44
  ベンゾジアゼピン系薬剤 75
アカバナルリハコベ 298t
アカンプロサート 112, 113
  アルコール依存症 112
〈アキネトン〉 41t
アゴメラチン 165
アシュワガンダ 290t
〈アセタノール〉 39
アセチル-L-カルニチン 285t, 289t
アセトフェナジン
  有害作用 126t
  力価 126t
アセナピン 240, 241
  CYP1A2 240
  双極性障害 240
  治療適応 240
  統合失調症 240
  投与量 241, 246t
  薬理学的作用 240
  有害作用 241
アセブトロール，投与量と臨床ガイドライン 39
〈アタラックス〉 55t, 59t, ヒドロキシジンもみ
よ
〈アタラックス-P〉 55t, 59t, ヒドロキシジンも
みよ
アテノロール

  投与量と臨床ガイドライン 39
  薬理学的作用 35, 36t
アトモキセチン 259, 260
  CYP2D6 259
  注意欠如・多動症 260
  注意点と有害作用 260
  治療適応 260
  投与量 257t
  投与量と臨床ガイドライン 260
  薬理学的作用 259
〈アナフラニール〉 267t
〈アネキセート〉 76
アプロバルビタール，投与量(成人) 62t
アヘン類依存
  オピオイド受容体拮抗薬 191
  クロニジン 191
  ナルトレキソン 192
  ナルメフェン 192
  ブプレノルフィン 185
  メサドン 184
アヘン類離脱
  α_2アドレナリン受容体作動薬 27
  グアンファシン 27
  クロニジン 27, 27t
〈アポカイン〉 119t, アポモルヒネもみよ
アポモルヒネ
  製剤(日本) 119t
  注意点と有害作用 116
  投与量と臨床ガイドライン 117
  薬理学的作用 115
アマンタジン 117〜120
  過量服薬 120
  製剤(日本) 119t
  製剤(米国) 118t
  注意点と有害作用 119
  治療適応 118
  投与量と臨床ガイドライン 120
  妊娠中や授乳中の女性 120

パーキンソニズム　118
　　　薬物相互作用　120
　　　薬物誘発性運動障害　115
　　　薬理学的作用　118
アミタール面接　61
アミトリプチリン
　　　製剤（日本）　267t
　　　製剤（米国）　266t
　　　疼痛　267
　　　投与量　272t
　　　投与量と臨床ガイドライン　273
アムロジピン
　　　双極性障害　90
　　　投与量　90t
　　　投与量と臨床ガイドライン　92
　　　半減期　90t
　　　薬理学的作用　89
〈アムロジン〉　90t，アムロジピンもみよ
アメリカショウマ　291t
アモキサピン
　　　神経学的作用　269
　　　製剤（日本）　267t
　　　製剤（米国）　266t
　　　投与量　272t
　　　投与量と臨床ガイドライン　273
　　　薬理学的作用　265
〈アモキサン〉　267t，アモキサピンもみよ
アモバルビタール
　　　製剤（日本）　63t
　　　投与量（成人）　62t
　　　麻酔分析　61
〈アリセプト〉　102，ドネペジルもみよ
アリピプラゾール　238〜240
　　　CYP2D6　239，240
　　　CYP3A4　239
　　　うつ病　230
　　　製剤（日本）　248t
　　　双極性障害　239
　　　躁病　230
　　　治療適応　239
　　　統合失調感情障害　239
　　　統合失調症　239
　　　投与量　246t
　　　投与量と臨床ガイドライン　240
　　　薬物相互作用　239
　　　薬理学的作用　239
　　　有害作用　240

アルコール依存症
　　　アカンプロサート　112
　　　オピオイド受容体拮抗薬　193
　　　ジスルフィラム　110
　　　ナルトレキソン　193
　　　ナルメフェン　193
アルコール離脱
　　　βアドレナリン受容体拮抗薬　37
　　　プロプラノロール　37
　　　ベンゾジアゼピン系薬剤　75
アルツハイマー型認知症
　　　コリンエステラーゼ阻害薬　103
　　　ドネペジル　103
　　　メマンチン　107
　　　リバスチグミン　103
アルプラゾラム
　　　CYP3A4　212
　　　製剤（日本）　70t
　　　双極性障害　75
　　　注意点と有害作用　77
　　　治療適応　74
　　　投与量　69t
　　　投与量と臨床ガイドライン　80
　　　パニック症　74
　　　薬物相互作用　79
　　　薬理学的作用　72
　　　離脱　78
アルモダフィニル
　　　投与量　257t
　　　投与量と投与法　259
〈アレビアチン〉　53，フェニトインもみよ
アンフェタミン　250，308
　　　投与量と投与法　256
　　　肥満　308
　　　薬理学的作用　250
アンフェタミン・デキストロアンフェタミン　257t，258t
〈アンプリット〉　267t

い

〈イーケプラ〉　49，レベチラセタムもみよ
〈イクセロン〉　102，リバスチグミンもみよ
〈イスコチン〉　169
イスラジピン
　　　投与量　90t
　　　投与量と臨床ガイドライン　92
　　　半減期　90t

薬理学的作用　89
イソカルボキサジド
　　製剤(米国)　175t
　　投与量　175t
　　投与量と臨床ガイドライン　174
　　薬理学的作用　169
〈イソゾール〉　63t
イソニアジド　169
〈イソミタール〉　63t, アモバルビタールもみよ
イソミタール面接　61
依存性　6
イチョウの葉　293t
イヌハッカ　292t
〈イミドール〉　267t, イミプラミンもみよ
イミプラミン
　　製剤(日本)　267t
　　製剤(米国)　266t
　　全般不安症　266
　　投与量　272t
　　パニック症　266
医療用食品　288, 289t
イロペリドン　243, 244
　　　CYP2D6　244
　　　CYP3A4　244
　　　QT間隔延長　244
　　　治療適応　243
　　　統合失調症　243
　　　投与量　244, 246t
　　　薬理学的作用　243
　　　有害作用　244
イワベンケイ　290t
〈インヴェガ〉　232, 248t, パリペリドンもみよ
〈インデラル〉　36t, プロプラノロールもみよ
〈インプロメン〉　138t

う

〈ウインタミン〉　138t, クロルプロマジンもみよ
うつ病
　　アリピプラゾール　230
　　オランザピン　230
　　カルシウムチャンネル阻害薬　90
　　カルバマゼピン　94
　　クエチアピン　230
　　クロミプラミン　265
　　甲状腺ホルモン　261
　　三環系抗うつ薬　265
　　選択的セロトニン再取り込み阻害薬　210t, 212
　　選択的セロトニン・ノルアドレナリン再取り込み阻害薬　203
　　デキストロアンフェタミン　253
　　デュロキセチン　207
　　ドパミン受容体拮抗薬　123
　　ドパミン受容体作動薬　115
　　トピラマート　47
　　トラゾドン　179
　　ネファゾドン　177
　　バルプロ酸　276
　　ブスピロン　87
　　ブプロピオン　82
　　プラミペキソール　115
　　フルオキセチン　215
　　ブロモクリプチン　115
　　ベンラファキシン　204
　　ミルタザピン　166
　　モノアミン酸化酵素阻害薬　170
　　リオチロニン　261
　　リチウム　147, 148
　　ロピニロール　115

え

栄養補助食品　283〜288
　　精神科領域で使用される──　284t
〈エクセグラン〉　50, 306, ゾニサミドもみよ
〈エスクレ〉　66
エスシタロプラム
　　CYP2D6　224
　　治療適応　210t
　　投与量と臨床ガイドライン　226
　　薬物相互作用　224
　　薬物動態学　211
　　薬物動態学的相互作用　212
エスゾピクロン
　　CYP2E1　79
　　CYP3A4　79
　　高齢者　80
　　注意点と有害作用　77
　　治療適応　74
　　投与量　69t
　　投与量と臨床ガイドライン　80
　　不眠　74
　　薬物相互作用　79
　　薬理学的作用　73
エスタゾラム

製剤（日本） 71t
治療適応 74
投与量 69t
不眠 74
薬理学的作用 73
エゾヘビイチゴの葉 299t
エチゾラム，製剤（日本） 70t
エトプロパジン
製剤（米国） 41t
投与量 41t
エトミダート 67
〈エバミール〉 71t
〈エビリファイ〉 238, 248t, アリピプラゾール
もみよ
〈エフピー〉 175t, セレギリンもみよ
〈エミレース〉 138t
〈エリスパン〉 71t
〈エリミン〉 71t
エンバク 296t

お

オウシュウヨモギ 296t
〈オーラップ〉 138t, ピモジドもみよ
オキサゼパム
投与量 69t
投与量と臨床ガイドライン 80
薬理学的作用 73
オキサゾラム，製剤（日本） 70t
オキシペルチン，製剤（日本） 138t
オクスカルバゼピン 100, 101
CYP2C19 101
CYP3A4 101
CYP3A5 101
躁病 100
投与量と投与法 100
薬物相互作用 101
薬理学的動態 100
有害作用 100
オトメアゼナ 292t
オピオイド受容体拮抗薬 190～197
アヘン類依存 191
アルコール依存症 193
急速解毒 193, 196
検査結果への影響 195
注意点と有害作用 193
治療適応 191
投与量と臨床ガイドライン 195

薬物相互作用 195
薬理学的作用 190
オピオイド受容体作動薬 182～189
過量服薬 187
検査結果への影響 188
注意点と有害作用 187
治療適応 184
投与量と臨床ガイドライン 188
薬物相互作用 187
薬理学的作用 183
離脱症状 187
オランザピン 233～235
うつ病 230
切り替え 249
製剤（日本） 248t
双極性障害 233
躁病 230
治療適応 233
統合失調症 233
投与量 234, 246t
薬物相互作用 235
薬理学的作用 234
有害作用 235
オランダエンゴサク 293t
オルフェナドリン
製剤（米国） 41t
投与量 41t
オルリスタット，肥満 304

か

可逆性モノアミン酸化酵素 A 阻害薬 169
チラミン 171
カゼイン 292t
カタプレキシー 253
〈カタプレス〉 26, クロニジンもみよ
〈ガバペン〉 45, ガバペンチンもみよ
ガバペンチン 45～47
過量服薬 46
検査結果への影響 46
注意点と有害作用 46
治療適応 46
投与量と臨床ガイドライン 46
妊娠中や授乳中の女性 46
薬物相互作用 46
薬理学的作用 45
カプリル酸トリグリセリド 289t
カミメボウキ 294t

カモミール　292t
ガランタミン
　　CYP2D6　105
　　CYP3A4　105
　　注意点と有害作用　104
　　投与量と臨床ガイドライン　106
　　薬物相互作用　105
　　薬理学的作用　102
　　有害作用　105t
カルシウムチャンネル阻害薬　89〜92
　　うつ病　90
　　検査結果への影響　91
　　双極性障害　90
　　注意点と有害作用　91
　　治療適応　90
　　投与量　90t
　　投与量と臨床ガイドライン　92
　　妊娠中や授乳中の女性　91
　　半減期　90t
　　薬物相互作用　91
　　薬理学的作用　89
カルバマゼピン　93〜100
　　CYP3A4　96
　　うつ病　94
　　肝炎　95
　　血液疾患　95
　　検査結果への影響　98
　　攻撃性　94
　　腎臓への作用　96
　　双極性障害　94, 99t
　　躁病　94
　　注意点と有害作用　94
　　治療適応　94
　　投与量と投与法　98
　　妊娠中や授乳中の女性　96
　　皮膚への作用　95
　　モニタリング　98, 100t
　　薬物相互作用　96, 97t
　　薬理学的作用　93
　　有害作用　95t
　　予防　94
〈カルビスケン〉　36t, ピンドロールもみよ
カルビドパ, 製剤(米国)　118t
カワカワ(カバ)　295t
肝チトクロム P450(CYP)　3
　　基質　5t
　　阻害　4

　　阻害薬　5t
　　誘導　4
カンナ　294t

き

吉草　299t
キニジン
　　CYP2D6　219
　　QT 間隔延長　219
気分安定薬　1
気分障害
　　セロトニン・ドパミン拮抗薬　230
　　ドパミン受容体作動薬　115
吸収　2
境界性パーソナリティ障害, ドパミン受容体拮抗薬　124
強迫症
　　クロミプラミン　267
　　三環系抗うつ薬　267
　　選択的セロトニン再取り込み阻害薬　210t, 215
　　ブスピロン　87
　　ベンゾジアゼピン系薬剤　75
魚油　287t
ギョリュウモドキ　294t
禁煙, ブプロピオン　82
緊張病, ベンゾジアゼピン系薬剤　75

く

クアゼパム
　　製剤(日本)　71t
　　治療適応　74
　　投与量　69t
　　不眠　74
　　薬理学的作用　72
グアンファシン　26〜31
　　アヘン類離脱　27
　　過量服薬　29
　　検査結果への影響　30
　　心的外傷後ストレス障害　28
　　注意欠如・多動症　28
　　注意点と有害作用　29
　　治療適応　27
　　投与量　31t
　　投与量と臨床ガイドライン　30
　　薬物相互作用　29
　　薬理学的作用　26

313

索引

　　離脱　29
クエチアピン　235〜237
　　QT間隔延長　236
　　うつ病　230
　　切り替え　249
　　製剤（日本）　248t
　　双極性障害　235
　　躁病　230
　　治療適応　235
　　統合失調症　235
　　投与量　236, 246t
　　薬物相互作用　236
　　薬理学的作用　235
　　有害作用　237
クラトン　295t
〈グラマリール〉　138t
クリアランス　3
〈グリコラン〉　307
グリシン　286t, 289t
〈クレミン〉　138t
クロカプラミン，製剤（日本）　138t
クロキサゾラム，製剤（日本）　70t
クロザピン　241〜243
　　CYP1A2　212
　　切り替え　249
　　製剤（日本）　248t
　　遅発性ジスキネジア　241
　　治療適応　241
　　統合失調感情障害　241
　　統合失調症　230, 241
　　投与量　242, 246t
　　モニタリング　243
　　薬物相互作用　242
　　薬理学的作用　242
　　有害作用　243
　　臨床ガイドライン　245
〈クロザリル〉　241, 248t，クロザピンもみよ
クロチアゼパム，製剤（日本）　70t
クロナゼパム
　　CYP3A4　212
　　社交恐怖　75
　　製剤（日本）　71t
　　双極性障害　75
　　治療適応　74
　　投与量　69t
　　投与量と臨床ガイドライン　80
　　パニック症　74

　　薬物相互作用　79
　　薬理学的作用　72
クロニジン　26
　　アヘン類依存　191
　　アヘン類離脱　27, 27t
　　過量服薬　29
　　急速解毒　193, 196
　　検査結果への影響　30
　　心的外傷後ストレス障害　28
　　注意欠如・多動症　28
　　注意点と有害作用　29
　　治療適応　27
　　投与プロトコール　27t
　　投与量　31t
　　投与量と臨床ガイドライン　30
　　薬物相互作用　29
　　薬理学的作用　26
　　離脱　29
〈クロフェクトン〉　138t
クロミプラミン
　　うつ病　265
　　強迫症　267
　　神経学的作用　269
　　製剤（日本）　267t
　　製剤（米国）　266t
　　投与量　272t
　　投与量と臨床ガイドライン　273
　　薬理学的作用　265
クロラゼプ酸
　　アルコール離脱　75
　　製剤（日本）　70t
　　治療適応　75
　　投与量　69t
　　薬物相互作用　79
　　薬理学的作用　72
クロルジアゼポキシド　69
　　アルコール離脱　75
　　製剤（日本）　70t
　　治療適応　75
　　投与量　69t
　　薬物相互作用　79
　　薬理学的作用　72
クロルプロチキセン
　　起立性低血圧　128
　　製剤（米国）　137t
　　投与量　137t
　　有害作用　126t

力価　126t
クロルプロマジン　121
　　QT間隔延長　128
　　黄疸　130
　　起立性低血圧　128
　　血中濃度　140
　　検査結果への影響　134
　　抗コリン作用　129
　　初期治療　135
　　製剤(日本)　138t
　　製剤(米国)　136t
　　短期治療　134
　　投与量　136t
　　投与量と臨床ガイドライン　134
　　皮膚への作用　130
　　眼への作用　130
　　薬理学的作用　122
　　有害作用　126t
　　力価　126t

け

けいれん，バルビツレート　61
激越，ドパミン受容体拮抗薬　124
月経前不快気分障害
　　選択的セロトニン再取り込み阻害薬　210t, 217
　　フルオキセチン　217

こ

抗うつ薬　1
　　CYP1A2　211t
　　CYP2C　211t
　　CYP2D6　211t
　　CYP3A　211t
交感神経作動薬
　　検査結果への影響　256
　　精神科領域でよく用いられる――　257t
　　注意欠如・多動症　252, 255t
　　注意点と有害作用　254
　　治療適応　252
　　デキストロアンフェタミン　253
　　投与量と投与法　256
　　妊娠中や授乳中の女性　255
　　脳損傷による脳障害　253
　　肥満　253
　　疲労感　254
　　薬物相互作用　256

　　薬理学的作用　250
抗けいれん薬　45〜54
攻撃性
　　βアドレナリン受容体拮抗薬　37
　　カルバマゼピン　94
　　ドパミン受容体拮抗薬　124
抗コリン薬　41〜44, 41t
　　アカシジア　42, 44
　　検査結果への影響　43
　　抗精神病薬誘発性急性ジストニア　43
　　抗精神病薬誘発性パーキンソニズム　43
　　注意点と有害作用　42
　　治療適応　42
　　投与量と臨床ガイドライン　43
　　パーキンソニズム　42, 43
　　薬物相互作用　43
　　薬理学的作用　41
甲状腺機能検査　263
甲状腺刺激ホルモン放出ホルモン刺激試験　263
甲状腺ホルモン　261〜263
　　うつ病　261
　　検査結果への影響　262
　　注意点と有害作用　262
　　治療適応　261
　　投与量と臨床ガイドライン　263
　　薬物相互作用　262
　　薬理学的作用　261
コウスイハッカ　295t
抗精神病薬　1
　　薬物相互作用　132t
　　薬理学的作用に影響を及ぼす因子　122t
抗精神病薬誘発性アカシジア，抗ヒスタミン薬　56
抗精神病薬誘発性急性アカシジア，βアドレナリン受容体拮抗薬　37
抗精神病薬誘発性急性ジストニア
　　抗コリン薬　43
　　抗ヒスタミン薬　56
抗精神病薬誘発性パーキンソニズム
　　抗コリン薬　43
　　抗ヒスタミン薬　56
向精神薬　1
　　アカシジア　13
　　維持治療　22
　　胃部不快感　13
　　運動障害　14t
　　過量服薬　17

肝機能障害のある者　24
起立性低血圧　17
傾眠　16
結果の評価　19
下痢　13
口渇　17
効果を高めるための戦略　21
高齢者　23
視調節障害　17
消化管出血　13
焦燥　13
小児　22
食欲不振　16
腎機能障害のある者　24
心血管系作用　15t
身体疾患のある者　24
頭痛　16
性機能障害　13，14t
体重減少　15t
体重増加　14t，16
注意点　11
注意点と有害作用　11
中止後症候群　18
治療の継続期間　22
治療の失敗の考えられる理由　20
治療法の説明　19
低ナトリウム血症　15t
糖代謝変化　15t
投与量　22
投与量と臨床ガイドライン　18
尿貯留　17
妊娠中や授乳中の女性　23
認知障害　15t
発汗　15t
不安　13
不眠　13
便秘　17
発疹　15t
モニタリング　25
薬剤の選択　7，19
薬物療法歴　18
有害作用　11，13，14t，19
有害作用と関連する神経伝達系　12t
抗躁薬　1
抗ヒスタミン薬　55〜59，55t，56t
　検査結果への影響　57
　抗精神病薬誘発性アカシジア　56

抗精神病薬誘発性急性ジストニア　56
抗精神病薬誘発性パーキンソニズム　56
注意点と有害作用　56
投与量と投与法　58t
投与量と臨床ガイドライン　57
本邦で使用できる――　59t
薬物相互作用　57
薬理学的作用　55
抗肥満薬　301〜308
抗不安薬　1
コカイン解毒，ブプロピオン　82
コノテガシワ　291t
コリン　284t
コリンエステラーゼ阻害薬　102〜106
　アルツハイマー型認知症　103
　検査結果への影響　105
　注意点と有害作用　103
　治療適応　103
　投与量と臨床ガイドライン　105
　薬物相互作用　104
　薬理学的作用　102
　有害作用　105t
〈コレミナール〉　70t
〈コンサータ〉　251，257t，メチルフェニデートもみよ
〈コンスタン〉　70t，アルプラゾラムもみよ
〈コントール〉　70t，クロルジアゼポキシドもみよ
〈コントミン〉　138t，クロルプロマジンもみよ

さ

〈サイレース〉　71t
〈サインバルタ〉　206，デュロキセチンもみよ
ザレプロン
　検査結果への影響　79
　高齢者　80
　注意点と有害作用　77
　治療適応　74
　投与量　69t
　投与量と臨床ガイドライン　80
　不眠　74
　薬物相互作用　79
　薬理学的作用　73
　離脱　79
三環系抗うつ薬　264〜274
　CYP2D6　265
　QT間隔延長　268

アレルギー 270
うつ病 265
過量服薬 274
肝臓への作用 270
強迫症 267
経口避妊薬との相互作用 271
血液学的作用 270
検査結果への影響 272
降圧薬との相互作用 271
交感神経作動薬との相互作用 271
抗コリン作用 268
抗不整脈薬との相互作用 271
自律神経系作用 269
神経学的作用 269
新生児 270
心臓への作用 268
製剤(米国) 266t
精神的作用 268
全般不安症 266
注意点と有害作用 268
中枢神経抑制薬との相互作用 271
治療適応 265
鎮静 269
疼痛 267
投与量 272t
投与量と臨床ガイドライン 272
ドパミン受容体拮抗薬との相互作用 271
妊娠中や授乳中の女性 270
パニック症 266
本邦で使用できる── 267t
モニタリング 273
モノアミン酸化酵素阻害薬との相互作用 271
薬物相互作用 271
薬理学的作用 264

し

ジアゼパム
 社交恐怖 75
 製剤(日本) 70t
 治療適応 75
 投与量 69t
 投与量と臨床ガイドライン 80
 薬物相互作用 79
 薬理学的作用 72
〈シアリス〉 198，タダラフィルもみよ
〈ジェイゾロフト〉 210t, 223, 225，セルトラリ

 ンもみよ
ジエチルプロピオン，肥満 304
ジオウ属 298t
シクラメン 293t
自殺，選択的セロトニン再取り込み阻害薬 213
ジスルフィラム 109〜112
 アルコール依存症 110
 アルコール摂取時以外の有害作用 110
 アルコール摂取時の有害作用 110
 検査結果への影響 111
 注意点と有害作用 110
 治療適応 110
 投与量と臨床ガイドライン 111
 薬物相互作用 111
 薬理学的作用 109
 薬理学的作用と血中濃度の関連 110
ジスルフィラム-アルコール反応 110
持続勃起症，フェニレフリン 200
シタロプラム
 QT間隔延長 218
 心血管系作用 218
 治療適応 210t
 投与量と臨床ガイドライン 226
 薬物相互作用 224
 薬物動態学 211
 薬物動態学的相互作用 212
シチロシン 289t
ジバルプレックス 275
 製剤(米国) 281t
 有害作用 277t
ジフェンヒドラミン
 検査結果への影響 57
 作用時間 55t
 製剤(日本) 59t
 注意点と有害作用 57
 投与量と投与法 58t
 投与量と臨床ガイドライン 57
 薬理学的作用 55
ジプラシドン 237, 238
 切り替え 249
 双極性障害 237
 治療適応 237
 統合失調症 237
 投与量 238, 247t
 薬理学的作用 237
 有害作用 238
〈ジプレキサ〉 233, 248t，オランザピンもみよ

索 引

シプロヘプタジン
 作用時間　55t
 神経性やせ症　56
 製剤(日本)　59t
 注意点と有害作用　57
 治療適応　56
 投与量と投与法　58t
 投与量と臨床ガイドライン　58
 薬理学的作用　56
自閉症
 セルトラリン　217
 選択的セロトニン再取り込み阻害薬　217
 フルオキセチン　217
 フルボキサミン　217
社交恐怖
 選択的セロトニン再取り込み阻害薬　216
 プロプラノロール　35
 ベンゾジアゼピン系薬剤　75
社交不安症
 ガバペンチン　46
 セルトラリン　215
 選択的セロトニン再取り込み阻害薬　210t
 選択的セロトニン・ノルアドレナリン再取り込み阻害薬　204
 プレガバリン　52
 ベンラファキシン　204
初回通過効果　3
植物医薬　288〜300
 向精神作用をもつ——　290t
 有害作用　289
ジルチアゼム
 注意点と有害作用　91
 投与量と臨床ガイドライン　92
 薬物相互作用　91
シルデナフィル
 CYP3A4　201
 注意点と有害作用　200
 治療適応　199
 投与量と臨床ガイドライン　201
 勃起障害　199
 薬理学的作用　199
神経遮断薬　1
神経障害性疼痛，デュロキセチン　207
神経性過食症
 選択的セロトニン再取り込み阻害薬　210t, 216
 フルオキセチン　216

神経性やせ症
 シプロヘプタジン　56
 選択的セロトニン再取り込み阻害薬　216
 フルオキセチン　216
心的外傷後ストレス障害
 α_2アドレナリン受容体作動薬　28
 グアンファシン　28
 クロニジン　28
 選択的セロトニン再取り込み阻害薬　210t, 216
 ブスピロン　87
 プラゾシン　33
 ベンゾジアゼピン系薬剤　75
〈シンメトレル〉　119t, アマンタジンもみよ

す

睡眠，バルビツレート　61
睡眠麻痺　253
〈ストラテラ〉　259, アトモキセチンもみよ
スピペロン，製剤(日本)　138t
〈スピロピタン〉　138t
スルトプリド，製剤(日本)　138t
スルピリド
 QT間隔延長　128
 製剤(日本)　138t
〈スルモンチール〉　267t

せ

性機能障害，ドパミン受容体作動薬　116
精神活性薬　1
精神刺激薬　250〜259
精神刺激薬誘発性有害作用　255t
精神治療薬　1
精神療法と薬物療法の併用　22
生体利用率　3
性欲減退障害，ブプロピオン　83
セコバルビタール
 製剤(日本)　63t
 投与量(成人)　62t
セチプチリン，製剤(日本)　267t
〈セニラン〉　70t
〈セパゾン〉　70t
〈ゼプリオン〉　232, 233, 248t, パリペリドンもみよ
〈セルシン〉　70t, ジアゼパムもみよ
セルトラリン
 CYP2D6　223

胃腸管系有害作用　218
自閉症　217
社交不安症　215
小児　215
治療適応　210t
投与量と臨床ガイドライン　225
パニック症　216
薬物相互作用　223
薬物動態学　211
薬物動態学的相互作用　212
セレギリン
　製剤(米国)　175t
　投与量　175t
　投与量と臨床ガイドライン　175
〈セレナール〉　70t
〈セレナミン〉　70t, ジアゼパムもみよ
〈セレネース〉　138t, ハロペリドールもみよ
〈セロクエル〉　235, 248t, クエチアピンもみよ
〈セロケン〉　36t, メトプロロールもみよ
セロトニン症候群　221, 223t
セロトニン選択的再取込み阻害薬, パニック症　74
セロトニン・ドパミン拮抗薬　228〜249
　気分障害　230
　切り替え　249
　作用機序　229
　躁病　230
　治療適応　229
　統合失調感情障害　229
　統合失調症　229, 246t
　投与量　246t
　ドパミン受容体拮抗薬からの切り替え　249
　妊娠中や授乳中の女性　249
　本邦で使用できる——　248t
　モニタリング　228
　有害作用　231
　臨床ガイドライン　245
選択的セロトニン再取り込み阻害薬　209〜227
　CYP2D6　222
　QT間隔延長　218, 227
　あくび　220
　アレルギー反応　221
　胃腸管系有害作用　218
　うつ病　212
　うつ病(小児)　215
　うつ病(身体疾患合併患者)　215
　うつ病(妊娠中と産褥期)　213

過量服薬　222
感情鈍麻　220
強迫症　215
けいれん発作　220
血液学的有害作用　221
月経前不快気分障害　217
検査結果への影響　224
抗コリン作用　220
高齢者　215
作用の消失　227
自殺　213
自閉症　217
社交恐怖　216
小児　210t, 215
神経性過食症　216
神経性やせ症　216
心血管系作用　218
心的外傷後ストレス障害　216
錐体外路症状　220
頭痛　219
性機能障害　218
性嗜好異常　217
セロトニン症候群　221
全般不安症　216
早漏　217
注意点と有害作用　217
中枢神経系有害作用　220
治療適応　210t, 212
鎮静　220
適応外使用　217
電解質・糖代謝の障害　221
投与量と臨床ガイドライン　224
内分泌系有害作用　221
妊娠中や授乳中の女性　214, 226
発汗　222
パニック症　216
肥満　217
不安　220
不安症　215
不眠　220
薬物相互作用　222
薬物動態学　211
薬物動態学的相互作用　212
薬理学的作用　211
薬力学　212
薬力学的相互作用　212
離脱　222

選択的セロトニン・ノルアドレナリン再取り込み
　　阻害薬　203〜208
　　　うつ病　203
　　　検査結果への影響　206，208
　　　社交不安症　204
　　　全般不安症　204
　　　注意点と有害作用　204，207
　　　治療適応　203，207
　　　投与量と投与法　206，208
　　　薬物相互作用　205，207
セントジョーンズワート　299t
全般不安症
　　イミプラミン　266
　　三環系抗うつ薬　266
　　選択的セロトニン再取り込み阻害薬　210t，216
　　選択的セロトニン・ノルアドレナリン再取り込み阻害薬　204
　　ドキセピン　266
　　ブスピロン　86
　　ベンゾジアゼピン系薬剤　74
　　ベンラファキシン　204
せん妄，ドパミン受容体拮抗薬　124

そ

増強療法　21
双極性障害
　　アセナピン　240
　　アリピプラゾール　239
　　オランザピン　233
　　ガバペンチン　46
　　カルシウムチャンネル阻害薬　90
　　カルバマゼピン　94，99t
　　クエチアピン　235
　　ジプラシドン　237
　　ゾニサミド　51
　　バルプロ酸　276
　　ブプロピオン　82
　　ベンゾジアゼピン系薬剤　75
　　ラモトリギン　143
　　リスペリドン　231
　　リチウム　147
躁病
　　アリピプラゾール　230
　　オクスカルバゼピン　100
　　オランザピン　230
　　カルバマゼピン　94

　　クエチアピン　230
　　セロトニン・ドパミン拮抗薬　230
　　ゾニサミド　51
　　ドパミン受容体拮抗薬　123
　　バルプロ酸　276
　　フェニトイン　53
　　リチウム　147，159
早漏，選択的セロトニン再取り込み阻害薬　217
ゾテピン，製剤（日本）　138t
ゾニサミド　50〜52，306
　　検査結果への影響　51
　　注意点と有害作用　51
　　治療適応　51
　　投与量と臨床ガイドライン　51
　　妊娠中や授乳中の女性　51
　　肥満　306
　　薬物相互作用　51
　　薬理学的作用　51
〈ソメリン〉　71t
〈ソラナックス〉　70t，アルプラゾラムもみよ
ゾルピデム
　　検査結果への影響　79
　　注意点と有害作用　77
　　治療適応　74
　　投与量　69t
　　パーキンソン病　75
　　不眠　74
　　薬物相互作用　79
　　薬理学的作用　73
　　離脱　79

た

第2世代抗精神病薬　228，セロトニン・ドパミン拮抗薬もみよ
第2世代ヒスタミン1受容体拮抗薬　56t
〈ダイアップ〉　70t，ジアゼパムもみよ
胎児危険度分類　24t
代謝　3
代謝阻害　4t
代謝誘導　4t
耐性　6
ダイダイの花　291t
タクリン
　　肝毒性　104
　　注意点と有害作用　104
　　投与量と臨床ガイドライン　106
　　薬理学的作用　102

タダラフィル
　　投与量と臨床ガイドライン　202
　　薬理学的作用　199
タラゴン　299t
〈ダルメート〉　71t，フルラゼパムもみよ

ち

チアガビン　48，49
　　CYP3A　48
　　検査結果への影響　49
　　注意点と有害作用　49
　　治療適応　49
　　投与量と投与法　49
　　妊娠中や授乳中の女性　49
　　薬理学的作用　48
チアプリド，製剤(日本)　138t
チアミラール，製剤(日本)　63t
チオチキセン
　　製剤(米国)　137t
　　投与量　137t
　　有害作用　126t
　　力価　126t
チオペンタール，製剤(日本)　63t
チオリダジン
　　CYP2D6　133
　　QT間隔延長　133
　　起立性低血圧　128
　　抗コリン作用　129
　　心臓への作用　128
　　製剤(米国)　136t
　　性的有害作用　130
　　投与量　136t
　　眼への作用　130
　　薬物相互作用　131
　　薬理学的作用　122
　　有害作用　126t
　　力価　126t
〈チトゾール〉　63t
遅発性ジスキネジア，クロザピン　241
チミペロン，製剤(日本)　138t
チャボトケイソウ　297t
注意欠如・多動症
　　α_2アドレナリン受容体作動薬　28
　　アトモキセチン　260
　　グアンファシン　28
　　クロニジン　28
　　交感神経作動薬　252，255t

デキストロアンフェタミン　252
　　ブプロピオン　82
　　メチルフェニデート　252
チョウセンニンジン　293t
〈チラーヂンS〉　261，レボチロキシンもみよ
チラミン
　　可逆性モノアミン酸化酵素A阻害薬　171
　　ベフロキサトン　171
　　モクロベミド　171
　　モノアミン酸化酵素阻害薬　171，172t
チラミンを多く含む食品　172t
治療指数　5
治療適応　8
〈チロナミン〉　261，リオチロニンもみよ
鎮静・催眠薬からの離脱，バルビツレート　61

て

〈ディプリバン〉　67
テオフィリン，CYP1A2　212
適応外使用　9
デキストロアンフェタミン　258t
　　うつ病　253
　　検査結果への影響　256
　　交感神経作動薬　253
　　注意欠如・多動症　252
　　治療適応　252
　　投与量　257t
　　投与量と投与法　258
　　薬理学的作用　250
デクスメチルフェニデート，投与量　257t
〈テグレトール〉　93，カルバマゼピンもみよ
〈テシプール〉　267t
デシプラミン
　　製剤(米国)　266t
　　投与量　272t
　　薬理学的作用　265
〈デジレル〉　179，トラゾドンもみよ
デスベンラファキシン　203〜206
　　注意点と有害作用　204
　　治療適応　203
　　投与量と投与法　206
〈テトラミド〉　267t
〈テノーミン〉　36t，アテノロールもみよ
〈デパケン〉　275，バルプロ酸もみよ
〈デパス〉　70t
〈デプロメール〉　210t，223，225，フルボキサミンもみよ

テマゼパム
 治療適応　74
 投与量　69t
 不眠　74
 薬理学的作用　73
デュロキセチン　206〜209
 うつ病　207
 検査結果への影響　208
 神経障害性疼痛　207
 注意点と有害作用　207
 中止後症候群　207
 治療適応　207
 投与量と投与法　208
 妊娠中や授乳中の女性　207
 薬物相互作用　207
 薬理学的作用　206
テラミン　289t
電気けいれん療法，メトヘキシタール　60

と

統合失調感情障害
 アリピプラゾール　239
 クロザピン　241
 セロトニン・ドパミン拮抗薬　229
 ドパミン受容体拮抗薬　122
 パリペリドン　232
 バルプロ酸　276
 リチウム　148
統合失調症
 アセナピン　240
 アリピプラゾール　239
 イロペリドン　243
 オランザピン　233
 クエチアピン　235
 クロザピン　230, 241
 ジプラシドン　237
 セロトニン・ドパミン拮抗薬　229, 246t
 治療適応　232
 ドパミン受容体拮抗薬　122, 125, 140
 バルプロ酸　276
 リスペリドン　230, 231
 リチウム　148
 ルラシドン　245
冬虫夏草　292t
疼痛
 アミトリプチリン　267
 三環系抗うつ薬　267

トゥレット症
 ドパミン受容体拮抗薬　124
 ハロペリドール　124
 ピモジド　124
ドキセピン
 製剤（米国）　266t
 全般不安症　266
 投与量　272t
 薬理学的作用　265
特異体質　6
〈ドグマチール〉　138t，スルピリドもみよ
ドコサヘキサエン酸　284t
ドスレピン，製剤（日本）　267t
ドネペジル
 CYP2D6　105
 CYP3A4　105
 アルツハイマー型認知症　103
 注意点と有害作用　103
 治療適応　103
 投与量と臨床ガイドライン　105
 薬物相互作用　105
 薬理学的作用　102
 有害作用　105t
〈ドパストン〉　119t，レボドパもみよ
〈ドパゾール〉　119t，レボドパもみよ
ドパミン受容体拮抗薬　121〜141
 CYP2D6　131
 QT 間隔延長　128
 維持治療　139
 うつ病　123
 黄疸　130
 過量服薬　131
 間欠的投薬　135
 急速神経遮断　135
 境界性パーソナリティ障害　124
 切り替え　249
 起立性低血圧　128
 けいれん　127
 激越　124
 血液学的作用　129
 血中濃度　140
 検査結果への影響　134
 攻撃性　124
 抗コリン作用　127, 129
 抗精神病薬悪性症候群　125
 抗パーキンソン病薬との併用療法　141
 小児　125

初期治療　135
心臓への作用　128
製剤(日本)　138t
製剤(米国)　136t
性的有害作用　130
選択　140
せん妄　124
躁病　123
短期治療　134
注意点と有害作用　125
治療抵抗性　140
治療適応　122, 123t
鎮静　127
デポ剤　139
統合失調感情障害　122
統合失調症　122, 140
統合失調症(小児)　125
投与量　136t
投与量と臨床ガイドライン　134
トゥレット症　124
突然死　128
内分泌系有害作用　129
妊娠中や授乳中の女性　131
認知症　124
皮膚への作用　130
物質誘発性精神病性障害　124
補助的治療　140
本邦で使用できる──　138t
眼への作用　130
妄想性障害　124
薬物相互作用　131, 132t
薬理学的作用　121
有害作用　126t
力価　126t
ドパミン受容体作動薬　114〜120
　うつ病　115
　気分障害　115
　検査結果への影響　117
　性機能障害　116
　製剤(米国)　118t
　注意点と有害作用　116
　治療適応　115
　投与量と臨床ガイドライン　117
　妊娠中や授乳中の女性　116
　勃起障害　116
　本邦で使用できる──　119t
　薬物相互作用　116

　薬物誘発性運動障害　115
　薬理学的作用　114
〈トピナ〉　47, 306, トピラマートもみよ
トピラマート　47, 48, 306
　検査結果への影響　48
　注意点と有害作用　47
　治療適応　47
　投与量と臨床ガイドライン　48
　妊娠中や授乳中の女性　47
　肥満　306
　薬物相互作用　48
　薬理学的作用　47
〈トフラニール〉　267t, イミプラミンもみよ
〈ドラール〉　71t, クアゼパムもみよ
トラゾドン　179〜181
　うつ病　179
　過量服薬　180
　検査結果への影響　181
　注意点と有害作用　180
　治療適応　179
　投与量と臨床ガイドライン　181
　妊娠中や授乳中の女性　180
　不眠　179
　勃起障害　179
　薬物相互作用　180
　薬理学的作用　179
トラニルシプロミン
　CYP2C19　174
　製剤(米国)　175t
　注意点と有害作用　170
　投与量　175t
　投与量と臨床ガイドライン　174
　薬理学的作用　169
〈トラマール〉　186, 189, トラマドールもみよ
トラマドール
　CYP2D6　186
　治療適応　186
　投与量と臨床ガイドライン　189
　薬物相互作用　188
〈トランデート〉　35
トリアゾラム
　製剤(日本)　71t
　注意点と有害作用　77
　治療適応　74
　投与量　69t
　不眠　74
　薬物相互作用　79

索 引

　　薬理学的作用　72
〈トリプタノール〉　267t，アミトリプチリンもみよ
トリフルプロマジン
　　有害作用　126t
　　力価　126t
トリフロペラジン
　　製剤(米国)　136t
　　投与量　136t
　　有害作用　126t
　　力価　126t
トリヘキシフェニジル
　　製剤(米国)　41t
　　投与量　41t
　　薬理学的作用　41
トリミプラミン
　　製剤(日本)　267t
　　製剤(米国)　266t
　　投与量　272t
〈トリラホン〉　138t，ペルフェナジンもみよ
〈ドルミカム〉　71t，ミダゾラムもみよ
〈トレドミン〉　209
ドロペリドール，QT間隔延長　128
〈トロペロン〉　138t

な

〈ナディック〉　36t，ナドロールもみよ
ナドロール
　　投与量と臨床ガイドライン　39
　　薬理学的作用　35，36t
ナルコレプシー　253
　　γヒドロキシ酪酸　74
　　モダフィニル　253
ナルトレキソン　190
　　アヘン類依存　192
　　アルコール依存症　193
　　急速解毒　196
　　検査結果への影響　195
　　注意点と有害作用　194
　　治療適応　191
　　投与量と臨床ガイドライン　196
　　薬物相互作用　195
　　薬理学的作用　190
ナルメフェン　190
　　アヘン類依存　192
　　アルコール依存症　193
　　急速解毒　196

　　検査結果への影響　195
　　注意点と有害作用　194
　　投与量と臨床ガイドライン　196
　　薬物相互作用　195
　　薬理学的作用　190
ナロキソン　190
　　注意点と有害作用　194
　　治療適応　191
　　薬理学的作用　191
ナロキソンチャレンジテスト　192t，194，196

に

ニガハッカ　294t
ニコチンアミド・アデニン・ジヌクレオチド　285t
ニトラゼパム，製剤(日本)　71t
ニフェジピン
　　注意点と有害作用　91
　　投与量と臨床ガイドライン　92
　　薬物相互作用　91
ニメタゼパム，製剤(日本)　71t
ニモジピン
　　双極性障害　90
　　注意点と有害作用　91
　　投与量　90t
　　投与量と臨床ガイドライン　92
　　半減期　90t
　　薬理学的作用　89
〈ニューレプチル〉　138t
認知症
　　ドパミン受容体拮抗薬　124
　　ハロペリドール　124

ね

〈ネオシネジン〉　200，フェニレフリンもみよ
〈ネオドパストン〉　119t
〈ネオペリドール〉　138t，ハロペリドールもみよ
ネファゾドン　176〜179
　　CYP3A4　178
　　うつ病　177
　　過量服薬　177
　　検査結果への影響　179
　　高齢者　179
　　注意点と有害作用　177
　　治療適応　177
　　投与量と臨床ガイドライン　179
　　妊娠中や授乳中の女性　177

薬物相互作用　178
　　　薬理学的作用　176
　　　有害作用　178t
ネモナプリド，製剤（日本）　138t
〈ネルボン〉　71t

の

〈ノーベルバール〉　63t，フェノバルビタールもみよ
〈ノックビン〉　109，ジスルフィラムもみよ
〈ノバミン〉　138t，プロクロルペラジンもみよ
〈ノリトレン〉　267t，ノルトリプチリンもみよ
ノルトリプチリン
　　　製剤（日本）　267t
　　　製剤（米国）　266t
　　　投与量　272t
　　　投与量と臨床ガイドライン　273
　　　モニタリング　273
　　　薬理学的作用　264
〈ノルバスク〉　90t，アムロジピンもみよ

は

パーキンソニズム
　　　アマンタジン　118
　　　抗コリン薬　42，43
　　　抗ヒスタミン薬　56
パーキンソン病，ベンゾジアゼピン系薬剤　75
〈パーロデル〉　119t，ブロモクリプチンもみよ
〈バイアグラ〉　198，シルデナフィルもみよ
排泄　3
〈パキシル〉　210t，223，225，パロキセチンもみよ
ハナビシソウ　291t
パニック症
　　　イミプラミン　266
　　　ガバペンチン　46
　　　三環系抗うつ薬　266
　　　セルトラリン　216
　　　セロトニン選択的再取込み阻害薬　74
　　　選択的セロトニン再取り込み阻害薬　210t，216
　　　パロキセチン　216
　　　フルオキセチン　216
　　　プレガバリン　52
　　　プロプラノロール　35
　　　ベンゾジアゼピン系薬剤　74
パラアルデヒド　65

〈バランス〉　70t，クロルジアゼポキシドもみよ
パリペリドン　232，233
　　　QT間隔延長　233
　　　製剤（日本）　248t
　　　治療適応　232
　　　統合失調感情障害　232
　　　投与量　233，246t
　　　薬理学的作用　233
　　　有害作用　233
〈ハルシオン〉　71t，トリアゾラムもみよ
バルデナフィル
　　　投与量と臨床ガイドライン　201
　　　薬理学的作用　199
〈バルネチール〉　138t
バルビタール，製剤（日本）　63t
バルビツレート　60〜64
　　　けいれん　61
　　　検査結果への影響　64
　　　睡眠　61
　　　注意点と有害作用　61
　　　治療適応　60
　　　鎮静・催眠薬からの離脱　61
　　　投与量（成人）　62t
　　　投与量と臨床ガイドライン　64
　　　妊娠中や授乳中の女性　64
　　　本邦で使用できる──　63t
　　　麻酔分析　61
　　　薬物相互作用　64
　　　薬理学的作用　60
バルビツレート類似作動薬　64〜67
バルプロ酸　275〜282
　　　うつ病　276
　　　化学　275
　　　検査結果への影響　280
　　　双極Ⅰ型障害　276
　　　躁病　276
　　　注意点と有害作用　277
　　　治療適応　276
　　　統合失調感情障害　276
　　　統合失調症　276
　　　投与量と臨床ガイドライン　280
　　　妊娠中や授乳中の女性　278
　　　ブラック・ボックス警告　277t
　　　米国で使用できる──　281t
　　　薬物相互作用　279，280t
　　　薬理学的作用　275
　　　有害作用　277t，279t

索引

予防 276
臨床検査 281t
ハロキサゾラム，製剤（日本） 71t
パロキセチン
    CYP2D6 212, 223
    胃腸管系有害作用 218
    うつ病 214
    抗コリン作用 220
    高齢者 215
    治療適応 210t
    投与量と臨床ガイドライン 225
    妊娠中の女性 214
    パニック症 216
    薬物相互作用 223
    薬物動態学 211
    薬物動態学的相互作用 212
ハロペリドール
    過量服薬 131
    間欠的投薬 135
    血中濃度 140
    初期治療 135
    心臓への作用 128
    製剤（日本） 138t
    製剤（米国） 137t
    短期治療 134
    デポ剤 139
    投与量 137t
    投与量と臨床ガイドライン 134
    トゥレット症 124
    認知症 124
    薬理学的作用 121
    有害作用 126t
    力価 126t
〈ハロマンス〉 138t，ハロペリドールもみよ
半減期 3

ひ

〈ピーゼットシー〉 138t，ペルフェナジンもみよ
〈ビ・シフロール〉 119t，プラミペキソールもみよ
ヒスタミン2受容体拮抗薬 56t
ビタミンE群 286t
非定型抗精神病薬 228，セロトニン・ドパミン拮抗薬もみよ
ヒドロキシジン
    検査結果への影響 57
    作用時間 55t
    製剤（日本） 59t
    投与量と投与法 58t
    投与量と臨床ガイドライン 58
    薬理学的作用 56
5-ヒドロキシトリプトファン 285t
ピパンペロン，製剤（日本） 138t
ビペリデン
    製剤（米国） 41t
    投与量 41t
〈ヒベルナ〉 55t, 59t，プロメタジンもみよ
非ベンゾジアゼピン系薬剤 73～77, 79, 80
    注意点と有害作用 77
    薬理学的作用 73
肥満
    アンフェタミン 308
    オルリスタット 304
    交感神経作動薬 253
    ジエチルプロピオン 304
    選択的セロトニン再取り込み阻害薬 217
    ゾニサミド 51, 306
    トピラマート 306
    フェンジメトラジン 303
    フェンテルミン 253, 301
    フルオキセチン 217
    メトホルミン 307
    ロルカセリン 305
ヒメハギ属 297t
ピモジド
    QT間隔延長 128, 133
    製剤（日本） 138t
    製剤（米国） 137t
    投与量 137t
    トゥレット症 124
    有害作用 126t
    力価 126t
ビラゾドン
    CYP3A4 224
    心血管系作用 219
    治療適応 210t
    投与量と臨床ガイドライン 226
    薬物相互作用 224
    薬物動態学 212
〈ヒルナミン〉 138t
〈ピレチア〉 55t，プロメタジンもみよ
ピンドロール
    抗うつ薬の増強療法 37
    投与量と臨床ガイドライン 39

薬理学的作用　35, 36t
ビンポセチン　286t
ビンロウジュ　290t

ふ

不安症
　βアドレナリン受容体拮抗薬　35
　選択的セロトニン再取り込み阻害薬　215
　ベンゾジアゼピン系薬剤　74
フェニトイン　53, 54
　検査結果への影響　54
　新生児　54
　胎児　54
　注意点と有害作用　53
　治療適応　53
　投与法と臨床ガイドライン　54
　薬物相互作用　54
　薬理学的作用　53
フェニルアラニン　286t
フェニレフリン, 持続勃起症　200
フェネルジン
　製剤（米国）　175t
　治療適応　170
　投与量　175t
　投与量と臨床ガイドライン　174
　薬理学的作用　169
フェノチアジン系薬剤
　QT間隔延長　133
　検査結果への影響　134
　心臓への作用　128
　薬物相互作用　131
〈フェノバール〉　63t, フェノバルビタールもみよ
フェノバルビタール
　けいれん　61
　製剤（日本）　63t
　投与量（成人）　62t
フェンジメトラジン, 肥満　303
フェンテルミン　301
　肥満　253, 301
ブスピロン　86〜88
　CYP3A4　88
　うつ病　87
　強迫症　87
　検査結果への影響　88
　心的外傷後ストレス障害　87
　全般不安症　86

　注意点と有害作用　87
　治療適応　86
　投与量と臨床ガイドライン　88
　ベンゾジアゼピン系薬剤からの切り替え　88
　薬物相互作用　88
　薬理学的作用　86
ブタバルビタール, 投与量（成人）　62t
物質誘発性精神病性障害, ドパミン受容体拮抗薬　124
ブプレノルフィン
　CYP3A4　185
　アヘン類依存　185
　過量服薬　187
　検査結果への影響　188
　治療適応　185
　投与量と臨床ガイドライン　189
　薬物相互作用　187
　薬理学的作用　183
　離脱症状　187
ブプロピオン　81〜85
　CYP2B6　84
　CYP2D6　84
　うつ病　82
　過量服薬　83
　禁煙　82
　検査結果への影響　84
　コカイン解毒　82
　性欲減退障害　83
　双極性障害　82
　注意欠如・多動症　82
　注意点と有害作用　83
　治療適応　82
　投与量と臨床ガイドライン　84
　妊娠中や授乳中の女性　83
　薬物相互作用　84
　薬理学的作用　81
フペルジンA　285t
不眠
　Z薬　74
　トラゾドン　179
　ベンゾジアゼピン系薬剤　74
　メラトニン　163
　ラメルテオン　162
プラゾシン　26, 33, 34
　心的外傷後ストレス障害　33
ブラックホー　291t

索引

〈プラミペキソール〉 119t，プラミペキソールもみよ
プラミペキソール
 うつ病 115
 製剤(日本) 119t
 製剤(米国) 118t
 注意点と有害作用 116
 投与量と臨床ガイドライン 117
 薬物相互作用 117
 薬理学的作用 115
プリミドン，製剤(日本) 63t
ブルースカルキャップ 298t
フルオキセチン 209
 CYP2D6 212, 222
 胃腸管系有害作用 218
 うつ病 214, 215
 月経前不快気分障害 217
 自閉症 217
 小児 215
 神経性過食症 216
 神経性やせ症 216
 中枢神経系有害作用 220
 治療適応 210t
 投与量と臨床ガイドライン 224
 妊娠中の女性 214
 パニック症 216
 肥満 217
 不安 220
 薬物相互作用 222
 薬物動態学 211
 薬物動態学的相互作用 212
 薬力学的相互作用 212
 離脱 222
フルジアゼパム，製剤(日本) 71t
フルタゾラム，製剤(日本) 70t
〈フルデカシン〉 138t，フルフェナジンもみよ
フルトプラゼパム，製剤(日本) 71t
フルニトラゼパム，製剤(日本) 71t
フルフェナジン
 製剤(日本) 138t
 製剤(米国) 136t
 デポ剤 139
 投与量 136t
 投与量と臨床ガイドライン 139
 薬理学的作用 121
 有害作用 126t
 力価 126t

フルボキサミン
 CYP1A2 212
 CYP3A4 212, 223
 胃腸管系有害作用 218
 自閉症 217
 小児 215
 治療適応 210t
 投与量と臨床ガイドライン 225
 薬物相互作用 223
 薬物動態学 211
 薬物動態学的相互作用 212
フルマゼニル
 治療適応 76
 投与量 69t
 ベンゾジアゼピン系薬剤の過量服薬 76
 有害作用 76
〈フルメジン〉 138t，フルフェナジンもみよ
フルラゼパム
 製剤(日本) 71t
 治療適応 74
 投与量 69t
 不眠 74
 薬物相互作用 79
 薬理学的作用 72
プレガバリン 52, 53
 検査結果への影響 53
 注意点と有害作用 52
 治療適応 52
 投与量と臨床ガイドライン 53
 妊娠中や授乳中の女性 52
 薬物相互作用 52
 薬理学的作用 52
プロクロルペラジン
 製剤(日本) 138t
 製剤(米国) 136t
 投与量 136t
 有害作用 126t
 力価 126t
プロシクリジン
 製剤(米国) 41t
 投与量 41t
〈プロチアデン〉 267t
ブロチゾラム，製剤(日本) 71t
プロトリプチリン
 製剤(米国) 266t
 投与量 272t
 投与量と臨床ガイドライン 273

薬理学的作用　264
〈プロピタン〉　138t
プロプラノロール
　　アルコール離脱　37
　　社交恐怖　35
　　注意点と有害作用　38
　　治療適応　35
　　投与量と臨床ガイドライン　39
　　パニック症　35
　　薬物相互作用　38
　　薬理学的作用　35, 36t
　　リチウム誘発性体位性振戦　37
プロペリシアジン，製剤(日本)　138t
プロポフォール　67
ブロマゼパム，製剤(日本)　70t
ブロムペリドール，製剤(日本)　138t
プロメタジン
　　作用時間　55t
　　製剤(日本)　59t
　　投与量と投与法　58t
　　薬理学的作用　56
ブロモクリプチン
　　うつ病　115
　　製剤(日本)　119t
　　製剤(米国)　118t
　　注意点と有害作用　116
　　投与量と臨床ガイドライン　117
　　薬物相互作用　117
　　薬理学的作用　114
分子学的作用部位　4
分布　2
分布容積　3

へ

米国麻薬取締局規制レベル　9t
〈ベタナミン〉　257t
〈ベナパスタ〉　59t，ジフェンヒドラミンもみよ
ベフロキサトン　169
　　チラミン　171
ペモリン，投与量　257t
ベラドンナ　291t
ベラパミル
　　CYP3A4　91
　　双極性障害　90
　　注意点と有害作用　91
　　投与量　90t
　　投与量と臨床ガイドライン　92

　　半減期　90t
　　薬物相互作用　91
　　薬理学的作用　89
〈ペリアクチン〉　55t, 59t，シプロヘプタジンもみよ
ペルゴリド，製剤(日本)　119t
〈ペルゴリン〉　119t，ペルゴリドもみよ
ペルフェナジン
　　血中濃度　140
　　検査結果への影響　134
　　製剤(日本)　138t
　　製剤(米国)　136t
　　投与量　136t
　　有害作用　126t
　　力価　126t
〈ヘルベッサー〉　91，ジルチアゼムもみよ
〈ペルマックス〉　119t，ペルゴリドもみよ
〈ベンザリン〉　71t
ベンズトロピン
　　抗精神病薬誘発性急性ジストニア　43
　　製剤(米国)　41t
　　投与量　41t
　　投与量と臨床ガイドライン　43
　　薬理学的作用　41
ベンゾジアゼピン系薬剤　68〜80
　　アカシジア　75
　　アルコール離脱　75
　　依存性　78
　　過量服薬　76
　　急速解毒　193, 196
　　強迫症　75
　　緊張病　75
　　検査結果への影響　79
　　社交恐怖　75
　　心的外傷後ストレス障害　75
　　全般不安症　74
　　双極性障害　75
　　耐性　78
　　注意点と有害作用　76
　　治療適応　74
　　投与量と臨床ガイドライン　80
　　妊娠中の女性　77
　　パーキンソン病　75
　　パニック症　74
　　不安症　74
　　不眠　74
　　本邦で使用できる――　70t

薬物相互作用　79
薬理学的作用　72
離脱　78
ベンゾジアゼピン受容体関連薬剤, 投与量　69t
ベンゾジアゼピン受容体拮抗薬　76
ペントバルビタール
　製剤（日本）　63t
　鎮静・催眠薬からの離脱　61
　投与量（成人）　62t
ベンラファキシン　203〜206
　CYP2D6　205
　うつ病　204
　検査結果への影響　206
　社交不安症　204
　全般不安症　204
　注意点と有害作用　204
　治療適応　203
　投与量と投与法　206
　モノアミン酸化酵素阻害薬との相互作用　205
　薬物相互作用　205

ほ

抱水クロラール　66, 67
〈ホーリット〉　138t
ホスファチジルコリン　284t
ホスファチジルセリン　284t, 297t
ホスホジエステラーゼ-5阻害薬　198〜202
　CYP3A4　198, 201
　検査結果への影響　201
　注意点と有害作用　199
　治療適応　199
　投与量と臨床ガイドライン　201
　勃起障害　199
　薬物相互作用　201
　薬理学的作用　198
勃起障害
　シルデナフィル　199
　ドパミン受容体作動薬　116
　トラゾドン　179
　ホスホジエステラーゼ-5阻害薬　199
　ヨヒンビン　32
ホップ　294t
〈ホリゾン〉　70t, ジアゼパムもみよ

ま

マオウ　293t

麻酔分析, アモバルビタール　61
マチン　296t
マプロチリン
　アレルギー　270
　神経学的作用　269
　製剤（日本）　267t
　製剤（米国）　266t
　投与量　272t
　投与量と臨床ガイドライン　273
　薬理学的作用　264

み

ミアンセリン, 製剤（日本）　267t
ミオイノシトール　286t
ミダゾラム
　製剤（日本）　71t
　投与量　69t
　薬理学的作用　72
〈ミニプレス〉　33, プラゾシンもみよ
〈ミラペックス〉　119t, プラミペキソールもみよ
ミルタザピン　166〜168
　うつ病　166
　検査結果への影響　168
　注意点と有害作用　167
　治療適応　166
　投与量と投与法　168
　妊娠中や授乳中の女性　168
　薬物相互作用　168
　薬理学的作用　166
　有害作用　167t
ミルナシプラン　208

む

ムスカリン性アセチルコリン受容体阻害, 有害作用　12t
ムラサキバレンギク　293t
ムラサキフトモモ　294t

め

〈メイラックス〉　71t
メキサゾラム, 製剤（日本）　71t
メサドン
　アヘン類依存　184
　過量服薬　187
　検査結果への影響　188
　新生児の離脱症状　184
　治療適応　184

投与量と臨床ガイドライン　188
　　妊娠中や授乳中の女性　184
　　薬物相互作用　187
　　薬理学的作用　183
　　離脱症状　187
メサドン維持治療プログラム　183，189
〈メサペイン〉　183，188，メサドンもみよ
メソリダジン
　　抗コリン作用　129
　　製剤（米国）　136t
　　投与量　136t
　　有害作用　126t
　　力価　126t
メダゼパム，製剤（日本）　71t
メタンフェタミン，投与量　257t
メチルフェニデート
　　注意欠如・多動症　252
　　注意点と有害作用　254
　　治療適応　252
　　投与量　257t
　　投与量と投与法　258
　　薬理学的作用　251
メトプロロール
　　投与量と臨床ガイドライン　39
　　薬理学的作用　35，36t
メトヘキシタール
　　電気けいれん療法　60
　　投与量（成人）　62t
メトホルミン，肥満　307
〈メネシット〉　119t
メプロバマート　65，66
メホバルビタール，投与量（成人）　62t
〈メマリー〉　106，メマンチンもみよ
メマンチン　106〜108
　　アルツハイマー型認知症　107
　　検査結果への影響　107
　　注意点と有害作用　107
　　治療適応　107
　　投与量と臨床ガイドライン　107
　　薬物相互作用　107
　　薬理学的作用　106
メラトニン　163，164，287t
メラトニン作動薬　162〜165
〈メレックス〉　71t
〈メンドン〉　70t，クロラゼプ酸もみよ

も

妄想性障害，ドパミン受容体拮抗薬　124
モクロベミド
　　CYP1A2　174
　　CYP2C19　174
　　CYP2D6　174
　　過量服薬　173
　　製剤（米国）　175t
　　注意点と有害作用　171
　　チラミン　171
　　投与量　175t
　　薬理学的作用　169
モサプラミン，製剤（日本）　138t
モダフィニル
　　治療適応　253
　　投与量　257t
　　投与量と投与法　259
　　ナルコレプシー　253
　　薬理学的作用　251
〈モディオダール〉　251，257t，モダフィニルもみよ
モノアミン酸化酵素阻害薬　169〜175
　　うつ病　170
　　過量服薬　173
　　禁忌　173t
　　検査結果への影響　174
　　高血圧性危機　171
　　高齢者　175
　　慎重投与　173t
　　製剤（米国）　175t
　　注意点と有害作用　170
　　チラミン　171，172t
　　治療適応　170
　　投与量　175t
　　投与量と臨床ガイドライン　174
　　妊娠中や授乳中の女性　171
　　薬物相互作用　173
　　薬理学的作用　169
　　離脱　172
モリンドン
　　製剤（米国）　137t
　　投与量　137t
　　有害作用　126t
　　力価　126t

索引

や

薬剤開発の過程　10t
薬剤承認の過程　8
薬物相互作用　7
薬物動態学　2
　　　加齢　23t
薬理学的作用　2
薬力学　4
ヤドリギ　295t

ゆ・よ

〈ユーロジン〉　71t，エスタゾラムもみよ

用量-反応曲線　5，6f
ヨヒンビン　31〜33
　　　勃起障害　32
四環系抗うつ薬　264
　　　製剤(米国)　266t
　　　投与量　272t
　　　本邦で使用できる――　267t

ら

ラサギリン
　　　製剤(米国)　175t
　　　投与量　175t
ラベタロール，薬理学的作用　35
ラベンダー　295t
〈ラボナ〉　63t，ペントバルビタールもみよ
〈ラボナール〉　63t
〈ラミクタール〉　142，ラモトリギンもみよ
ラメルテオン　162，163
ラモトリギン　142〜145
　　　血中濃度　144
　　　検査結果への影響　144
　　　双極性障害　143
　　　注意点と有害作用　143
　　　治療適応　143
　　　投与量　144t
　　　投与量と投与法　144
　　　妊娠中の女性　143
　　　薬物相互作用　144
　　　薬理学的作用　142
〈ランドセン〉　71t，クロナゼパムもみよ

り

〈リーゼ〉　70t
〈リーマス〉　146，リチウムもみよ
リオチロニン
　　　うつ病　261
　　　検査結果への影響　262
　　　治療適応　261
　　　投与量と臨床ガイドライン　263
力価　5
リスデクスアンフェタミン　258t
　　　投与量　257t
　　　投与量と投与法　256
　　　薬理学的作用　251
〈リスパダール〉　231，248t，リスペリドンもみよ
〈リスパダールコンスタ〉　232，248t，リスペリドンもみよ
リスペリドン　231，232
　　　CYP2D6　232
　　　切り替え　249
　　　製剤(日本)　248t
　　　双極性障害　231
　　　治療適応　231
　　　統合失調症　230，231
　　　投与量　231，247t
　　　薬物相互作用　232
　　　薬理学的作用　231
　　　有害作用　232
〈リスミー〉　71t
離脱症状　6
〈リタリン〉　251，257t，メチルフェニデートもみよ
リチウム　146〜161
　　　アンジオテンシン変換酵素阻害薬との相互作用　157t，158
　　　維持治療　147
　　　胃腸管への作用　152
　　　うつ病　147，148
　　　過量服薬　154
　　　患者教育　160，161t
　　　検査結果への影響　158
　　　甲状腺への作用　153
　　　高齢者　156
　　　初期の精密検査　158
　　　神経学的作用　152
　　　振戦　152
　　　心臓への作用　154
　　　腎臓への作用　153
　　　推奨投与量　159

精神疾患以外に対する使用　150t
精神疾患に対する使用　149t
青年期　156
双極性障害　147
躁病　147, 159
体重増加　152
注意点と有害作用　149
中毒　154
中毒の徴候と症状　155t
中毒の治療　155t
治療適応　147
統合失調感情障害　148
統合失調症　148
糖尿病　156
投与量と臨床ガイドライン　158
妊娠中や授乳中の女性　156
認知機能への作用　152
非ステロイド性抗炎症薬との相互作用　157t, 158
皮膚への作用　154
モニタリング　159
薬物相互作用　156, 157t
薬理学的作用　146
有害作用　151t
利尿薬との相互作用　157t, 158
〈リバスタッチ〉　102, リバスチグミンもみよ
リバスチグミン
　アルツハイマー型認知症　103
　注意点と有害作用　103
　治療適応　103
　投与量と臨床ガイドライン　106
　薬理学的作用　102
　有害作用　105t
〈リフレックス〉　166, ミルタザピンもみよ
〈リボトリール〉　71t, クロナゼパムもみよ
〈リリカ〉　52, プレガバリンもみよ
リルマザホン, 製剤(日本)　71t

る

〈ルジオミール〉　267t, マプロチリンもみよ
〈ルピアール〉　63t, フェノバルビタールもみよ
〈ルボックス〉　210t, 223, 225, フルボキサミンもみよ
ルラシドン　245
　CYP3A4　245
　統合失調症　245
　投与量　245, 246t

れ

〈レキソタン〉　70t
〈レキップ〉　119t, ロピニロールもみよ
〈レクサプロ〉　210t, 224, 226, エスシタロプラムもみよ
〈レグテクト〉　112, アカンプロサートもみよ
〈レスカルミン〉　59t, ジフェンヒドラミンもみよ
〈レスタス〉　71t
〈レスタミン〉　55t, 59t, ジフェンヒドラミンもみよ
〈レスミット〉　71t
〈レスリン〉　179, トラゾドンもみよ
〈レビトラ〉　198, バルデナフィルもみよ
〈レペタン〉　185, 189, ブプレノルフィンもみよ
レベチラセタム　49, 50
　検査結果への影響　50
　注意点と有害作用　50
　治療適応　50
　投与量と臨床ガイドライン　50
　妊娠中や授乳中の女性　50
　薬物相互作用　50
　薬理学的作用　50
レボチロキシン
　検査結果への影響　262
　投与量と臨床ガイドライン　263
レボドパ
　検査結果への影響　117
　製剤(日本)　119t
　製剤(米国)　118t
　投与量と臨床ガイドライン　117
　薬理学的作用　114
レボドパ・カルビドパ合剤
　製剤(日本)　119t
　製剤(米国)　118t
〈レボトミン〉　138t
レボミルナシプラン　208
レボメプロマジン, 製剤(日本)　138t
〈レミニール〉　102, ガランタミンもみよ
〈レメロン〉　166, ミルタザピンもみよ
〈レンドルミン〉　71t

ろ

ロキサピン
　製剤(米国)　137t
　投与量　137t

333

有害作用　126t
　　　力価　126t
〈ロゼレム〉　162
〈ロドピン〉　138t
ロピニロール
　　うつ病　115
　　製剤（日本）　119t
　　製剤（米国）　118t
　　注意点と有害作用　116
　　投与量と臨床ガイドライン　117
　　むずむず脚症候群　115
　　薬物相互作用　117
　　薬理学的作用　114
〈ロヒプノール〉　71t
ロフェプラミン，製剤（日本）　267t
ロフラゼプ酸，製剤（日本）　71t
〈ロプレソール〉　36t，メトプロロールもみよ
ロラゼパム
　　緊張病　75
　　製剤（日本）　70t
　　双極性障害　75
　　治療適応　75
　　投与量　69t
　　薬物相互作用　79
　　薬理学的作用　72
〈ロラメット〉　71t
ロルカセリン，肥満　305
ロルメタゼパム，製剤（日本）　71t

わ

〈ワイパックス〉　70t，ロラゼパムもみよ
ワイルドレタス　299t
〈ワコビタール〉　63t，フェノバルビタールもみよ
〈ワソラン〉　90t，ベラパミルもみよ

▼ 欧文索引

A

α_1 アドレナリン受容体拮抗薬　33，34
α_2 アドレナリン受容体拮抗薬　31
α_2 アドレナリン受容体作動薬　26〜31
　　アヘン類離脱　27
　　過量服薬　29
　　検査結果への影響　30
　　心的外傷後ストレス障害　28
　　精神科領域で用いられる──　31t
　　注意欠如・多動症　28
　　注意点と有害作用　29
　　治療適応　27
　　投与量と臨床ガイドライン　30
　　薬物相互作用　29
　　薬理学的作用　26
　　離脱　29
acetophenazine　126t
agomelatine　165
amphetamine　250, 308，アンフェタミンもみよ
amphetamine-dextroamphetamine　257t
antianxiety drug　1
anticholinergic agents　41，抗コリン薬もみよ
anticonvulsants　45，抗けいれん薬もみよ
antidepressant drug　1
antihistamines　55，抗ヒスタミン薬もみよ
antimanic drug　1
antipsychotic drug　1
aprobarbital　62t
armodafinil　257t，アルモダフィニルもみよ
asenapine　240, 246t，アセナピンもみよ
augmentation　21

B

β アドレナリン受容体拮抗薬　35〜40
　　アルコール離脱　37
　　検査結果への影響　39
　　抗うつ薬の増強療法　37
　　攻撃性　37
　　抗精神病薬誘発性急性アカシジア　37
　　精神科領域で使用される──　36t
　　精神科領域における使用　38t
　　注意点と有害作用　38

投与量と臨床ガイドライン　39
　　不安症　35
　　薬物相互作用　38
　　薬理学的作用　35
　　有害作用　39t
　　リチウム誘発性体位性振戦　37
barbiturates　60, バルビツレートもみよ
befloxatone　171
benzodiazepines　68, ベンゾジアゼピン系薬剤もみよ
benztropine　41, 41t, ベンズトロピンもみよ
bioavailability　3
bupropion　81, ブプロピオンもみよ
buspirone　86, ブスピロンもみよ
butabarbital　62t

C

calcium channel blocker　89, カルシウムチンネル阻害薬もみよ
carbidopa　118t
chlorprothixene　126t, 137t, クロルプロチキセンもみよ
cholinesterase inhibitors　102, コリンエステラーゼ阻害薬もみよ
citalopram　210t, 224, 226, シタロプラムもみよ
CYP1A1, メラトニン　164
CYP1A2
　　アセナピン　240
　　クロザピン　212
　　抗うつ薬　211t
　　テオフィリン　212
　　フルボキサミン　212
　　メラトニン　164
　　モクロベミド　174
　　ラメルテオン　162, 163
CYP2B6, ブプロピオン　84
CYP2C
　　抗うつ薬　211t
　　ラメルテオン　163
CYP2C19
　　オクスカルバゼピン　101
　　基質　5t
　　阻害薬　5t
　　トラニルシプロミン　174
　　モクロベミド　174
CYP2D6

　　アトモキセチン　259
　　アリピプラゾール　239, 240
　　イロペリドン　244
　　エスシタロプラム　224
　　ガランタミン　105
　　基質　5t
　　キニジン　219
　　抗うつ薬　211t
　　三環系抗うつ薬　265
　　セルトラリン　223
　　選択的セロトニン再取り込み阻害薬　222
　　阻害薬　5t
　　チオリダジン　133
　　ドネペジル　105
　　ドパミン受容体拮抗薬　131
　　トラマドール　186
　　パロキセチン　212, 223
　　ブプロピオン　84
　　フルオキセチン　212, 222
　　ベンラファキシン　205
　　モクロベミド　174
　　リスペリドン　232
CYP2E1, エスゾピクロン　79
CYP3A
　　基質　5t
　　抗うつ薬　211t
　　阻害薬　5t
　　チアガビン　48
CYP3A4
　　アリピプラゾール　239
　　アルプラゾラム　212
　　イロペリドン　244
　　エスゾピクロン　79
　　オクスカルバゼピン　101
　　ガランタミン　105
　　カルバマゼピン　96
　　クロナゼパム　212
　　シルデナフィル　201
　　ドネペジル　105
　　ネファゾドン　178
　　ビラゾドン　224
　　ブスピロン　88
　　ブプレノルフィン　185
　　フルボキサミン　212, 223
　　ベラパミル　91
　　ホスホジエステラーゼ-5阻害薬　198, 201
　　ラメルテオン　163

索引

　　ルラシドン　245
CYP3A5，オクスカルバゼピン　101

D

dependence　4
desipramine　266t, 272t，デシプラミンもみよ
dexmethylphenidate　257t
dextroamphetamine　250, 257t，デキストロアンフェタミンもみよ
diethylpropion　304
divalproex　275
dopamine receptor agonists　114，ドパミン受容体作動薬もみよ
dopamine receptor antagonists　121，ドパミン受容体拮抗薬もみよ
dosage-response curve　4
doxepin　266t, 272t，ドキセピンもみよ

E・F

ethopropazine　41t
etomidate　67

fluoxetine　210t, 222, 224，フルオキセチンもみよ

G

γヒドロキシ酪酸，ナルコレプシー　74
γ-hydroxybutyrate　74
GABA受容体作動薬　68〜80
guanfacine　26, 31t，グアンファシンもみよ

I

idiosyncratic　6
iloperidone　243, 246t，イロペリドンもみよ
isocarboxazid　175t，イソカルボキサジドもみよ
isradipine　90t，イスラジピンもみよ

K

κオピオイド受容体
　　拮抗作用　183t
　　作動作用　183t

L

L-チロシン　289t
L-トリプトファン　289t
L-メチル葉酸　289t, 295t

L-α-グリセリルホスホリルコリン　284t
levomilnacipran　208
lisdexamfetamine　251, 257t，リスデクスアンフェタミンもみよ
lorcaserin　305
loxapine　126t, 137t，ロキサピンもみよ
lurasidone　245, 246t，ルラシドンもみよ

M

μオピオイド受容体
　　拮抗作用　183t
　　作動作用　183t
medical food　288，医療用食品もみよ
melatonin agonists　162，メラトニン作動薬もみよ
mephobarbital　62t
meprobamate　65
mesoridazine　126t, 136t，メソリダジンもみよ
methamphetamine　257t
methohexital　60, 62t
moclobemide　175t，モクロベミドもみよ
molindone　126t, 137t，モリンドンもみよ
monoamine oxidase inhibitors　169，モノアミン酸化酵素阻害薬もみよ
mood stabilizer　1

N

N-アセチルシステイン　289t, 296t
nalmefene　190，ナルメフェンもみよ
naltrexone　190，ナルトレキソンもみよ
nefazodone　176，ネファゾドンもみよ
neuroleptic　1
nimodipine　90t，ニモジピンもみよ
nutritional supplement　283，栄養補助食品もみよ

O

ω-3脂肪酸　289t, 297t
opioid receptor agonists　182，オピオイド受容体作動薬もみよ
opioid receptor antagonists　190，オピオイド受容体拮抗薬もみよ
orlistat　304
orphenadrine　41t
oxazepam　69t，オキサゼパムもみよ
oxcarbazepine　100，オクスカルバゼピンもみよ

P

paraldehyde 65
pharmacodynamics 4
pharmacokinetics 2
phendimetrazine 303
phenelzine 175t, フェネルジンもみよ
phentermine 301, フェンテルミンもみよ
phosphodiesterase-5 inhibitors 198, ホスホジエステラーゼ-5阻害薬もみよ
phytomedicinal 288, 植物医薬もみよ
potency 5
procyclidine 41t
protriptyline 266t, 272t, プロトリプチリンもみよ
psychoactive drug 1
psychotherapeutic drug 1
psychotropic drug 1

Q

QT間隔延長
 イロペリドン 244
 キニジン 219
 クエチアピン 236
 クロルプロマジン 128
 三環系抗うつ薬 268
 シタロプラム 218
 スルピリド 128
 選択的セロトニン再取り込み阻害薬 218, 227
 チオリダジン 133
 ドパミン受容体拮抗薬 128
 ドロペリドール 128
 パリペリドン 233
 ピモジド 128, 133
 フェノチアジン系薬剤 133

R

rasagiline 175t
reversible inhibitor of monoamine oxidase A 169, 可逆性モノアミン酸化酵素A阻害薬もみよ

S

S-アデノシル-L-メチオニン 285t, 289t, 298t

selective serotonin-norepinephrine reuptake inhibitors 203, 選択的セロトニン・ノルアドレナリン再取り込み阻害薬もみよ
selective serotonin reuptake inhibitors 209, 選択的セロトニン再取り込み阻害薬もみよ
serotonin-dopamine antagonists 228, セロトニン・ドパミン拮抗薬もみよ
stimulant drugs 250, 精神刺激薬もみよ

T

tacrine 102, タクリンもみよ
temazepam 69t, テマゼパムもみよ
therapeutic index 4
thioridazine 126t, 136t, チオリダジンもみよ
thiothixene 126t, 137t
thyroid hormones 261, 甲状腺ホルモンもみよ
tiagabine 48, チアガビンもみよ
tolerance 4
tranylcypromine 175t, トラニルシプロミンもみよ
tricyclic antidepressant 264, 三環系抗うつ薬もみよ
trifluoperazine 126t, 136t
triflupromazine 126t

V

valproate 275, バルプロ酸もみよ
vilazodone 210t, 224, 226, ビラゾドンもみよ
volume of distribution 3

W・Y

weight loss drugs 301, 抗肥満薬もみよ
withdrawal symptom 4

yohimbine 31

Z

Z薬 69
 不眠 74
zaleplon 69t, ザレプロンもみよ
ziprasidone 237, 247t, ジプラシドンもみよ
〈Zyban〉 82, ブプロピオンもみよ

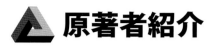
原著者紹介

ベンジャミン ジェイムズ サドック(BENJAMIN JAMES SADOCK, M. D.)

　Benjamin James Sadock, M. D. は,現在,New York University(NYU)School of Medicine の精神医学部の Menas S. Gregory 教授である．彼は Union College を卒業し,New York Medical College から医学博士号を得た．Albany Hospital でインターンを終え,Bellevue Psychiatric Hospital でレジデントとして過ごしたのち,米国空軍の大尉として軍に入隊し,Texas 州の Sheppard 空軍基地で神経精神医学の主任を務めた．Dallas の Southwestern Medical School と Parkland Hospital, New York 市の New York Medical College, St. Luke's Hospital, New York State Psychiatric Institute, Metropolitan Hospital で教職に携わってきた．1980 年には NYU 教授会に加わり,さまざまな役職を歴任した．精神医学の医学生教育主任,精神科レジデント研修プログラムの共同責任者,卒後教育の責任者などでもある．Dr. Sadock は現在,NYU School of Medicine において,Student Mental Health Services の主任,入試委員会の精神医学領域の相談役,精神医学の生涯教育の共同責任者であり,Bellevue Hospital と Tisch Hospital の指導医,Lenox Hill Hospital の顧問精神科医も務めている．また,American Board of Psychiatry and Neurology の認定専門医となり,10 年以上にわたり準試験官を務めた．American Psychiatric Association(APA)の終身名誉会員,American College of Physicians, New York Academy of Medicine の上級会員,Alpha Omega Alpha Honor Society の会員でもある．多くの精神医学関係の組織で活発に活動しており,NYU-Bellevue Psychiatric Society の創設者にして会長である．Dr. Sadock は,APA の National Committee in Continuing Education in Psychiatry の会員であり,Ad Hoc Committee on Sex Therapy Clinics of the American Medical Association に貢献し,American Board of Medical Specialists の資格更新協議会の代表に任命され,APA の Task Force on the National Board of Medical Examiners と American Board of Psychiatry and Neurology の代表を務めた．1985 年に,New York Medical College から Academic Achievement Award を受けている．2000 年には,NYU School of Medicine の Faculty Scholar に任命された．彼は 100 以上の出版物(そのうちの 50 冊は書籍)の著者ないし編者であり,いくつかの精神科専門誌の査読委員であり,精神科全般にわたる幅広い論題について講義を行っている．さらに,開業し,診断の相談,精神療法,精神科薬物療法を実践している．また,レジデントを終了したのち,NYU School of Medicine の精神医学臨床教授である Virginia Alcott Sadock, M. D. と結婚している．彼はオペラ愛好家であり,ゴルフとスキーと旅行を楽しみ,そしてフライ・フィッシングの愛好家である．

原著者紹介

バージニア オルコット サドック(VIRGINIA ALCOTT SADOCK, M. D.)

　Virginia Alcott Sadock, M. D. は，New York University(NYU)School of Medicine の教授会の一員であり，精神医学臨床教授である．また，Tisch Hospital と Bellevue Hospital の指導医である．米国における最も大規模な治療・訓練プログラムの１つである，NYU Langone Medical Center の Program in Human Sexuality and Sex Therapy の指導者でもある．性行動に関する 50 以上の論文と書物の章の著者であり，また，Williams & Wilkins 社から刊行された，ヒトの性行動に関する最初の重要な教科書の１つである The Sexual Experience の編者であった．American Journal of Psychiatry と Journal of the American Medical Association を含むいくつかの医学雑誌では査読委員と書評委員を務めている．

　彼女は長年，医学と精神医学における女性の役割に興味を抱いており，Committee on Women in Psychiatry of the New York County District Branch of the American Psychiatric Association(APA)の創設者である．学問的事柄にも積極的にかかわり，20 年以上にわたり，American Board of Psychiatry and Neurology の補助試験官および準試験官を務めた．American Psychiatric Association の American Board of Psychiatry と Psychiatric Knowledge and Self-Assessment Program(PKSAP)双方の試験委員会の一員でもあった．Committee on Public Relations, New York County District Branch of the American Psychiatric Association の委員長を務め，American Association of Sex Education Counselors and Therapists 地方協議会の会員，Society of Sex Therapy and Research の創始者の一員，NYU Alumni Association of Sex Therapists の会長でもある．National Medical Television Network シリーズの"Women in Medicine"にも携わり，なかでも PBS テレビ・ドキュメンタリーの"Women and Depression"は Emmy 賞を獲得した．現在 NYU Langone Medical Center のラジオプログラム Sexual Health and Well-being(Sirius-XM)の司会者である．また，彼女は，性機能障害，異性関係問題，抑うつ障害と不安症について，広く米国内外で講演している．さらに，APA の終身名誉会員，New York Academy of Medicine の上級会員，American Board of Psychiatry and Neurology の認定専門医でもある．Bennington College を卒業し，New York Medical College から医学博士の学位を得たのち，Metropolitan Hospital の精神科で研修を受けた．Manhattan に夫の Dr. Benjamin James Sadock とともに住み，そこで個人精神療法，カップル療法および夫婦療法，性障害の治療，精神科コンサルテーション，そして，薬物療法などの精神科診療に積極的に携わっている．彼女と夫 Dr. Benjamin James Sadock には２人の子，James と Victoria がおり，どちらも精神科救急医である．また，Emily と Celia という２人の孫がいる．余暇には，演劇，映画を鑑賞したり，小説を読んだり，ゴルフや旅行を満喫している．

ノーマン サスマン(NORMAN SUSSMAN, M. D.)

　Norman Sussman, M. D. は，New York University(NYU)School of Medicine の精神科教授である．New York Queens College を卒業後，NYU Graduate School of Public Administration から修士号を得た．専攻は医療管理であり，New York Medical College から医学博士号を得たのち，Metropolitan Hospital と Westchester County Medical Center の精神科でレジデントとして過ごした．1980 年に NYU School of Medicine の教職員となり，NYU Medical Center の大学病院である Tisch Hospital の精神科病棟部長と精神科研修医教育部長を兼任した．最近，Dr. Sussman は，NYU Langone Medical Center の暫定的精神科教授として就任した．また，NYU School of Medicine の生涯教育の副学部長でもある．精神科全般と精神薬理学の大学における最初の再学習課程の 1 つを開発し，目まぐるしく変化している薬理学分野における精神科医と非精神科医の双方に対する生涯教育に参加している．American Psychiatric Association's Diagnostic and Statistical Manual of Mental Disorders, 3rd edition(DSM-Ⅲ)のための American Psychiatric Association's Task Force に携わり，そして Factitious and Somatoform Disorders の診断分類の作成に参画した．American Psychiatric Association の名誉会員であり，医学生教育に関する Certificate of Recognition for Excellence を受けた．不安症と気分障害の治療に関する 30 以上の臨床試験の責任医師を務めてきた．米国内および世界中で，精神科薬理学に関して，幅広く執筆活動と講演を行っている．Dr. Sussman は，Kaplan & Sadock's Comprehensive Textbook of Psychiatry のこれまでの版の精神薬理学分野の編集協力者と該当セクションの担当編者を務めてきた．彼と妻である Susan との間には，Rebecca と Zachary という 2 人の子がおり，New York 州の Hudson River Valley に住んでいる．余暇には絵を描き，家族とともに Montana 州の Bozeman で休暇を過ごしている．

監修・監訳者紹介

神庭重信（かんばしげのぶ）
- 1954年　福岡県生まれ
- 1980年　慶應義塾大学医学部卒
- 1982年　米国メイヨクリニックリサーチフェロー（精神薬理学教室）
- 1984年　米国メイヨクリニックレジデント（精神科）
- 1985年　米国精神医学会 Penwalt Award 受賞（ダラスにて）
- 1987年　米国メイヨクリニックアシスタントプロフェッサー（精神科）
- 1988年　国際神経精神薬理学会議 Rafaelsen Award 受賞（ミュンヘンにて）
- 1993年　慶應義塾大学医学部講師
- 1996年　山梨大学医学部教授（精神神経医学・臨床倫理学講座）
- 2003年　九州大学大学院医学研究院教授（精神病態医学分野）（現職）

山田和男（やまだかずお）
- 1967年　東京都生まれ
- 1991年　慶應義塾大学医学部卒業
- 1991年　慶應義塾大学医学部精神神経科教室
- 1992年　慈雲堂内科病院精神科・医員
- 1995年　慶應義塾大学医学部漢方クリニック助手
- 2001年　山梨大学医学部非常勤講師（精神神経医学・臨床倫理学講座）
- 2002年　慶應義塾大学医学部東洋医学講座専任講師
- 2003年　山梨大学医学部付属病院精神科神経科講師
- 2005年　東京女子医科大学東医療センター精神科講師
- 2007年　東京女子医科大学東医療センター精神科准教授
- 2011年　東京女子医科大学東医療センター精神科教授（現職）

黒木俊秀（くろきとしひで）
- 1958年　宮崎県生まれ
- 1983年　九州大学医学部卒業
- 1998年　佐賀医科大学講師（精神医学教室）
- 1999年　九州大学大学院医学研究院助教授（精神病態医学分野）
- 2007年　国立病院機構肥前精神医療センター臨床研究部長
- 2013年　九州大学大学院人間環境学研究院教授（人間科学）（現職）

カプラン精神科薬物ハンドブック　第5版
エビデンスに基づく向精神薬療法　　　　　定価：本体5,800円＋税

1994年10月20日発行　　第1版第1刷
1997年 4月 1日発行　　第2版第1刷
2003年 2月25日発行　　第3版第1刷
2007年12月 5日発行　　第4版第1刷
2015年 5月27日発行　　第5版第1刷 Ⓒ

編著者　　ベンジャミン ジェイムズ サドック
　　　　　バージニア オルコット サドック
　　　　　ノーマン サスマン

監修者　　神庭　重信
　　　　　かんば しげのぶ

監訳者　　山田　和男
　　　　　やまだ かずお
　　　　　黒木　俊秀
　　　　　くろき としひで

発行者　　株式会社 メディカル・サイエンス・インターナショナル
　　　　　代表取締役　若松　博
　　　　　東京都文京区本郷1-28-36
　　　　　郵便番号113-0033　電話(03)5804-6050

印刷：三報社印刷/表紙装丁：トライアンス

ISBN 978-4-89592-819-9　　C3047

本書の複製権・翻訳権・上映権・譲渡権・公衆送信権（送信可能権を含む）は
(株)メディカル・サイエンス・インターナショナルが保有します。
本書を無断で複製する行為（複写，スキャン，デジタルデータ化など）は，「私的
使用のための複製」など著作権法上の限られた例外を除き禁じられています。
大学，病院，診療所，企業などにおいて，業務上使用する目的（診療，研究活動
を含む）で上記の行為を行うことは，その使用範囲が内部的であっても，私的使
用には該当せず，違法です。また私的使用に該当する場合であっても，代行業者
等の第三者に依頼して上記の行為を行うことは違法となります。

JCOPY 〈(社)出版者著作権管理機構 委託出版物〉
本書の無断複写は著作権法上での例外を除き禁じられています。
複写される場合は，そのつど事前に，(社)出版者著作権管理機構
（電話 03-3513-6969，FAX 03-3513-6979，info@jcopy.or.jp）の
許諾を得てください。